中国针灸穴位辞典

主编 王守东

中国健康传媒集团
中国医药科技出版社

登记证号：(京) 075 号

内 容 提 要

该辞典共收编针灸穴位名、别名、异名、曾用名、分类名、针灸方等词目共计 4120 条。每一穴位词条介绍了该穴位的取穴方法、针灸方法、功效、主治等内容。每一针灸方词条介绍了该针灸方的组成、功效、主治等内容。书末附有十四经穴位图，耳针国际标准穴位图，面针穴位图，头针穴位图，鼻针基础穴位图，手针穴位图，足针穴位图，足针新划区定穴法及足针新划区定位图，常规针法，十四经穴名笔画索引。

辞典内容出之有据，言简意明，通俗易懂，且具科学性、可读性、实用性，可供针灸、中医临床人员、研究人员、中医院校师生使用。

图书在版编目（CIP）数据

中国针灸穴位辞典/王守东等编著 . —北京：中国医药科技出版社，1999（2024.4 重印）

ISBN 978-7-5067-1967-4

Ⅰ. 中… Ⅱ. 王… Ⅲ. 针灸-穴位-词典 Ⅳ. R224-61

中国版本图书馆 CIP 数据核字（98）第 39629 号

中国医药科技出版社　出版

（北京市海淀区文慧园北路甲 22 号）

（邮政编码 100088）

本 社 激 光 照 排 室　排版

河北环京美印刷有限公司　印刷

全 国 各 地 新 华 书 店　经销

*

开本 787×1092mm$^1/_{32}$　印张 22$^1/_4$

字数 637 千字　印数 4001—7000

1999 年 7 月第 1 版　2024 年 4 月第 2 次印刷

定价：**68.00** 元

主 编 简 介

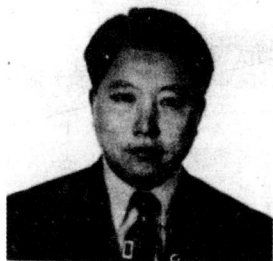

王守东教授，男，生于 1958 年，1983 年毕业于辽宁中医学院中医系。1987 年晋升主治中医师，1992 年晋升副主任中医师，1995 年受聘主任中医师和教授。1996 年通过美国全国针灸和中医药考试文凭，并取得了美国多个州的针灸行医执照。1997 年荣获美国 Barrington University 博士学位。现任美国纽约北京中医院院长、美国国际中医学院校长、美国世界健康有限公司董事长、美国世界卫生组织协会秘书长、美国中医推拿手法学会会长、美国医学气功学会会长、美国针灸医学会常务理事以及世界中医骨伤联合会顾问等职。兼任香港中国中医药研究院永远教授、辽宁中医学院针灸系教授、长春中医学院客座教授及美国加州中医骨伤研究院教授等。曾主编由北京人民卫生出版社出版的《中医骨伤科手册》一书，副主编和合编医学专著 15 部，以中、英、日文发表论文 50 余篇。王守东教授还被载入英国剑桥 IBC 和美国 ABI 国际名人录。

前　言

　　针灸学是中国医药学的重要组成部分。针灸治病必须通过体表的穴位来发挥作用，因此如何准确掌握穴位位置和定位方法以及更多的了解一些穴位知识是取得针灸疗效的一个重要环节。公元前 5～3 世纪我国古典医书《黄帝内经》中记载的穴位总数只有 295 个，其中单穴 25 个，双穴 135×2 个。并阐明了人体分布的经络系统，内部通向脏腑，外部联系全身穴位；到公元 282 年，晋代皇甫谧编写的《针灸甲乙经》一书是我国一部早期的针灸学专著，记载了全身穴位名称 349 个，其中单穴 49 个，双穴 300×2 个；此后历代针灸书籍记载穴位的数目续有增加，如公元 1026 年宋代王惟一的《铜人腧穴针灸图经》记载 354 个穴名，其中单穴 51 个，双穴 303×2 个，并铸造了中国第一座经穴铜人模型。公元 1601 年明代杨继洲编写的《针灸大成》，记载 359 个穴名，其中单穴 51 个，双穴 308×2 个；到公元 1742 年，清代《医家金鉴·刺灸心法要诀》一书记载 361 个穴名，其中单穴 52 个，双穴 309×2 个。

　　1949 年新中国成立后，针灸在临床上得到广泛的应用，又发现了许多行之有效的新穴。然而临床工作者面对从古至今不知其数的经穴、奇穴、新穴，只能掌握少部分穴位的使用，对于大部分穴位往往只知其穴位名称，而不知其定位、功效和出处，欲用之而罢了，所以每遇此类问题就费时费力去查阅资料。

本书正是为了解决这个问题而编写的。

本书特点是将经穴与奇、针穴与点穴（推拿穴），体针穴与局部针（头针、面针、鼻针、耳针、手针、足针、颈针、口针、舌针）穴，微针穴与巨针（蟒针、粗针）穴，杵针穴与芒针穴等诸多针穴的名称熔为一体，凡同一名称的穴名皆归纳在一起，使诸多针穴成为一个有机整体，既方便了查找又为多种针灸穴位配伍应用大开方便之门。在编写中力求言简意明，切合实用，文图并举，一看就懂，言之有据，且不厌其烦地注明词目的来源，既方便读者稽查，又对该穴位有了历史性的考究。

从 60 年代起，我国著名针灸专家，观眼识病和眼针疗法发明人彭静山教授就开始笔录收集这方面的资料，1982 年还是辽宁中医学院中医系学生的王守东，也提出了编写《中国针灸穴位辞典》的计划，彭老的得意门生赵一权副教授全力投入编写，并陪同彭老遍访了几十个图书馆和资料室，查阅了大量的古籍文献和期刊杂志。从 60 年代彭老着手开始到 90 年代末出版，经过老、中、青 3 代人，近乎 30 年的苦心编写，这部《辞典》终于与读者见面了。

在编写过程中，辽宁中医学院、中国中医研究院、上海中医学院、南京中医学院等单位曾给予了大力支持，在此我们深表谢意。

本书的编写虽经多年修改，尽管笔者作了很大努力，但由于条件和学识水平所限，疏漏或错误之处在所难免，敬请同道专家斧正，以便再版时更正，谨此致谢。

编者
1998 年 10 月

凡　例

一、本辞典共收编针灸穴名、别名、异名、曾用名、分类名、针灸方等词目计 4120 条，附录 11 篇。

二、目录统一按简化字第一字笔画多少为序，笔画相等的则依横（一）、竖（丨）、撇（丿）、点（丶）、折（フ〈」レ）先后次序排列。

三、凡词目中有英文字母编写编号者均为十四经穴，同名的经外奇穴、别名、异名等不在此例。在词目后括号内的一般都指该词目的别名、异名或曾用名，但耳针穴名例外，因耳穴国际标准化之后，把临近的穴名统归为一起，因此耳针穴括号内的穴名并非都是该词目的别名。在词目中有许多是同位异名或异名同位穴，因难以鉴定，暂均以括号括入。

四、凡词目中的经穴，在附录中已有经穴全图，故未作另外绘图。

五、书末附有常规针法，头针穴位图，耳针国际标准穴位图，面针穴位图，鼻针穴位图，手针穴位图，足针穴位图，足针新划区定穴法及足针新划区定位图，十四经穴位图，十四经穴名索引。

目　录

四画

〔一〕

五　画

〔一〕

六　画
〔一〕

九　画

〔一〕

十　画
〔一〕

〔丨〕

〔丿〕

十二画

〔一〕

十三画
〔一〕

一　画

〔一〕

一光　奇穴。（新一、治脑4）位于项部正中线第五、六颈椎棘突之间。用于治疗支气管哮喘、大脑发育不全、头痛、癫痫、精神分裂症。针斜向下刺1～1.5寸。引见《新医疗法手册》、《针灸经外奇穴图谱》、《中国针灸大辞典》。

一条　针灸方。位于督脉大椎穴至腰阳关穴之间，共17穴组成的针灸方。用于治疗瘫痪、四肢痛。针1～1.5寸，有传电样针感。引见《中医简易教材》、《针灸经外奇穴图谱》（续集）。

一圈　针灸方。是由胃经下关（S7）、颊车（S6）、地仓（S4）、四白（S2）穴共4穴组成的针灸方。用于治疗面神经麻痹、面肌痉挛。针斜刺，下关透颊车、下关透四白、地仓透颊车、地仓透四白。引见《中医简易教材》、《针灸经外奇穴图谱》（续集）。

一噫　奇穴。位于肩上大筋之中点，即冈上肌上缘中央，亦即在肩部斜方肌上缘、枕外粗隆与肩峰之中点。胆经肩井穴微上方。用于治疗肩臂痛、热病汗不出。针直刺5～7分，针感麻至肩部。灸3～5壮。引见《针灸孔穴及其疗法便览》、《针灸经外奇穴治疗诀》、《针灸大辞典》。

一号穴　手针穴。（前头点）位于手食指背侧、近端第一指指间关节桡侧缘赤白肉际处。主治及针法，详见前头点条。引见《常用新医疗法手册》、《中国针灸大辞典》。

一扇门　奇穴。位于手背第二、三掌骨关节前缘，食指与中指之指蹼缘稍后，当赤白肉际下半寸处。一说在手背食、中指夹缝中，威灵穴（外劳宫穴两旁骨缝处，右名威灵）上三寸。用于治疗小儿发热汗不出、急惊风、口眼歪斜、目疾。针1～3分，灸5～7壮。引见《腧穴学概论》、《经穴汇解》、《小儿按摩经》、《针灸腧穴索引》、《中国针灸大辞典》、《针灸大辞典》、《经外奇穴治疗诀》、《针灸经外奇穴图谱》、《针灸孔穴及其疗法便览》。

一窝风　奇穴。位于腕背部横纹正中处，亦即手背第三掌骨根部与腕交接处。当三焦经阳池穴的桡侧。用于治疗腹痛、头痛、肛门痛、泄泻、急慢惊风。直刺1～3分，灸1～3壮。引见《中医大辞典》、《针灸学辞典》、《腧穴学概论》、《经穴汇解》、《针灸腧穴图考》、《实用针灸学》、《中国针灸大辞典》。

〔7〕

1穴　奇穴。位于目外眦直下、颧骨后下缘之凹陷的前方，即小肠经颧髎穴的前方。用于指压麻醉拔牙。用手指尖压迫由轻至重，直至麻木感。引见《针灸经外奇穴图谱》续集。

2穴　奇穴。位于耳屏与目外眦直下颧骨后下缘凹陷处连线之中点，即耳屏与颧髎穴连线之中点。用于指压麻醉拔牙。方法同1穴。引见《中国针灸大辞典》、《针灸经外奇穴图谱》（续集）。

3穴　奇穴。位于项部正中线，第七颈椎棘突上缘，当督脉大椎穴的上方。用于治疗急性扁桃体炎、咽炎。患者端坐，两上肢交叉于胸前，低头，两肩下垂，针尖向下成30°角快速刺入皮下，使针尖沿皮下缓缓刺入1.5～2寸，留针一刻至半小时。引见《中国针灸大辞典》、《针灸经外奇穴图谱》（续集）。

6穴　奇穴。位于下颌部，颏孔前方，即胃经大迎穴微前方。用于指压麻醉拔牙。方法同1穴。引见《中国针灸大辞典》、《针灸经外奇穴图谱》。

19号　奇穴。所指有二：①手针穴：位于拇指掌指关节尺侧、近指蹼缘处。用于治疗甲状腺瘤、阑尾炎、疝气、输卵管结扎术的针麻穴。针3～5分，针感麻至指尖。②足针穴：即足20，详见该条。引见《针灸经外奇穴图谱》（续集）。

二　画

〔一〕

二号　（耳）是经外奇穴聋7的别名，详见聋条。引见《中国针灸大辞典》。

二白　奇穴。（二百）位于前臂屈侧大陵穴直上4寸处，一臂平行两穴，一穴在两筋之间，一穴在尺侧大筋之外。一说，在掌后大陵穴直上4寸，郗门穴两侧各2分，按郗门穴在腕后5寸，与此说位置不符合。用于治疗痔核、痔漏、痔疮或肛裂下血、脱肛、前臂神经痛、里急后重等。直刺3～8分，酸麻感至腕部。灸 3 壮。引见《中华针灸学》、《针灸逢源》、《经穴汇解》、《针灸聚英》、《针灸集成》、《医学纲目》、《针灸学辞典》、《中国针灸大辞典》、《针灸大辞典》。

二百　是经外奇穴二白穴的别名，详见该条。引见《针灸学辞典》、《针灸大辞典》、《中国针灸大辞典》。

二至　复合经穴。是膀胱经至阴穴和督脉至阳穴的合称。足太阳膀胱经至此终于此穴，而交至于足少阴肾经，故名至阴。至阳在背部督脉上，背为阳，督脉是督领诸阳之脉，其穴当七椎之下，七为阳数，该穴可谓阳中之阳，故称至阳。引见《中国针灸大辞典》。

二交　经穴。是指任脉阴交（CV7）、胆经阳交（G35）的合称。各详见该条。引见《针灸大辞典》。

二阳　奇穴。位于第四、五腰椎棘突之间，旁开各 7 分处，相当于督脉腰阳关与膀胱经大肠俞两穴之间。用于治疗痔核。针 0.5～1 寸。引见《中国针灸大辞典》、《辽宁医学杂志》1959 年第 3 期。

二阴　奇穴。位于环跳与秩边连线上，由环跳向秩边穴往上量五分之三处。用于治疗癃闭时需配少商、肾俞、中髎、三阴交穴。刺二阴穴时，针尖朝前阴方向，以少腹有针感为度。引见《河北中医》1988 年第 4 期。

二间　大肠经穴。（周谷、间谷）位于食指，即第二掌指关节前缘桡侧凹陷之赤白肉际处，微握拳取穴。用于治疗咽喉肿痛、牙痛、鼻衄、口喎、身热等。直刺 2～3分，艾炷灸 3 壮。此穴为手阳明大肠经荥（水）穴。

二明　奇穴。位于小指背面远侧指关节横纹之尺侧缘 1 穴；食指背面远侧指关节横纹之桡侧缘 1穴，1 手两穴。用于治疗眼病。沿指背横纹斜刺 3～5 分。引见《红医针疗法》、《中国针灸大辞典》。

二要　优选穴。是指新扶突与环跳二个穴位，此两穴是在临床实践中验证治疗疾病非常有效优选出来的重要穴位。引见《快速针刺疗法》。

二陵　经穴。是指脾经阴陵泉（SP9）和胆经阳陵泉（G34）两穴的合称，详见各该条。引见《针灸大辞典》。

二跷 所指有二：①经脉：是指阴跷脉与阳跷脉的合称。②经穴：是指阴阳跷两脉起始部的穴位，阴跷是指肾经的照海（K6）穴，阳跷是指膀胱经的申脉（B62）穴。引见《针灸大辞典》。

二十椎 奇穴。位于第三、四骶椎假棘突之间。用于治疗便血、衄血、血崩等症。灸 3～7 壮。引见《中国针灸大辞典》。

二号穴 是手针头顶点穴的别名，也是经外奇穴。详见头顶点条。引见《中国针灸大辞典》。

二龙针 针灸方。位于头顶前部两侧，共 8 穴，均属膀胱经穴。由曲差穴进针沿皮刺通过五处、承光到通天穴止。左右共 8 穴。用于治疗癫痫、癔病、精神分裂、神经衰弱、多发性神经炎等。引见《红医针疗法》。

二里半 奇穴。位于胃经足三里穴上 0.5 寸处。用于治疗急性胃肠炎。直刺 1～2.5 寸。此穴又是穴位诊断食物中毒的定性穴。引见《针灸学辞典》、《针灸学》（上海中医学院编）。

二扇门 奇穴。位于手背第四、五掌指关节前缘、无名指与小指指蹼缘稍后，即在三焦经液门穴微上方。用于治疗发热无汗、目疾、疥疮。针 1～3 分，灸 3～7 壮。引见《经穴汇解》、《针灸腧穴图谱》、《针灸孔穴及其疗法便览》、《针灸经外奇穴图谱》、《针灸经外奇穴治疗诀》、《针灸大辞典》、《中国针灸大辞典》。

二趾上 奇穴。（足第二趾上）位于足背第二、三跖骨小头之后缘凹陷中，即在胃经内庭穴与陷谷穴连线之中点，或在足第二趾上 1 寸处。用于治疗水肿、足背红肿、齿龈炎、鼻衄。针 3～5 分，酸麻感至趾尖。灸 3～5 壮。引见《类经图翼》、《针灸孔穴及其疗法便览》、《针灸腧穴图谱》、《针灸集成》、《腧穴学概论》、《针灸学辞典》、《针灸大辞典》、《中国针灸大辞典》。

二椎下 奇穴。（无名穴、无名、心舒 1）位于第二胸椎棘突下凹陷处。用于治疗风湿性心脏病、气短、咳嗽、癫狂、疟疾。针向上斜刺 0.5～1 寸，灸 3～5 壮。引见《针灸孔穴及其疗法便览》、《针灸学辞典》、《针灸学》（上海中医学院编）、《针灸大辞典》、《针灸经外奇穴图谱》（续集）。

二人上马 奇穴。(上马)位于手背尺侧第五掌骨小头后方，直对小指，相当于小肠经后溪穴的背侧。一说相当于三焦经的液门穴。用于治疗小便赤涩。有利尿通淋、顺气散结的作用。灸 7 壮。引见《经穴汇解》、《针灸腧穴索引》、《针灸学辞典》、《中国针灸大辞典》。

十王 奇穴。位于手十指尖背侧，沿爪甲正中点向皮肤部移行约 1 分处。用于治疗惊风、休克、卒死、痧症、癔病、中暑、中风、高热昏迷、霍乱等。急救用穴。有清热苏厥作用。用三棱针点刺出血，针尖微向指关节方向刺入约 1 分。引见《外台秘要》、《针灸孔穴及其疗法便览》、《针灸经外奇穴治疗诀》、《针灸大辞典》。

十关 是指经穴中带 10 个关字结尾的穴名。有胆经膝阳关（G33）、上关（G3）、肝经膝关（Liv7）、胃经下关（S7）、髀关（S31）、心包经内关（P6）、三焦经外关（TE5）、膀胱经膈关（B46）、肾经石关（K18）、督脉腰阳关（GV3）的合称。引见《针灸腧穴手册》。

十谷 是指经穴中带 10 个谷字结尾的穴名。有大肠经合谷（LI4）、小肠经前谷（SI2）、阳谷（SI5）、脾经漏谷（SP7）、胃经陷谷（S43）、胆经率谷（G8）、肾经阴谷（K10）、然谷（K2）、腹通谷（K20）、膀胱经足通谷（B66）的合称。引见《针灸腧穴手册》。

十奇 奇穴（其中一部分是经穴）。位于指、趾爪甲根内侧，相当于少商、商阳、隐白、厉兑等穴位。用于治疗癫痫、痫病等。引见《针灸金方》。

十宣 奇穴。(又名鬼城、手十指头、十指头、手十指头端尖) 位于十指头尖端，距指甲 1 分处。"十宣"中指 1 穴，与心包经之中冲穴同位。用于治疗一切急性病之失神、吐泻、休克、昏迷、晕厥、卒中、中暑、小儿惊厥、急性乳娥，一切阳热有余及气血暴脱之急症、手指麻木等。有清热苏厥的作用。针 1 分或点刺出血，灸 1～3 壮。引见《奇效良方》、《经穴汇解》、《针灸集锦》、《针灸逢源》、《针灸大成》、《腧穴学概论》、《针灸学辞典》、《中医大辞典》、《中国针灸大辞典》、《针灸大辞典》。

十绝 奇穴（其中一部分是

经穴）。位于指、趾爪甲根外侧，与十奇穴相对应（相当于关冲、少冲、足窍阴、至阴的部位）。用于治疗癫痫、癫狂、癔病。引见《针灸金方》。

十一焦　即第十一、十二胸椎棘突间。焦是指脊椎棘突。脾俞位于十一焦之间。引见《灵枢·背腧》、《中国针灸大辞典》。

十二大　是指经穴中带十二个大字当头的穴名，有胃经大巨（S27）、大迎（S5），脾经大都（SP2）、大包（SP21）、大横（SP15），膀胱经大杼（B11）、大肠俞（B25），肾经大钟（K4）、大赫（K12），心包经大陵（P7），肝经大敦（Liv1），督脉大椎（GV14）。引见《针灸腧穴手册》。

十二椎　奇穴。位于背部正中线第十二胸椎棘突之高点是穴，即在督脉脊中穴的下方。用于治疗下半身疾患。针0.5～1寸，灸5～7壮。引见《新医疗法汇编》、《中国针灸大辞典》。

十七椎　奇穴别名，即十七椎下，详见该条。引见《针灸学辞典》、《中国针灸大辞典》。

十三中　是指经穴中带13个中字当头的穴名，有肺经中府（L1），膀胱经中膂俞（B29）、中髎（B33），肾经中注（K15），心包经中冲（P9），三焦经中渚（TE3），胆经中渎（G32），肝经中封（Liv4）、中都（Liv6），任脉中庭（CV16）、中极（CV3）、中脘（CV12），督脉中枢（GV7）。引见《针灸腧穴手册》。

十三穴　奇穴别名，即十三鬼穴。是古代用于治疗癫狂证的13个经验效穴。古人认为该病是由于鬼邪作祟，故以"鬼"为名。详见十三鬼穴。引见《针灸学辞典》。

十五天　是指经穴中带15个天字当头的穴名，有肺经天府（L3），大肠经天鼎（LI17），胃经天枢（S25），脾经天溪（SP18），小肠经天容、　　（SI17）、天窗（SI16）、天宗（SI11），膀胱经天柱（B10），心包经天池（P1）、天泉（P2），任脉天突（CV22），三焦经天牖（TE15）、天髎（TE16）、天井（TE10），胆经天冲（G9）。引见《针灸腧穴手册》。

十五络　分类穴名。是指肺经列缺（L7）、大肠经偏历（LI6）、胃经丰隆（S40）、脾经公孙（SP4）、心经通里（H5）、小肠经支正（SI7）、膀胱经飞扬（B58）、肾经大钟（K4）、心包经内关（P6）、三焦经外关（TE5）、胆经光明（G37）、肝经蠡沟（Liv5）、任脉鸠尾（CV15）、督脉长强（GV1）、脾之大络大包（SP21），计 15 个络穴的总称。络穴具有联络表里两经的作用，因此络穴不仅能治本经范围的病症，也能治其相表里之经的病症，故有"一络通二经"之说。一般新病在经，久病入络，故络穴多用于治疗久治难愈的慢性病。引见《针灸腧穴手册》、《腧穴学概论》。

十五椎 奇穴。下极俞之别名。详见下极俞条。引见《备急千金要方》、《针灸大辞典》、《针灸学辞典》、《中国针灸大辞典》。

十六郄 分类穴名。十二经脉各有 1 郄穴，阴阳跷脉及阴阳维脉也各有 1 郄穴，共有 16 个郄穴（表 1）。即肺经孔最（L6）、大肠经温溜（LI7）、胃经梁丘（S34）、脾经地机（SP8）、心经阴郄（H6）、小肠经养老（SI6）、膀胱经金门（B63）、肾经水泉（K5）、心包经郄门（P4）、三焦经会宗（TE7）、胆经外丘（G36）、肝经中都（Liv6）、阴跷脉交信（K8）、阳跷脉跗阳（B59）、阴维脉筑宾（K9）、阳维脉阳交（G35）。郄穴是经脉气血深聚之处，多用于急救、经络诊断、治疗急性病症。阴经郄穴多治血证，如孔最治咳吐血；郄门治心痛、中都治崩漏等；阳经郄穴多治急性疼痛，如颈项痛取外丘，胃脘痛取梁丘等。当脏腑有病变时，按压郄穴可协助诊断，并能探索本经虚实征象。引见《针灸学辞典》、《中国针灸大辞典》、《针灸大辞典》。

表 1 十六郄穴表

	手六经	足六经	跷脉、维脉
阴经	手太阴：孔最 手少阴：阴郄 手厥阴：郄门	足太阴：地机 足少阴：水泉 足厥阴：中都	阴跷：交信 阴维：筑宾

续表

	手六经	足六经	跷脉、维脉
阳经	手阳明：温溜 手太阳：养老 手少阳：会宗	足阳明：梁丘 足太阳：金门 足少阳：外丘	阳跷：跗阳 阳维：阳交

十六络 是十五络再加胃之大络虚里，计 16 络穴。引见《腧穴学概论》、《中国针灸大辞典》。

十号穴 奇穴。即手针脊柱点，详见脊柱点条。引见《中国针灸大辞典》。

十四椎 奇穴。位于腰部正中线，第二腰椎棘突之高点是穴，即在督脉命门穴的上方。用于治疗小腹胀痛、阳痿、遗精、腰腿痛。针 0.5～1 寸，灸 5～7 壮。引见《新医疗法汇编》、《中国针灸大辞典》。

十要穴 优选穴。是近代在临床实践中优选出来的 10 个重要经验效穴。有胃经足三里（S36）、内庭（S44），大肠经曲池（LI11）、合谷（LI4），膀胱经殷门（B37）、昆仑（B60），胆经环跳（G30）、阳陵泉（G34）、风池（G20），小肠经后溪（SI3）。引见《快速针刺疗法》。

十指头 即鬼城（十宣）穴。详见十宣条。引见《千金要方》、《针灸学辞典》。

十二井穴 奇穴。实为经穴，十二经脉各有 1 井穴，均位于四肢末端，如肺经少商、大肠经商阳、胃经厉兑、脾经隐白、心经少冲、小肠经少泽、膀胱经至阴、肾经涌泉、心包经中冲、三焦经关冲、胆经足窍阴、肝经大敦。另说仅指手三阴和手三阳经中的井穴，即少商、商阳、中冲、关冲、少冲、少泽，左右共 12 穴。常用于热性病的急救，主治一切痧暑急症、中风卒倒、人事不省、高血压病等。针 1～2 分，或用三棱针浅刺出血。引见《灵枢经》、《经外奇穴图谱》、《中医大辞典》。

十二经穴 是指手足三阴与三阳十二经脉所属的穴位。

十二指肠 耳针穴。位于耳轮脚上方的外三分之一的耳艇部分，在耳轮脚近末端的上方，即耳轮脚上方后部，胃与小肠穴之间。

用于治疗十二指肠溃疡、幽门痉挛、胃肠神经官能症、胆囊炎与胆石症、胆道蛔虫症，有温中和胃的作用。针 1～2 分，留针 15～30 分钟。引见《耳针疗法》、《耳穴挂图》、《针灸经外奇穴图谱》、《耳廓诊断治疗学》。

十二原穴 经穴分类名。十二原穴是特定穴位名称。一指五脏及膏肓的十二个原穴，即肺经之原为太渊、心之原为大陵、脾之原为太白、肾之原为太溪、肝之原为太冲（以上均为左右各一穴）、膏之原为鸠尾、肓之原为脐胦（气海），计 12 个原穴；五脏有疾，当取之十二原。另指六腑及三焦的十二原穴，即胆之原丘墟、小肠之原腕骨、胃之原冲阳、大肠之原合谷、膀胱之原京骨、三焦之原阳池（以上均为左右各一）。引见《难经·六十六难》、《中医大辞典》、《中国针灸大辞典》。十二原穴见表 2。

表 2 十二原穴表

	经　脉	原　　穴
手三阴	太阴　肺	太渊
	厥阴　心包	大陵
	少阴　心	神门
足三阴	太阴　脾	太白
	厥阴　肝	太冲
	少阴　肾	太溪
手三阳	阳明　大肠	合谷
	少阳　三焦	阳池
	太阳　小肠	腕骨

续表

	经　脉	原　穴
足三阳	阳明　胃	冲阳
	少阳　胆	丘墟
	太阳　膀胱	京骨

十二透穴　针灸方。肩髃透臂臑，腋缝透胛缝，曲池透少海，外关透内关，合谷透劳宫，阳池透大陵，环跳透风市，阳关透曲泉，阳陵泉透阴陵泉，绝骨透三阴交，丘墟透申脉，太冲透涌泉。用于治疗中风后遗症、痹证，各种瘫痪病程日久者。引见《金针王乐亭》。

十二募穴　经穴分类名，为特定穴之一。脏腑经气结聚于胸腹部的俞穴称为募穴，即心募巨阙（CV14）、肝募期门（Liv14）（为本经的募穴）、脾募章门（Liv13）、肺募中府（L1）（为本经的募穴）、肾募京门（G25）、心包募膻中（CV17）、胆募日月（G24）（为本经募穴）、小肠募关元（CV4）、胃募中脘（CV12）、大肠募天枢（S25）、膀胱募中极（CV3）、三焦募石门（CV5），募穴只有少数是本经的，多数是异经的。募穴在内属阴，多用于治疗久病、慢性病及气血郁证。引见《针灸学》（上海中医学院编）、《针灸腧穴手册》。

十七椎穴　奇穴。位于十七椎。用于治疗腰骶痛、腿痛、转胞、痛经、崩漏、遗尿。俯卧，先取与髂嵴相平的腰阳关穴，再向下1个腰椎的凹陷处取穴。直刺1.5～2寸，灸3～7壮。引见《千金翼方》、《中国针灸大辞典》。

十三鬼穴　又称扁鹊十三穴方。针灸方。详见表3。

表3　十三鬼穴表

经	L	L1	S	SP	B	P		GV			CV			经外奇穴
穴	少商	曲池	颊车	隐白	申脉	大陵	间使	水沟	上星	风府	承浆	男会阴	女玉门头	舌下中缝（海泉）
奇名	鬼信	鬼臣	鬼床	鬼垒	鬼路	鬼心	鬼窟	鬼宫	鬼堂	鬼枕	鬼市	鬼藏		鬼封

十三鬼穴是春秋战国时期扁鹊所作，故名扁鹊十三穴方。是古代用于治疗癫狂证的重要穴位和处方，具有化痰开窍、泻肝醒神的作用。现代又用于治疗癔病、高烧引起的狂燥不安和一切精神失常。用强刺激手法，不留针。引见《千金要方》、《针灸聚英》、《针灸大全》、《针灸大成》、《腧穴学概论》、《针灸处方学》、《中国针灸大辞典》、《针灸大辞典》。下附十三鬼穴歌。

十三鬼穴歌。

思邈治癫狂，十三腧穴详，
一针人中贞，二针取少商，
三针为隐白，四针大陵岗，
五针申脉穴，六针风府旁，
七针颊车穴，八针刺承浆，
九刺劳宫穴，十针上星堂，
十一取会阴，十二曲池良，
十三舌下缝，用之自能平。

首出于《千金方》，此后《针灸大成》与《针灸聚英》题名为"孙真人针十三鬼穴歌"，现又称孙思邈十三穴要歌。

十四经穴　是指十二经脉的俞穴再加任、督两脉的俞穴，称为十四经穴。即十二经309个穴位加任脉24穴、督脉28穴总计361个穴。十四经脉的俞穴，简称经穴；十四经脉以外的俞穴称为经外奇穴，简称奇穴。引见《针灸学辞典》。

十一焦之间　是膀胱经脾俞（B20）穴的别名，详见该条。引见《腧穴学概论》。

十全大补穴　针灸方。是由"八珍"穴加胆经阳陵泉和任脉中脘穴组成的针灸方。用于治疗虚损诸证如气血不足、心脾两虚、脾肾两亏、先天或后天失养、肝肾两虚等。引见《金针王乐亭》。

十二大交会穴　经穴分类名。交会穴是经脉相互沟通的联络站，是指两条以上的经脉所通过的俞穴，简称会穴。交会穴大多分布在头面躯干部，一般是阳经与阳经交会，阴经与阴经交会，阳经都会于督脉，阴经都会于任脉。此十二穴是经穴中交会次数最多的穴位，所以治疗作用较广，如三阴交穴能治疗肝脾肾三经有关的病证。其中有脾经的三阴交（SP6）、府舍（SP13）、小肠经秉风（SI12）、胆经阳白（G14）、肝经期门（Liv14）、膀胱经大杼（B11）、睛明（B1）、任脉膻中（CV17）、关元（CV4）、中极（CV3）、督脉大椎（GV14）、百会（GV20）。引见《针灸腧穴手册》、《针灸学》（上海中医学院编）、《针灸学辞典》。

七号　奇穴。位于腕背横纹上，伸指总肌腱之尺侧缘处，即在三焦经阳池穴之尺侧 0.5 厘米处。

用于治疗腰痛。引见《新医疗法汇编》、《中国针灸大辞典》。

七曲　是指经穴中带 7 个曲字当头的穴位。心包经曲泽（P3）、大肠经曲池（LI11）、小肠经曲垣（SI13）、膀胱经曲差（B28）、胆经曲鬓（G7）、肝经曲泉（Liv8）、任脉曲骨（CV2）。引见《针灸腧穴手册》等。

七骨　是指经穴中带 7 个骨字结尾的穴位。大肠经巨骨（LI16），小肠经腕骨（SI4），膀胱经京骨（B60）、束骨（B65），肾经横骨（K11），胆经完骨（G12），任脉曲骨（CV2）。引见《针灸腧穴手册》等。

七神　是指经穴中带 7 个神字当头的穴位。心经神门（H7），肾经神藏（K25）、神封（K23），膀胱经神堂（B44），任脉神阙（CV8），督脉神道（GV11）、神庭（GV24）。引见《针灸腧穴手册》等。

七步癫　奇穴。（腰骶、腰痛6）位于腰部正中线，第五腰椎棘突下方与骶骨关节间凹陷中。用于治疗结核发癫、痔核、腰腿痛。即在十七椎下有红点处取穴，用针挑出血为度，有活血败毒的作用。引见

《福州民间针灸经验灵》、《常用新医疗法手册》、《针灸经外奇穴图谱》、《中国针灸大辞典》。

七颈椎　奇穴。（七颈椎旁）位于颈后部、第七颈椎棘突左右旁开各5分处。用于治疗急慢性扁桃体炎、喉炎。针0.5～1寸，灸3～7壮。引见《常用新医疗法手册》、《新医疗法汇编》、《中国针灸大辞典》。

七颈椎旁　即奇穴七颈椎，详见上条。引见同上。

七焦之间　即膀胱经膈俞（B17）穴的别名，详见该条。引见《腧穴学概论》。

〔丿〕

八风　奇穴。（八冲、足八邪、阴独八穴）位于足背侧五趾歧缝间，即距骨小头高点之间赤白肉际凹陷处，两足共8穴。其中包括行间、内庭、侠溪3个经穴。用于治疗脚气、足背红肿、头痛、牙痛、胃痛、痛经、月经不调、足趾麻木等。斜刺0.5～1.5寸或点刺出血。灸5壮。引见《备急千金要方》、《奇效良方》、《针灸集成》、《针灸大成》、《针灸逢源》、《针灸

腧穴图谱》、《针灸大辞典》、《针灸孔穴及其疗法便览》。

八邪　奇穴。（八点、八关、手八邪、八关大刺）位于手10指歧缝中。取穴时微握拳，即在手背掌骨小头之间。或手背指间的缝纹端赤白肉际处。从桡侧向尺侧方向依次称为大都（八邪1）、上都（八邪2）、中都（八邪3）、下都（八邪4），两手共8个穴位。用于治疗手背肿痛、痹证、手指麻木、头风、头项强痛、咽痛、牙痛、目赤肿痛、烦热、鹅掌风等。向上斜刺5～8分或点刺出血。引见《医经小学》、《针灸腧穴索引》、《针灸大成》、《针灸逢源》、《手针新疗法》、《经穴汇解》、《针灸经穴图考》、《针灸腧穴图谱》、《针灸大辞典》、《中国针灸大辞典》。

八华　奇穴。位于背部，以绳量患者两乳头间的距离，折作8寸，分为4等份，截1留3。即等于以2寸为一边。作一等边三角形，将其顶角置于大椎上，其下两底角的顶点处是穴。然后再将三角形的顶点置于上面三角形底边的中点上，其下两底角的顶点也是穴，如此再反复两次，共4对底角

的顶点计 8 个穴位，称为八华。用于治疗虚弱羸瘦、骨节疼痛、咳嗽盗汗、贫血等慢性病。斜刺 0.5～1 寸，慢性病多用艾条，每灸 5～7 壮。引见《针灸经外奇穴治疗诀》、《针灸孔穴及其疗法便览》、《中国针灸大辞典》、《针灸大辞典》、《针灸学辞典》。

八会 经穴分类名，特定穴之一。①是指与脏、腑、气、血、筋、脉、髓、骨 8 者有密切关系的 8 个穴位，即脏会章门（Liv13）、腑会中脘（CV12）、气会膻中（CV17）、血会膈俞（B17）、筋会阳陵泉（G34）、脉会太渊（L9）、髓会绝骨（G39）、骨会大杼（B11）。多分布于躯干部，是精气会聚的重要穴位。②是经外奇穴名，泽田派合谷位于手背鼻咽窝中点即大肠经阳溪穴下 5 分处。用于治疗癫狂、中风、高血压病、眩晕、近视、白内障、卵巢等疾患。灸随年壮。八会穴多用于治疗慢性病及各种虚弱症。引见《千金要方》、《经外奇穴图谱》、《经穴汇解》、《针灸大辞典》、《中国针灸大辞典》。

八关 即经外奇穴八邪穴之别名。位于手背相邻 2 指的指蹼缘

缝纹端。用于治疗烦热不退、目痛欲出。配大椎穴截疟于发作前一两小时针刺有效。引见《保命集》、《针灸孔穴及其疗法便览》、《腧穴学概论》、《针灸大辞典》。

八冲 奇穴。八风穴的别名，详见该条。引见《针灸大辞典》、《针灸学辞典》。

八阳 是经穴中带 8 个阳字当头的穴位，如大肠经阳溪（LI5），小肠经阳谷（SI5），膀胱经阳纲（B48），三焦经阳池（TE4），胆经阳白（G14）、阳交（G35）、阳辅（G38）、阳陵泉（G34）。引见《针灸腧穴手册》等。

八阴 是经穴中带 8 个阴字当头的穴位，如心经阴郄（H6），肝经阴廉（Liv11）、阴包（Liv9），脾经阴陵泉（SP9），肾经阴谷（K10）、阴都（K19），胃经阴市（S33），任脉阴交（CV7）。引见《针灸腧穴手册》等。

八法 即八脉交会穴之别名，详见该条。引见《针灸学辞典》、《针灸大辞典》、《中国针灸大辞典》。

八承 是经穴中带 8 个承字当头的穴位。胃经承泣（S1）、承满

（S20）、膀胱经承扶（B36）、承筋（B56）、承山（B57）、承光（B6）、胆经承灵（G18）、任脉承浆（CV24）。引见《针灸腧穴手册》等。

八点　八邪穴之别名，详见该条。

八珍　针灸方。是由肝经章门（Liv13），心包经内关（P6），胃经足三里（S36），任脉中脘（CV12），关元（CV4），肝经太冲（Liv3），大肠经曲池（LI11），脾经三阴交（SP6）组成。其作用与方药的八珍汤相似，是十全大补穴中的8个穴位。引见《金针王乐亭》。

八俞　即奇穴胃管下俞的别称（胰俞、膵俞）。位于第八胸椎棘突旁开1.5寸。用于治疗糖尿病、胃病、胸膜炎、肋间神经痛。也是穴位诊断糖尿病、昏迷、急性胰腺炎的定位穴。斜刺0.5～1寸。引见《针灸学》（上海中医学院编）、《中国针灸大辞典》、《针灸孔穴及其疗法便览》、《针灸穴位挂图说明》、《针灸经外奇穴图谱》、《针灸学辞典》、《穴位诊断法》、《中华针灸学》、《常用新医疗法手册》、《针灸大辞典》、《针灸学讲义》。

八窌　即经穴八髎。它是膀胱经上窌（B31）、次窌（B32）、中窌（B33）、下窌（B34）左右共8穴的总称。位于骶部1、2、3、4骶后孔中。用于治疗遗精、阳痿、月经不调、赤白带下、半身不遂、里急后重、腰痛不敢转身、腰痛连髋。针0.5～1寸，灸3～7壮。引见《素问·骨空论》、《针灸经外奇穴图谱》、《中国针灸大辞典》。

八遂　针灸方。是由大肠经肩髃（LI15）、曲池（LI11）、合谷（LI4）、三焦经外关（TE5），胆经环跳（G30）、阳陵泉（G34），膀胱经委中（B40）、昆仑（B60）穴组成的针灸方。用于中风后遗症阴虚阳亢型。均针患侧、平补平泻。引见《浙江中医杂志》1983年第9期。

八曜　奇穴。位于颈部第七颈椎棘突下之大椎穴的上下左右各外开1寸处，斜四方亦各外开1寸，计8穴。用于治疗胃病呕吐、妊娠恶阻。斜刺针尖向大椎方向刺入5分，灸5～15壮。引见《腧穴学概论》、《针灸腧穴图谱》、《中国针灸大辞典》、《针灸大辞典》。

八号穴　即手针穴肩点，与奇穴三门穴同位。用于治疗肩痛、肩凝。引见《新医疗法汇编》、《针灸经外奇穴图谱》(续集)。

八字针　针灸方。位于侧头部，是由胆经颔厌（G4）、悬颅（G5）、悬厘（G6）、曲鬓（G7）两侧8穴组成的针灸方。用于治疗头痛、偏头痛、牙痛、眩晕、神经衰弱、面肌痉挛、面神经麻痹、多发性神经炎等。针法：由颔厌穴进针，沿皮刺，通过"二悬"直达曲鬓穴止。引见《红医针疗法》、《中国针灸大辞典》。

八荒穴　奇穴。（内八荒、外八荒、头八荒、头上八点）①内八荒：位于头部、沿囟会、强间平面作1个圆、并将此圆以囟会为准分成8等份，即有8个点而成八荒穴。②外八荒：以前发际平面在头上作1个圆，以前发际中点为准将此圆分成8等份，又有8个点而成外八荒。用于治疗头痛、眩晕、癫痫、中风、癔病、中暑、狂症、目疾、面瘫、面痛、鼻衄、脏躁、失眠。随症加穴，如头痛配合谷、风池以疏风解表；癫痫配内关、神门、申脉、照海、肾俞，以醒脑开窍；癔病配合谷、内关、十宣以宁心安神。阴虚火旺者，只针不灸。沿皮刺0.5～1寸。引见《针灸学

基础》(林建华等编著)。

八总穴　优选穴。为古代针灸医家的经验总结，编有"四总穴"、"六总穴"和"八总穴"歌。但均以四总穴为基础，其中有胃经足三里（S36）、膀胱经委中（B40）、肺经列缺（L7）、大肠经合谷（LI4）、心包经内关（P6）、三焦经支沟（TE6）、肺经少商（L11）和天应穴计8穴。八大总穴歌：肚腹三里留，腰背委中求，头项寻列缺，面口合谷收，胸肋内关应，胁痛觅支沟，咽疾少商需，疼痛局部取。引见《针灸临床实用歌诀手册》。

八窌心　奇穴。即下腰穴的别名，详见该条。引见《针灸学辞典》、《针灸大辞典》、《中国针灸大辞典》。

八椎下　奇穴。（排气穴、疟疾穴）位于背部正中线，第八胸椎棘突下凹陷中。即在督脉至阳穴与筋缩穴之间。用于治疗疟疾、寒热往来、腹部胀气、肋间神经痛、背脊强痛、糖尿病等。微向上斜刺0.5～1寸，灸3～5壮。引见《针灸孔穴及其疗法便览》、《针灸腧穴图谱》、《针灸经外奇穴图谱》（续集）、《中国针灸大辞典》、《针灸学

辞典》、《针灸大辞典》。

八关大刺　即八邪穴的别名，详见该条。引见《针灸大辞典》、《中国针灸大辞典》。

八脉交会穴　经穴分类名，特定穴之一。别名八法穴、八脉八穴、交经八穴、窦氏八穴、流注八穴。经穴分类名，特定穴之一。是四肢上的经穴与奇经八脉脉气相通的 8 个穴位，即脾经的公孙（通冲脉）、心包经内关（通阴维脉）、小肠经后溪（通督脉）、膀胱经申脉（通阳跷脉）、胆经足临泣（通带脉）、三焦经外关（通阳维脉）、肺经列缺（通任脉）、肾经照海（通阴跷脉）。内关配公孙治疗胃、心胸部疾患；外关配足临泣治疗目外眦、颊、耳、颈和肩部疾患；申脉配后溪治疗目内眦、耳、项及肩胛部疾患；列缺配照海治疗咽部和胸部疾患。引见《中医大辞典》、《针灸学辞典》、《中国针灸大辞典》。

乂气　奇穴。（别名落零五）位于手背第二、三掌骨小头后方之凹陷后 5 分处，即落枕穴上 5 分处。用于治疗胃痉挛、高血压病、扭伤等。斜刺 0.5～1 寸，酸麻感至指尖。灸 3～5 壮。引见《常用新医疗法手册》、《针灸经外奇穴图谱》、《中国针灸大辞典》、《针灸学》（上海中医学院编）。

九穴　为奇穴九连环的别名，详见该条。引见《针灸大辞典》、《中国针灸大辞典》。

九窌　即八窌穴加上腰俞穴，称之为九窌。引见《针灸学辞典》。

九椎　奇穴别名，即癫痫穴。详见该条。引见《新医疗法汇编》、《针灸经外奇穴图谱》。

九号穴　手针穴。即坐骨神经点，详见该条。引见《常用新医疗法手册》、《中国针灸大辞典》。

九连环　奇穴。（九穴）位于背部正中线第一、三、五、七、九、十一胸椎棘突与第一、三、五腰椎棘突下陷中，计 9 穴。实际位于督脉循行线上，有的就是督脉穴位。用于治疗一切慢性病、脊髓疾患、神经衰弱、贫血等。针 3～8 分，灸 3～7 壮。引见《针灸孔穴及其疗法便览》、《腧穴学概论》、《针灸腧穴图谱》、《中国针灸大辞典》、《针灸经外奇穴图谱》。

九针穴　针灸方。是由肺经少商、督脉人中和奇穴老商、中商、人中心五个穴名，共九个穴位组成。用于治疗流行性感冒。针尖向上斜刺1～2分。引见《针灸穴位小词典》、《中国针灸大辞典》。

九曲中府　奇穴。位于胸侧部、腋中线上，在腋窝直下方第七、八肋间之点再向下3寸处，相当于大包与章门穴连线之中点。用于治疗胸胁痛、胸膜炎、腹膜炎、肝脾胃等疾患。针斜刺3～5分，灸3～5壮。一说九曲中府位于旁廷（痖市）下3寸，用于恶风邪气遁尸、内有淤血。针5分，灸30壮。引见《备急千金要方》、《腧穴学概论》、《中医大辞典》、《经穴汇解》、《针灸孔穴及其疗法便览》、《中国针灸大辞典》、《针灸大辞典》。

九焦之间　经穴别名，即膀胱经肝俞。

人中　是督脉水沟（GV26）穴的别名。也是体表部位名，即人中沟的简称。详见该条。面针穴子宫膀胱与本穴同位。引见《针灸经外奇穴图谱》、《针灸腧穴手册》、《腧穴学概论》、《实用针灸学》、《中华针灸学》、《实用针灸辞典》、《中国针灸大辞典》。

人迎　胃经穴。（五会、天五

会、头五会）位于颈部喉结旁开1.5寸，胸锁乳突肌前缘、当颈总动脉处。用于治疗胸满喘息、咽喉肿痛、瘰疬、气瘿。直刺3～5分，应避开血管，禁灸。人迎为足阳明、少阳之会，由于此穴正当颈总动脉处，也是切脉的部位，称人迎脉。《脉经》曰："左为人迎，右为寸口"。

人横　即脾经大横（SP15）穴，系字误，详见该条。引见《针灸腧穴手册》、《腧穴学概论》、《实用针灸学》、《实用针灸辞典》。

人中心　奇穴。位于手中指掌侧，中指的中指节之中点。用于治疗流行性感冒。针向上斜刺1～2分，或浅刺放血。引见《针灸穴位小词典》、《针灸经外奇穴图谱》、《中国针灸大辞典》。

力臂　奇穴。位于肩部、三角肌止点后外上3寸，三角肌外侧缘处。用于治疗小儿麻痹后遗症、上肢瘫痪、抬肩障碍、肩关节炎。针2～3寸，针感上传至肩下麻至手。引见《红医针疗法》、《针灸经外奇穴图谱》、《中国针灸大辞典》。

4穴　别名拔牙4穴。奇穴。位于下颌角的后缘处，即在胃经颊车穴的后缘。用于指压麻醉拔牙。

拔牙时用手指压穴位，由轻至重，达麻木感即可。引见《针灸经外奇穴图谱》、《中国针灸大辞典》。

5 穴　奇穴。位于下颌部，在下颌骨缘咬肌前缘前 2 分处，即相当于胃经大迎穴前 2 分处。用于指压麻醉拔牙，方法同上 4 穴。引见《针灸经外奇穴图谱》、《中国针灸大辞典》。

〔フ〕

子户　所指有三：①奇穴名。位于脐下 3 寸即关元穴旁开 2 寸处，左为胞门，右为子户，按其定位与之水道穴同位。用于治疗妇女不孕、漏胎下血、腹痛胎盘滞留、死胎不下、难产、白带过多、腹中积聚。直刺 1～1.5 寸，灸 3～5 壮。孕妇禁针。②是指肾经气穴（K13）的别名，位于脐下 3 寸关元穴旁开 5 分。③是指任脉关元（CV4）穴的别名。当今许多针灸医家应以《铜人腧穴针灸图经》的定位为准，故以肾经的气穴为准。引见《针灸甲乙经》、《针灸大成》、《针灸资生经》、《针灸逢源》、《经穴汇解》、《类经图翼》、《针灸经外奇穴图谱》、《针灸学辞典》、《中国

针灸大辞典》、《腧穴学概论》、《实用针灸学》、《中华针灸学》、《针灸腧穴手册》、《实用针灸辞典》。

子处　①指子宫。②任脉关元穴的别名，详见该条。引见《腧穴学概论》、《实用针灸辞典》、《实用针灸学》、《中国针灸大辞典》。

子肠　①奇穴。位于腹下部，脐下 4 寸即中极穴旁开 3.5 寸处。用于阴挺即子宫脱垂。针 0.5～1.5 寸，灸 5～10 壮。②经穴别名，即任脉关元（CV4）的别名，详见该条。引见《针灸腧穴图谱》、《腧穴学概论》、《实用针灸学》、《针灸大辞典》、《实用针灸辞典》、《中国针灸大辞典》。

子宫　所指有三：①奇穴。（侠玉泉、挟玉泉、子宫穴）位于脐下 4 寸，即任脉中极穴左右旁开 3 寸处。一说在中极穴旁开 5 分处（《针灸集成》），一说在关元穴左边 2 寸（《针灸逢源》）。用于治疗女性不孕、子宫下垂（阴挺）、月经不调、赤白带下、痛经、闭经、阑尾炎、附件炎、盆腔炎、膀胱炎、睾丸炎，又是穴位诊断肾盂肾炎、肾结石的定性穴。直刺 1～2 寸，灸 3～5 壮。孕妇禁针。②经穴别名，

即任脉关元（CV4）穴的别名，详见该条。③耳针穴，子宫（曾用名天癸、精宫）现改为三角凹陷或内生殖器，位于耳三角窝耳轮内侧缘的中点，即近耳轮中点的凹陷处。用于治疗子宫内膜炎、子宫脱垂、功能性子宫出血、痛经、月经不调、白带过多、产后宫缩痛、阳痿、遗精、早泄、睾丸炎、催产。有扶阳益精、调经和血的作用。针1～2分，留针半小时。引见《千金要方》、《千金翼方》、《经穴汇解》、《针灸大成》、《针灸集成》、《穴位诊断法》、《针灸辞典》、《针灸大辞典》、《中国针灸大辞典》、《实用针灸学》、《耳针》、《耳针疗法》、《耳廓诊断治疗学》、《简明中国针灸》、《腧穴学概论》、《实用针灸辞典》。

子包穴　鼻针穴。位于鼻中隔稍下，人中穴上方。引见《微针疗法》。

注：此穴与面针穴子宫膀胱同位。

子宫穴　奇穴子宫的别名，详见上条，引见同上。

子宫点　手针穴。位于手掌小指与无名指交界点与天纹之间垂线中点。用于治疗生殖系病、卵巢、睾丸、月经病。按手针常规针法。引见《观手识人》。

子宫颈　奇穴。位于子宫颈上，取截石体位，按时钟12点处是穴。用于治疗慢性宫颈炎、按时钟9点、12点、3点钟处直刺5分，不捻针不留针。引见《针灸学》（上海中医学院编）。

子宫出血　奇穴。位于骶骨尖端上5寸处作1基点，再从基点旁开1.5寸各作1点，再从基点向上1寸作1点并在此点两旁1.5寸各作1点，共计6点是穴。即在第四、五腰椎棘突高点处两穴，在此两穴左右平开1.5寸处各1穴计6穴。用于治疗妇人血崩、赤血带下、腰痛、诸阴病。灸7～15壮。引见《中国针灸学》、《针灸经外奇穴图谱》、《针灸腧穴图谱》、《针灸大辞典》。

子宫膀胱　面针穴。位于人中沟上，当人中沟的上、中三分之一交界处是穴。面针常规针法针刺。引见《针灸学》（上海中医学院编）、《针灸经外奇穴图谱》（续集）。

三　画

〔一〕

下关　胃经穴。（拔牙一穴）位于面部、颧弓下缘凹陷处，当下颌骨髁状突的前方，闭口取穴。用于治疗牙痛，面痛，耳聋，耳鸣，口眼㖞斜，眩晕，腮腺炎，下颌关节炎，牙关紧闭、开合不利，咬肌痉挛。有清郁热、通牙关、开窍益聪作用。治疗面痛（三叉神经痛），用直刺略向下，针 1.5～2 寸；治疗下颌关节炎可向前、向后斜刺进针 8 分至 1 寸；治咬肌痉挛斜刺向下，1.5～2 寸；治疗牙痛用横刺，沿下颌骨外，上牙（向口角方向）、下牙（向颊车方向）进针 1.5～2 寸；治耳病斜刺向后，深 1.5 寸。此穴为足阳明、少阳之会。

下纪　经穴别名。即任脉关元（CV4）穴，详见该条。引见《类经图翼》、《针灸腧穴手册》、《腧穴学概论》、《中华针灸学》、《素问·气穴论》、《中国针灸大辞典》、《实用针灸学》、《实用针灸辞典》。

下极　经穴别名。①指任脉会阴（CV1）穴的别名。②指肾经横骨（K11）穴的别名。详见各该条。引见《医宗金鉴》、《针灸腧穴手册》、《腧穴学概论》、《实用针灸学》、《中华针灸学》、《甲乙经》、《中国针灸大辞典》、《实用针灸辞典》。

下肓　经穴别名。即任脉气海（CV6）穴的别名，详见该条。引见《甲乙经》、《中国针灸大辞典》、《针灸腧穴手册》、《腧穴学概论》、《中华针灸学》、《实用针灸学》、《实用针灸辞典》。

下林　是指胃经下巨虚（S39），即下廉。"林"系"廉"字之误。详见下廉条。引见《针灸学辞典》、《圣济总录》。

下肢　耳针穴。①位于耳壳背面，对耳轮窝下段近耳壳根部。用于皮肤瘙痒症。②位于耳甲腔后隆起下缘稍上方，在下背穴的下方。用于治疗小儿麻痹后遗症的下肢瘫痪，膝、踝关节炎或扭伤。针 1～2 分，留针 30 分钟。引见《耳针》、《耳针疗法》。

下背　耳针穴。位于耳壳背面，上面的 1 个软骨隆起，即耳甲艇后隆起的中央。用于治疗肩背颈部及腰背酸痛。对皮肤病有较好的止痒作用。针 1～3 分，留针 30 分钟。引见《耳针》、《中国针灸大辞典》。

下都 所指有二：①奇穴。（八邪之一，现称八邪 4）位于手背部、第四、五掌骨小头高点之间，即无名指和小指本节歧骨间，亦即在三焦经中渚与液门穴之间。用于治疗手臂红肿、眼肿痛、上肢麻痹或痉挛、咽喉炎、齿龈炎、头痛、眩晕。针 1～3 分，灸 5 壮。②经穴别名，指三焦经中渚（TE3）穴，详见该条。引见《针灸大成》、《针灸集成》、《针灸孔穴及其疗法便览》、《中华针灸学》、《针灸腧穴手册》、《实用针灸学》《腧穴学概论》、《奇效良方》、《经穴汇解》、《中医大辞典》、《针灸大辞典》、《实用针灸辞典》、《中国针灸大辞典》。

下陵 经穴别名。即胃经足三里（S36）穴，详见该条。引见《针灸腧穴手册》、《腧穴学概论》、《中华针灸学》、《实用针灸学》、《针灸学辞典》、《灵枢·本输》、《中国针灸大辞典》、《实用针灸辞典》。

下聋 奇穴别名。（一名聋穴）即听穴的别名，详见该条。引见《常用新医疗法手册》、《中国针灸大辞典》。

下脘 任脉穴。（下管、幽门）位于上腹部正中线上、脐上 2 寸处。用于腹胀坚满、完谷不化、六腑气寒、肠鸣腹痛、脾胃不和、呕吐腹泄、呃逆等。有和中理气，消积化滞的作用。直刺 0.5～1.5 寸，灸 5～7 壮。此穴为足太阴、任脉之会。

下渎 即胆经中渎（G32）穴，"下"当为"中"字之误。引见《针灸学辞典》、《针灸腧穴手册》。

下椎 奇穴。位于骶部正中线、第三骶椎棘突下陷中，即第二十椎下陷中是穴。用于治疗痔疮、淋病、月经不调。针 5 分，灸 3～5 壮。引见《针灸孔穴及其疗法便览》、《中国针灸大辞典》、《针灸大辞典》。

下颌 耳针穴。位于耳垂前面，耳垂划区的第三区内上部。用于治疗牙痛龈肿、颞颌关节僵硬、口腔溃疡、颌下淋巴结肿。针 1～2 分，留针 30 分钟。引见《耳针疗法》、《中国针灸大辞典》。

下颐 所指有二：①指奇穴别名。即唇里穴，详见该条。②指经穴别名。即督脉龈交（GV28）穴的别名，详见该条。引见《千金要方》、《针灸经外奇穴治疗诀》、《实用针灸学》、《中国针灸大辞典》。

下腰　奇穴。（三宗骨、三宗穴、三宗、八窌心）位于骶部正中线，在第二、三骶椎棘突之间点近上方，即在八窌正中央脊骨上。用于治疗慢性肠炎、泻痢经久不愈、难产、骶部疼痛。灸 5～50 壮。引见《千金要方》、《针灸集成》、《经穴汇解》、《中医大辞典》、《针灸学辞典》、《针灸腧穴索引》、《中国针灸大辞典》、《针灸大辞典》、《针灸经外奇穴图谱》。

下腭　耳针穴。位于耳垂前面，耳垂划区的第二区内上角，屏间切迹下缘横线内侧三分之一点。用于治疗面神经麻痹、口腔炎、牙周炎。针 1～2 分，留针 30 分钟。引见《耳针疗法》、《中国针灸大辞典》。

下腹　耳针穴。下腹有 3 处：①位于膝穴的外下方对耳轮部，用于治疗各种原因引起的小腹痛。②位于耳甲腔内外耳道口的上缘。用于治疗五脏六腑痉挛性疼痛、耳聋耳鸣。③耳背下腹，位于耳壳背面、耳舟隆起下端，即中腹穴的外

上方。用于治疗下腹痛、肠炎、痢疾。针 1～2 分，留针 30 分钟。引见《耳针》、《中国针灸大辞典》。

下廉　所指有二：①大肠经穴（手下廉、手之下廉）。下廉（LI8）位于前臂背面桡侧阳溪穴与曲池穴连线上，在曲池穴下 4 寸处。用于治疗头风、眩晕、目痛、腹痛、肘臂痛、食物不化、乳痛、小儿疳积，有清理肠胃、疏经活络作用。直刺 5 分至 1 寸，灸 3 至 5 壮。②经穴别名。即胃经下巨虚（S39）穴的别名，详见该条。引见《针灸腧穴手册》、《腧穴学概论》、《中华针灸学》、《实用针灸学》、《实用针灸辞典》。

下横　经穴别名。是肾经横骨（K11）穴的别名，详见该条。引见《神灸经纶》、《针灸学辞典》、《针灸腧穴手册》、《实用针灸辞典》。

下管　经穴别名。"管"同脘，即任脉下脘（CV10）穴的别名，详见该条。引见《针灸腧穴手册》、《腧穴学概论》、《实用针灸学》、《实用针灸辞典》。

下髎　膀胱经穴。位于骶部第四骶后孔中，即在督脉腰俞和白

环俞之间。用于小腹痛、腰痛、肠鸣泄泻、二便不利、月经不调、赤白带下、腰骶冷痛、盆腔炎、卵巢炎、催产引产，有理下焦、壮腰补肾、清热利湿作用。直刺1～2寸，灸3～7壮。

下三才 针灸方。(下三针)是由胆经环跳穴、阳陵泉、悬钟穴组成。用于治疗下肢诸病。引见《针灸临床杂志》1995年第2期。

下三里 经穴别名。(下陵、胃三里)即胃经足三里(S36)穴，详见该条。引见《针灸集成》、《针灸腧穴手册》、《腧穴学概论》、《实用针灸学》、《实用针灸辞典》。

下丰隆 奇穴。位于小腿腓侧(外侧)，外踝上缘上7.5寸，即在胃经丰隆穴与胆经外丘穴连线的中点。用于治疗股骨颈囊内骨折三刃针内固定术的针麻穴。针5～1寸，针感麻至足背。引见《针刺麻醉》、《中国针灸大辞典》。

下五里 奇穴别名。即矫灵穴。详见该条。引见《新医疗法手册》、《中国针灸大辞典》。

下巨窌 奇穴。位于胃经巨窌穴向下引一垂线和任脉承浆穴引一横线的交点是穴。用指尖可触及

颏孔的凹陷。用于治疗口眼喎斜、下牙痛、口裂诸肌痉挛。针5分，灸5壮。引见《新针灸学》(朱琏著)。

下牙痛 所指有二：①耳针穴：位于耳垂3区，下颌的外下侧。用于下牙痛，按耳针常规针法。引见《耳穴贴压疗法》。②奇穴别名。即中梜穴，详见该条。引见《腧穴学概论》。

下巨虚 胃经穴。(别名下廉、巨虚、下林、足下廉、足之下廉、巨虚下廉)位于犊鼻穴下9寸，胫骨前嵴外1横指处。用于治疗小肠湿热、不能分别清浊引起的小腹痛、腰脊痛、小便脓血、睾丸痛以及下肢痿痹、浮肿。有疏经活络、调理脾胃、清热利湿的作用。是治疗下腹痛的主穴，又是穴位诊断急性胃肠炎定性穴之一。此穴为足阳明与小肠府的下合穴。直刺1～2寸，灸5～7壮。

下中极 奇穴。位于任脉中极穴下5分处。用于治疗瘫痪的尿失禁。针斜向耻骨针2～2.5寸。引见《针灸学》(上海中医学院编)。

下气海 经穴别名。即任脉气海(CV6)穴，详见该条。引见

《腧穴学概论》、《实用针灸学》、《实用针灸辞典》。

下风池　所指有二：①奇穴。（池下）位于项部、入后发际5分项部肌肉隆起外缘的凹陷处，即胆经风池穴下5分。用于治疗后头痛、青光眼、视网膜色素变性。针斜向第一颈椎刺入1.5～2寸，针感麻至额部。②奇穴别名。是指新设穴，详见该条。引见《新医疗法手册》、《针灸学辞典》、《针灸学》（上海中医学院编）、《中国针灸大辞典》。

下四缝　奇穴别名。即指根穴，详见该条。引见《针灸学辞典》、《针灸大辞典》。

下禾窌　奇穴。位于下巨窌穴与承浆穴连线之中点。用于治疗口眼㖞斜、下牙痛、口部面肌痉挛、口腔炎、流涎。针5分，灸5壮。引见《新针灸学》。

下闪电　奇穴。位于尾骶四椎旁开6寸，当膀胱经秩边穴外开3寸处。用于治疗急性腰扭伤、下肢麻痹症、风湿性膝关节炎、坐骨神经痛。针尖稍向内斜刺3～4寸，大捻转、强刺激、不留针，有闪电感向下肢放散至足跟部和足尖部的

外侧。引见《辽宁省针灸学会第二届年会资料》、《赤脚医生教材》（锦州医学院编）。

下耳根　耳针穴。（曾用名：郁中、脊髓2）位于耳壳背面、耳壳下缘与面部皮肤交界处，即在耳垂与面颊相交的下缘。用于治疗头痛、腹痛、哮喘、半身不遂、低血压、脊髓侧索硬化症。针1～3分，留针30分钟。引见《针灸穴位解剖图谱》、《耳穴挂图》、《耳穴疗法》、《耳穴诊断学》、《简明中国针灸》、《中国针灸大辞典》。

下地仓　奇穴别名。即夹承浆穴，位于地仓穴下1寸。用于治疗三叉神经痛下颌支（第三支）。详见该条。引见《工人医生手册》、《针灸学辞典》。

下百劳　奇穴。位于大椎穴旁开1.3寸处。用于治疗肺痨咳嗽、项背肌肉痉挛或疼痛、瘰疬、黄疸及各种疔毒症。针3～5分，灸3～7壮。引见《针灸孔穴及其疗法便览》、《腧穴学概论》、《中国针灸大辞典》、《针灸大辞典》。

下曲骨　所指有二：①奇穴。位于阴阜部、耻骨联合下缘中央凹陷处是穴。用于治疗经闭、月

经不调、生殖器诸疾。斜刺，针尖向上刺入 5 分，灸 3 至 5 壮。②奇穴别名。即龙门穴的别称，详见该条。引见《针灸经外奇穴治疗诀》、《针灸孔穴及其疗法便览》、《中国针灸学》、《中国针灸大辞典》、《针灸大辞典》。

下合穴　经穴分类名。即六腑下合穴，详见该条。引见《中国针灸大辞典》。

下肋头　奇穴。（肋头、腹肋头）位于侧胸部、第十肋骨的前端处，相当于肝经章门穴的前上方。一说位于腹哀穴与章门穴连线的中点。用于治疗少腹坚如大盘、胸中胀、食不消、痃癖、癫痫、瘫痪、肝硬化、胸胁痛、腹痛、腰痛、腹膜炎、胸膜炎、肾炎、肠炎。针 3～5 分，灸 3～5 壮。引见《千金要方》、《千金翼方》、《腧穴学概论》、《针灸腧穴图谱》、《针灸孔穴及其疗法便览》、《中国针灸大辞典》。

下关下　奇穴别名，即下关下 5 分穴，详见该条。引见《针灸大辞典》、《中国针灸大辞典》。

下池穴　奇穴别名。即三池穴之一，详见该条。引见《针灸大辞典》、《中国针灸大辞典》。

下字灸　针灸方。位于第二腰椎下，即督脉命门 1 穴；第三腰椎棘突之高点，即十五椎为 1 穴；第四腰椎棘突下，即腰阳关 1 穴；平命门穴两侧 5 分处，即"佗脊"各 1 穴，总计 5 穴。用于治疗腹部疾病、腹寒痛、妇人诸疾、下肢痹症。灸 5～15 壮。引见《腧穴学概论》、《针灸腧穴图谱》、《中国针灸大辞典》。

下阴别　经穴别名。即任脉会阴（CV1）穴之别名，详见该条。引见《腧穴学概论》、《针灸腧穴手册》、《实用针灸学》、《中华针灸学》、《实用针灸辞典》、《中国针灸大辞典》。

下极俞　所指有二：①奇穴。（别名十五椎、下极之俞）位于第三腰椎棘突下凹陷处，即在督脉命门穴与腰阳关穴之间。用于治疗腰痛腰酸、腹痛腹泄、小腹冷痛、澼饮注下、肠炎、膀胱炎、小便不利、遗尿、下肢酸痛。直刺 0.5～1 寸，灸 3～7 壮。②任脉会阴穴之异名，详见该条。引见《千金要方》、《千金翼方》、《针灸集成》、《经穴汇解》、《中国针灸学》、《中国针灸大辞典》、《针灸大辞典》、《针灸学辞典》、《针灸孔穴及其疗法便览》。

下扶突　奇穴。位于颈部侧面，甲状软骨上切迹旁开 3 寸、再直下 5 分处。胸锁乳突肌后缘，即在大肠经扶突穴下 5 分处。用于治疗上肢瘫痪、震颤。向上斜刺 2～3 分。引见《常用新医疗法手册》、《中国针灸大辞典》。

下听会　奇穴。位于耳前下方，耳屏间切迹前方之凹陷下 5 分处，即在胆经听会穴下 5 分。用于治疗聋哑症。针 1～1.5 寸，灸 3～5 壮。引见《新医疗法汇编》、《中国针灸大辞典》。

下昆仑　奇穴。（内昆仑）位于足外踝高点下 1 寸，跟腱前缘凹陷中，即在膀胱经昆仑穴直下 1 寸处。用于热风、冷痹、腰痛、偏风、刺风、胙风、半身不遂、脚重痛不得履地。针入 0.3～0.5 寸，灸 5～7 壮，引见《太平圣惠方》、《针灸大辞典》、《经外奇穴图谱》。

下侠白　奇穴。（侠下）位于肱二头肌外侧缘（桡侧缘）中三分之一与下三分之一交界处稍上方，当肺经侠白穴下 2 寸处。用于治疗风湿性心脏病、心动过速、白癜风。直刺 1～2 寸，针感麻至肘

部。治白癜风用三棱针点刺放血。引见《临床皮肤科杂志》1981 年第 1 期、《中国针灸大辞典》。

下垂穴　奇穴。位于小腿外侧，在胃经犊鼻穴下 4 寸处，即足三里穴下 1 寸。用于治疗胃下垂。直刺 1～2 寸。引见《实用针灸学》。

下垂点　所指有三：①奇穴。位于小腿前面，在脾经三阴交穴与胆经悬钟穴连线的中点。用于足下垂。直刺 1 寸左右。引见《新医疗法讲义》（下册，上海第一医学院华山医院编）。②奇穴。位于脐上 2.5 寸，即任脉建里穴下 5 分处。为穴位诊断胃下垂的定性穴。引见《穴位诊断法》（盖旺才著）。③耳针穴。位于耳腔内胃穴的上方，十二指肠穴的外侧。用于胃下垂及其他内脏下垂、脱肛等，有升举中气的作用。引见《耳穴疗法》、《耳针疗法》、《中国针灸大辞典》。

下肢穴　舌针穴。位于舌根部正中线阴穴旁开 1 寸，近舌边缘。用于治疗下肢瘫痪。引见《微针疗法》。

下肢点　鼻针穴。即膝胫穴，位于鼻翼的外下部，当髋股穴的下方。用于治疗臀部及下肢疾

患。针1~2分。引见《新医疗法汇编》、《针灸学》（上海中医学院编）、《中国针灸大辞典》。

下承浆　奇穴。位于任脉承浆（CV24）穴直下，下颌正中。用于治疗流涎、咽炎，尤其对小儿恶心、呕吐、消化不良有卓效。针0.5~1寸。引见《新针灸学》（朱琏著）。

下前关　奇穴。位于面颊部、目外眦直下颧骨后缘凹陷，与颧骨弓下缘凹陷连线之中点，即小肠经颧髎穴与胃经下关穴之中点。用于治疗指压麻醉拔牙。引见《针灸经外奇穴图谱》、《中国针灸大辞典》。

下屏尖　即耳针穴肾上腺，详见该条。引见《耳穴疗法》、《耳穴诊断学》、《针灸大辞典》、《中国针灸大辞典》。

下脑户　奇穴。位于后正中线、在枕骨粗隆下方，约在风府穴上1寸处。用于治疗神经系统诸症。引见《微针疗法》。

下脚沟　即耳针穴降压沟，详见该条。引见《针灸大辞典》、《中国针灸大辞典》。

下脚端　即耳针交感穴，详

见该条。引见《耳穴疗法》、《耳针》、《耳穴诊断学》、《简明中国针灸》。

下清明　奇穴。位于眼眶上缘外四分之一与内四分之三交界处，正对球后穴。用于治疗结膜炎、角膜云翳、散光、白内障、青光眼、内斜视、视神经萎缩。紧贴眶上缘，针尖刺入眼眶后向外斜刺0.3~0.5寸，禁灸。引见《经外奇穴图谱》。

下颊车　奇穴。位于下颌角之内侧陷中，按之局部酸胀。用于治疗下牙痛、三叉神经痛、耳聋耳鸣、咽炎。病人取仰卧位，针尖沿下颌骨内侧进针，约2寸深。引见《芒针疗法》。

下焦俞　奇穴。位于长强穴与肛门连线之中点。用于治疗慢性血吸虫病。向上斜刺2~3寸。引见《针灸学》（上海中医学院编）。

下温溜　奇穴别名。即泽田温溜穴，详见该条。引见《针灸经外奇穴图谱》（续集）、《针灸穴位挂图说明》。

下睛明　所指有二：①奇穴。（睛下）位于目内眦角下约2分处，即在膀胱经睛明穴下约2分处。用于泪囊炎、迎风溢泪、屈光不正、结膜炎、近视、眼球胀痛、麦粒肿。紧贴眼眶下缘进针向眶尖刺 1～1.5 寸，针感麻或触电感。出针后压迫针眼一两分钟，以防出血。禁灸。②奇穴别名。即睛下穴，详见该条。引见《常用新医疗法手册》、《新针灸学》。

下照海　奇穴。位于内踝下缘凹陷处，即肾经照海穴直下 1.5 寸赤白肉际处。用于治疗足跟痛。针尖向足跟痛点方向刺入，留针 15～30 分钟，每 5 分钟运针 1 次。引见《贵州医药》1984 年第 1 期。

下腹 1　耳针穴。（小腹）位于外耳道口的上壁，即外耳道口内缘的上方。用于治疗胃痉挛、肠绞痛、不完全疝。针 1～2 分。引见《耳针》。

下瘈脉　奇穴。位于耳廓后方，与耳屏相平之耳廓缘曲线下 5 分处。即在三焦经瘈脉下 5 分。用于治疗聋哑。针向上斜刺 0.7～1.5 寸。引见《赤脚医生手册》（西安市编）、《中国针灸大辞典》。

下横骨　经穴别名。即肾经横骨（K11）穴，位于耻骨联合上缘正中点旁开 5 分处。主治详见该

条。引见《针灸腧穴手册》、《中国针灸大辞典》。

下翳风　奇穴。位于耳垂后，下颌骨与颞骨乳突之间的凹陷下 2 分处。当三焦经翳风穴下 2 分处。为胸部手术的针麻穴。针 1～2 寸。引见《针刺麻醉》、《中国针灸大辞典》。

下之三里　经穴别名。即脾经三阴交（SP6）穴，详见该条。引见《腧穴学概论》、《针灸大辞典》。

下极之俞　所指有三：①督脉长强（GV1）穴。"下极者长强也"。②任脉会阴（CV1）穴。"两阴之间，屏翳处也、即会阴穴"。③奇穴。下极俞，详见该条。引见《难经》、《类经图翼》、《针灸学辞典》。

下肢瘫痪　奇穴。位于大腿伸侧，股动脉内侧，直下 4 寸处。用于治疗下肢瘫痪、下肢痛、肌肉无力。针 2～4 寸，针感麻至膝部。引见《工人医生手册》、《针灸经外奇穴图谱》。

下虚三里　经穴别名。即胃经足三里（S36）穴，详见该条。引见《针灸大辞典》、《实用针灸辞典》。

下陵三里　经穴别名。（下陵）即胃经足三里（S36）穴，详见该条。引见《针灸腧穴手册》、《针灸学辞典》、《实用针灸辞典》。

下关下五分　奇穴。（下关下）位于面部、颧弓下缘，下颌骨髁状突之前方，即胃经下关（S7）穴再下5分处。闭口取之（闭口有凹陷、张口该处隆起）。用于治疗呼吸困难、牙神经痛、气短等。针3～5分，灸3壮。引见《针灸孔穴及其疗法便览》、《针灸腧穴手册》、《针灸大辞典》、《中国针灸大辞典》。

三才　针灸方。天地人三才，是由督脉的百会（称为天）、肾经的涌泉（称为地）、任脉的璇玑（称为人）3穴组成。用于治疗癫狂、脏躁、头昏。针2～5分，灸3～5壮。百会在顶应天，主气；涌泉在足应地，主精；璇玑在胸应人，主神；即"精气神"三才也。引见《针灸大辞典》。

三门　所指有二：①奇穴。（少骨）位于食指掌指关节桡侧凹陷处，即在大肠经二间与三间穴之间。用于治疗蜂窝疽。灸3～7壮。②经穴别名。即大肠经三间穴

（LI3）穴，详见该条。引见《外科大成》、《经穴汇解》、《针灸腧穴图谱》、《常用新医疗法手册》、《针灸经外奇穴图谱》、《针灸腧穴索引》、《针灸学辞典》、《针灸大辞典》。

注：手针穴肩点与此穴同位。

三巨　是指经穴中以带巨字为首的3个穴名，即大肠经的巨骨（LI16）、胃经巨窌（S3）、任脉巨阙（CV14）三穴的合称。引见《针灸腧穴手册》。

三中　奇穴。位于颈前部、喉结节下2寸，气管之旁。此穴正当甲状腺的夹部。用于治疗单纯性甲状腺肿。针2～3分。引见《针灸经外奇穴图谱》（续集）、《中国针灸大辞典》。

三水　是指经穴中以带水字为首的三个穴名，即胃经的水道（S28）、水突（S10）和任脉水分（CV9）三穴的合称。引见《针灸腧穴手册》。

三外　是指经穴中以带外字为首的3个穴，即胃经外陵（S26）、胆经外丘（G36）、三焦经外关（TE5）三个穴的合称。引见《针灸腧穴手册》。

三头　是指经穴中以带头字

为首的 3 个穴名，即胃经头维（S8）、胆经头临泣（G15）、头窍阴（G11）三穴的合称。引见《针灸腧穴手册》。

三地 是指经穴中以带地字为首的 3 个穴名，即胃经地仓（S4）、脾经地机（SP8）、胆经地五会（G42）三穴的合称。引见《针灸腧穴手册》。

三会 是指经穴中以带会字为首的 3 个穴，即任脉会阴（CV1）、膀胱经会阳（B35）、三焦经会宗（TE7）三穴的合称。引见《针灸腧穴手册》等。

三关 所指有二：①奇穴。位于食指掌面、指节三道横纹上，即中医儿科望诊的风、气、命三关，每纹 1 穴，其中 1 穴属四缝穴之一。用于治疗小儿疳积、惊风、食积吐奶。有清热安神、消食化积的作用。用毫针点刺出血或血浆即可。②小儿推拿用"三关"又名大三关。位于前臂桡侧缘阳池（太渊）至曲池成一直线。用于治疗小儿发热、恶寒、无汗。直推约 300次，直至皮肤发凉。引见《针灸集锦》、《小儿推拿》。

三池 奇穴。位于大肠经曲池穴及其上下各 1 寸处，共 3 穴。位居曲池穴上的叫上池穴，在曲池穴下 1 寸的叫下池穴。"三池"实为两个奇穴、一个经穴。用于治疗肘臂酸痛、上肢不遂、热病、鼻渊。每次直刺 1～1.5 寸，灸 9 壮。引见《经外奇穴汇编》、《针灸学》（上海中医学院编）、《中国针灸大辞典》。

三阳 经穴别名。（三阳五会）即督脉百会（GV20）穴，详见该条。引见《针灸甲乙经》、《针灸腧穴手册》、《针灸大全》、《针灸学辞典》、《腧穴学概论》、《中华针灸学》、《实用针灸辞典》。

三里 经穴别名。所指有二：①指胃经的足三里（S36），位于下肢，又称下三里或胃三里。②指大肠经的手三里（LI10）。位于上肢，又称上三里或肠三里。通常所说的三里穴，一般多指足三里。详见各该条。引见《腧穴学概论》、《实用针灸辞典》。

三间 大肠经穴。（三门、少谷、少骨、小谷）位于第二掌骨小头桡侧后方凹陷处，握拳取之。用于治疗咽喉及齿龈肿痛、牙痛、目痛、面痛、肠鸣洞泻、身热便结、手指及手背肿痛，有清阳明热、疏筋

利节、止痛消炎的作用。针 0.3～
1.5寸，直透劳宫穴，灸3壮。此穴
为手阳明大肠经之俞木穴。

三灵 所指有二：①奇穴
（颈点）。位于颈部，第六颈椎棘突
旁开1.5寸。用于治疗大脑发育障
碍。针1.5～2寸，针感麻至手。②
经穴别名。是指经穴中以带灵字为
首的3个穴位，即心经灵道（H4）、
肾经灵墟（K24）、督脉灵台
(GV10) 三穴的合称。引见《中国
针灸大辞典》、《针灸腧穴手册》。

三宗 奇穴。即下腰俞之别
名，详见该条。引见《针灸大辞
典》、《千金要方》、《中国针灸大辞
典》。

三肩 是指经穴中以带肩字
为首的3个穴，即小肠经的肩贞
(SI9)、大肠经肩髃（LI15）、三焦
经肩髎（TE14）三穴的合称。北
京中医学院教授王乐亭对三肩穴另
有取法，可详见《金针王乐亭》。
引见《针灸腧穴手册》。

三部 针灸方。（又名三要）
三部是指上、中、下3部，是由脾
经大包（SP21）、地机（SP8）和胃
经天枢（S25）三穴组成。用于治疗
胃痛、脏躁、痛经、带下。针3～5

分，灸3壮。"三要"大包主脾之
大络，一要也；天枢谓之关，二要
也；地机者，脾舍之郄，下部之
总，三要也。引见《针灸学辞典》、
《针灸大辞典》、《针灸腧穴手册》。

三脘 经穴别名。同三管。

三商 奇穴针方。（大指甲
根）即由老商、中商、少商三个穴
位组成。老商位于拇指背面尺侧距
指甲根1分处；少商位于拇指背面
桡侧，距指甲根1分处；中商位于
老商与少商之间点。用于治疗高热
昏迷、恶寒、头痛、风寒感冒、咳
嗽、流感、乳娥、痄腮。排刺3针
或点刺出血。引见《针灸集成》、
《针灸金方》、《针灸腧穴图谱》、
《针灸学辞典》。

三焦 所指有二：①耳针
穴。位于耳甲腔底部，屏间切迹上
方，即在内分泌穴的上方。一说在
屏间穴的上方，即在肺、内鼻、皮
质下3个穴位的中间点。用于治疗
腹胀、便秘、浮肿、单纯性肥胖、
手背及上肢外侧痛。有疏通三焦、
通利水道、清热止痛的作用。②手
针穴（小儿消化不良点）。位于手掌
面，中指第一、二指腹间横纹中点。
用于小儿消化不良，小儿疳疾，胸、

腹、盆腔疾患。引见《耳廓诊断治疗学》、《耳穴挂图》、《腧穴学概论》、《实用针灸学》、《针灸孔穴及其疗法便览》、《简明中国针灸》、《中国针灸大辞典》。

三管　经穴别名。管与脘通，即任脉上脘（CV13）、中脘（CV12）、下脘（CV10）"三脘"穴的别称。引见《脉经》、《针灸腧穴手册》、《针灸学辞典》、《针灸大辞典》。

三分间　经穴别名。即督脉长强（GV1）穴，详见该条。引见《腧穴学概论》、《针灸腧穴手册》、《实用针灸学》、《实用针灸辞典》、《针灸经穴图考》、《中国针灸大辞典》。

三号穴　即奇穴小节，详见该条。引见《中国针灸大辞典》。

三字灸　奇穴。三字是指工字、阳字、永字穴的合称。工字穴位于手背第二、三掌骨底交接处；阳字穴位于手背第三、四掌骨底交接处；永字穴位于第四、五掌骨底交接处。用于外伤，有消炎止痛、抗休克作用。胸部外伤取阳字穴疗效显著；腰部外伤取工字和永字穴疗效较佳；头面部外伤取工字穴疗

效较好；四肢外伤任选两穴即可。针向腕部斜刺1～1.5寸，轻者捻转3次，留针5分钟；重者捻转和留针应加量，如用电针疗效更好。引见《实用针灸学》（李文瑞等主编）。

三阳穴　奇穴。位于胆经阳陵泉1穴，阳陵泉直下2寸、4寸各1穴，共3穴。用于治疗风湿性关节炎、下肢神经痛或麻痹、下肢软瘫、腰腿扭伤等。针向胫骨后缘斜下刺入1～3寸，针感向足部放散。引见《芒针疗法》（天津中医学院编）。

三阳络　三焦经穴。（通关、通间、通门、过门）位于腕背横纹中线阳池穴直上4寸，尺桡骨间。即支沟穴上1寸处。用于治疗三焦邪热壅盛引起的牙龈肿痛、暴聋暴喑，以及前臂肘部酸痛不举、头痛、挫闪腰痛，有通关开窍、疏经活络、清泻三焦、镇痛消肿的作用。直刺1～3寸，可斜刺透向郄门穴，灸5～7壮。

三阴交　脾经穴。（承命、下之三里、太阴）位于内跟高点上3寸，胫骨后缘处。用于治疗脾失健运引起的腹满溏泄、完谷不化肠鸣腹胀、赤白带下及肝肾不足引起的

阴挺、月经失调、闭经、崩漏、阳痿阴退、遗精、遗尿、不孕、不寐，小便白浊或小便不利、难产、产后血晕、恶露不行、足痿痹痛、荨麻疹、高血压病等。有调补肝肾、健脾益气、通经活络，调和气血、调经安神、驱寒化湿的作用。直刺1～2寸透悬钟，治足部病时针尖略向后。斜刺治躯干病时，针尖略向上，刺1～2.5寸，灸3～7壮。孕妇禁针。此穴为足太阴、厥阴、少阴之会，统治足三阴经所主治病症，是治疗肠胃、泌尿生殖和妇科病的主穴，也是穴位诊断月经不调的定性穴。

三里下 奇穴。位于足三里穴下1.5寸处。用于治疗下肢瘫痪、腹痛。点穴用穴，常用点法、按压、按拨法。引见《点穴疗法》。

三里外 奇穴。位于前臂、大肠经曲池穴下2寸外1横指处，即大肠经手三里穴外1横指处。用于治疗上肢伸肌瘫痪、垂腕、扭伤。直刺1～2寸。引见《中医学新编》、《中国针灸大辞典》。

三角灸 奇穴针方。（膀胱、疝气穴）位于脐下两旁，取一绳量患者两口角的长度为一边，作一等

边三角形，将一角置脐中央为顶角，其下左右两底角处是穴。当脐下1寸、再旁开半寸处计两穴，构成三角形。用于治疗奔豚上冲、冷疝、绕脐疼痛、腹泄肠鸣、妇人不孕。灸3～7壮。引见《针灸集成》、《针灸孔穴及其疗法便览》、《中医大辞典》、《针灸学辞典》、《针灸大辞典》、《中国针灸大辞典》。

三宗骨 奇穴别名。即下腰穴，详见该条。引见《腧穴学概论》、《针灸学辞典》、《针灸大辞典》。

三要穴 经穴别名。即三部穴或三才穴，详见各该条。引见《针灸大辞典》、《针灸学辞典》。

三结交 经穴别名。即任脉关元（CV4）穴，"三结交者，阳明、太阴也，脐下3寸关元也"。引见《灵枢·寒热病》、《腧穴学概论》、《针灸腧穴手册》、《实用针灸学》、《实用针灸辞典》、《中国针灸大辞典》。

三健穴 奇穴。位于膀胱经承扶穴旁开2寸，名健步穴；位于膀胱经殷门穴旁开2寸，名健中穴；位于健中穴下2寸，名健下穴。用于治疗下肢瘫痪、腰腿疼、腰肌

劳损、坐骨神经痛。直刺向坐骨神经干，3～4寸深，针感向臀部或足部放散。引见《芒针疗法》（天津中医学院编）。

三陵穴　奇穴。位于下肢腓骨小头后1寸处，及其直下2寸、4寸各1穴，共3穴。与上述三阳穴相对应，其主治亦相同。针向胫骨内侧斜刺2～3寸，针感向足部放散。引见《芒针疗法》。

三焦区　足针麻醉穴。位于足跖部22与23区交界的中点，即在足针膀胱区后1寸、足针心区外侧5分处。用于治疗咳嗽、胁痛、小便癃闭、耳鸣。针3～5分，待局部有针感后接电麻机，诱导10分钟左右，病人手掌、鼻尖部有潮湿出汗、流涕，胫骨前肌由紧张变松弛即可手术。引见《上海中医药杂志》1962年第7期、《中国针灸大辞典》。

三焦点　所指有二：①耳针穴。位于耳甲腔底部，欧格尔氏发现的肺、皮质下区与内鼻部3个区域之间。用于治疗三焦病、转筋、舌卷、胸痛。针1分。②手针穴。即小儿消化不良点，又称四缝2，详见该条。又指手背胃肠点后四分之

一寸、靠近岐骨缘处。用于治疗三焦之病。直刺3～5分。引见《手针新疗法》、《微针疗法》、《实用针灸学》、《中国针灸大辞典》。

三焦俞　膀胱经穴。位于第一腰椎棘突下，即督脉悬枢(GV5)穴旁开1.5寸处。用于治疗三焦水湿不化引起的腹胀肠鸣、吐泻、水肿、水谷不化、尿潴溜、腰痛、肩背拘急、不寐、头晕目眩、血压高病、肝阳上亢等。有温阳化气、利水渗湿、疏调水道的作用。此穴统管三焦之火，故凡三焦寒凝、水湿内停皆可取用。直刺1～1.5寸。灸3～7壮。

三焦募　所指有二：①奇穴。位于腰部、第一腰椎棘突下、左右旁开各1寸，即在膀胱经三焦俞穴内侧5分处。用于治疗胃痛、下腹痛、腹胀、痢疾、肠炎、肾炎、腰痛、产后风、小儿惊风、脑脊髓膜炎、肥大性脊柱炎。针向下沿皮下斜刺1.5～2.5寸。②三焦募即石门(CV5)穴。引见《红医针疗法》、《中国针灸大辞典》、《腧穴学概论》、《实用针灸学》、《中华针灸学》、《实用针灸辞典》。

三十六门　奇穴。实为经穴

分类名,其中有肺经云门(L2),胃经梁门(S21)、关门(S22)、滑肉门(S24),脾经冲门(SP12)、箕门(SP11),心经神门(H7),膀胱经金门(B63)、魂门(B47)、殷门(B37)、风门(B12)、肓门(B51),肾经幽门(K21),心包经郄门(P4),三焦经液门(TE2),胆经京门(G25),肝经章门(Liv13),督脉哑门(GV15)、命门(GV4)。实有穴名19个。单穴两个,双穴17个,总计36穴。门穴主风邪。每穴灸1~3壮。引见《针灸真髓》、《中国针灸大辞典》。

三阳五会 经穴别名(三阳)。即督脉百会(GV20)穴,详见该条。引见《针灸甲乙经》、《腧穴学概论》、《中华针灸学》、《针灸腧穴手册》、《实用针灸辞典》、《中国针灸大辞典》。

三阴三阳 奇穴。位于耳廓前,近耳廓之发际边缘,颧弓之上缘,耳门前有动脉搏动处。即在三焦经耳和窌穴微下方。用于治疗耳鸣、耳聋、上牙痛、咀嚼肌痉挛。灸3壮。引见《针灸孔穴及其疗法便览》、《针灸经外奇穴图谱》、《中国针灸大辞典》。

三角凹陷 即耳针穴子宫、精宫、天癸。详见该条。引见《耳针疗法》、《针灸学辞典》、《中国针灸大辞典》。

三角肌穴 奇穴。(为民、臑上、治瘫2、肩髃下、外展、臂上)位于肩部、三角肌正中点是穴,即在大肠经肩髃穴外侧直下1.5寸。用于治疗肩臂痛、上肢瘫痪。直刺1~2寸。引见《常用新医疗法手册》、《新医疗法汇编》、《针灸学》(上海中医学院编)、《中国针灸大辞典》。

三扁桃效 奇穴别名。即耳屏外三穴,详见该条。引见《中国针灸大辞典》。

三焦之间 经穴别名。即膀胱经肺俞(B13)穴,详见该条。引见《腧穴学概论》。

大一 经穴别名。即胃经太乙(S23)穴,详见该条。引见《针灸大辞典》。

大门 奇穴。位于头顶正中线后发际上3.5寸,即脑后尖骨(枕外大粗隆)高点(脑户穴)直上1寸处。当督脉强间穴后5分。用于治疗半身不遂、猥腿偏风。沿皮刺5分,灸百壮。引见《经穴汇解》、《千金翼方》、《针灸学辞典》、《针灸大辞典》、《中国针灸大辞典》。

大巨 胃经穴。（在泉、液门、腋门）位于脐下2寸、当石门穴旁开2寸。即在胃经天枢穴下2寸。用于治疗寒邪结聚、小肠泌别失常所致之小腹胀满、小便淋漓、遗精、早泄、阳痿，以及肠梗阻、便秘、尿潴留、偏枯、四肢不用、惊悸不眠。有温经散寒、理气活血、泌别清浊的作用。直刺1～2寸，灸5～7壮。大巨穴也是穴位诊断膀胱炎、膀胱结石的定性穴之一。

大中 经穴别名。即任脉关元（CV4）穴，详见该条。引见《腧穴学概论》、《实用针灸学》、《针灸大全》、《针灸学辞典》。

大仓 经穴别名。即太仓，指任脉中脘（CV12）穴，详见该条。引见《铜人针灸腧穴图经》、《针灸学辞典》。

大包 脾经穴。（大胞）位于侧胸部腋中线上、第六肋间隙中，即在腋下6寸处。或当腋窝中央与章门穴连线的中点处。取穴时侧卧举臂，以腋窝和十一肋骨端的连线作1尺2寸，当此中点，距乳头线4寸处是穴，恰在渊腋穴下3寸。或将手虎口张开，拇指尖按在中庭穴，中指尖尽处是本穴，即在中庭穴旁开8寸处。用于治疗络脉血行不畅引起的全身疼痛、胸肋支满、动则气喘、肋间神经痛、全身疼、四肢无力。有活血化瘀、通经活络作用。斜刺或平刺5～8分。本穴为足太阴脾经之大络，总统阴阳诸经之络，能治疗全身络脉病症，近代多用于治疗胸胁痛和脾胃病。

大冲 经穴别名。即肝经太冲（Liv3）穴，详见该条。引见《千金要方》、《针灸学辞典》、《实用针灸学》、《实用针灸辞典》。

大阳 奇穴。位于眉后陷中、大阳紫脉上。用于头痛、目赤肿痛。以三棱针刺出血，见血立愈。引见《经穴汇解》。

大阴 所指有二：①经穴别名。即脾经三阴交（SP6）穴，详见该条。②奇穴别名。即太阴穴，详见该条。引见《针灸经穴图考》、《针灸腧穴手册》、《实用针灸辞典》、《中国针灸大辞典》。

大羽 经穴别名。即督脉强间（GV18）穴，详见该条。引见《针灸甲乙经》、《腧穴学概论》、《实用针灸学》、《中华针灸学》、《针灸学辞典》、《针灸大辞典》、《实用针灸辞典》、《中国针灸大辞典》。

大迎　胃经穴。（玉会、髓孔）位于下颌角前下 1.3 寸，当咬肌附着部的前缘，下颌骨上，以手按之可触及面动脉搏动。此点相当于下颌角与前正中线之中点处。当闭口鼓腮时在颊车穴前半寸处，靠近下颌骨边缘出现一沟形凹陷之下端是穴。用于治疗风热瘟毒侵袭经络引起的口眼歪斜、眼睑不能闭合、颊肿口噤、下牙痛、唇吻瞤紧。有除热散风、清瘟解毒、通利牙关、清头止痛的作用。直刺 2～3 分，横刺可透颊车或承浆，灸 3 壮。此穴为手足阳明之会。

大肠　所指有三：①耳针穴（亦名结肠、血基点）。位于耳轮脚上方内三分之一的耳甲艇部与耳轮脚下缘的口穴相对，即在耳轮脚上方前部的耳甲艇内。用于治疗过敏性结肠炎、泻痢、便秘、肠痈、麻痹性肠梗阻、腹胀、大便失禁、脱肛、外痔、肛裂、痤疮。有清下焦、利肺气的作用。又是诊断和治疗大肠疾患的主穴和肺系疾患的配穴。②鼻针穴。位于鼻翼正中、小肠点直下处。用于针麻。③手针穴（又名大肠 1）。位于手食指掌侧，远侧指节横纹之中央点。用于治疗腹胀、腹泻、便秘、肠痈、胆道蛔虫症。按手针常规针法。引见《新医疗法汇编》、《针灸学》（上海中医学院编）、《耳廓诊断治疗学》、《耳穴疗法》、《中国针灸大辞典》。

大杼　膀胱经穴。（背俞、大腧）位于背部，第一胸椎棘突下、陶道穴旁开 1.5 寸处。用于治疗外感表邪、内有郁热引起的头痛如裂、项背脊强、壮热无汗、鼻塞、喉痹、诸骨节痛、虚劳咳嗽、胸闷胁满。有清热解表、疏筋壮骨作用。斜刺 5～8 分，忌深刺。此穴为手足太阳、手足少阳之会，又是八会穴中之骨会，可统治骨病。又是督脉别络。也是穴位诊断骨性关节炎、颈椎病定性穴之一。

大轮　奇穴。位于膝头内上侧，即股骨内上髁上缘处，平腘窝横纹水平线上 1 寸，脾经血海穴下 1 寸处。用于治疗妇人月里风、膝关节痛。针 0.5～1 寸，灸 3～5 壮。引见《针灸孔穴及其疗法便览》、《针灸腧穴图谱》、《福州民间针灸经验录》、《中国针灸大辞典》。

大昆　经穴别名。即任脉关元（CV4）穴，详见该条。引见《实用针灸学》、《实用针灸辞典》。

大郄　奇穴。位于臀沟中央下6寸，即膀胱经殷门穴旁开1寸、再向上1寸处。用于治疗坐骨神经痛、腰痛、下肢麻痹。针2～3寸，针感麻至外踝。引见《针灸临床治疗学》（日本代田文诫著）。

大骨　经穴别名。即膀胱经京骨（B64）穴，详见该条。引见《针灸大辞典》。

大泉　所指有三：①奇穴。位于腋前皱襞尽头处。一说位于腋前胸臂之交处。另一说在腋前皱襞、胸大肌下际。用于治疗瘰症、肩臂痛、胸胁痛。直刺0.5～1寸，针感麻至肘或指。②经穴别名。即肺经太渊（L9）穴。"大"与"太"古通。"渊"因避唐高祖李渊讳，故改为"泉"。③奇穴。位于手中掌后横纹头陷中。用于治疗胸中气满不得卧、肺胀满、目中白翳、掌中热、胃气上逆、肘中痛。引见《太平圣惠方》、《针灸腧穴图谱》、《针灸孔穴及其疗法便览》、《千金要方》、《中华针灸学》、《实用针灸学》、《实用针灸辞典》、《针灸学辞典》、《针

灸大辞典》、《中国针灸大辞典》。

大顺　经穴别名。即肝经大敦（Liv1）穴，详见该条。引见《医学正传》、《腧穴学概论》、《针灸腧学手册》、《实用针灸学》、《中华针灸学》、《实用针灸辞典》。

大钟　肾经穴。（太中）位于内踝与跟腱之间凹陷中央。即太溪穴下半寸，或太溪穴与水泉穴连线之中点，跟腱内侧前缘是穴。用于治疗肾气不足引起的哮喘、咳血、腰脊强痛、足跟肿痛、老年性痴呆、气逆烦闷、食噎不下、咽喉肿痛、二便不利、月经不调。有滋肾清肺、疏经活络、强筋壮骨的作用。针3～5分，灸3～5壮。此穴为肾经的络穴，别走足太阳经。

大食　手针穴。位于手背、食指第一节尺侧、爪甲根角边线上，距骨关节横纹2分处。用于治疗食谷不化、呆纳、心悸、惊狂、偏头痛、水肿、腹胀。直刺1分。引见《手针新疗法》。

大胞　经穴别名。即脾经大包（SP21）穴，详见该条。引见《腧穴学概论》、《实用针灸学》、《针灸大辞典》。

大络　所指有三：①指全身

十五别络，或十六络。即十二经加任督二脉和脾之大络与胃之大络，详见各该条。②单指脾之大络，名曰大包；胃之大络，名曰虚里。③手六经之络，惟阳明和少阳之络为最大；手阳明之络，名曰偏历；手少阳之络名曰外关。引见《灵枢·经脉篇》、《中国针灸大辞典》。

大都 ① 脾经穴。大都（SP2）（足大都）位于足踇趾内侧第一跖趾关节前下缘、赤白肉际处。用于治疗脾胃不和、脾失健运、水湿不化引起的腹胀、呕逆、泄泻、便秘以及热病无汗、体重肢肿、厥心痛、不得卧、心烦意乱。有健脾利湿、益气和中、镇惊熄风、养阴退热、回阳救逆的作用。直刺3～5分。灸3～5壮。此穴为足太阴脾经之荥（火）穴，有清泄里热、疏散表邪作用。②奇穴。（指手大都，现称八邪）为八邪穴之一。位于手大指、次指虎口赤白肉际，即大肠经三间穴桡侧握拳取之。用于头风、牙痛。针1～3分，灸7壮。又是穴位诊断直肠癌、溃疡性结肠炎、痔疮的定性定位穴之一。引见《奇效良方》、《手针新疗法》、《穴位诊断法》、《针灸学辞典》、《中国针灸大辞典》。

大容 即小肠经天容（SI17）穴，系字误。引见《西方子明堂灸经》、《针灸学辞典》。

大洇 经穴别名，即任脉关元（CV4）穴，详见该条。引见《腧穴学概论》、《实用针灸学》、《实用针灸辞典》。

大海 经穴别名。即任脉关元（CV4）穴，详见该条。引见《腧穴学概论》、《实用针灸学》、《实用针灸辞典》。

大陵 心包经穴。（太陵、腕心、鬼心、心主）位于腕部掌侧横纹的中央，两个肌腱之间。用于治疗心包经络气血瘀滞引起的百邪癫狂痫证、哭笑无常、心烦意乱、心痛心悸、呕逆气短、胸胁头痛、胃痛、惊悸、手挛急、臂不能伸痛如屈、掌心热、口臭等。有理气活血、宁心安神、清热散邪、宽胸和胃、醒脑开窍、疏通心络的作用。直刺5～8分，灸3壮。此穴为手厥阴之脉所注为俞，又为本经之原穴，又是穴位诊断心肌炎的定性穴。

大峰 奇穴别名。即珠顶穴，详见该条。引见《针灸经外奇穴图谱》、《新医疗法汇编》。

大椎　督脉穴。（百劳、大槌、大颠、上杼）位于第七颈椎棘突下凹陷中，正坐伏案低头取穴，以手摸取颈后突起最高的棘突，并能随着患者头颈转动而活动的为第七颈椎。用于治疗阳气不振、邪客半表半里引起的头项强痛、五劳七伤、寒热往来、骨蒸痨热、咳嗽喘逆、肩背腰脊强痛、小儿惊风、肺胀胁满、癫狂痫证、呕吐、霍乱等。有疏风散寒通阳解表、理气降逆、清脑安神、和解表里、清热散风、扶正祛邪的作用。向上斜刺0.5～1.5寸，灸3～7壮。此穴不易深刺，切勿捻转或提插。大椎穴为督脉和手足三阳之会穴。

大敦　肝经穴。（大顺、太敦、水泉、足大趾丛毛）位于足大趾端、𧿹趾外侧趾甲根、去趾甲角1分许。一说在𧿹趾外侧趾甲角与趾腹外侧缘连线之中点处。用于治疗肝肾失调引起的寒疝、阴挺、小便失禁、大便不通、经闭、崩漏、睾丸肿大、小儿遗尿、阴缩、阴中痛、月经不调、少腹痛、癫狂、痫证、小儿急慢惊风。有调理肝肾、固冲止崩、升举下陷、通经开窍、清热利湿、调肝和血的作用。直刺或斜刺1～2分，灸3壮。此穴为足厥阴之脉所出为井。

大禁　经穴别名。即大肠经手五里（LI13）穴，详见该条。引见《腧穴学概论》、《实用针灸学》、《实用针灸辞典》。

大槌　经穴别名。即督脉大椎（GV14）穴，详见该条。引见《针灸大辞典》。

大腧　经穴别名。即膀胱经大杼（Bl11）穴，详见该条。引见《针灸学辞典》、《针灸大辞典》。

大溪　经穴别名。即肾经太溪（K3）穴，详见该条。引见《千金要方》、《针灸学辞典》。

大赫　肾经穴。（阴维、阴关）位于横骨上1寸即任脉中极穴，再旁开5分处，即在肾经气穴下1寸。用于治疗肾气虚衰引起的虚劳失精、阴茎中痛、精索神经痛、阳萎、阴挺、带下、月经不调、痛经、不妊、泄泻、痢疾、阴部痛。有调补肝肾、清热利湿、强肾益精的作用。直刺0.5～1寸，灸3～5壮。此穴为足少阴与冲脉之会穴。

大颠　经穴别名。即督脉大椎（GV14）穴，详见该条。引见《铜人针灸腧穴图经》、《东医宝

大横　所指有二：①脾经穴。大横（SP15）（肾气、横文、人横）位于脐旁、任脉神阙穴旁开4寸处，即当脐中横线与上直乳头垂线的交点。用于治疗气血瘀滞化热引起的便秘、肠痛、以及虚寒洞泄、着凉腹痛、体虚多汗。有除湿散结、理气健脾、通调肠胃的作用。直刺1～1.5寸，横刺向脐中方向2～2.5寸治蛔虫症，灸5～10壮。此穴为足太阴、阴维之会。②经穴别名。即肾经横骨（K11）穴，详见该条。引见《实用针灸学》。

大天心　所指有二：①经穴别名。即督脉神庭（GV24）穴，详见该条。②奇穴。印堂，详见该条。引见《针灸经外奇穴图谱》。

大中极　经穴别名。即任脉关元（CV4）穴，详见该条。引见《针灸大全》、《针灸资生经》、《实用针灸学》、《中华针灸学》、《针灸学辞典》、《中国针灸大辞典》。

大阴络　经穴别名。即太阴络，为脾经漏谷（SP7）穴的别名。引见《铜人针灸腧穴图经》、《针灸学辞典》、《针灸腧穴手册》。

大阴跷　即太阴跷，古"大"与"太"通。一名吕细，详见该条。引见《中国针灸大辞典》。

大肠1　手针穴。即大肠的经外奇穴，详见该条。引见《新医疗法汇编》。

大肠区　足针穴。位于足跗部、舟状骨前下凹陷下1寸处，即在肾经然谷穴下方1寸处。或在足针新的划区法25与26两区交界线的中点。用于治疗腹痛泄泻、阑尾炎、急性胃痛。为足针麻醉穴。针3～5分深，有酸麻胀针感时再接电麻机，诱导10分钟左右，病人手掌、鼻尖部有潮湿、出汗，流涕，胫骨前肌肌腱由紧张变松弛即可进行手术。引见《上海中医药杂志》1962年第7期、《中国针灸大辞典》。

大肠点　所指有二：①面针穴。（颧髎）位于面部、当目外眦直下方、颧骨下缘处，即在大肠经迎香穴旁开4分处。用于治疗便秘、腹痛、腹泻。针法参见面针条。②手针穴。位于合谷与后合谷穴之中点。用于大肠之病。直刺0.5～1寸。引见《针灸学》（上海中医学院编）、《微针疗法》、《手针新疗法》。

大肠俞 膀胱经穴。位于第十六椎（第四腰椎）棘突下（即腰阳关穴）两旁各 1.5 寸处。用于治疗大肠腑气虚引起的腹中雷鸣、腹胀腹泻或便秘、腰痛，以及腰扭伤、骶髂关节痛、根性坐骨神经痛。有利腰膝、调胃肠、扶阳益阴的作用。治疗一般疾患直刺 1～2 寸，治疗坐骨神经痛斜刺 2～3 寸，治疗骶髂关节炎横刺向下透小肠俞。灸 3～7 壮。此穴又用于穴位诊断溃疡性结肠炎、直肠癌定性穴之一。

大肠募 所指有二：①奇穴。位于第四腰椎棘突下左右旁开各 1 寸，即膀胱经大肠俞穴内侧 5 分处。用于治疗鼓肠、泻痢、阑尾炎、附件炎、脱肛、痔疮、肥大性脊柱炎、腰痛。斜刺 1.5～2.5 寸。②经穴分类名。大肠募，即胃经天枢（S25）穴。引见《红医针疗法》、《针灸腧穴手册》、《腧穴学概论》、《实用针灸学》、《中华针灸学》、《千金要方》、《中国针灸大辞典》、《实用针灸辞典》。

大转子 奇穴。位于股骨大转子后缘。用于治疗大腿后伸和外展无力。针 2～3 寸。引见《针刺疗法》。

大指头 即奇穴大拇指头，详见该条。引见《针灸学辞典》、《中国针灸大辞典》。

大骨孔 奇穴。（大骨空）位于拇指背侧，末端指关节横纹中点，屈指取之。

大骨空 奇穴。即大骨孔别名，详见上条。引见《针灸大成》、《类经图翼》、《针灸大辞典》。

大便难 奇穴。（第七椎）位于背部、第七胸椎棘突旁开 1 寸处，左右计 2 穴，用于治疗大便难。灸 7 壮。引见《备急千金要方》、《针灸大辞典》、《针灸经外奇穴图谱》、《中国针灸大辞典》、《针灸学辞典》。

大趾间 奇穴。位于第一、二蹠趾关节间。用于治疗下肢瘫痪、头痛。点穴用穴，常用按压法，点法。引见《点穴疗法》。

大腿穴 口针穴。位于下颌左侧第二双尖牙与第一磨牙之间，齿龈下方口腔前庭粘膜处。用于治疗小儿麻痹症，用 1 寸毫针斜刺或平刺，留针 30 分钟，进针后加强患肢活动。引见《河北中医》1985 年第 5 期、《微针疗法》。

大聚泉 奇穴。位于舌面正

中。用于治疗急性胃肠炎。用三棱针点刺出血。引见《针灸金方》。

大肠点 1　面针穴。位于面颊部、当目内眦直下方、颧骨下缘处。用于治疗阑尾切除术的针麻穴。针 1～2 分，待有针感时接电麻机，诱导 10 分钟后施术。引见《全国针刺麻醉资料汇编》、《中国针灸大辞典》。

大肠点 2　面针穴。位于面颊部、鼻翼两侧、鼻唇沟的上段横平鼻翼的突出处外平开 4 分，即在大肠经迎香穴向外平开 4 分处。用于治疗高血压病、消化性溃疡、慢性胃炎。针 1～2 分，针感局部胀麻。引见《新医疗法汇编》、《中国针灸大辞典》。

大拇指头　奇穴。(大指头)位于拇指尖端，距爪甲约 1 分处。本穴为十宣穴之一。用于治疗肾炎、水肿、中暑、急救。针 1～2 分，灸 5 壮。引见《备急千金要方》、《中国针灸学》、《针灸孔穴及其疗法便览》、《针灸经外奇穴治疗诀》、《中国针灸大辞典》、《经穴汇解》、《针灸学辞典》、《针灸大辞典》。

大指节理　即大指节横纹，详见该条。引见《千金翼方》、《针

灸学辞典》、《针灸大辞典》。

大指甲后　奇穴鬼当之异名，详见该条。引见《针灸大辞典》。

大指甲根　奇穴。(三商)位于拇指背侧、沿爪甲根中点为 1 穴，两侧爪甲角外约 1 分各 1 穴，共 3 穴。其中位于拇指桡侧的为肺经之少商穴。用于治疗乳蛾、卒中、流感、咽喉肿痛水粒不下、口颊炎、耳下腺炎、脑充血。以针点刺泻血。引见《针灸集成》、《针灸孔穴及其疗法便览》、《江西中医药》1959 年第 3 期、《中国针灸大辞典》、《针灸经外奇穴治疗诀》、《针灸大辞典》。

大趾下理　奇穴。蹈趾里横纹之异名，详见该条。引见《针灸大辞典》。

大趾甲下　奇穴。(足大蹈趾爪甲下)位于足蹈趾内踝侧，蹈趾甲根内侧去甲约 3 分、赤白肉际处。按此点与脾经隐白穴同位。用于治疗卒狂鬼语、尸厥、癫狂、癎病。针 1～3 分。引见《针灸集成》、《备急千金要方》、《经穴汇解》、《针灸腧穴图谱》、《中国针灸大辞典》、《针灸大辞典》。

大趾聚毛　奇穴。(蹈趾横

理三毛）本穴与肝经大敦（Liv1）穴同位。位于蹞趾背侧，当趾骨关节部之趾毛中。用于治疗中风人事不省、头痛、眩晕、疝气、睾丸炎。直刺1～2分，灸3～5壮。引见《肘后方》、《针灸学辞典》。

大椎四花　　奇穴。位于背部，从第二、三胸椎棘突之间点起、左右上下各开6分处，计4穴。用于小儿百日咳。各穴针3～5分，灸3壮。引见《经外奇穴汇编》、《中国针灸大辞典》、《针灸大辞典》。

大指节横纹　　奇穴。（大指节理、脾穴）位于大拇指掌侧指节横纹中点。用于治疗目卒生翳、腹胀、腹泻、纳呆、四肢无力、肠痈、消化性溃疡、胆道蛔虫症。直刺2～3分。缪灸3壮，即左病灸右，右病灸左。引见《千金要方》、《千金翼方》、《新医疗法汇编》、《针灸经外奇穴图谱》、《针灸大辞典》、《针灸学辞典》、《中国针灸大辞典》。

大趾下横纹　　即奇穴蹞趾里横纹之异名，详见该条。引见《针灸大辞典》。

大指内侧横纹头　　奇穴。（凤眼）位于大拇指第一、二节横纹头（桡侧）处。用于治疗拇指不

能屈伸、目生白翳。针1～2分，灸3壮。引见《针灸大成》、《针灸大辞典》。

丈母　　奇穴别名。即女膝穴，详见该条。引见《针灸学辞典》、《中国针灸大辞典》、《针灸大辞典》。

万里　　奇穴。位于外膝眼下3.5寸，即胃经足三里下5分处。用于治疗眼病、中心性视网膜炎、视神经萎缩、屈光不正、夜盲、近视、胃肠病。直刺2～3寸，针感麻至足背。引见《常用新医疗法手册》、《实用针灸学》、《中国针灸大辞典》。

寸平　　奇穴。位于前臂伸侧远端、伸侧正中线与桡侧线之间（即三焦经与大肠经之间），腕背横纹上1寸。即腕背横纹中央三焦经阳池穴直上1寸、再向桡侧旁开4分处，恰与掌侧寸口脉相平，故名寸平。用于治疗心脏病、心力衰竭、精神病、休克的急救用穴，有回阳起脉的作用。又是穴位诊断心衰的定性穴。斜刺针尖向上刺3～5分。引见《腧穴学概论》、《针灸孔穴及其疗法便览》、《穴位诊断法》、《实用针灸学》、《针灸学辞典》、《中国

针灸大辞典》。

寸谷　手针穴。位于腕横纹大指外侧线上，与太渊穴平齐，大指伸指肌桡侧凹陷中，用于治疗肩部酸痛，手不能挽。直刺3分许。引见《手针新疗法》。

寸桡　奇穴。位于前臂伸侧远端，腕背中点直上2寸，尺桡骨间，与三焦经外关穴同位。但外关穴大多数文献记载针刺深度较浅，而本穴针刺较深，为过梁针之一。用于治疗癫狂。直刺2.5寸，以不穿透对侧皮肤为度。引见《针灸经外奇穴图谱》、《实用针灸学》、《针灸孔穴及其疗法便览》、《腧穴学概论》、《中国针灸大辞典》、《针灸腧穴图谱》。

〔丨〕

上门　经穴别名。即肾经幽门（K21）穴，详见该条。引见《针灸甲乙经》、《针灸腧穴手册》、《腧穴学概论》、《针灸学辞典》、《实用针灸学》、《中国针灸大辞典》、《中华针灸学》、《实用针灸辞典》。

上马　奇穴。即二人上马穴，详见该条。引见《中国针灸大辞典》。

上丘　奇穴。位于足外踝上前边缘处。用于治疗昏迷急救。有回阳救逆之功。以食指按压该穴3～5下。引见《常见急症针灸处方手册》。

上仙　奇穴。（十七椎下）位于第五腰椎下。用于治疗痛经、宫颈糜烂、盆腔炎、月经过多。直刺0.5～1寸，悬灸30分钟。引见《针灸经外奇穴图谱》、《妇产科讲义》。

上关　所指有二：①胆经穴。上关（G3）又叫客主人、客主、容主。位于耳前、颧骨弓上缘，当下关穴直上方、耳门穴的前方，开口微现空隙处是穴。用于治疗头痛、面痛、齿痛、耳聋、耳鸣、口眼歪斜、惊痫、瘛疭、口噤、目眩。有清热散风、通经活络、通关开窍、益聪、止痛作用。直刺0.5～1寸，灸3～5壮。此穴为手足少阳、足阳明三脉之会。②经穴别名。即肾经幽门（K21）穴，详见该条。引见《实用针灸辞典》。

上纪　经穴别名。所指有二：①任脉上脘（CV13）穴。②任脉中脘（CV12）穴，详见各该条。引见《针灸大全》、《类经图翼》、《腧穴学概论》、《实用针灸学》、《中华针灸学》、《针灸学辞典》、《实用针灸辞典》、《中国针灸大辞典》。

上含　经穴别名。即任脉玉堂（CV18）穴，详见该条。引见《中国针灸大辞典》。

上林　即胃经上巨虚（S37）穴。《圣济》："上林，穴在三里下一夫。""林"系"廉"字之误。引见《针灸学辞典》、《针灸大辞典》。

上杼　经穴别名。即督脉大椎（GV14）穴，详见该条。引见《循经考穴编》、《针灸学辞典》、《中国针灸大辞典》、《针灸腧穴手册》、《实用针灸辞典》。

上明　奇穴。（上承泣、上清明、东明三、望北京、鱼下、鱼腰下）位于眉弓中点直下，眶上缘下方，当时针12点处。即从眉弓中点引一垂线与眶上缘之交点的下方，并与眶下缘中点承泣穴相对。用于治疗屈光不正、近视、复视、远视、白内障、青光眼、迎风流泪、眼底出血、上睑下垂、视神经萎缩、面瘫及各种眼病。针沿眶上缘向眶尖刺1～1.5寸。引见《常用新医疗法手册》、《红医针疗法》、《针灸学》（上海中医学院编）、《针

灸经外奇穴图谱》、《中国针灸大辞典》、《针刺疗法》、《针灸大辞典》。

上肢　①鼻针穴。（上肢点）位于鼻穴第三线胃点之外，腰脊点外下方，与脾穴相平。按鼻针常规针法操作。②耳针穴。位于耳廓后耳甲艇后隆起上背穴内侧0.2厘米处。用于治疗上肢痛、腹痛、胃炎等。按耳针常规针法操作。引见《耳针》、《针灸学》（上海中医学院编）、《实用针灸学》、《中国针灸大辞典》。

上背　耳针穴。位于耳壳背面、下边的1个软骨隆起，即三角窝隆起之高点。用于治疗背痛、皮肤瘙痒。针1～2分，留针30分钟。引见《耳针疗法》、《中国针灸大辞典》。

上星　督脉穴。（明堂、思堂、神堂、鬼堂）位于头部正中线、入前发际1寸陷者中。用于治疗头风头痛、寒热无汗、目赤肿痛、迎风流泪、鼻塞鼻衄、头皮面肿、癫狂、眩晕、小儿惊风。有清头散风、解表清热、清肝明目、通利鼻窍的作用。沿皮平刺5～8分，灸3～5壮。

上胃　奇穴。位于腹部正中线、旁开1.5寸，与胃底下缘相交

之点。穴位随胃底位置而定，即在胃下垂最低水平线相交处。用于治疗胃下垂。针沿皮下向脐部斜刺1~2寸，得气后腹部有上提感。引见《针灸经外奇穴图谱》、《中国针灸大辞典》。

上都 奇穴。（八邪之一、现称八邪2）位于手背，将手握起在手食指与中指本节岐骨间，即第二、三掌骨小头高点之间或第二、三指掌关节之间。上都为八邪穴之一。用于治疗手背红肿、风热目痛、急性腰扭伤。针1~3分，灸5壮。引见《针灸大成》、《针灸集成》、《经穴汇解》、《奇效良方》、《手针新疗法》、《中国针灸大辞典》、《针灸学辞典》、《针灸大辞典》。

上聋 奇穴。（聋穴、治聋3）位于头部耳前方。在耳屏与屏上切迹之间，与下颌小头后缘之间凹陷近耳侧2毫米。即三焦经耳门穴与小肠经听宫穴联络之中点，近耳侧2毫米处。用于治疗耳聋、聋哑症。微张口取穴，直刺1~2寸，轻刺激。引见《新医疗法汇编》、《中国针灸大辞典》、《针灸经外奇穴图谱》、《针灸学》（上海中医学院编）。

上脘 任脉穴。（上管、上纪、胃脘）位于腹部正中线、脐上5寸，在中脘与巨阙之间。用于治疗腹中雷鸣、饮食不化、胃脘气积胀痛、胃及贲门痉挛、呃逆、纳呆、呕吐、泄痢、心中烦热。有和胃降逆、清热化滞、通利膈气作用。直刺1~1.5寸，灸3~5壮。此穴为手太阳、足阳明、任脉之会。

上颌 耳针穴。位于耳垂前面、耳垂三区上方横线的中点。用于治疗龋齿痛肿、牙周炎、阻生齿、牙齿松动、下颌关节炎。又是拔牙麻醉穴。针1~2分，留针30分钟。引见《耳针疗法》、《中国针灸大辞典》。

上腭 所指有二：①奇穴。（上腭穴）口针穴之一。位于口腔内、上腭之腭缝际前端，两门齿之间，上腭内齿龈之上缘中点，张口取之。用于治疗马黄黄疸、四时令病。针刺1~2分，或点刺出血。②耳针穴。位于耳垂、二区外下角的交角处。用于治疗牙痛、龈肿、口腔溃疡、口腔炎、口眼歪斜、牙周炎。亦为拔牙针刺麻醉穴。又是诊断口腔疾患的参考穴。针1~1.5分，留针15分钟或快速针刺不留针。引见《耳针疗法》、《耳穴疗法》、《经穴汇解》、《针灸学辞典》、《中国针灸大辞典》、《千金要方》、《针灸大辞典》。

上腹　耳针穴。位于耳壳阳面、耳腔区域，外耳道口的下缘。用于治疗胃炎、消化性溃疡、腹腔脏器疾患。针 1～2 分，留针 15～30 分钟。引见《耳针疗法》。

上廉　所指有二：①大肠经穴。上廉（LI9）（手上廉、强壮、手之上廉）位于上臂伸侧，在大肠经阳溪与曲池的连线上，即在曲池穴下 3 寸，拇指在上侧腕屈肘取穴。用于治疗头痛、肩臂痛、上肢麻木或瘫痪、大肠气滞、肠鸣、腹痛、腹泻、风水膝肿、胸痛喘息、小便涩。有疏经活络，主泻胃中之热的作用。直刺 0.5～1 寸，灸 3～7 壮。②经穴别名。即胃经上巨虚（S37）穴，详见该条。引见《腧穴学概论》、《中华针灸学》、《实用针灸学》、《针灸学辞典》、《实用针灸辞典》。

上溪　奇穴。（治瘫 7、拥政）位于小腿远端内侧、平内踝上缘，在跟腱前缘。即在肾经太溪穴上 5 分处。用于下肢瘫、足外翻。直刺 1～1.5 寸。引见《新医疗法汇编》、《内科急症》、《针灸学》（上海中医学院编）、《中国针灸大辞典》。

上管　经穴别名。即任脉上脘（CV13）穴，详见该条。引见《腧穴学概论》、《实用针灸学》、《中华针灸学》、《脉经》、《针灸学辞典》、《实用针灸辞典》。

上髎　膀胱经穴。（上窌）位于骶部，在督脉十七椎下与小肠俞之间，第一骶后孔中。约当髂后上棘与骶正中线之中点。用于治疗腰膝冷痛、下肢痿痹、月经不调、阴挺、带下、阴痒、不孕、二便不利、遗精、阳痿。有壮腰补肾、补益下焦、清热利湿、调经止带、通经活络、湿补下元、强健腰膝的作用。直刺 1～1.5 寸，灸 7～15 壮。此穴为足太阳、少阳之络。一说为足太阳与少阳之会穴。

上八风　奇穴。位于足第一至第五跖趾关节的后缘，两骨之间，左右共 8 穴。其中包括肝经太冲、胃经陷谷、胆经地五会 3 个经穴。用于治疗头痛、牙痛、足痛、胃痛、末梢神经炎、月经不调。斜刺 0.5～1.5 寸，灸 1～3 壮。引见《针灸学》（上海中医学院编）。

上八邪　针灸方。位于手背第一至第五指掌关节后缘之间凹陷处，即为第一、二掌骨间的合谷穴；第二、三掌骨间的外劳宫 1（落枕穴）；第三、四掌骨间的外劳宫 2；第四、五掌骨间的中渚穴组成的针灸方，每手 4 穴共 8 穴。用于治疗手指关节疾患、麻木、疼痛、末梢神经炎、头痛、项强、落枕、牙痛、咽痛。直刺 3～5 分，针感麻向指端。引见《针灸学》（上海中医学院编）。

上三才 针灸方。（上三针）是由大肠经肩髃、曲池、合谷 3 穴组成。用于治疗上肢诸病。引见《针灸临床杂志》1995 年第 2 期。

上三里 经穴别名。（肠三里）即大肠经手三里（LI10）穴，详见该条。引见《针灸腧穴手册》、《腧穴学概论》、《实用针灸学》、《实用针灸辞典》。

上天心 经穴别名。即督脉神庭（GV24）穴，详见该条。引见《针灸大辞典》、《针灸经外奇穴图谱》。

上天柱 奇穴。（泽田派上天柱、夹风府）位于督脉风府穴与胆经风池穴连线之中点，即风府穴旁开 5～7 分处。选一侧压痛点强的穴位针刺。用于治疗神经衰弱、

血压亢进、脑溢血、眼底出血、视神经萎缩、视网膜炎、视力减弱、甲亢引起的突眼症。直刺 1～1.5 寸。引见《针灸临床治疗学》、《针灸学》（上海中医学院编）。

上天梯 经穴别名。即督脉长强（GV1）穴，详见该条。引见《针灸经穴图考》、《中国针灸大辞典》、《针灸腧穴手册》、《腧穴学概论》、《实用针灸学》、《中华针灸学》、《实用针灸辞典》。

上牙痛 所指有二：①奇穴。位于前臂伸侧桡侧缘、肘横纹下 2 寸处，即在大肠经曲池穴下 2 寸隆起肌肉之间。实与大肠经手三里穴同位，因此应列为经穴。用于治疗上牙痛。灸 5 壮。②耳针穴。位于耳垂 8 区扁桃体 4 的内下方。引见《神应经》、《中国针灸大辞典》、《耳穴贴压疗法》。

上气海 经穴别名。即任脉膻中（CV17）穴，详见该条。引见《类经图翼》、《针灸腧穴手册》、《腧穴学概论》、《实用针灸学》、《中华针灸学》、《针灸学辞典》、《中国针灸大辞典》、《实用针灸辞典》。

上风市 奇穴。（复行、市上）位于大腿腓侧正中线、腘窝横

纹上8寸，即在胆经风市穴上2寸处。用于治疗偏瘫、坐骨神经痛、小儿麻痹后遗症。直刺2～3寸，针感麻至膝。灸3～7壮。引见《常用新医疗法手册》、《针灸学》（上海中医学院编）、《中国针灸大辞典》。

上巨虚　胃经穴。（足之上廉、巨虚、上廉、足上廉、上林、巨虚上廉）位于犊鼻下6寸或三里下3寸处，当足三里与下巨虚连线的中点。用于治疗肠中切痛、肠鸣腹泄、腹胀便秘、肠痈、痢疾、脾胃虚弱、胸胁支满、中风瘫痪、偏风足痿、手足不仁、风水膝肿。有调理肠胃、清利湿热、通肠积滞的作用。针0.5～1寸，灸5～15壮。此穴为足阳明与大肠经之下合穴。

上四缝　奇穴别名。即四缝穴。用于治疗末梢神经炎。手麻、手胀，针尖向下斜刺1寸，详见该条。引见《新医疗法汇编》、《针灸经外奇穴图谱》（续集）。

上耳根　耳针穴。（曾用名：郁中、脊髓1）位于耳颞部、耳廓上方根部之中点，即耳壳上缘与面部皮肤交界处；耳壳上根部中央，在耳根的最上缘。用于治疗半身不遂、脊髓侧索硬化症、头痛、腹痛、哮喘、鼻衄。有止血、止痛、定喘作用。沿耳廓根部向下直刺5分。引见《常用新医疗法手册》、《耳穴挂图》、《耳廓诊断治疗学》、《简明中国针灸》、《耳穴诊断学》、《耳穴疗法》、《中国针灸大辞典》。

上百劳　奇穴。位于大椎穴上2寸，旁开1寸。用于治疗咳嗽、落枕、项部扭伤、产后身痛。直刺0.5～1寸。引见《常用新医疗法手册》。

上曲池　奇穴。（止痒1、上池穴）位于上臂伸侧桡侧线、屈肘横纹头外侧凹陷上1.5寸，即大肠经曲池穴上方1.5寸处。用于治疗荨麻疹、上肢瘫痪、皮肤瘙痒症。针1～2寸，直透对侧皮下，针感麻至手指。引见《针灸经外奇穴图谱》、《中国针灸大辞典》。

上曲泉　奇穴。位于大腿下部内侧、屈膝内侧纹头上3寸，股骨后缘。用于治疗血栓闭塞性脉管炎。直刺3～5寸。引见《针灸学》（上海中医学院编）。

上血海　奇穴。位于大腿下部前内侧、髌骨内上缘上5寸处，即脾经血海穴上3寸。用于治疗下肢瘫痪、抬腿无力。直刺1～3寸。

引见《针灸学》（上海中医学院编）。

上后溪　奇穴。位于手背尺侧缘，半握拳取之，第五掌骨小头后方掌横纹头，与手尺侧第五掌骨基底钩骨之间凹陷连线的中点。即在小肠经后溪穴与腕骨穴连线之间。用于治疗聋哑。直刺1～1.5寸。引见《常用新医疗法手册》、《中国针灸大辞典》。

上合阳　奇穴。（委上）位于腘横纹中央直上2寸，即膀胱经委中穴上2寸。用于治疗小儿麻痹后遗症、腿痛等，直刺1～3寸。引见《针灸学》（上海中医学院编）、《常用新医疗法手册》、《中国针灸大辞典》。

上合谷　奇穴。（后合谷、重口、鼻痛点）位于手背第一、二掌骨基底的前方凹陷处，即在大肠经合谷穴后方上1寸处。用于治疗牙痛、鼻痛。用3寸毫针垂直刺入，得气后将针退至皮下，再沿第二掌骨掌侧向中指掌指关节方向斜刺1.5～2寸，得气后出针。引见《新医疗法汇编》、《针灸穴位小词典》、《新医疗法手册》、《中国针灸大辞典》、《新医疗法讲义》（下册·上海华山医院）。

上字灸　针灸方。位于第二、三腰椎棘突之间点1穴，第三腰椎棘突之高点1穴，第四、五腰椎棘突之间点1穴，及平此穴两侧5分处各1穴，计5穴。是由督脉命门、奇穴十五椎和督脉腰阳关及其阳关左右的佗脊穴（属奇穴）组成。用于治疗腰尻痛、脊背痛、腰寒痛、下肢痛或麻痹、关节炎、妇科疾患。灸5～15壮。引见《腧穴学概论》、《针灸经外奇穴图谱》、《针灸腧穴图谱》、《针灸大辞典》、《中国针灸大辞典》。

上池穴　①奇穴。位于第二、三指掌关节后缘的落枕穴上1寸处。用于治疗赤医针的配穴，治疗落枕、手指麻木、咽喉肿痛、偏头痛、肩臂痛、扭伤等。直刺3～5分。②奇穴别名。即上曲池穴，为三池穴之一，详见该条。引见《临床教材》（上册，沈阳医学院编）、《经外奇穴汇编》、《中国针灸大辞典》。

上阳关　奇穴。位于大腿外侧远端、股骨外上踝上方凹陷处直上1寸，即胆经膝阳关穴上1寸处。用于治疗小儿麻痹后遗症、下肢瘫痪、腿痛、膝关节肿痛、腿软无力发凉、腿不能内收，足内翻。有疏经活络作用。直刺 1～2 寸。引见《常用新医疗法手册》、《中国针灸大辞典》。

上迎香 奇穴。（鼻通、穿鼻、鼻穿）位于面鼻部、鼻骨下凹陷中，即鼻唇沟上端尽处。在鼻翼软骨与鼻甲的交接处取穴。即在大肠经迎香穴的上内方，鼻根两侧、眼内眦下 5 分处。用于治疗伤风、头痛、鼻塞、暴发火眼、烂眼眩、迎风流泪、鼻衄、口眼歪斜、头面疗疮、烂弦火眼。有清热散风，宣通鼻窍的作用。针向内上方斜刺 1～3 分。引见《常用新医疗法手册》、《实用针灸学》、《针灸集锦》、《针灸学简编》、《针灸学辞典》、《经外奇穴治疗诀》、《针灸经外奇穴图谱》、《中国针灸大辞典》、《刺疗捷法》、《中医大辞典》、《针灸大辞典》、《针灸学》（上海中医学院编）。

上环跳 奇穴。位于胆经环跳穴上 1.5 寸处。用于治疗环跳穴所主治病症。直刺 2～3 寸深。引见《临床教材》（上册，沈阳医学院编）。

上昆仑 奇穴。位于外踝后跟骨上陷者中。按其定位与膀胱经昆仑穴同位。一说即昆仑穴。用于治疗恶血、风水肿痛、脚气水肿。针 5 分，留 10 呼。引见《太平圣惠方》、《经穴汇解》、《针灸学辞典》。

上肢穴 舌针穴。位于舌尖部两旁 3 分的肺穴之上方，舌边缘，当肺穴与胆穴之间，中下三分之一交点处。用于治疗上肢病痛。引见《微针疗法》。

上肢点 鼻针穴。位于鼻翼外侧之鼻底处，与鼻尖端上缘相平。即在腰脊（项背点）之下方，与脾点平。用于治疗上肢关节痛。亦为上肢各种手术的针麻穴。针 1～2 分，针感鼻部酸胀再通电。引见《新医疗法汇编》、《中国针灸大辞典》。

上郄门 奇穴。位于上臂掌侧，腕横纹上 8 寸，即心包经郄门穴上 3 寸处。用于心脏瓣膜病的诊断与治疗。有宁心安神、通经活络的作用。引见《穴位压痛辨病诊断法》（盖国才著）。

上承泣 奇穴别名。即上明穴，详见该条。引见《针灸大辞典》、《中国针灸大辞典》。

上屏尖 即耳针穴屏尖，详见该条。引见《耳廓诊断治疗学》、

《中国针灸大辞典》、《耳穴诊断学》、《耳穴疗法》。

上清明 奇穴别名。即上明穴，详见该条。引见《针灸大辞典》、《中国针灸大辞典》。

上慈宫 经穴别名。即脾经冲门（SP12）穴，详见该条。引见《针灸聚英》、《针灸学辞典》、《中国针灸大辞典》、《针灸腧穴手册》、《腧穴学概论》、《中华针灸学》、《实用针灸学》、《实用针灸辞典》。

上睛明 奇穴。（内明）位于眼内眦角上2分许，眶上缘内方，即在膀胱经睛明穴上方约2分。内明与外明相对应。用于治疗屈光不正、近视、外斜视、迎风流泪、白内障、青光眼、视神经萎缩、角膜白斑。沿眶内壁直刺1～1.5寸，眼有麻木或触电感。禁灸。引见《常用新医疗法手册》、《中国针灸大辞典》。

上腭穴 单指口腔上腭奇穴，不包括耳针穴上腭，详见上腭条。

上腹1 耳针穴。位于耳壳背面、耳甲腔隆起上部与三角窝隆起之间。用于治疗胃炎。针1～2分，留针15～30分钟。引见《耳针疗法》。

上腹2 耳针穴。位于外耳道口的下壁。用于治疗胃痉挛、肠绞痛。针1～2分，留针15～30分钟。引见《耳针》。

上解溪 奇穴。（足下垂点、脑清）位于小腿伸侧远端、胫骨前嵴外缘、踝关节前横纹中点直上2寸，即胃经解溪穴上2寸处。用于治疗嗜睡、头晕、健忘、小儿麻痹后遗症、足下垂、下肢瘫痪、脑炎后遗症痴呆。直刺0.5～2寸，针感达足背。引见《新医疗法汇编》、《常用新医疗法手册》、《针灸学》（上海中医学院编）、《中国针灸大辞典》。

上廉泉 奇穴。位于颌下部、仰卧位时后颈部垫高甲状软骨上凹陷直上1寸之点。即在任脉廉泉穴上1.5寸处，正当舌骨与下颌缘之间凹陷处。用于治疗流涎、咽炎、口腔炎、舌强、语言不清、声音嘶哑、舌下神经麻痹。针尖向舌根斜刺1.5～2寸，达舌根部。还可提针至皮下后，向舌根两侧斜刺，针感舌尖舌根有麻感。灸3～7壮。引见《新医疗法手册》、《新医疗法汇编》、《工人医生手册》、《中国针灸大辞典》。

上龈里　奇穴。（内人中）口针穴之一。位于口腔前庭、上唇粘膜部之正中线上，外对人中沟中上三分之一点。即与督脉人中穴相对。用于治疗马黄黄疸。针1～2分或点刺出血。引见《备急千金要方》、《经穴汇解》、《针灸学辞典》、《中国针灸大辞典》、《针灸大辞典》。

上翳风　奇穴。（后听会、医聋穴、恩聋、治聋2）位于耳廓后方、耳垂与耳廓软骨交界稍后凹陷处。即乳突与耳软骨之间凹陷中，在三焦经翳风穴上5分处。用于耳鸣、耳聋、聋哑。取穴微张口，针尖略向前下方刺入1.5～2寸，针感耳中酸胀。灸3～7壮。引见《新医疗法汇编》、《常用新医疗法手册》、《针灸学》（上海中医学院编）、《中国针灸大辞典》、《工人医生手册》。

上臂穴　口针穴。位于上颌左侧第二双尖牙与第一磨牙之间口腔粘膜处。用于治疗小儿麻痹症、肩臂痛。取患侧一方穴位，用1寸毫针斜刺或平刺，针后加强患肢活动。引见《河北中医》1985年第5期、《中国医学文摘》（中医分册）1986年第1期、《微针疗法》。

上三阴交　奇穴。位于小腿内侧、内踝上缘上3.5寸，即脾经三阴交穴上5分处。用于治疗急性菌痢。直刺0.5～1寸，针感麻至内踝。引见《哈尔滨中医》1962年第7期。

上肢闪电　奇穴。位于颈部、喉结正中外开3寸，外斜下1寸处。用于治疗肩胛疼痛、胸背痛、上肢麻木、瘫痪与疼痛、颈部扭伤。缓慢进针，浅刺5分，用雀啄法不留针。针刺方向向病灶处。引见《赤脚医生教材》（锦州医学院编）。

口　耳针穴。位于耳轮脚下缘、外耳道口的外上方处。一说在耳轮脚下方前三分之一处；一说在外耳道口的后上方或上后壁。近说，在外耳道口的上缘和下缘。用于诊断和治疗口腔疾患，如舌炎、口腔溃疡、鹅口疮、牙周炎、口眼歪斜、胆囊炎、胆石症、戒断综合征。有清心火、除风邪、镇静安眠的作用。针1～2分，留针15～30分钟。引见《耳针》、《耳廓诊断治疗学》、《简明中国针灸》、《耳穴挂图》。

口区　　足针穴。又是足针麻醉穴。位于足跟部正中线，按足针新的划区定位法在 44 与 45 区正中交界线的中点。用于治疗牙痛、骨槽风、鼻衄、鼻塞。针 3～5 分，用于针麻时待有针感时再接电麻机，诱导 10 分钟。当患者手掌、鼻尖潮湿见汗，胫骨前肌肌腱由紧张变松弛时即可手术。引见《针灸经外奇穴图谱》。

口点　　手针穴。位于手背、小指、掌指关节骨节尖中央。用于治疗口病、臀尖部病。直刺 1 分许。引见《手针新疗法》。

口禾髎　　大肠经穴。(颛长频、长频、长颊、长颛、长髎、禾髎、禾聊、禾窌) 位于鼻翼外缘直下与督脉水沟穴平行延长线之交点处，或侠水沟穴旁 5 分。用于治疗邪阻经络，局部失养引起的鼻渊流涕、鼻塞、鼻衄、不辨香臭、口眼歪斜、口噤不开。有散风清热、疏通经络、通利鼻窍的作用。针 3～5 分。禁灸。

口疮点　　手针穴。亦名中平 (手) 位于中指与手掌交界横纹中点处。用于治疗口疮、口腔粘膜溃疡。针 3～5 分，针可直达骨膜外面，以不刺入骨膜为准，强刺激手法，针刺越痛越有效。采用缪刺法，左病取右手，右侧病取左手。引见《新医疗法讲义》(下册，上海第一医学院华山医院编)、《观手识人》。

山根　　奇穴。(健脑点、心点) 位于鼻颏部 (即鼻根部) 两目内眦连线的中点，即膀胱经睛明穴连线的中点。用于治疗失眠，副鼻窦炎，外感风寒，急、慢惊风。有醒脑安神作用。此穴亦是中医望诊察病的部位。斜刺 3～5 分，或用拇指甲掐 5～10 次。引见《中医大辞典》、《针灸学》(上海中医学院编)。

〔丿〕

久痨　　奇穴。位于背部、第三胸椎棘突旁开 1 寸处，即在膀胱经肺俞内侧 5 分稍上方。用于治疗肺结核、神经衰弱、健忘、多梦、虚弱羸瘦。灸 3～15 壮。引见《针灸经外奇穴治疗诀》、《针灸孔穴及其疗法便览》、《针灸大辞典》。

川阳 1 针　　针灸方。是由膀胱经飞扬 (B58)、跗阳 (B59)、昆仑 (B60)、仆参 (B61) 4 穴组成的针灸处方。用于治疗偏瘫、癫痫、腰腿痛、坐骨神经痛、腹痛、鼓胀、便

秘、遗尿症、尿潴留、浮肿、痛
经、闭经、月经不调、白带多、足
内翻，多发性神经炎。由仆参穴进
针，沿皮下刺经昆仑、跗阳穴透至
飞扬穴，1针透4穴。引见《红医
针疗法》、《针灸经外奇穴图谱》。

川阳2针　针灸方。是由膀
胱经委中（B40）、合阳（B55）、承
筋（B56）、承山（B57）4穴组成
的针灸方。用于治疗偏瘫、风湿及
类风湿性关节炎、小腿凉麻、多发
性神经炎、腓肠肌痉挛、腰腿痛、
鼓胀、脱肛、便秘、遗尿症，尿潴
留。从承山穴进针，经承筋、合阳
直透委中穴，1针透4穴。引见《红
医针疗法》、《针灸经外奇穴图谱》。

川阳3针　针灸方。是由胆
经阳陵泉（G34）、阳交（G35）、
光明（G37）、阳辅（G38）4穴组
成的针灸方。用于治疗偏瘫、小儿
麻痹后遗症、膝关节炎、下肢酸
痛，膀胱炎、尿道炎。从阳陵泉进
针，向下沿皮刺经阳交、光明穴直
透阳辅穴。引见《红医针疗法》、
《针灸经外奇穴图谱》。

千金十一穴　针灸歌诀名。
全文如下。

三里内庭穴，肚腹中妙诀，

曲池与合谷，头面病可彻；
腰背痛相连，委中昆仑穴，
胸项如有痛，后溪并列缺；
环跳与阳陵，膝前兼腋胁，
可补即留久，当泻即疏泄；
三百六十名，十一千金穴。

其内容列举10个常用效穴，
较《天星十二穴歌》少承山、太
冲、通里，而多一后溪穴。引见
《针灸大全》、《针灸学辞典》。

千金十三穴　即十三鬼穴。
是古代用来治疗癫狂等证的13个
经验效穴。认为其病由于鬼邪作
祟，故以"鬼"为名。"扁鹊曰：
百邪所病者，针有十三穴"。引见
《千金要方》，详见该条。

〔乛〕

小节　奇穴。（偏头点、三号
穴）位于第四指背侧的近侧指节与
中指节的关节尺侧缘。即无名指尺
侧、第一指关节赤白肉际处。用于
治疗偏头痛、耳痛、肋间神经痛、
胸胁痛、胆痛、肝脾痛、急性扭伤。
针斜刺2～3分，针感麻至指尖，用
泻法。引见《常用新医疗法手册》、
《新医疗法汇编》、《中国针灸大辞
典》。

小吉 经穴别名。即小肠经少泽（SI1）穴，详见该条。引见《针灸甲乙经》、《中国针灸大辞典》、《针灸腧穴手册》、《腧穴学概论》、《中华针灸学》、《实用针灸学》、《针灸学辞典》、《针灸大辞典》、《实用针灸辞典》。

小耳 经穴别名。即三焦经耳门（TE21）穴，详见该条。引见《临床针灸学》、《针灸腧穴手册》、《针灸大辞典》。

小竹 经穴别名。所指有二：①膀胱经眉冲（B3）穴。②膀胱经攒竹（B2）穴。详见各该条。引见《针灸资生经》、《太平圣惠方》、《经穴汇解》、《针灸学辞典》、《中国针灸大辞典》、《针灸大辞典》、《实用针灸辞典》、《腧穴学概论》、《实用针灸学》。

小关 经穴别名。即任脉阴交（CV7）穴，详见该条。引见《腧穴学概论》、《实用针灸学》、《实用针灸辞典》。

小江 奇穴。位于腹部、平脐旁开2.25寸，即在胃经天枢穴旁开2.5分处。临床可在脐旁三横指取穴。用于治疗发痧、腹绞痛。针0.5～1寸。引见《福州民间针灸经

验录》、《针灸经外奇穴图谱》、《中国针灸大辞典》、《针灸大辞典》。

小肠 所指有四：①耳针穴。位于耳轮脚中点上缘的耳甲艇部。即耳轮脚上方中三分之一处，耳轮脚上方中部的耳甲艇内。同耳轮脚下缘耳甲腔的食道相对。用于治疗腹痛、腹胀、腹泻、肠炎、消化不良、胃肠功能紊乱、心动过速、心律不齐、咽痛、乳汁不足。有补脾和中、养心生血的作用。又是诊断小肠和心脏疾患的参考穴，是治疗心病的配穴。按耳针常规针法。②鼻针穴。位于鼻翼上三分之一，在胃穴的直下方。③奇穴（风关）。位于食指根横纹中。为诊察小儿色脉和按摩用穴。④推拿穴。位于中指近端指骨的腹面。引见《小儿推拿广意》、《耳穴挂图》、《耳廓诊断治疗学》、《针灸学》（上海中医学院编）、《耳针》、《新医疗法汇编》、《中国针灸大辞典》。

小谷 经穴别名。即大肠经三间（LI3）穴，详见该条。引见《会元针灸学》、《中国针灸大辞典》、《针灸腧穴手册》、《腧穴学概论》、《实用针灸学》、《实用针灸辞典》。

小结　经穴别名。即小肠经少泽（SI1）穴，详见该条。引见《类经图翼》、《针灸腧穴手册》、《针灸大辞典》、《中国针灸大辞典》。

小海　小肠经穴。（肘曲泉）位于肘内侧两骨罅中、屈肘当尺骨鹰嘴（肘尖）与肱骨内上髁之间凹陷中，正当肱骨尺神经沟处。用于治疗湿热郁阻引起的颊肿、项痛、头痛、目眩、耳聋耳鸣、小便赤短、癫狂、痫证，及风寒或内伤引起的肩背瘁症、上肢不用、尺神经痛或麻痹。有清热利湿，清心导火、疏筋利节的作用。针3～5分，灸2～3壮。此穴为手太阳小肠经所入为合。

小峰　耳针穴。（屏尖）位于耳屏上结节的游离缘。如耳屏有两个突起，则在耳屏上面1个隆起处为小峰；如耳屏只有1个突起，则在突起的尖端。用于治疗原因不明的低热、斜视、血压亢进。针刺放血有退热、消炎、降压、止痛的作用。按耳针常规针法。引见《新医疗法汇编》、《中国针灸大辞典》。

小天心　奇穴。（止热抽搐点）位于手掌侧、大小鱼际肌交接处之中点，距大陵穴约5分处。即在劳宫穴与大陵穴连线之中点。用于治疗小儿惊风抽搐、高热神昏、小便不通、心绞痛、风湿性心脏病、期前收缩。也是糖尿病昏迷定性诊断穴之一。直刺3～5分，或向大陵穴方向透刺。引见《针灸经外奇穴图谱》、《穴位诊断法》、《中医大辞典》、《针灸学辞典》、《针灸大辞典》、《中国针灸大辞典》。

小天穴　手针穴。位于大小鱼际之间，劳宫与腕骨之中点。用于治疗惊风、尿闭、慢性鼻炎。直刺3分。引见《手针新疗法》。

小天星　奇穴。位于手掌面，即在心包经大陵穴下1.5寸处。用于治疗小儿惊风、心脏病。直刺3～5分。引见《新医疗法讲义》（下册）。

小肘尖　奇穴别名。即斗肘穴，详见该条。引见《针灸学辞典》、《针灸大辞典》。

小肠区　足针穴。位于足跖部，按新的划区法在27与28区交界线的中点。用于治疗腹痛、腹泻、肠痛、小便癃闭。又是足针麻醉穴。针3～5分，得气后再接电麻机，按常规诱导后施术。引见《上海中医药杂志》1962年第3期、《中国针灸大辞典》。

小肠点 所指有三：①鼻针穴。位于鼻翼上三分之一处，在胃穴之下。用于治疗肠梗阻。为肠淋巴结结核病核清除术的针麻穴。斜刺1～2分，针感鼻部酸、胀再通电，按常规诱导后施术。②手针穴。位于手指掌面、食指第一、二节指骨间指腹横纹中点（即四缝1）。用于诊断和治疗小肠病和心病的参考穴。③面针穴。位于胆、胃穴连线中点的外方。用于泄泻。引见《全国针刺麻醉资料汇编》、《实用针灸学》、《穴位诊断法》、《中国针灸大辞典》、《微针疗法》。

小肠俞 膀胱经穴。位于第十八椎下（即第一骶椎棘突）旁开1.5寸，即平第一骶后孔，距骶正中线1.5寸处。用于治疗小肠湿热引起的小腹胀痛、泻痢、尿血、遗精、遗尿、带下，以及腰骶、骶髂关节痛、腰腿痛、便秘、盆腔炎。小肠俞即为小肠之气转输之处，有清利下焦湿热、调理小肠、分清降浊、通调二便的作用。直刺0.5～1寸，斜刺2～3寸治骶髂关节炎及盆腔疾患。灸3～7壮。本穴又是穴位诊断风湿性心脏病、风湿性关

节炎的定位、定性穴之一。

小肠募 经穴分类名。即任脉关元（CV4）穴，详见该条。引见《中国针灸大辞典》、《针灸腧穴手册》、《腧穴学概论》、《实用针灸学》、《中华针灸学》、《实用针灸辞典》。

小指节 奇穴。位于手背、小指本节骨尖上，即小指指掌关节尖上或称第五掌骨小头高点处，握拳取之。用于治疗久年胃病有奇效。灸3～5壮。引见《针灸经外奇穴治疗诀》、《针灸孔穴及其疗法便览》、《针灸大辞典》、《中国针灸大辞典》。

小指头 即奇穴小指尖，详见上条。引见《针灸大辞典》。

小指尖 奇穴。（小指头、手太阳穴、小儿盐哮）位于手小指头尖端。用于治疗小儿盐哮、百日咳、消渴、黄疸、小便频数、癫疝。针1～2分，灸3～7壮。引见《备急千金要方》、《类经图翼》、《针灸孔穴及其疗法便览》、《针灸腧穴索引》、《针灸经穴图考》、《针灸学辞典》、《腧穴学概论》、《针灸大辞典》、《中国针灸大辞典》、《经穴图考》、《针灸学辞典》、《中医大辞

典》、《中国针灸大辞典》、《针灸孔穴及其疗法便览》、《针灸大辞典》。

小骨孔　即小骨空穴，详见该条。

小骨空　奇穴。（小骨孔）位于手小指背侧，远侧指节骨与中指节骨关节之中点处；一说在小指背侧第一、二节之关节中央，即在手小指二节尖上。用于治疗一切目疾、喉痛、耳聋、手节痛、烂眩风眼、冷泪长流。灸5～7壮。引见《扁鹊神应针灸玉尤经》、《针灸大成》、《针灸集成》、《医经小学》、《中国针灸学》、《东医宝鉴》、《经穴汇解》、《腧穴学概论》、《针灸逢源》、《针灸》。

小趾尖　所指有二：①奇穴。（足小趾尖、横产）位于足小趾尖端。用于催产、头痛、眩晕、消渴、尿频。针1～2分，灸3～7壮。②经穴别名。即膀胱经至阴（B67）穴，详见该条。引见《备急千金要方》、《太平圣惠方》、《针灸集成》、《针灸聚英》、《针灸孔穴及其疗法便览》、《针灸经外奇穴治疗诀》、《针灸学辞典》、《中国针灸大辞典》、《腧穴学概论》、《针灸大辞典》、《中医大辞典》、《备急灸法》。

小趾间　奇穴。位于第四、五蹠趾关节间。用于治疗下肢瘫痪、头痛。点穴用穴，常用按压法、点法。引见《点穴疗法》。

小鱼际　奇穴。位于手掌侧、第五掌骨中三分之一与下三分之一交界处，掌骨桡侧边缘、小指展肌中点。用于治疗忧郁型、幻觉妄想型精神病。针0.5～1寸。引见《实用针灸学》。

小清明　奇穴。位于外眼角处，即目外眦处、在胆经瞳子窌穴内侧。用于治疗内斜视、近视。针0.5～1寸，针感眼球麻胀。引见《红医针疗法》、《中国针灸大辞典》。

小掘进　针灸方。位于腰部，第二、三腰椎之间点左右旁开2寸各1穴，第三、四腰椎之间点左右旁开2寸各1穴，计4穴组成的针灸方。用于治疗弛缓型瘫痪。有强腰健腿的作用。斜刺向脊正中线，达脊神经根处，针感麻至足部。引见《针灸经外奇穴图谱》、《中国针灸大辞典》。

小腿穴　所指有二：①口针穴。位于下颌左侧尖牙与第一双尖牙之间齿龈下方口腔粘膜处，取患侧穴位。用于治疗小儿麻痹症、腓肠肌痉挛。用 1 寸毫针斜刺或平刺，留针 30 分钟，行针时加强肢体活动。②耳针穴。位于对耳轮上脚二分之一处，相当于膝关节与踝关节两穴之间。用于治疗小腿部各种疾患。引见《河北中医》1985 年第 5 期、《耳针》、《微针疗法》。

小儿龟胸　奇穴。（小儿鸡胸）位于胸部正中线左右旁开 2.5 寸的二、三、四肋间隙处，左右共 6 穴。即在胃经的乳中、膺窗、屋翳穴内侧 1.5 寸处。用于治疗小儿龟胸，即佝偻病之鸡胸。6 穴各灸 3 壮。引见《太平圣惠方》、《腧穴学概论》、《针灸学辞典》、《针灸腧穴图谱》、《针灸学》（上海中医学院编）、《针灸大辞典》、《中国针灸大辞典》。

小儿灸癖　奇穴。位于腰部正中线第二、三腰椎棘突之间点。此穴与督脉命门穴同位。用于治疗小儿消化不良、小儿慢性胃弱。灸 20 壮。引见《经穴治疗学》、《针灸经外奇穴图谱》、《中国针灸大辞典》。

小儿鸡胸　奇穴别名。即小儿龟胸穴，详见该条。引见《针灸

学辞典》、《针灸大辞典》。

小儿食痫　奇穴。位于腹部正中线、胸膛窝下 1 分处，即在任脉中庭穴（在胸骨体与剑突结合处）下 1 分处。一说在胸骨剑突端上（即鸠尾）上 5 分处或脐上 7.5 寸处。用于治疗小儿癫痫、小儿疳虫、胸内苦闷。针沿皮向下斜刺 3～5 分，灸 3～7 壮。引见《太平圣惠方》、《腧穴学概论》、《针灸腧穴图谱》、《中国针灸大辞典》、《经外奇穴图谱》、《针灸大辞典》。

小儿疳痢　奇穴。（小儿疳瘦、制喘、尾翠）位于骶部正中线，第一、二骶椎棘突之间点，即尾翠骨尖端直上 3 寸处。用于治疗小儿疳痨羸瘦、支气管喘息、腹痛下痢、气虚脱肛、营养及消化不良。沿皮刺 0.5～1 寸，灸 3～15 壮。引见《太平圣惠方》、《经穴汇解》、《腧穴学概论》、《针灸学辞典》、《针灸腧穴图谱》、《中国针灸大辞典》（哈尔滨中医）1964 年第 6 期、《针灸经外奇穴图谱》（续集）。

小儿疳瘦　奇穴别名。即小儿疳痢，详见该条。引见《针灸学辞典》、《中国针灸大辞典》。

小儿盐哮　奇穴别名。即小

指尖穴，详见该条。引见《针灸学辞典》、《针灸大辞典》。

小儿睡惊　奇穴。位于肘部伸侧桡侧线。当屈肘成 90 度角时，在肘横纹桡侧端直上 3 分处，即在大肠经曲池穴斜上方处。用于治疗小儿睡中惊醒，两目不合，肘臂疼痛。灸 1 壮。引见《太平圣惠方》、《腧穴学概论》、《针灸学辞典》、《针灸腧穴图谱》、《中国针灸大辞典》。

小肠点 1　鼻针穴。位于颧骨内侧缘，与鼻唇沟鼻部起始点相平，即在胆点与胃点连线中点的外方。用于治疗消化性溃疡、慢性胃炎、阑尾炎、胆道蛔虫症。亦为腹股沟疝修补术针麻穴。针 1～2 分。引见《新医疗法汇编》、《全国针刺麻醉资料汇编》、《中国针灸大辞典》。

小指中节　奇穴。位于小指中节外侧横纹头上，即在手小指尺侧缘之第一、二指关节横纹头处，屈指取穴。用于治疗身上生瘤。针刺微出黄水，男左女右。引见《针灸孔穴及其疗法便览》、《腧穴学概论》、《针灸腧穴图谱》、《中国针灸大辞典》。

小指爪纹　奇穴。位于手小

指背侧、爪甲根部中点处。用于治疗喉痹。用三棱针点刺出血 3 滴。引见《备急千金要方》、《中医大辞典》、《中国针灸大辞典》、《针灸大辞典》。

小腹九灵术　针灸方。是由任脉关元、中极、曲骨、脾经三阴交、肝经行间、膀胱经肾俞 6 穴组成的针灸方。用于治疗痛经、月经不调、闭经、白带多、阑尾炎。针法及定位参见各该条。引见《红医针疗法》、《中国针灸大辞典》。

小儿消化不良点　手针穴。（三焦点）位于手掌面、中指第一指关节横纹中点。也是奇穴四缝之一。用于治疗小儿消化不良，小儿腹泻，及胸、腹、盆腔疾患。引见《实用针灸学》、《中医大辞典》、《中国针灸大辞典》。

小腹镇痛七灵术　针灸方。是由任脉石门穴、脾经府舍穴、肝经行间穴和经外奇穴即理中穴（位于小腿胫骨粗隆下 5 寸、胫骨前嵴外开 1 寸处）共 7 穴组成的针灸处方。用于治疗小腹痛、阑尾炎、痛经。引见《红医钊疗法》、《中国针灸大辞典》。

马氏点　奇穴。位于右下腹

部、髂前上棘与脐连线之中、外三分之一点，计 1 穴。用于急、慢性阑尾炎的诊断与治疗。直刺 0.5～1 寸。发热配曲池，呕吐加内关穴。引见《中医大辞典》、《针灸经外奇穴图谱》、《中国针灸大辞典》。

马蜞癍　奇穴。位于胸部、乳头直下 1.5 寸，即在胃经乳根穴上 1 分处，定位于第五肋间隙、乳头直下方。用于治疗发癍结膜。用针挑出血。引见《针灸经外奇穴图谱》。

马丹阳天星十二穴　优选穴。是宋代针灸家马丹阳在临床实践中总结优选出来的 12 个治病要穴。有肺经列缺（L7），大肠经曲池（LI11）、合谷（LI4），胃经内庭（S44）、足三里（S36），心经通里（H5），膀胱经委中（B40）、承山（B57）、昆仑（B60），胆经环跳（G30）、阳陵泉（G34），肝经太冲（Liv3），这些穴位具有取用方便、治病效验的特点，为历代针灸家所重视。引见《中医大辞典》、《针灸腧穴手册》。

叉气　奇穴别名。即落零五穴，详见该条。引见《中国针灸大辞典》。

飞处　为三焦经支沟穴的别名飞虎之误。引见《针灸学辞典》、《针灸大辞典》。

飞扬　膀胱经穴。（飞阳、厥杨、厥阳）位于足外踝上 7 寸、当昆仑穴上 7 寸处、腓骨后缘，即在承山穴下 1 寸、旁外 1 寸处。用于治疗湿热之邪引起的头目眩晕、鼻衄、鼻塞、下肢痿软、腰膝疫痛。有疏经活络、清热利湿作用。直刺 1～1.5 寸，灸 3～7 壮。此穴为足太阳之络穴、别走足少阴肾经。

飞阳　经穴别名。即膀胱经飞扬（B58）穴，详见该条。引见《腧穴学概论》、《实用针灸学》。

飞虎　经穴别名。所指有二：① 支沟（TE6）穴。② 章门（Liv13）穴。详见各该条。引见《腧穴学概论》、《针灸大成》、《针灸学辞典》、《实用针灸辞典》、《中国针灸大辞典》。

飞翅　针灸方。包括上飞翅、下飞翅、翅根 3 个经外奇穴。上飞翅位于肩胛岗内端上边缘，平第二胸椎棘突，距背部正中线 3.2 寸。用 4 寸毫针，左手拇、食两指将该穴部位皮肤捏起，右手将针刺入，针柄与脊柱平行，沿皮下由上向下透刺，不可过深以免刺入胸腔。下飞翅位于肩胛岗内侧缘，平肩胛骨下角，位在第七胸椎棘突旁开4寸。针下飞翅时，毫针由下向上沿皮透刺，使针尖与上飞翅穴针尖相对。翅根位于肩胛岗内侧边缘，在第四、五胸椎棘突之间，距背正中线3寸。最后针翅根，向外横刺达肩胛骨下面。用于治疗颈项强痛、肩胛痛、肩背痛、肩背拘急、胃痛、呃逆、食道炎、胆囊炎、乳腺炎。引见《新中医》1983年第9期。

飞扬2　奇穴。位于外踝与跟腱之间凹陷中央直上7.5寸，腓骨后缘处，即膀胱经飞扬穴上5分处。主治与针法同飞扬穴。引见《针刺疗法》（上海人民出版社）。

女须　奇穴别名。即女膝穴，详见该条。

女婿　奇穴别名。即女膝穴，详见该条。引见《中国针灸大辞典》。

女膝　奇穴。（女须、女婿、丈母）位于足后跟正中线、跟骨中点，即脚后跟上赤白肉际处。用于治疗霍乱转筋、牙槽风、齿龈炎、齿龈脓疡、惊悸、癫狂、腹痛、气逆。直刺2～3分，灸5～7壮。常

配委中穴同刺。引见《备急千金要方》、《经穴汇解》、《类经图翼》、《针灸孔穴及其疗法便览》、《针灸经穴图考》、《中华针灸学》、《中医大辞典》、《中国针灸大辞典》、《针灸学辞典》、《针灸大辞典》。

女阴缝　奇穴别名。即玉门穴，详见该条。引见《针灸学辞典》、《中国针灸大辞典》。

四　画

〔一〕

天门　所指有二：①经穴别名。所指包括胃经水突（S10）穴、膀胱经攒竹（B2）穴、督脉神庭（GV24）穴，详见各该条。②奇穴所指包括天庭穴、头缝穴，详见各该条。引见《针灸腧穴手册》、《针灸大辞典》。

天山　经穴别名。即督脉百会（CV20）穴，详见该条。引见《针灸资生经》、《针灸聚英》、《针灸腧穴手册》、《临床针灸学》、《针灸学辞典》。

天日　经穴别名。即膀胱经通天（B7）穴，详见该条。引见《临床针灸学》。

天元　奇穴。位于项部、第六颈椎横突边缘。天元穴因在天柱穴之下，而主治功能力量超过天柱而命名。用于治疗支气管哮喘。针3～7分，卧针10分钟，用泻法，需捻针5次。引见《黑龙江医刊》1959年第7期、《针灸经外奇穴图谱》、《中国针灸大辞典》。

天井　三焦经穴。位于上肢背侧、肘外大骨之后，两筋间陷者中。即在尺骨鹰嘴（肘尖）后上方1寸许凹陷中，屈肘拱胸取穴。用于治疗邪热郁滞三焦、经络不畅引起的颈项肩臂痛、瘰疬、疮肿、目黄眦红，以及肘肩臂痛、乳娥、瘿气、荨麻疹、偏头痛、耳聋耳鸣、喉痹颊肿、咳嗽上气、癫痫、瘰疬。有清热化痰、活血化瘀、疏经利节作用。直刺0.5～1寸，灸5壮。此穴为手少阳之脉所入为合，即三焦经的合穴。

天心　奇穴。位于手掌部、第四掌骨基底前方，即在心包经劳宫穴尺侧稍后方。用于治疗天吊惊风、口眼歪斜。针1～2分，灸3～4壮。引见《经穴汇解》、《针灸经穴奇穴图谱》、《针灸大辞典》、《中国针灸大辞典》。

天旧　经穴别名。即膀胱经通天（B7）穴，详见该条。引见《外台秘要》、《铜人腧穴针灸图经》、《中医大辞典》、《针灸学辞典》、《实用针灸学》、《实用针灸辞典》。

天白　经穴别名。即膀胱经通天（B7）穴，系字误，"臼"误作"白"，详见该条。引见《针灸甲乙经》、《中国针灸大辞典》、《针灸腧穴手册》、《腧穴学概论》、《实用针灸学》、《实用针灸辞典》、《针灸学辞典》、《外台秘要》。

天臼　膀胱经通天穴的别名。引见《针灸甲乙经》、《针灸学辞典》、《针灸腧穴手册》、《腧穴学概论》、《实用针灸学》、《中华针灸学》、《实用针灸辞典》。

天会　经穴别名。即心包经天池（P1）穴，详见该条。引见《针灸甲乙经》、《针灸学辞典》、《针灸腧穴手册》、《腧穴学概论》、《实用针灸学》、《中华针灸学》、《中国针灸大辞典》、《实用针灸辞典》。

天冲　胆经穴。（天衢）位于耳尖直上1.5寸（即胆经率谷），再向后半寸处。用于治疗风邪上扰清窍，致清阳之气受阻，气血凝滞，阻遏经络不通而发生的偏头痛、齿龈肿痛、癫痫、惊恐、瘿气。天冲为足少阳、太阳之会穴，有清热散风、镇静止痛的作用。沿皮斜刺 0.5～1 寸，灸 3 壮。

天池　所指有二：①心包经穴。天池（P1）、（天会）位于胸部第四肋间隙中、乳头外侧 1 寸处。用于治疗气郁痰结、心包络脉不畅引起的胸膈满闷、心悸、心烦、心绞痛、胸痛、胁肋痛、瘰疬、乳痛、缺乳、咳嗽、痰多、气喘、热病汗不出、头痛。有宽胸理气、清热除烦、宁心安神、疏通包络的作用。斜刺或平刺 5～8 分，灸 3～5 壮。忌深刺防气胸。此穴为手足厥阴、手足少阳经之会。②经穴别名。即任脉承浆（CV24）穴，详见该条。引见《中国针灸大辞典》、《中华针灸学》、《实用针灸辞典》、《针灸甲乙经》、《针灸腧穴手册》、《腧穴学概论》、《实用针灸学》。

天护　奇穴。位于前额部正中线、眉间印堂穴直上 5 分处，即督脉神庭穴直下 3 寸处。用于治疗前额痛、小儿惊厥、面肌痉挛。可用三棱针点刺放血，或用毫针上透神庭、下透印堂穴。引见《红医针疗法》、《中国针灸大辞典》。

天听　所指有二：①奇穴。位于颈后部、枕骨下际项部肌肉隆起外缘的凹陷，与乳突下凹陷连线之中点直下 5 分处。即在胆经风池穴与奇穴医明之间点下 5 分，即安眠 2 穴下 5 分处。用于治疗耳聋。直刺 1.5 寸。②经穴别名。即三焦经天牖（TE16）穴，详见该条。引见《腧穴学概论》、《针灸腧穴手册》、《常用新医疗法手册》、《临床针灸学》、《实用针灸学》、《针灸大辞典》、《实用针灸辞典》。

天伯　经穴别名。即膀胱经通天（B7）穴，系字误，"曰"误作"伯"。引见《铜人腧穴针灸图经》、《针灸学辞典》、《中国针灸大辞典》、《腧穴学概论》、《实用针灸学》、《实用针灸辞典》。

天灵　所指有二：①奇穴。位于胸部、腋窝皱襞直上 1 寸，向胸内旁开 5 分处。用于治疗狂躁不安、伤人自伤、口中唱骂不休者，即癫狂症。天灵为过梁针穴之一，针稍向外斜刺 5～6 寸。②鼻针穴。即头面，详见该条。引见《针灸经外奇穴图谱》、《针灸腧穴图谱》、《针灸孔穴及其疗法便览》、《腧穴学概论》、《常用新医疗法手册》、《中国针灸大辞典》、《针灸大辞典》。

天鸡 经穴别名。即胃经天枢（S25）穴，详见该条。引见《实用针灸学》。

天枢 胃经穴。（大肠募、天鸡、长谷、长维、长溪、长谿、长鸡、长谿、谷门、循元、循际、循之、补元）位于侠脐两旁各2寸陷者中，即任脉神阙穴旁开2寸处。用于治疗胃肠气机失调，饮食、气血积聚引起的腹胀肠鸣、腹痛泄泻、月经不调、经闭、癥瘕、痛经、肠痈、便秘、呕吐、热甚狂言、虚损劳弱、水谷不化、腹满腆胀、水肿、肠道积气、产后腹痛。有调中和胃、行气活血、理气健脾、消滞祛湿升清降浊、疏调肠腑作用。天枢为足阳明经大肠之募穴，又是胃肠疾病穴位诊断的定位穴。直刺1~2寸，灸5~10壮。

天府 肺经穴。位于上臂前外侧面上部、在腋前皱襞上端向外的水平线下3寸：肱二头肌外缘有沟处。简便取穴法：臂向前平举，俯头正当鼻尖接触上臂内侧处，垂臂该穴与乳头平齐。用于治疗肺热痰盛引起的气喘、咳痰带血、喘不

得卧、喉肿、鼻衄、瘿气、眼病、上臂内侧痛。有清肺热、化浊痰、通经、调理肺气、清热凉血的作用。直刺1~1.5寸，灸50壮。

天宗 小肠经穴。位于肩胛岗下窝的中央、约在肩胛岗下缘与肩胛下角之间的上三分之一折点处，平第五胸椎棘突下的神道穴、上直对秉风穴。用于治疗风湿客于经络引起的肩胛酸痛、肩部沉重、肘臂外后侧痛、项痛、胸痛引背、胸胁支满、气喘、乳痈等。有散风祛湿、疏筋利节的作用。直刺或向四周斜刺0.5~1.5寸，针感相当强烈，可穿过肩胛传至手指。灸5壮。天宗是穴位诊断上肢扭伤、颈椎病、肩周炎的定性穴之一。

天突 任脉穴。（天瞿、五户、玉户）位于胸骨上窝正中、即胸骨切迹上缘正中半寸凹陷处。用于治疗邪气壅滞化热、痰湿郁结、气机不利引起的哮喘、咽痒、咳嗽、暴瘖、噎膈、喉痹、咽肿、胸中气逆、咯吐脓血、呃逆呕吐、食道痉挛、不得下食、瘿气、梅核气。有宽胸理气、降气平喘、除壅消滞、清热化痰、宣肺调气、清咽开音、通利气机的作用。针先直刺2分入皮下，

然后将针尖朝下紧靠胸骨后壁刺入1～1.5寸。灸5壮。天突为阴维、任脉之会。沿胸骨柄后缘针刺也不宜过深以免刺伤主动脉或无名动脉以及肺尖造成气胸。

天顶　所指有二：①耳针穴。位于耳壳背面、耳舟隆起上段。取穴：折耳向前，耳舟隆起尖端至耳舟隆起下端与耳垂交界处，折为5等份，上五分之一点偏外侧。用于治疗膝关节痛。针1～2分。②经穴别名。即大肠经天鼎（LI17）穴，因"鼎"与"顶"音同，借用字，详见该条。引见《会元针灸学》、《针灸大全》、《耳针疗法》、《针灸学辞典》、《针灸大成》、《针灸经外奇穴图谱》、《中国针灸大辞典》、《针灸大辞典》、《针灸腧穴手册》、《腧穴学概论》、《中华针灸学》、《实用针灸学》、《实用针灸辞典》。

天河　奇穴别名。所指有二：①风齿痛。②额中穴。详见各该条。引见《内科手册》、《红医针疗法》、《针灸经外奇穴图谱》。

天泾　经穴别名。即心包经天泉（P2）穴，"天泾"为"天温"之误。引见《东医宝鉴》、《针灸甲乙经》、《针灸学辞典》。

天癸　耳针穴曾用名。现改为内生殖器，详见该条。引见《耳廓诊断治疗学》。

天柱　所指有二：①膀胱经穴。天柱（B10）位于侠项后发际、大筋外廉陷者中，即在督脉哑门穴旁1.3寸。当项后发际内斜方肌起始部外侧凹陷处，相当第一、二颈椎棘突水平旁1.3寸。用于治疗膀胱血热引起的后头痛、肩背痛、鼻塞咽肿、目赤肿痛、颈项筋急、眩晕，以及厥逆头重，足不任身、癔病不寐、落枕。有清头散风、通经活络、调经除热、升清降浊、清头明目的作用。是治疗颈项病的主穴。直刺0.5～1寸不得向内上方深刺以免伤及延髓生命中枢。②经外奇穴，泽田派天柱。位于后头部，入后发际2寸，直对项部肌肉隆起外缘的凹陷处，即胆经风池穴上1寸处。用于治疗反对侧的口歪。所以应在反对侧施灸5～10壮。引见《针灸真髓》。

天泉　心包经穴。（天温、天泾、天湿）位于上臂掌侧、平腋前纹头顶端水平线下2寸、肱二头肌的长短头之间，伸臂仰掌取穴。用于气滞痰阻、心包经络不畅引起的胸胁支满、咳嗽气逆、心痛心悸、胸背及上臂内侧痛。有疏经活络的作用。直刺1～1.5寸，灸3壮。

天星 经穴别名。即督脉风府（GV16）穴，详见该条。引见《穴位救伤秘方》。

天窌 即三焦经天髎（TE15）穴。因"窌"同"髎"，详见该条。引见《简明中医辞典》。

天庭 所指有二：①经穴别名。即督脉之神庭穴，详见该条。②奇穴。（上天心、大天心、天门、三门）位于头额部正中线上、入前发际5分处。用于治疗各种疗症。灸3壮。引见《针灸经外奇穴图谱》、《中医大辞典》、《中国针灸大辞典》。

天容 小肠经穴。位于耳下曲颊后、即下颌角的后下方，在胸锁乳突肌的前缘凹陷中。平下颌角与颞骨乳突尖连线中点凹陷处。用于治疗湿热之邪引起的咽喉肿痛、耳聋耳鸣、咽中如梗、颊肿、瘿气、咳喘气逆、颈肿项强、颊内乳娥。有清热化痰、止喘消炎、祛湿止痛的作用。直刺向舌根部1～1.5寸，灸3壮。

天梁 奇穴。位于头枕部、斜方肌外缘、枕骨下际处。相当于风池穴斜上方、膀胱经天柱穴直上、大筋外廉、紧靠后顶骨边缘陷中。用于治疗鼻衄。按摩或指针约1分钟，针感酸、胀至鼻腔。引见《江苏中医》1963年第8期、《针灸经外奇穴图谱》、《中国针灸大辞典》。

天窗 小肠经穴。（天笼、天龙、窗笼、窗簧、窗聋）位于曲颊下、扶突穴后半寸处，平甲状软骨（喉结旁开3.5寸）于胸锁乳突肌后缘取穴。用于治疗湿热之邪引起的咽喉肿痛、暴瘖不能言、颈项强痛、肩背痛不能回顾、耳聋耳鸣、颊肿颈瘿、癫狂、中风不语、头痛、瘾疹、痔漏。有清热散风、祛湿止痛作用。直刺0.5～1寸，灸3～50壮。

天盖 经穴别名。即胃经缺盆（S12）穴，详见该条。引见《腧穴学概论》、《针灸甲乙经》、《中华针灸学》、《实用针灸学》、《针灸学辞典》、《针灸大辞典》、《实用针灸辞典》、《中国针灸大辞典》。

天笼 经穴别名。即小肠经天窗（SI16）穴，详见该条。引见《循经考穴编》、《针灸学辞典》、《针灸腧穴手册》、《实用针灸辞典》、

《针灸大辞典》。

天温　经穴别名。即心包经天泉（P2）穴。引见《针灸腧穴手册》、《腧穴学概论》、《实用针灸学》、《中华针灸学》、《针灸甲乙经》、《针灸学辞典》、《中国针灸大辞典》、实用针灸辞典》。

天湿　经穴别名。即心包经天泉（P2）穴，"天湿"为"天温"之误。引见《外台秘要》、《针灸腧穴手册》、《腧穴学概论》、《实用针灸学》、《中华针灸学》、《针灸学辞典》、《实用针灸辞典》。

天满　经穴别名。即督脉百会（CV20）穴，详见该条。引见《针灸资生经》、《中国针灸大辞典》、《针灸腧穴手册》、《腧穴学概论》、《中华针灸学》、《针灸学辞典》、《实用针灸辞典》。

天鼎　大肠经穴。（天顶）位于颈外侧部、缺盆上、直扶突、气舍后1.5寸，在胸锁乳突肌后缘、喉结旁开3寸的扶突穴与缺盆（锁骨上窝中央）穴连线的中点。即横平甲状软骨上切迹与胸锁关节上缘之中点处。用于治疗痰结气阻引起的瘰疬喉娥、喉痹咽痛、饮食不下、暴瘖气梗，以及胸背胀痛、

瘿气。有理气化痰、清利咽膈的作用。直刺0.5～1寸，灸3～7壮。

天溪　脾经穴。位于胸部、平第四上肋间隙中，正当任脉膻中穴旁开6寸处。用于治疗肺胃气逆引起的胸中满痛、咳逆上气、喉鸣作声、络闭乳痈、乳汁减少。有舒肝理气、宽胸解喘、升清降浊的作用。斜刺0.5～1寸，灸5壮。切忌深刺以防气胸。

天聪　奇穴。位于头顶正中线、入前发际2.7寸处，即督脉囟会穴后7分处。取穴：以绳从鼻端直上量至发际、截去一半，再从发际向上量、绳头尽处是穴。用于治疗伤寒、头痛身寒热。沿皮刺3～5分，灸20壮。引见《备急千金要方》、《经穴汇解》、《中医大辞典》、《中国针灸大辞典》、《针灸学辞典》。

天牖　三焦经穴。（天听）位于乳突后下方、胸锁乳突肌后缘，在天容穴与天柱穴连线之中点取穴。此穴位于完骨穴下方、天容穴后上方、天柱穴前下方，稍高于下颌角水平线。用于治疗外感风邪、水湿流注引起的头痛项强、肩背部痛、瘰疬、面肿、目昏、头晕、耳

鸣、暴聋、喉痛。有清头散风、消肿止痛的作用。直刺 0.5～1 寸，灸 3～5 壮。

天瞿 经穴别名。即任脉天突（CV22）穴，详见该条。引见《千金要方》、《腧穴学概论》、《实用针灸学》、《中华针灸学》、《针灸聚英》、《针灸学辞典》、《实用针灸辞典》、《中国针灸大辞典》。

天髎 三焦经穴。（天窌）位于肩部、大椎穴与肩峰突起连线的中点，在肩井穴下 1 寸处。一说在肩井穴与曲垣穴连线之中点。用于治疗外感风邪引起的肩背串痛、颈项强急、身热无汗、胸中烦满、臂肘引痛、不能伸举。天髎系手足少阳与阳维脉之会穴，有散风解表、疏经活络、通经利节的作用。直刺 0.5～1 寸，灸 3 壮。

天衢 即胆经天冲（G9）穴，系字误。古称天衢，盖因"衢"与"衢"形近而误。引见《千金要方》、《十四经发挥》、《针灸学辞典》、《针灸腧穴手册》、《腧穴学概论》、《中华针灸学》、《中国针灸大辞典》。

天五会 经穴别名。即胃经人迎（S9）穴，详见该条。引见《针灸甲乙经》、《针灸学辞典》、《中国针灸大辞典》、《针灸大辞典》、《实用针灸辞典》、《针灸腧穴手册》、《腧穴学概论》、《中华针灸学》、《实用针灸学》。

天应穴 即阿是穴。（神应穴、扪当穴）又称不定穴或百劳穴。是以病痛部位作为针刺点的穴位，它既无固定部位，又无具体名称的穴位。古代称之"以痛为俞"。引见《千金要方》、《中国针灸大辞典》、《针灸学辞典》、《针灸资生经》。

天河水 推拿穴名。位于前臂，即在心包经大陵穴至曲泽穴的经络线上。用于治疗热证。有大凉作用。引见《小儿推拿》。

天牖五部 针灸方。是由肺经天府（L3）、大肠经扶突（LI18）、胃经人迎（S9）、膀胱经天柱（B10）、三焦经天牖（TE16）穴组成的针灸方。5 穴以天牖穴居中，故名。用于治疗头痛、暴瘖、暴聋、拘挛、癫痫、口鼻出血。引见《灵枢·寒热病》、《针灸学辞典》。

天瞿旁穴 奇穴。位于颈前、平胸骨柄颈上切迹凹陷两侧 1.5 寸处，即在奇穴气堂与胃经气舍穴之间。用于治疗瘿。灸 300 壮。引见《千金翼方》、《经穴汇解》、

《针灸学辞典》、《中国针灸大辞典》。

天星十一穴　是金代针灸家马丹阳总结出的经验效穴。有肺经列缺（L7），大肠经合谷（LI4）、曲池（LI11），胃经足三里（S36）、内庭（S44），心经通里（H5），膀胱经委中（B40）、承山（B57）、昆仑（B60），胆经环跳（G30）、阳陵泉（G34），计11穴。《玉龙经》载：天星十一穴歌诀如下。

三里内庭穴，曲池合谷彻，
委中配承山，下至昆仑绝，
环跳与阳陵，通里与列缺，
合担用法担，合截用法截，
专心常记此，莫与闲人说，
三百六十法，不如十一穴。

引见《玉龙经》、《针灸腧穴手册》、《针灸学辞典》。

天星十二穴　是马丹阳天星十一穴又增加肝经太冲（Liv3）一穴。名马丹阳天星十二穴。撰有《天星十二穴治杂病歌》广为流传。引见《针灸大全》、《针灸学辞典》。

元儿　即任脉膻中穴的别名，详见该条。引见《针灸腧穴手册》、《腧穴学概论》、《实用针灸学》、《中华针灸学》、《针灸甲乙经》、《中国针灸大辞典》、《实用针灸辞典》。

元见　即元儿，为任脉膻中穴别名。"见"为"儿"之传误。引见《针灸大成》、《针灸学辞典》、《针灸腧穴手册》、《腧穴学概论》、《实用针灸学》、《中华针灸学》、《实用针灸辞典》。

元在　经穴别名。即膀胱经攒竹（B2）穴，详见该条。引见《腧穴学概论》。

元况　经穴别名。即任脉膻中（CV17）穴，详见该条。引见《针灸大成》、《中医大辞典》、《针灸学辞典》。

元柱　经穴别名。即膀胱经攒竹（B2）穴，详见该条。引见《古今医统》、《针灸学辞典》、《实用针灸学》、《实用针灸辞典》。

丰收　奇穴。位于面部、推耳垂向前时，耳垂前缘与颜面接触处。用于治疗牙痛。又为拔牙针麻穴。针0.5～1寸，针感下颌部酸、麻。引见《针灸经外奇穴图谱》、《中国针灸大辞典》。

丰隆　胃经穴。位于外踝尖上8寸，胫骨前嵴外二横指处，平条口穴外1寸，垂足取之。此穴约当犊鼻与解溪穴的中点处。用于治疗痰湿内阻引起的痰饮喘嗽、头痛头晕、胸痛、咽喉肿痛、喉痹卒瘖、经闭、便秘、癫狂、中风、下肢痿痹、脚气肢肿。丰隆为足阳明之络穴，别走足太阴脾经，因脾主运化，故长于降逆化痰湿，凡痰多必加丰隆。本穴有降逆祛痰、清热化湿、和胃安神、疏经活络的作用。直刺 1～1.5 寸，灸 15 壮。

支正 小肠经穴。位于阳谷（腕背横纹尺侧端，尺骨小头前凹陷中）穴上 5 寸处，即在阳谷与小海穴的连线上。用于治疗湿热内蕴、外感风邪引起的头痛目眩、项强、寒热、颔肿，以及肘臂手指挛痛、癫狂、消渴、神经衰弱。支正为手太阳小肠经之络穴，别走手少阴心经。有清热解表、养阴生津、祛风除湿、舒筋活络的作用。直刺 5～8 分，灸 5 壮。

支沟 三焦经穴。（飞处、飞虎）位于腕背横纹中央即阳池穴直上 3 寸处，在尺、桡骨之间。用于治疗外感风热、邪客三焦引起的发热无汗、暴瘖不语、耳聋耳鸣、胁肋疼痛、腰背酸重、肩臂痹痛、呕吐泻泄、二便秘涩、胸膈烦闷、四肢浮肿，妇人闭经、产后血晕、口噤不开、上肢瘫痪。支沟为手少阳经之经（火）穴，有清热散风、和解少阳、疏经活络、散瘀止痛、清三焦热、通关开窍、清火通便、宣气机通肠腑的作用。直刺 0.5～1 寸，灸 5 壮。

支点 耳针穴。位于耳轮脚的末端，即在膀胱与脑点连线的中点，或膀胱与缘中穴连线的中点。有缩尿止遗的作用。用于遗尿症。按耳针常规针法操作。引见《耳针》、《耳针疗法》、《中国针灸大辞典》。

支气管 耳针穴。位于耳甲腔、肺区偏内侧的三分之一处，有上、下两点，上侧代表对侧支气管，下侧代表同侧支气管。用于治疗急、慢性气管炎，百日咳、哮喘。有止咳祛痰平喘作用。针 1～2 分，留针 30 分钟。引见《耳针》、《耳穴疗法》、《中国针灸大辞典》。

支脉穴 舌针穴。位于舌下两条静脉的外侧，距舌根近端处。用于治疗高血压病、脑血管病后遗症。引见《微针疗法》。

支气管扩张点 耳针穴。位于耳甲腔、上腹的下方、激素的上方。用于穴位诊断和治疗支气管扩张症。按耳针常规针法操作。引见《针灸学》（上海中医学院编）、《中国针灸大辞典》。

太一 经穴别名。即胃经太乙（S23）穴，详见该条。引见《千金要方》、《针灸学辞典》、《针灸腧穴手册》、《腧穴学概论》、《实用针灸辞典》。

太乙 胃经穴。（太一、大一、太乙门）位于上腹部脐上2寸，即任脉下脘穴旁开2寸处。用于治疗饮食积滞、湿邪困脾引起的食欲不振、胃痛腹痛、胸满心烦、水肿泄泻、癫疾狂走。有健脾行水、调理胃肠、宁心安神的作用。直刺0.5～1寸，灸5壮。

太中 经穴别名。即肾经大钟（K4）穴，详见该条。引见《针灸大辞典》。

太仓 经穴别名。即任脉中脘（CV12）穴，详见该条。引见《针灸甲乙经》、《中医大辞典》、《针灸学辞典》、《中国针灸大辞典》、《针灸腧穴手册》、《腧穴学概论》、《实用针灸学》、《中华针灸学》、《实用针灸辞典》。

太白 脾经穴。位于足内侧核骨下陷者中，即在足内侧缘、第一跖趾关节后缘、赤白肉际处。用于治疗脾胃不和、脾失健运、水湿不化、脾气不升引起的胃痛、腹胀、肠鸣、泄泻、水肿、便秘、食滞、身热、心烦、呃逆、胸满、身重、骨酸、痔漏、脚气。太白系脾经俞（土）穴，又是原穴。有通经活络、健脾和胃、清热化湿、通调胃肠的作用。直刺0.5～1寸，灸5壮。

太冲 肝经穴。（大冲）位于足背部，穴在足大指本节后2寸陷者中，即足第一、二跖骨结合部之间凹陷中。用于治疗肝肾失调引起的小便失禁、疝气、头痛、眩晕、月经不调、崩漏不止、口喎、胁痛、癫狂、痫证、小儿惊风、遗尿、腹胀、呃逆、咽痛、目赤肿痛、膝股内侧痛、内踝前痛、足跗肿、下肢痿痹、肝阳上亢、面肌痉挛。太冲系足厥阴经之俞（土）穴，又是肝经的原穴。有平肝调血、舒肝理气、清肝降压、调经和血、疏经活络、通经开窍、镇惊熄风的作用。直刺0.5～1寸，灸3壮。

太阳 所指有三：①奇穴。（大阳、当阳、当容、前关）位于眉梢与外眼角连线中点、向后约1寸凹陷处，即在三焦经丝竹空与胆经瞳子髎穴连线的中点外方 1 横指处。一说，在目外眦 5 分。用于治疗头风，目眩，偏、正头痛，牙痛，目赤肿痛，麦粒肿，口眼㖞斜，目涩，烂弦及一切目疾。直刺 0.5～1 寸。②耳针穴。现改为颞。位于对耳屏的中区的外侧、对耳屏软骨边缘、枕与额两穴之间，即对耳屏外侧面的中部。用于治疗偏正头痛、头晕头昏、面肌痉挛及熟睡而致之遗尿症。针 1～2 分，治头痛向枕或额方向斜刺，治夜尿症向兴奋点方向直刺。③经穴别名。包括胆经瞳子髎（G1）穴、胆经上关（G3）穴，详见各该条。引见《圣济总录》、《千金要方》、《奇效良方》、《针灸逢源》、《针灸大成》、《医经小学》、《耳针》、《耳廓诊断治疗学》、《太平圣惠方》、《腧穴学概论》、《银海精微》、《实用针灸学》、《中华针灸学》、《针灸学辞典》、《中国针灸大辞典》。

太阴　所指有二：①奇穴。（大阴）位于小腿内侧、胫骨内侧面后缘、内踝尖直上 8 寸处，即在肝经中都与脾经地机穴之间。一说，在内踝上缘上 8 寸。用于治疗脚气、

癫疝。灸 3～7 壮。②经穴别名。包括肝经中都（Liv6）穴、脾经三阴交（SP6）穴，详见各该条。以上引见《外台秘要》、《中医大辞典》、《经穴汇解》、《针灸腧穴手册》、《腧穴学概论》、《实用针灸学》、《中华针灸学》、《针灸经穴图考》、《针灸腧穴图谱》、《针灸学辞典》、《实用针灸辞典》、《中国针灸大辞典》、《针灸大辞典》、《千金要方》。

太祖　奇穴别名。即崇骨穴，详见该条。引见《中国针灸学》、《针灸孔穴及其疗法便览》、《中国针灸大辞典》、《针灸学辞典》、《针灸大辞典》。

太泉　经穴别名。即肺经太渊（L9）穴，因避唐高祖李渊名改。引见《千金翼方》、《针灸聚英》、《针灸学辞典》、《中国针灸大辞典》、《腧穴学概论》、《针灸腧穴手册》、《中华针灸学》、《实用针灸学》、《实用针灸辞典》。

太钟　经穴别名。即肾经大钟（K4）穴，详见该条。引见《素问·刺腰痛论》（王冰注）、《针灸学辞典》。

太陵　经穴别名。即心包经大陵（P7）穴，详见该条。引见

《针灸学辞典》。

太渊　肺经穴。（太泉、大泉、阳池、脉会、鬼心）位于掌后腕横纹上、桡动脉桡侧凹陷中。用于治疗气血瘀阻、肺经气血不畅引起的喘息、咳嗽、气促、胸痛、无脉症、乳房痒痛、胸背痛、掌中热、喉痹、腹胀、噫气、呕吐、前臂桡侧痛、手腕无力、胸痹、逆气、咳血。太渊为肺手太阴之脉的俞（土）穴，八会穴之一脉会，又是肺经的原穴。有调理肺气、化痰止咳、理肺平喘、祛风止痛的作用。直刺3～5分，应避开动脉。灸3壮。

太敦　经穴别名。即肝经大敦（Liv1）穴，详见该条。

太溪　肾经穴。（吕细、大溪、内昆仑）位于足内踝与跟腱之间的凹陷中，当内踝尖与跟腱后缘连线之中点，与膀胱经昆仑穴相对应。用于治疗肾阴不足引起的咽喉干痛、牙痛、胸胁支满、咳逆气喘、咳血、耳聋、不寐，以及肾气虚弱引起的遗精、阳痿、月经不调、小便频数、腰脊冷痛、足跟肿痛、热病无汗、心疼如刺、痰唾如胶、下肢瘫痪。太溪为足少阴经的俞（土）穴，又是肾经的原穴，也是穴位诊断肾炎的定性穴。有调补肾气、通利三焦、滋阴补肾、强健腰膝、清热利湿、宁心安神的作用。直刺0.5～1寸，灸7壮。

太谿（泽田）　奇穴。位于足内踝前下5分处，当内踝下部和舟状骨结节下部连线的中点处，即在肾经照海穴前斜上方。用于治疗喉痛、扁桃体炎、中耳炎、喘息、肾脏疾患、妇科病。针3～5分，灸3～5壮。引见《针灸真髓》、《中国针灸大辞典》。

太乙门　经穴别名。即胃经太乙（S23）穴，详见该条。引见《针灸大辞典》。

太阳阴　所指有二：①经穴别名。即三焦经液门（TE2）穴，详见该条。②奇穴腋门之异名，详见该条。引见《千金要方》、《针灸大辞典》。

太阴阳　所指有二：①经穴别名。即三焦经液门（TE2）穴，详见该条。②奇穴。即腋下穴的别名，详见该条。引见《千金要方》、《腧穴学概论》、《中医大辞典》、《针灸学辞典》。

太阴谷　经穴别名。即脾经漏谷（SP7）穴，详见该条。引见

《千金要方》、《针灸学基础》。

太阴络 经穴别名。即脾经漏谷（SP7）穴，详见该条。引见《千金要方》、《针灸甲乙经》、《铜人腧穴针灸图经》、《腧穴学概论》、《中华针灸学》、《实用针灸学》、《针灸学辞典》、《实用针灸辞典》、《中国针灸大辞典》、《中医大辞典》。

太阴跷 所指有二：①奇穴。（吕细）位于足内踝下凹陷中。用于治疗月经不调、妇女不孕、阴挺、小腹痛、牙痛、淋病、目痛、呕逆、咽干、心痛、胸闷、猝疝、偏枯不能行、月水不来。针3分，灸3壮。②经穴别名（阴跷）即肾经照海（K6）穴。引见《外台秘要》、《太平圣惠方》、《针灸资生经》、《经穴汇解》、《针灸学辞典》、《中国针灸大辞典》、《针灸大辞典》。

太阴内市 经穴别名。即脾经箕门（SP11）穴，详见该条。引见《针灸大辞典》。

太阳太阴 奇穴。位于侧头耳上部，在额角入发际5分与上耳根发际角的连线上，1侧3穴。实际是由胆经颔厌（G4）、悬颅（G5）、悬厘（G6）3个经穴组成的针方。用于治疗偏头痛、上牙痛。针2～3分，不灸。引见《福州民间针灸经验录》、《针灸经外奇穴图谱》、《中国针灸大辞典》、《针灸腧穴手册》。

太始太素 奇穴。位于眼球巩膜上，与瞳孔相平之两侧，距虹膜约1分。鼻内侧为太始穴，外侧名太素穴。用于老年性成熟之白内障术的治疗。针术省略。详见《中国针灸大辞典》194页。

巨处 即膀胱经五处（B5）穴，"巨"与"五"字形相近，系字误。引见《医学入门》、《腧穴学概论》、《实用针灸学》、《针灸学辞典》、《实用针灸辞典》。

巨阳 奇穴。（外踝下）位于外踝下缘，直对外踝尖。此处与膀胱经申脉穴同位，故有说即是申脉穴。用于治疗狂癫、风惊、厥逆、心烦、偏瘫、关节炎、腰痛、坐骨神经痛。灸10～50壮。引见《千金要方》、《经穴汇解》、《针灸腧穴索引》、《针灸经外奇穴图谱》、《针灸学辞典》、《针灸大辞典》。

巨骨 大肠经穴。（后抬肩）位于肩端上行两叉骨间凹陷处，即在肩端上稍后部、正当锁骨肩峰端下缘与肩胛岗上缘之间的凹陷部。

用于治疗气郁痰结引起的胸中满闷、瘰疬、瘿气、肩臂痛不得伸屈、上肢麻痹、惊痫、吐血。巨骨为手阳明、阳跻脉之会，有宽胸理气、疏经散结、化瘀通络、通利关节作用。直刺 0.5～1 寸，灸 7 壮。

巨觉　即奇穴臣觉，详见该条。引见《千金要方》、《针灸大辞典》、《中国针灸大辞典》。

巨窌　所指有二：①经穴丝竹空，乃目窌之误。②即胃经巨髎（S3）穴，"窌"与髎同用。详见各该条。引见《针灸甲乙经》、《腧穴学概论》、《实用针灸学》、《中华针灸学》、《针灸学辞典》、《实用针灸辞典》、《中国针灸大辞典》。

巨虚　经穴别名。所指有二：①胃经上巨虚（S37）穴。②胃经下巨虚（S39）穴，详见各该条。引见《针灸学辞典》。

巨搅　奇穴臣觉之异名，详见该条。引见《腧穴学概论》、《针灸学辞典》、《中国针灸学》、《针灸大辞典》。

巨阙　（CV14）　任脉穴。（心募）位于上腹正中线、鸠尾穴下 1 寸，或脐上 6 寸处，即上脘穴的上 1 寸。用于治疗任脉经气不畅引起的心胸疼痛、心悸、心烦、胸满气短、咳逆上气、反胃吞酸、呃逆、噎膈、呕吐、泄痢、癫狂、痫证。巨阙为心之募穴，有养心安神、清心化痰、和中降逆、疏调经气、宽胸利膈的作用。向下斜刺 0.5～1 寸，但对左叶肝大及心脏扩大者不宜深刺。灸 10 壮。

巨髎　所指有二：①胃经穴。巨髎（S3）、（臣窌）位于面部、目正视，瞳孔直下引一直线与鼻翼下缘水平线的交点处，当瞳孔直下方、横平人中穴，即挟人中旁 8 分。用于治疗风热之邪引起的上牙痛、眼睑眴动、唇颊肿，及燥热之邪引起的鼻衄以及口眼歪斜、鼻塞等。巨窌为手足阳明、阳跻脉之会，有清热散风、疏经活络作用，是治疗牙痛和面瘫的主穴。针 3～5 分，灸 5 壮。②经穴别名。即三焦经丝竹空（TE23）穴，详见该条。引见《针灸学辞典》、《中国针灸大辞典》、《针灸甲乙经》。

巨骨下　奇穴。（立中）位于锁骨肩峰端与肩胛冈之间凹陷中，即大肠经巨骨（LI16）穴卜 2 寸处。用于治疗肩关节及周围软组织疾病。直刺 1～2 寸。引见《针灸学》

（上海中医学院编）。

巨阙俞　奇穴。（心舒 2、回春）位于背部正中线、第四胸椎棘突下凹陷中，即在督脉身柱与神道穴之间。用于咳嗽、喘息、胸胁痛、心痛、肩背痛、失眠、神经衰弱、胃病。针 0.5～1 寸，灸 7 壮。引见《千金翼方》、《针灸经外奇穴图谱》、《中医大辞典》、《针灸孔穴及其疗法便览》、《经穴汇解》、《针灸集成》、《中国针灸学》、《针灸学辞典》、《针灸大辞典》、《中国针灸大辞典》。

巨虚上廉　经穴别名。即胃经上巨虚（S37）穴，详见该条。引见《针灸甲乙经》、《中国针灸大辞典》、《实用针灸辞典》、《针灸腧穴手册》、《腧穴学概论》、《实用针灸学》。

巨虚下廉　经穴别名。即胃经下巨虚（S39）穴，详见该条。引见《针灸甲乙经》、《中国针灸大辞典》、《实用针灸辞典》、《针灸腧穴手册》、《腧穴学概论》、《实用针灸学》。

牙　耳针穴。①（拔牙麻醉点、牙痛点、升压点）位于耳甲腔、对耳轮内缘，与耳甲腔最凹陷处心穴相平。用于治疗牙痛。针 1～2 分，留针 30 分钟。②位于耳垂的一区。用于治疗牙痛、牙周炎、低血压。按耳针常规针法操作。引见《耳针》、《耳廓诊断治疗学》。

附耳垂划区法：从屏间切迹软骨下缘至耳垂下缘划 3 条等距水平线，再在第二水平线上引两条垂直等分线，由内向外、由上而下把耳垂分成 9 个区。一区为牙，二区为舌，三区为颌，四区为垂前，五区为眼，六区为内耳，五、六区交界线周围为面颊，八区为扁桃体，七、九暂为空白区。引见《耳针》、《耳穴诊断学》、《耳穴疗法》、《耳穴挂图》。

牙车　经穴别名。即胃经颊车（S6）穴，详见该条。引见《针灸腧穴手册》、《腧穴学概论》。

牙齿　耳针穴。位于耳垂前面、三区内上角。用于治疗牙痛。针 1～2 分，留针 30 分钟。引见《耳针疗法》、《针灸经外奇穴图谱》（续集）。

牙咬　奇穴。位于面部、颧骨后下缘凹陷与下颌角连线之中点，即在颧髎与颊车穴之间。用于治疗眉燕疗。针 2～3 分。引见《针灸经外奇穴图谱》、《针灸杂志》第 1 期、《中国针灸大辞典》。

牙痛　所指有二：①奇穴。位于手掌面、第三、四掌指关节间之中点，距指蹼缘 1 寸处。用于治疗牙痛、下颌关节痛。斜刺 0.5～1 寸，灸 7 壮。②耳针穴。位于耳垂前面、九区中央。用于治疗牙痛。针 1～2 分，留针 30 分钟。引见《耳针》、《针灸学》（上海中医学院编）、《针灸经外奇穴图谱》（续集）。

牙风痛　奇穴别名。即风齿痛或灸齿痛，详见该条。引见《针灸孔穴及其疗法便览》、《针灸学辞典》、《针灸大辞典》。

牙痛穴　即手针牙痛点。位于手掌第三、四掌骨小头之间，距指蹼缘 1 寸处，即在心包经劳宫穴前方。另一说位于手背面的中指和无名指指根间处。引见《新医疗法手册》、《中国针灸大辞典》、《最新针灸疗法》。

牙痛点　所指有二：（1）耳针穴。①位于耳甲艇、耳轮脚消失部分的后方、稍前下处，即在肝脾穴的前下方。②位于轮屏切迹处的脑干穴内侧内下方。③位于对耳屏内壁、神经点穴后下方。（2）手针

穴。位于掌面第三、四掌指关节间，距掌指横纹后 1 寸，与牙痛同位。引见《耳针》、《中医大辞典》、《针灸学》（上海中医学院编）、《观手识人》。

牙痛奇穴　耳针穴。位于耳甲腔内、屏间切迹底部与耳屏内面之间，即在内分泌、三焦、内鼻 3 穴构成的三角形的中心点，在此三角形内寻找敏感点。用于治疗牙痛有奇效而得名。引见《耳针》、《针灸经外奇穴图谱》、《中国针灸大辞典》。

牙痛点 1　耳针穴。位于对耳屏上切迹正中的内侧。另说位于耳垂 1 区的外下角。用于牙痛、阻生齿，又为拔牙针麻穴。引见《针灸经外奇穴图谱》、《全国针刺麻醉资料汇编》、《中国民间疗法》。

牙痛点 2　耳针穴。位于耳垂 4 区中央。用于牙痛、拔牙。按耳针常规针法使用。引见《中国民间疗法》、《微针疗法》。

五水　经穴分类名。即胃经的水突（S10）、水道（S28）穴，肾经水泉（K5），任脉水分（CV9），督脉水沟（GV26）穴。即以带水字头命名的 5 个经穴，均与机体水的利

用和排泄有密切关系，如果调节失常就会出现一系列水液代谢障碍的病变，因此这5个穴位是治疗和诊断水病的要穴。详见各该条。

五户　经穴别名。即任脉天突（CV22）穴，"五"为"玉"之误。天突别名为玉户，详见该条。

五枢　胆经穴。位于腹侧、髂前上棘之前5分处，约平脐下3寸处。十一肋端下际为章门穴，再直下1.8寸为带脉穴，再下3寸为五枢穴，该穴与脐下3寸关元穴水平线相平。用于治疗带脉与胆经之间经气失调引起的赤白带下、阴挺、小腹痛、月经不调、子宫内膜炎、睾丸炎、便秘、腰痛引背、疝气。五枢穴为足少阳、带脉之会，有温补下焦、强腰益肾、疏肝理气、通调经气的作用。直刺1～2寸，灸5壮。

五处　所指有二：①膀胱经穴。五处（B5）、（巨处）位于前发际正中直上1寸，即督脉上星穴左右旁开1.5寸处。因该穴起始于膀胱经第五个穴位，故名五处。用于治疗风热痰邪引起的头痛目眩、脊强反折、目不识人、鼻塞喷嚏、小儿惊风、癫痫、瘈疭。有宣泄风

热、清头明目的作用。平刺3～5分，灸3壮。②奇穴。位于腰骶关节部、第五腰椎棘突高点1穴，在此点左右旁开2寸各1穴，旁开4寸各1穴，总计5穴。用于治疗一切腰间疾病。针1寸，灸7～11壮。引见《腧穴学概论》、《针灸腧穴图谱》、《中国针灸大辞典》、《针灸经外奇穴图谱》、《针灸大辞典》。

五会　所指有二：（1）奇穴。位于目内眦之鼻侧1分与眉内端之连线中点处，即膀胱经睛明穴与攒竹穴之间。用于高血压病。针3～5分，留针0.5～1小时。（2）经穴别名。①指督脉百会（GV20）穴，原作"三阳五会"。②指胃经人迎（S9）穴，原作"天五会"详见各该条。引见《铜人腧穴针灸图经》、《腧穴学概论》、《针灸腧穴手册》、《实用针灸学》、《中华针灸学》、《针灸经外奇穴图谱》、《针灸学辞典》、《中国针灸大辞典》、《针灸大辞典》、《实用针灸辞典》。

五灵　奇穴。位于大腿外侧下部、腘窝横纹外侧端上5寸、股二头肌外侧缘。即在奇穴阴委上四寸，（股外侧腘窝横纹上1寸）处，亦即在灵宝穴之下、四连穴之上。

用于治疗癫狂。为过梁针穴之一。直刺3～8寸。引见《针灸孔穴及其疗法便览》、《针灸腧穴图谱》、《针灸经外奇穴图谱》、《针灸学》（上海中医学院编）、《中国针灸大辞典》、《针灸大辞典》。

五里　所指有五：①指大肠经的手五里（LI10）或称臂五里穴。②指肝经足五里（Liv10）穴。③指心包经劳宫（P8）穴。④指泽田五里。详见各该条。⑤奇穴。位于大腿内侧的中央部、平髋骨中线直上8寸5分处，当肝经五里穴与阴包穴连线之间点。用于治疗绿内障、白内障、黑内障、近视。针5～8分，灸3～5壮。引见《针灸真髓》、《针灸甲乙经》、《针灸腧穴手册》、《腧穴学概论》、《中华针灸学》、《实用针灸学》、《针灸学辞典》、《中国针灸大辞典》、《实用针灸辞典》。

五府　经穴分类名。是指肺经中府（L1）、天府（L3）、心经少府（H8）、肾经俞府（K27）、督脉风府（GV16）计5个经穴的总称。府为脏气储藏和结聚之处，其主治作用与俞募穴并驾齐驱，也是诊治疾病的重要穴位。详见各该条。

五虎　奇穴。位于手食指及无名指第二节骨尖，即手背第二、四掌骨小头高点。一手两穴，握拳取之。用于治疗五指拘挛、颈项痛、坐骨神经痛。斜刺2～3分，灸3壮。引见《针灸大成》、《医经小学》、《奇效良方》、《经穴汇解》、《类经图翼》、《针灸逢源》、《针灸经穴图考》、《针灸学辞典》、《针灸经外奇穴治疗诀》、《中国针灸大辞典》、《针灸孔穴及其疗法便览》、《针灸大辞典》。

五星　即五里。《太素》杨注引《明堂》作五星，"星"为"里"之误。详见五里条。引见《针灸学辞典》。

五城　经穴别名。即任脉关元（CV4）穴，详见该条。引见《腧穴学概论》、《实用针灸辞典》。

五海　经穴分类名。是指心经少海（H3）、脾经血海（SP10）、小肠经小海（SI8）、肾经照海（K6）、任脉气海（CV6）穴，计5个经穴的总称。海穴是人体经络经气在体表汇集最大之场所，犹如百川汇大海，是统治全身一切气病、血病、水病、湿热病的要穴。详见各该条。

五趾　奇穴别名。即气端穴，

详见该条。引见《针灸经外奇穴图谱》（续集）。

五号穴 奇穴。（斗私）位于耳颞部、胸锁乳突肌停止部、颞骨乳突下凹陷后斜上 5 分处，即翳明后斜上 5 分处。用于治疗神经官能症、耳聋、耳鸣、失眠。针向对侧内眼角直刺 1.5～2 寸。引见《人体解剖图谱》、《针灸经外奇穴图谱》。

五里下 奇穴。位于大腿内侧上部，在耻骨联合中点曲骨穴旁开 2 寸，再直下 5 寸处，即当肝经足五里下 2 寸处。用于治疗腿内收障碍。直刺 2.5 寸。引见《新针疗法讲义》（沈阳军区总医院编）。

五花针 针灸方。是由督脉灵台、与奇穴心募、膈募计 5 穴组成的针灸方。灵台位于背部正中线第六、七胸椎棘突之间点。心募位于第五、六胸椎棘突之间点旁开 1 寸处。膈募位于七、八胸椎棘突之间点、旁开 1 寸处。用于治疗肺结核、肋间神经痛。灵台进针后向上斜刺 1～1.5 寸。心募及膈募穴均向脊柱斜刺 1～1.5 寸。引见《红医针疗法》、《中国针灸大辞典》。

五经纹 奇穴。位于手五指掌侧、拇指之指节横纹 1 穴，食指、中指、无名指、小指之近侧指节横纹 4 穴，两手共 10 穴。五经纹与五指节相对。用于治疗五脏六腑气不和。针刺 1 分，刺出黄白色液体。引见《针灸经外奇穴图谱》、《中国针灸大辞典》、《针灸大辞典》。

五俞穴 经穴分类名。即五输穴，详见该条。引见《中医大辞典》、《针灸学辞典》。

五指节 奇穴。位于手五指背侧、近侧指节横纹中点。除拇指外，其余 4 指正与手四缝穴相对。用于治疗腹痛、气血不畅、呼吸困难。用拇、食 2 指搓捻，每穴 3～5 次。引见《中医推拿学讲义》、《中国针灸大辞典》。

五柱灸 奇穴。（五柱之灸）位于上腹部正中线 3 穴，即以任脉上脘为中心，上为巨阙穴、下为下脘穴，再加脐上 4 寸、旁开 2 寸的两个梁门穴，计由 5 个经穴组成针灸方。此方是由日人泽田健先生命名的。用于治疗支气管哮喘、支气管炎、胃及腹部疾病。每穴各灸 3～5 壮。引见《针灸临床治疗学》、《针灸经外奇穴图谱》、《中国针灸大辞典》。

五胠俞 经穴别名。即膀胱

经谚谚（B45）穴，详见该条。引见《经穴汇解》、《针灸学辞典》、《针灸大辞典》、《针灸腧穴手册》、《腧穴学概论》。

五脏俞 奇穴。实为经穴，是由膀胱经心俞（B15）、肝俞（B18）、脾俞（B20）、肺俞（B13）、肾俞（B23）5个经穴组成的针灸处方。用于治疗疬风，因身卧湿地引起的面部庞胀如黑云，或全身痛如锥刺，或两手顽麻。以上共10穴，从上至下各灸50壮。引见《针灸孔穴及其疗法便览》、《实用针灸学》、《实用针灸辞典》、《针灸经外奇穴图谱》。

五脏募 经穴分类名。即心募巨阙（CV14）属任脉，肝募期门（Liv14）属本经，脾募章门（Liv13）属肝经，肺募中府（L1）属本经，肾募京门（G25）属胆经。引见《针灸聚英》、《针灸腧穴手册》。

五腰穴 奇穴。位于腰部、平第五腰椎棘突左右旁开2寸处。用于治疗坐骨神经痛、腰痛。针向椎体方向斜刺1.5～2寸，针感麻至足为度。引见《针灸疗法》（山东中医学院编）。

五输穴 经穴分类名。（五俞穴）指十二经脉肘、膝关节以下的井、荥、俞、经、合5个特定穴位。"所出为井，所溜为荥，所注为腧，所行为经，所入为合，二十七气所行，皆在五腧也。""井主心下满，荥主身热，俞主体重节痛，经主喘咳寒热，合主逆气而泄。"阴经以输代原，阳经另有原穴，所以通常称"五输"66穴（表4、表5）。引见《中医大辞典》、《针灸学辞典》、《针灸大辞典》。

表4　阴经五腧穴表

五脏＼五输		井（木）	荥（火）	输（土）	经（金）	合（水）
手三阴	肺	少商	鱼际	太渊	经渠	尺泽
	心包	中冲	劳宫	大陵	间使	曲泽
	心	少冲	少府	神门	灵道	少海
足三阴	脾	隐白	大都	太白	商丘	阴陵泉
	肝	大敦	行间	太冲	中封	曲泉
	肾	涌泉	然谷	太溪	复溜	阴谷

表5　阳经五腧穴表

六腑＼五输		井（金）	荥（火）	输（木）	经（火）	合（土）
手三阳	大肠	商阳	二间	三间	阳溪	曲池
	三焦	关冲	液门	中渚	支沟	天井
	小肠	少泽	前谷	后溪	阳谷	小海
足三阳	胃	厉兑	内庭	陷谷	解溪	足三里
	胆	窍阴	侠溪	临泣	阳辅	阳陵泉
	膀胱	至阴	通谷	束骨	昆仑	委中

五十九刺　经穴分类名。是治疗热病的59个穴。详见表6。

表6 五十九刺穴位名表

部　位	穴　名	穴位数（个）
两手内、外侧各3	商阳、少商、关冲、中冲、少冲、少泽	12
五指（趾）间各1	后溪、中渚、三间、少府、束骨、足临泣、陷谷、太白	16
头入发1寸傍3分各3	五处、承光、通天	6
更入发3寸、边5	头临泣、目窗、正营、承灵、脑空	10
耳前后、口下者、项中	听会、完骨、承浆、哑门	6
巅上、囟会、发际	百会、囟会、神庭、风府	4
脑后、下颌	廉泉、风池、天柱	5

引见《灵枢·热病》、《针灸学辞典》。

五十九痛 经穴分类名。即热病五十九俞，也是治疗热病的59个穴位，但与五十九刺不同。详见"热病五十九俞"条。

五十七痛 即水俞五十七穴，详见该条。引见《中医大辞典》。

五柱之灸 即五柱灸，详见

该条。引见《中国针灸大辞典》。

五焦之间 经穴别名。即膀胱经心俞（B15）穴。引见《腧穴学概论》、《实用针灸学》、《实用针灸辞典》。

五对同名穴 经穴分类名。即胆经头临泣（G11）与足临泣（G41）、肾经腹通谷（K20）与膀胱经足通谷（B66）、大肠经手三里（LI10）与胃经足三里（S36）、胆经头窍阴（G11）与足窍阴（G44）、督脉腰阳关（GV3）与胆经膝阳关（G33）。引见《罗遗编》、《针灸腧穴手册》。

长平 所指有二：①经穴别名。即肝经章门（Liv13）穴，详见该条。②奇穴长谷的异名，详见该条。引见《针灸甲乙经》、《千金翼方》、《针灸经外奇穴图谱》、《腧穴学概论》、《实用针灸学》、《中华针灸学》、《针灸学辞典》、《针灸大辞典》、《实用针灸辞典》、《中国针灸大辞典》。

长江 奇穴别名。即迥气（别名回气）穴，详见该条。引见《针灸大辞典》、《中国针灸大辞典》。

长谷 所指有二：①奇穴。（长平、循际、循脊、循元）位于腹中部平脐，即在脐中（神阙）旁开2.5寸处，当天枢穴外侧5分处。用于治疗泄痢、纳呆、食不消、四肢不举乏力、多汗、水肿、肾炎、肾下垂、慢性胃肠病。直刺1～1.5寸，灸5～7壮。②经穴别名。即胃经天枢（S25）穴，详见该条。引见《千金要方》、《千金翼方》、《中国针

灸学》、《针灸孔穴及其疗法便览》、《中医大辞典》、《经穴汇解》、《腧穴学概论》、《针灸腧穴手册》、《实用针灸学》、《中华针灸学》、《针灸学辞典》、《中国针灸大辞典》、《针灸大辞典》、《实用针灸辞典》。

长鸡 即胃经天枢（S25）穴的别名，详见该条。引见《实用针灸辞典》。

长维 即胃经天枢（S25）穴的别名，详见该条。引见《实用针灸学》、《实用针灸辞典》。

长颊 经穴别名。即大肠经口禾髎（LI19）穴，详见该条。引见《实用针灸学》、《实用针灸辞典》。

长强 督脉穴。（上天梯、三分间、气郄、阴郄、气之阴郄、长疆、为之、龙虎穴、尾骨、尾闾、尾翠骨、尾骨下空、尾蛆骨、穷骨、橛尾、龟尾、龟尾长强、鱼骨、鱼尾、胸之阴俞、骨骶、脊骶端、脊骨下空、下极之俞、曹溪路、朝天岭、厥骨、撅骨、骶骨、骶上、闾尾、橛骨）位于脊椎尾骶骨处，即尾骨尖端与肛门连线之中点。用于治疗痔疮，小儿脱肛、便血、便秘、腹泻、遗尿、遗精、癃闭、前列腺炎、难产、小儿脱水囟凹、瘈疭、癫狂、痫

证、脊强反折、阴部湿痒、腰脊、尾骶部痛。长强为督脉之别络，别走足太阳、少阴所结，又是足少阴、少阳之会，并有分支络接任脉。有培补下焦，清热利湿，通任督、调肠腑作用。取胸膝卧位，紧靠尾骨前面斜刺0.5～1寸，灸5壮。

长颊　即大肠经口禾髎（LI19）穴，盖因其别名长频而传误。引见《针灸聚英》、《腧穴学概论》、《针灸腧穴手册》、《实用针灸学》、《实用针灸辞典》、《针灸学辞典》。

长频　经穴别名。即大肠经口禾髎（LI19）穴，盖因"长频"而传误。引见《针灸大成》、《针灸腧穴手册》、《腧穴学概论》、《中华针灸学》、《实用针灸学》、《针灸学辞典》、《实用针灸辞典》。

长频　经穴别名。即大肠经口禾髎（LI19）穴，"频"当为"颇"字之误。引见《类经图翼》、《铜人针灸腧穴图经》、《腧穴学概论》、《实用针灸学》、《中华针灸学》、《针灸学辞典》、《针灸大辞典》、《实用针灸辞典》、《中国针灸大辞典》。

长溪　经穴别名。即胃经天枢（S25）穴，详见该条。引见《针灸学辞典》、《中国针灸大辞典》、《针灸腧穴手册》、《腧穴学概论》、《实用针灸学》、《实用针灸辞典》。

长颅　经穴别名。即大肠经口禾髎（LI19）穴，详见该条。引见《实用针灸学》、《实用针灸辞典》。

长谿　即胃经天枢（S25）穴的别名，详见该条。引见《中华针灸学》、《针灸聚英》。

长疆　经穴别名。即督脉长强（GV1）穴，详见该条。引见《实用针灸辞典》、《实用针灸学》。

长髎　经穴别名。即大肠经口禾髎（LI19）穴，盖因"长频"而传误。引见《针灸大全》、《针灸腧穴手册》、《腧穴学概论》、《实用针灸学》、《实用针灸辞典》、《针灸学辞典》。

长蛇灸　是将蒜泥从第七颈椎平铺到第四骶椎下缘，宽厚各6毫米，周围用桑皮纸封固，然后用黄豆大的艾柱分别放在大椎及腰俞上施灸，灸至患者口鼻内有蒜味为止。多用于治疗虚劳。引见《中国针灸大辞典》。

长收肌运动点　奇穴。位于大腿胫侧、腹股沟内四分之一点下方约 3 寸，缝匠肌的内方。用于治疗小儿麻痹后遗症（髋关节松弛——外旋型）。针 1～2 寸，针感麻、酸至膝。引见《奇穴治百病》。

不容 胃经穴。位于上腹部、在脐上 6 寸，任脉巨阙穴旁开 2 寸处。用于治疗饮食积滞、胃气不降引起的胃痛腹胀、腹满食减、呕吐、口干、胃下垂、胃弛缓、小儿食疳、虚劳咳喘、胸背胁痛。不容有调中焦、和胃气、除胀满、消积滞的作用。直刺 5～8 分，灸 5 壮。

注：胃经由不容穴到滑肉门之间的横寸有两种说法：一说去任脉 3 寸，见《甲乙经》、《针灸大成》。另说去中行 2 寸，见《类经图翼》、《医宗金鉴》。

不定穴 即天应穴或称阿是穴，详见该条。引见《针灸学辞典》、《中国针灸大辞典》、《针灸大辞典》。

无名 奇穴别名。即二椎下穴，详见该条。引见《针灸孔穴及其疗法便览》、《针灸学辞典》。

无名穴 所指有二：①奇穴别名。即二椎下，详见该条。无名穴又是穴位诊断精神病的定性穴。②手针穴。位于手背腕横纹桡侧端、伸拇短肌腱尺侧缘，即在肺经太渊穴与大肠经阳溪穴之间。本穴与太渊穴只有一筋之隔。用于治疗喘息、戒烟。针 2～3 分，针感麻至手指。引见《穴位诊断法》、《针灸孔穴及其疗法便览》、《针灸腧穴图谱》、《针灸经外奇穴图谱》、《中医大辞典》、《中国针灸大辞典》、《针灸大辞典》。

夫妻穴 即阳干与阴干刚柔相配。也就是按着五行生成数，逢五相合，即甲己相合，乙庚相合，丙辛相合，丁壬相合，戊癸相合。天干有阴阳之分，以阳为夫，以阴为妻（表 7）。因此相合的天干所代表的一对俞穴，就是夫妻穴。引见《中国针灸大辞典》。

表 7 十天干夫妻刚柔相配表

阳干	夫（刚）	甲	庚	丙	壬	戊
阴干	妻（柔）	己	乙	辛	丁	癸

开窍泄热方　针灸方。是由督脉水沟（GV26）、肝经太冲（Liv3）、大肠经合谷（LI4）、经外奇穴十宣组成。用于治疗中风闭证，症见浅度昏迷、对光反射、角膜反射、吞咽反射尚存在，伴有四肢躁动、腱反射亢进等。随症加穴：高热加大椎、十二井，四肢躁动加曲池、阳陵泉。本方具有开窍泄热作用。引见《中国针灸大辞典》。

开窍熄风方　针灸方。是由督脉水沟（GV26）、百会（GV20）、胃经丰隆（S40）、肝经太冲（Liv3）、胆经风池（G20）、和经外奇穴十二井组成。用于治疗中风闭证，症见神志昏迷、牙关紧闭、两手握固、面赤气粗、喉中痰鸣，甚则声如曳锯、二便闭塞，脉象滑大弦劲。随证加减穴：牙关紧闭加颊车、合谷、言语蹇涩加哑门、廉泉、通里、关冲、口眼㖞斜加地仓、颊车、牵正，上肢半身不遂加肩髃、曲池、外关，下肢半身不遂加环跳、风市、阳陵泉、悬钟、昆仑，肘部拘挛加曲泽、腕部拘挛加大陵、踝部拘挛加太溪。本方具有平肝熄风、清火豁痰、开窍启闭之功。引见《中国针灸大辞典》。

开郁化痰安神方　针灸方。是由肝俞（B18）、脾俞（B20）、心俞（B15）、胃经丰隆（S40）、心经神门（H7）穴组成。用于治疗癫证，症见起初精神抑郁、表情淡漠、或自言自语、语无伦次，或时悲时喜、哭笑无常，秽洁不知、不思饮食、舌苔薄腻、脉象弦细或弦滑。随症加穴：哭笑无常加间使、鬼哭穴，不思饮食加中脘、足三里，久癫不愈者可取"十三鬼穴"治之。本方具有开郁化痰安神的作用。本病由于肝气郁滞、脾气不升、凝集津液、化为痰浊、蒙蔽神明而发。故取肝俞、脾俞、丰隆以疏肝郁、运脾气、化痰浊而治本，取神门、心俞，开心窍以苏神明。引见《中国针灸大辞典》。

开窍清心解郁方　针灸方。是由督脉水沟（GV26）、百会（GV20），心包经内关（P6）、心经神门（H7），肝经太冲（Liv3）穴组成。用于治疗脏躁，症见胸闷气逆、哭笑无常、精神恍惚，甚则昏仆、不省人事。随症加穴：哭笑无常加间使、后溪，胸闷气逆加膻中、丰隆，精神恍惚加心俞、魂门，昏倒不知人事加劳宫、涌泉。本方具有开窍清心，疏肝解郁的作用。取水沟、百会以开窍醒脑，内关、神门以清心宁神，太冲以疏肝解郁。引见《中国针灸大辞典》。

云门　肺经穴。位于胸上部、巨骨下、气户两旁各2寸陷者中，即在胸前正中线旁开6寸、锁骨下缘、稍高于任脉璇玑穴。用于治疗肺气壅滞引起的喉痹、胸痛胀满、咳嗽气喘，是治疗肩臂疼痛、上肢麻木的主穴。有宣通肺气，舒筋活络的作用。针0.5～1寸，灸3～5壮。

切迹下　耳针穴。升压点1的别名，详见该条。引见《耳针》、《耳针疗法》。

切迹后　耳针穴。目2的别名，详见该条。引见《耳针》、《耳廓诊断治疗学》。

切迹前　耳针穴。目1的别名，详见该条。引见《耳针》、《耳廓诊断治疗学》。

井穴　经穴分类名。为五腧穴之一，位于四肢末端。"所出为井"，井穴是十二经出在手指、足趾末端浅表处的穴位。全身十二经各有一个井穴，十二井穴详见表8。井主心下满，用于病邪在"脏"。"病在脏者取之井"。井穴针感最强，所以常用于治疗各种急症，如中风不语、发热、胸中烦闷、神志昏迷等。引见《中国针灸大辞典》、《针灸大辞典》、《针灸学辞典》。

表8　十二井穴表

经	肺	大肠	胃	脾	心	小肠	膀胱	肾	心包	三焦	胆	肝
井穴	少商	商阳	厉兑	隐白	少冲	少泽	至阴	涌泉	中冲	关冲	足窍阴	大敦

王氏夹脊　奇穴。位于第二胸椎至第四腰椎、各椎棘突下旁开3分、隔椎1穴、1侧8穴，共计16穴。胸2～8，用于治疗上肢疾患，

主脏主血；胸 10～腰 4，用于腹部及下肢疾患，主腑主气。因本穴位介于督脉与膀胱经之间，而且五脏六腑之精气均由此处输转，所以有扶督脉之阳、助膀胱之气、调理脏腑气血、疏通经络脉道之作用。引见《金针王乐亭》。

〔丨〕

中平　奇穴所指有二：①中平（手），又名口疮点。位于手掌面，中指根与掌相接处之横纹中央。即中指指掌横纹之中央。用于口疮、龈肿。针 2 分，灸 1～3 壮。②中平（足），位于小腿外侧，腓骨小头与外踝高点之连线上，膑骨中线下 5 寸处，胫骨与腓骨之间。即在胃经足三里穴下 1 寸处。用于治疗癫狂。为过梁穴之一。近代又用于下肢瘫痪及肩周炎。针 2～5 寸。治肩周炎采用缪刺法，左肩针刺右侧穴，右肩针刺左侧穴，用力捻转提插以泻法为主，边行针边令病人活动患肢。引见《针灸孔穴及其疗法便览》、《腧穴学概论》、《针灸经外奇穴治疗诀》、《针灸经外奇穴图谱》、《针灸学辞典》、《中国针灸大辞典》、《针灸大辞典》、《中国针灸》1988 年第 6 期。

中冲　心包经穴。位于手中指尖端之中央，距指甲约 1 分处。一说，在中指桡侧，距指甲 1 分许。用于治疗因毒热郁闭心包引起的心痛、心烦、昏迷、中风先兆、小儿夜啼、小儿惊风、舌强肿痛、中暑昏迷，以及头痛如破、掌中热、胃脘痛、呕吐腹泻、高热神昏、不省人事、热病烦闷汗不出。中冲为手厥阴心包经的井（木）穴。有泻热启闭、醒神开窍、清热散邪、回阳救逆、通心络、开神窍的作用。中冲为十二井穴之一，为最常用的急救穴。浅刺 1 分或用三棱针点刺、速刺出血。

中守　经穴别名，即任脉水分（CV9）穴，详见该条。引见《针灸学辞典》、《千金要方》、《针灸腧穴手册》、《腧穴学概论》、《实用针灸学》、《中华针灸学》、《中国针灸大辞典》、《实用针灸辞典》。

中纪　经穴别名，即任脉中脘（CV12）穴，详见该条。引见《实用针灸学》。

中极　任脉穴。（气鱼、气原、玉泉、膀胱募）位于腹部正中线、脐下 4 寸，或在耻骨联合上缘上方凹陷处的曲骨穴上 1 寸处。用于治疗任脉与足三阴经之间经气失调引起的遗尿、遗精、阳痿、疝气、尿闭、月经失调、带下、不孕、阴挺、产后恶露不止、痛经、胎衣不下子宫出血、小便赤涩、阴门痛痒、虚劳羸瘦、中风脱证。中极为足三阴和任脉之会穴，又为膀胱募穴，又是泌尿生殖系穴位诊断的定位、定性穴之一。有通调三阴、培元益肾、清热利湿、温阳固脱、通调冲任及胞宫的作用。直刺 1~2 寸，灸 3~7 壮。针前排尿。孕妇忌针，如为尿潴留应斜刺或横刺，不可直刺，以免刺破膀胱。

中注　肾经穴。位于腹部、脐下 1 寸，即任脉阴交穴旁开 5 分处。当肓俞穴下 1 寸。用于治疗因肝脾肾之精气不足引起的月经失调、便秘、腹痛、腰痛，以及少腹热、大便坚、小便淋涩、目内眦赤痛、泄泻。中注为足少阴、冲脉之会，有滋补肝脾肾、疏调经气的作用。针 1~1.5 寸，灸 3~5 壮。

中枢　所指有二：①督脉穴。中枢（GV7）位于胸背部正中线，第十胸椎棘突下凹陷处。其上为筋缩穴，下为脊中穴，穴当脊中之上，为脊中的枢转处，故名中枢。用于治疗因脾失健运引起的腹胀、腹满、胃痛食减，以及肝胆疾患、胸痛引背、腰脊强痛不得俯仰、视力减退。有健脾理气、温补脾肾、强壮腰脊的作用。向上斜刺 0.5~1 寸，灸 7 壮。②耳针穴。中枢位于耳舟后隆起上段，折耳向前、耳舟隆起尖端至下端与耳垂交界处，折为 10 等份，上十分之三点微偏内侧，即在脑池穴的外上方。用于头痛、神经衰弱。针 1~2 分，留针半小时。引见《耳针》、《针灸经外奇穴图谱》。

中府　肺经穴。（龙颔、府中俞、肺募、肺中府、肺中俞、膺中、膺俞、膺中俞）位于胸壁外上部、平第一肋间隙，距胸骨正中线 6 寸处。当云门穴下 1 寸，稍外方。用于治疗因肺气壅滞引起的胸痛胀满、咳嗽气喘、鼻塞涕浊、咳吐脓血、腹胀、呕逆、喉痹、肩背痛。中府为手太阴肺经的起始穴，也是十四经的首穴。中府又为手足太阴之会、肺之募穴，又是经络穴位诊断肺疾的参考穴。由于是脾经之会穴，故能治疗脾经的病症，如脾失健运、纳呆、腹胀。本穴有调理肺气、养阴清热作用。针向外上方斜刺 0.5～1 寸，不可深刺，灸 3～5 壮。

中环　奇穴。位于臀部，在胆经环跳穴与膀胱经白环俞连线之中点上。侧卧位取穴。用于治疗坐骨神经痛、腰腿痛、小儿麻痹后遗症、下肢瘫痪。直刺 2～3 寸，针感至足趾。引见《新针灸学》（浙江科技出版社）。

中空　所指有二：①奇穴。位于腰下部、第五腰椎棘突下旁开 3.5 寸处，即在关元俞外开 2 寸处。一说在第六、七胸椎棘突之间点两侧 3.5 寸处，即在肺俞穴下 3 寸，再旁开 2 寸处。此说与主治腰痛难立似有矛盾。用于治疗腰痛难立、腰背肌痉挛、腰部软组织损伤、腰肌劳损、肋间神经痛。也是穴位诊断腰痛的定性穴。②经穴别名，即膀胱经中髎（B33）穴，详见该条。引见《腧穴学概论》、《穴位诊断法》、《针灸经外奇穴治疗诀》、《中华针灸学》、《实用针灸辞典》、《经穴汇解》、《针灸学辞典》、《中国针灸大辞典》、《针灸孔穴及其疗法便览》、《针灸大成》。

中闸　奇穴。位于腹下部，脐下 4 寸即任脉中极穴、再旁开 2 分处。用于治疗子宫脱垂。针 5～7 分。引见《经外奇穴汇编》、《中国针灸大辞典》。

中都　经穴别名。所指有二：①指肝经中都（Liv6）穴。②即郄中，指膀胱经委中（B40）穴。详见各该条。引见《铜人腧穴针灸图经》、《中医大辞典》、《针灸学辞典》、《中国针灸大辞典》、《千金要方》、《针灸腧穴手册》、《腧穴学概论》、《实用针灸学》、《实用针灸辞典》、《外台秘要》、《中国针灸学》、《中华针灸学》。

中奎　奇穴中魁的别名，详见该条。引见《针灸学辞典》、《中国针灸大辞典》。

中柱　经穴别名。即督脉中枢（GV7）穴，详见该条。引见《医学入门》、《针灸学辞典》。

中背　耳针穴。位于耳背部，在上、下耳背两穴之间，于耳轮脚后沟中。用于治疗背痛、胃脘胆囊区痛、皮肤瘙痒。针 1～2 分，留针 30 分钟。引见《耳针》、《中国针灸大辞典》。

中泉　奇穴。（池泉、腕痛点）位于手背腕横纹上，当阳池与阳溪穴连线的中点，指总伸肌腱桡侧缘之凹陷中。用于治疗心痛、胸中气满不得卧、肺胀满膨膨然、角膜白翳、掌中热、胃气上逆、腹中诸气痛、胃肠痉挛、呃逆、中风、癔病、哮喘、气管炎、前臂及腕部软组织损伤、手指瘈疭、上肢麻痹。针3～5分，灸3～7壮。引见《奇效良方》、《类经图翼》、《针灸孔穴及其疗法便览》、《针灸集成》、《针灸逢源》、《经穴汇解》、《腧穴学概论》、《针灸学辞典》、《中国针灸大辞典》、《针灸经外奇穴图谱》（续集）、《针灸大辞典》。

中矩 奇穴。（垂矩）口针穴之一。位于口腔下颌骨内侧，口底与齿龈粘膜移行部之中线处。开口取穴，在口底与齿龈交界处。用于治疗中风舌强不语、舌干燥。针1～2分。引见《医心方》、《经穴汇解》、《针灸经外奇穴图谱》、《针灸学辞典》、《中国针灸大辞典》、《针灸大辞典》、《中国民间疗法》、《微针疗法》。

中封 肝经穴。（悬泉）位于足内踝前1寸，取穴时仰足见凹陷，伸足显筋间，穴为腕中筋肉封聚之处，故名中封。穴当商丘与解溪两穴之间。用于治疗因寒热凝结引起的角膜炎所致视物不清及小便不畅、遗精、阴缩、足冰冷、脐腹痛、少腹痛、疝气、阴茎痛、胸腹胀满、腰痛、内踝肿痛、肝经湿热下注、目黄、不嗜食等。中封为足厥阴经经（金）穴，有疏肝理气、清利下焦、通经活络的作用。斜刺0.5～1寸，灸3壮。

中庭 任脉穴。（龙颔）位于前正中线，任脉膻中穴下1.6寸陷中，当胸骨体和剑突结合的中点。用于治疗因经气郁滞、壅于胸中引起的胸胁胀满、饮食不下、呕吐反胃、小儿吐奶、梅核气、噎膈、心痛。中庭有宽胸理气、平胃利膈的作用。斜刺0.5～1寸，灸3～5壮。

中窌 即膀胱经中髎（B33）穴。详见该条。引见《针灸腧穴手册》。

中恶 奇穴。（传尸）位于胸侧部，平乳头外侧3寸处，约当第四肋间隙，即在脾经天溪穴外侧1寸处。用于治疗五尸、疰忤、传尸痨瘵、胸胁支满痛疼、腹痛、肋间神经痛、腰背痛、胸膜炎、心内膜炎。灸3～7壮。引见《备急千金要方》、《针灸孔穴及其疗法便览》、《中国针灸学》、《针灸学辞典》、《中医大辞典》、《腧穴学概论》、《中国针灸大辞典》、《针灸大辞典》。

中桡　奇穴。（下牙痛）位于前臂伸侧正中线上、腕背横纹中点即阳池穴直上 4 寸处，穴在尺、桡骨之间。中桡与三焦经三阳络穴同位，但三阳络穴一般针刺深度较浅，而中桡针刺深度以不穿透对侧皮肤为度。用于治疗癫狂。也是过梁针穴之一。用治牙痛，可灸 5 壮，不针。引见《腧穴学概论》、《针灸腧穴图谱》、《针灸经外奇穴图谱》、《针灸孔穴及其疗法便览》、《中国针灸大辞典》。

中都　所指有三：①肝经中都（Liv6）穴，（大阴、太阴、中郄、液门）。位于小腿前内侧面的中部，内踝尖上 7 寸，胫骨后缘，在蠡沟穴直上 2 寸处。一说在内踝尖上 7 寸，胫骨内侧面中央，当胫骨上、正坐垂足取之。用于治疗因肝脾不和引起的腹痛泄泻、疝气、崩漏、赤白带下、恶露不绝、胁痛、目黄、厌油食、胫寒痹痛脚软。中都为足厥阴经郄穴，也是针麻的常用穴。有疏肝理气、固冲止崩、调和脾胃、通经络、调气血、镇静止痛的作用。针斜刺 1～1.5 寸，灸 5 壮。②奇穴。位于手背部，将手握起，在手中指与无名指本节岐骨间，即第三、四掌骨小头高点之间。与三焦经液门穴平行，隔指相对。中都又为八邪穴之一。用于治疗手臂红肿、红眼病。针 1 分，灸 3～5 壮。本穴与疟门穴同位。③经穴别名。指心经神门（H7）穴，详见该条。引见《针灸大成》、《针灸集成》、《经穴汇解》、《针灸经外奇穴治疗诀》、《针灸腧穴手册》、《腧穴学概论》、《中华针灸学》、《实用针灸学》、《针灸学辞典》、《铜人腧穴针灸图经》、《中国针灸大辞典》、《针灸大辞典》、《针灸甲乙经》、《实用针灸辞典》、《针灸学》（上海中医学院编）。

中脘　任脉穴。（上纪、太仓、大仓、中管、中纪、胃管、胃脘、胃募、腑会）位于上腹部正中线，脐上 4 寸处，当胸骨剑突尖与脐连线之中点。用于治疗因饮食积滞、脾胃失健引起的胃脘痛、腹胀、肠鸣、呕吐、吞酸、泄泻、呃逆、噎膈不下、食而不化、中气不足、子宫脱垂、头痛不寐、邪客中焦、伏梁心痛、痰饮积聚、虚劳气喘。中脘为手太阳、少阳、足阳明、任脉之会穴，中脘为八会中之腑会、胃之募穴。也是消化系统疾病穴位诊断的定位穴。本穴有行气活血、消积化滞、调胃理气、化湿降逆、健脾养胃、宽中消食的作用。直刺 1～2寸，不可深刺（因其下有胃、胰腺、腹主动脉），对肝脾大者及瘦人尤应注意。灸 3～7 壮。

中渚 三焦经穴。（下都）位于手背第四、五掌骨间，掌指关节后方凹陷处，当液门穴上 1 寸，握拳取穴。用于治疗因三焦热盛引起的头痛、目赤、耳廓肿痛、耳聋、耳鸣、咽喉肿痛、眩晕，以及肘臂肿痛、手指不能屈伸、热病汗不出、鼻塞、感冒。中渚为手少阳经俞（木）穴，有清三焦热，疏调气机、活血散郁、通经开窍、利耳益聪、疏筋利节的作用。直刺 3～5分，灸 5 壮。

中渎 胆经穴。（追风针、下渎、中犊）位于大腿外侧，髌底或腘横纹水平线上 5 寸，当股外侧肌与股二头肌之间取穴，古称分肉间凹陷处。或在风市穴直下 2 寸处取穴。用于治疗因风湿引起的腿膝疼痛、筋痹不仁、半身不遂、坐骨神经痛、股外侧皮神经炎、小儿麻痹引起的下肢痿痹、麻木、瘫痪、

髋关节酸痛麻凉。中渎为中少阳胆经之络穴，别走足厥阴肝经。有舒筋活络、祛风除湿、散寒止痛的作用。直刺 1～3 寸，追风针向上斜刺 7 寸，灸 5～10 壮。

中接 奇穴。（脑连脊）位于后头部正中线、入后发际 1.7 寸处。在督脉风府穴与枕外粗隆（后头结节）之间取穴。此穴在风府穴与脑户穴的连线上，距风府穴较近。用于治疗脑溢血及其他脑病、眼病。灸 3～5 壮。引见《针灸真髓》、《针灸经外奇穴图谱》、《中国针灸大辞典》、《针灸大辞典》。

注：在中接穴左右旁开 5 分处穴名阴（右）、阳（左）穴。

中商 奇穴。三商之一。位于拇指背侧正中线，爪甲根后 1 分处。即在老商与少商穴之间。用于治疗流行性感冒、扁桃体炎、腮腺炎。针刺后以手挤出血。引见《腧穴学概论》、《针灸学辞典》、《中国针灸大辞典》。

中犊 经穴别名。即胆经中渎（G32）穴，详见该条。引见《针灸甲乙经》、《针灸学辞典》、《腧穴学概论》、《实用针灸辞典》。

中喘 所指有二：①奇穴。

（中定喘）位于背部，第五、六胸椎棘突之间点，旁开3分处，即督脉神道穴旁开3分处。用于治疗支气管哮喘、胸闷、咳嗽，肋间神经痛。直刺1.5寸，针尖可达脊椎横突，针感抽、胀沿脊柱放散。灸7壮。②奇穴别名，肝热穴，详见该条。引见《新医疗法汇编》、《中医简易教材》、《实用针灸学》、《中国针灸大辞典》。

中腹　耳针穴。位于耳轮尾背面的中上部、平下背穴，在上腹与下腹之间。或折耳向前、耳舟隆起尖端至下端与耳垂交界处，折为5等份、下五分之一点，偏内侧近对耳轮窝。用于治疗消化性溃疡、消化不良、腹痛。按耳针常规针法。引见《耳针》、《针灸经外奇穴图谱》。

中膂　经穴别名。即膀胱经中膂俞（B29）穴，详见该条。引见《灵枢·刺节真邪》、《针灸学辞典》、《针灸大辞典》、《实用针灸辞典》、《针灸腧穴手册》、《腧穴学概论》。

中管　经穴别名。即任脉中脘（CV12）穴，详见该条。引见《针灸经穴图考》、《脉经》、《针灸

腧穴手册》、《腧穴学概论》、《实用针灸学》、《中华针灸学》、《针灸学辞典》、《中国针灸大辞典》、《实用针灸辞典》。

中魁　所指有二：①奇穴。（中奎、呃逆点）位于手中指背侧正中线上，屈指时在手中指第二节前骨尖上，即中指节骨与远侧指节骨间之高点是穴。用于治疗牙痛、鼻衄、噎膈反胃、食道狭窄、食管及膈肌痉挛、呕吐、胃扩张、食欲减退。针2～3分，灸3～7壮。鼻出血用线扎紧手中指第二骨节弯曲之处即止，左流扎右、右流扎左、双流双扎，极效。②经穴别名。即大肠经阳溪（LI5）穴，详见该条。引见《类经图翼》、《针灸甲乙经》、《针灸大成》、《医经小学》、《中华针灸学》、《东医宝鉴》、《针灸逢源》、《针灸孔穴及其疗法便览》、《腧穴学概论》、《实用针灸学》、《实用针灸辞典》、《中医大辞典》、《针灸学辞典》、《中国针灸大辞典》、《针灸腧穴手册》。

中髎　膀胱经穴。（中空、中窌）位于骶部骶中嵴的外侧，适对第三骶后孔处，穴在督脉正中线和中膂俞之间。用于治疗元气虚弱引

起的腰痛、月经不调、赤白带下、小便不利、肾虚泄泻、腹胀下痢、腰骶痛、久婚不孕、阳痿、便秘。中髎为足太阳、少阳所结之会，一说中髎为足厥阴与足少阳所结会之处。中髎有调理下焦、壮腰补肾、清热利湿、调经止带、强健腰腿的作用。直刺1~1.5寸，灸3~7壮。

中耳根 耳针穴。即耳迷根，为耳前的耳中穴，与迷走神经刺激点相应，详见该条。引见《耳穴疗法》、《耳穴诊断学》。

中极下 奇穴。位于下腹部正中线、脐下4.5寸，即任脉中极穴下5分处。用于治疗尿失禁。针2.5~3寸，针感麻至尿道口。用泻法，并在中极下穴旁开5分针之，1排3针，留针加艾灸40分钟。引见《针灸经外奇穴图谱》、《中国针灸大辞典》。

中肩井 经穴别名。所指有三：①三焦经肩髎（TE14）穴。②大肠经肩髃（LI15）穴。③胆经肩井（G21）穴。详见各该条。引见《针灸资生经》、《针灸聚英》、《针灸经穴图考》、《腧穴学概论》、《中华针灸学》、《中医大辞典》、《针灸学辞典》、《针灸大辞典》、《中国针灸大辞典》。

中肩中 经穴别名。即大肠经肩髃（LI15）穴，详见该条。引见《实用针灸学》、《实用针灸辞典》。

中定喘 即奇穴中喘，详见该条。引见《新医疗法汇编》、《中医简易教材》、《中国针灸大辞典》。

中指节 奇穴。（手中指第一节、中指之节）位于手中指背侧、远端指节骨基底前缘凹陷中，即第三指节横纹中点稍前方、爪甲后之陷中。用于治疗牙齿痛、齿神经痛。灸7壮，下火立俞。引见《千金翼方》、《针灸集成》、《针灸腧穴索引》、《针灸经外奇穴治疗诀》、《针灸学辞典》、《针灸大辞典》、《中国针灸大辞典》。

中胞门 奇穴。位于下腹部、脐下3寸关元穴旁开2寸处，左为胞门，右名子户。按胞门子户为肾经气穴的别名，但穴位不同，气穴位于脐下3寸，旁开5分。中胞门实与胃经水道穴同位，主治与功能参见该条。引见《经穴汇解》、《针灸学》（上海中医学院编）。

中俞府 经穴别名。即胃经足三里（S36）穴，详见该条。引见

《常用腧穴临床发挥》。

中胁俞　经穴别名。即膀胱经中膂俞（B29）穴，朋与膂同，详见该条。引见《千金要方》、《中医大辞典》、《针灸学辞典》、《中国针灸大辞典》、《针灸大辞典》。

中焦俞　奇穴。位于胸背部、第十二胸椎棘突旁开2寸处。用于治疗慢性血吸虫病。向内斜刺、微向上方、左侧2～2.5寸，右侧稍浅些，主要刺激太阳神经丛。引见《针灸学》（上海中医学院编）。

中膂俞　膀胱经穴。（中膂、中胁俞、中膂内俞、脊内俞、旅俞、膂俞、膂内俞）位于第三骶椎棘突下、正中线旁开1.5寸、平第三骶后孔。用于治疗肾虚性慢性泻痢、消渴、疝气、腹胀、腰脊强痛、坐骨神经痛。有益肾强腰、清利下焦、壮筋骨的作用。直刺1～1.5寸，灸3～7壮。

中膈穴　奇穴。位于手中指桡侧，第一、二指间关节桡侧纹头尽处。用于治疗呃逆（膈肌痉挛）。取穴时中指屈曲与拇指相对，直刺3～5分，留针时让病人深吸气5分钟。引见《针灸疗法》（山东中医学院编）。

中风七穴　针灸方。是由督脉百会（GV20），胆经曲鬓（G7）、肩井（G21）、风市（G31）、绝骨（G39），胃经足三里（S36），大肠经曲池（LI11），共7穴组成，是古人治疗中风的7个经验效穴。用于中风语言蹇涩、半身不遂、酒色过度、饮食不节。于7处一齐下火，各灸3壮。左病灸右、右病灸左。中风七穴另有两说：一指百会、曲鬓、肩髃、风市、足三里、间使、曲池7穴，二指百会、风池、肩井、风市、足三里、间使、曲池7穴。引见《针灸资生经》、《千金要方》、《太平圣惠方》、《针灸孔穴及其疗法便览》、《针灸学辞典》、《中国针灸大辞典》。

中指之节　即奇穴中指节，详见该条。引见《千金翼方》、《中国针灸学》、《针灸学辞典》、《针灸大辞典》。

中膂内俞　经穴别名。即膀胱经中膂俞（B29），详见该条。引见《铜人腧穴针灸图经》、《针灸学辞典》、《针灸大辞典》、《针灸腧穴手册》、《腧穴学概论》、《实用针灸学》、《中华针灸学》、《中国针灸大辞典》、《外台秘要》、《实用针灸辞典》。

中风不语穴　奇穴。位于背部正中线、第二和第五胸椎棘突上缘陷中各1穴，共两穴。用于治疗中风不语、卒中急风、卒瘖不语，闷乱欲死。针3分，或两穴同时各灸7壮。引见《太平圣惠方》、《针灸孔穴及其疗法便览》、《肘后方》、《针灸腧穴图谱》、《腧穴学概论》、《针灸学辞典》、《针灸大辞典》、《中国针灸大辞典》。

内关　心包经穴。（阴维）位于上臂掌侧、腕横纹正中即大陵穴直上2寸、两筋间、与外关相对。用于治疗气血瘀结、包络不通引起的心痛、心悸，胃痛，呕吐，以及热病，中暑，癫狂，痫证，肘臂挛痛，呃逆，偏头痛，失眠，郁证，眩晕，中风，偏瘫，哮喘，产后血晕，胸胁支满，肠鸣，泄泻，虚劳咳嗽，脾胃不和，胸腹满痛。内关为手厥阴之络穴，别走手少阳经。又是八脉交会穴之一，即阴维脉的会穴，通于阴维脉。内关有通经活络、疏肝理气、和胃降逆、疏表解热、宁心安神、宽胸止痛的作用。并能调节心律和血压。古有"胸胁内关谋"，足以证实内关是治疗上、中两焦疾病的重要穴位，尤其对上实中满的实证见长。直刺0.5～1寸，直透外关可针至1.5寸，灸5壮。斜刺可向上用于治疗心脏病，要求针感向上臂扩散。

内耳　耳针穴。位于耳垂前面，耳垂6区的中央。用于治疗内耳眩晕症，头昏头晕，听力减退，耳鸣耳聋、中耳炎、外耳道疖肿，耳源性眩晕症。有益肝肾的作用。针1～2分。引见《耳针》、《耳针疗法》、《耳廓诊断治疗学》、《耳穴挂图》。

内冲　奇穴。位于中指爪甲根、近拇指侧。用于治疗小儿吐泻，以泻为主。用三棱针点刺出血。引见《针灸金方》。

内明　奇穴别名。所指有二：①上睛明穴，详见该条。②健明穴，详见该条。引见《针灸学》（上海中医学院编）、《常用新医疗法手册》。

内郄　经穴别名。即膀胱经承扶（B36）穴，详见该条。

内庭　胃经穴。位于足背、第二跖趾关节前方，二、三趾缝间的纹头处。用于治疗肠胃积热引起的胃痛吐酸、腹胀泄泻、咽喉肿痛、热病无汗、四肢厥逆、口眼歪斜、上牙肿痛、鼻衄、乳娥、肠痈、便秘、足背肿痛。内庭为足阳明胃经之荥（水）穴，有清泻阳明、调理胃肠、祛风活络、利肠止泻、清胃肠湿热、理气镇痛的作用。针向上斜刺5～8分，灸5壮。

内柱　经穴别名。即膀胱经承山（B57）穴，详见该条。引见《实用针灸学》、《实用针灸辞典》。

内筋　经穴别名。即肾经交信（K8）穴，详见该条。引见《临床针灸学》、《针灸学辞典》、《针灸大辞典》、《针灸腧穴手册》。

内鼻　耳针穴。位于耳屏内侧面的下二分之一中点处，在肾上腺穴的内侧、与耳屏游离缘相平。用于治疗各种鼻炎、鼻衄、鼻疖肿、鼻粘膜溃疡、伤风感冒。有疏通鼻窍作用。针1～2分，留针30分钟。引见《耳针》、《耳穴挂图》、《耳廓诊断治疗学》。

内人中　奇穴别名。即上龈里穴，详见该条。引见《针灸学辞典》、《中国针灸大辞典》。

内八荒　奇穴别名。即八荒穴，详见该条。引见《针灸学基础》。

内下海　奇穴。位于大腿内侧下、平腘窝横纹上1寸，股骨内上髁上方凹陷向后1寸处，即在脾经血海穴后1寸、再下1寸处。用于治疗小儿腹股沟疝。直刺7～9分，针感麻至膝。引见《针灸经外奇穴图谱》、《中国针灸大辞典》。

内太冲　奇穴。位于足背与第一、二跖骨间隙中点相平，伸蹰长肌腱内踝侧凹陷中，即在肝经太冲穴的内侧、隔大筋（伸蹰大肌腱）陷中。用于疝气上冲、呼吸困难，并有镇静作用。针尖向后下方斜刺2～3分，灸3壮。引见《针灸集成》、《针灸孔穴及其疗法便览》、《针灸经外奇穴图谱》、《针灸学辞典》、《中国针灸大辞典》、《中医大辞典》、《针灸大辞典》。

内分泌　耳针穴。位于耳甲腔底部、屏间切迹内，约距屏间切迹边缘0.2厘米处。用于内分泌紊乱的调节、相当于内分泌腺的作用。主治痛经、月经不调、更年期综合症、甲状腺功能亢进症或甲状腺功能低下症、脑垂体功能减退症、过敏性疾病、皮肤病、痤疮、风湿性关节炎。有疏肝理气、通经活血、驱风邪、补下元的作用。又是穴位诊断生殖系疾病、内分泌紊乱

（月经不调）的参考穴，也是妇科疾病的常用穴。引见《耳廓诊断治疗学》。

内天柱　奇穴别名。即脊一穴，详见该条。引见《针灸经外奇穴图谱》、《中国针灸大辞典》。

内中魁　奇穴。位于中指掌侧正中线、近侧一、二指节横纹中点1穴，距此点上、下1分各1穴，1指3穴。用于牛皮癣、神经性皮炎。配合耳针耳根穴点刺。每穴点刺1分，伸指取之。引见《浙江中医杂志》1966年第5期、《针灸经外奇穴图谱》、《中国针灸大辞典》、《中国民间疗法》。

内四白　奇穴。位于目下1寸、再向内3分处，即在胃经四白穴内侧3分处。用于三叉神经痛上颌支（第Ⅱ支）。引见《工人医生手册》。

内龙舌　奇穴别名。即龙舌穴，详见该条。引见《中国针灸大辞典》。

内龙眼　奇穴名。即内膝眼，位于膝关节髌骨内侧缘，与髌骨下缘相平之凹陷处，距髌韧内侧缘1横指处。用于治疗膝关节及其周围组织炎症。针从前内向后外斜刺0.5～1寸，得气时麻向足底。引见《常用经穴解剖学定位》、《针灸经外奇穴图谱》、《针灸学辞典》、《中国针灸大辞典》。

内关下　奇穴。位于前臂屈侧正中线腕横纹上1.5寸，掌长肌腱与桡侧屈腕肌腱之间，即在心包经大陵穴上1.5寸或内关穴下5分处。用于呼吸困难、气短、针后身虚（神经疲劳）。针3～5分，针感麻至腕。引见《中医杂志》1956年第3期、《针灸经外奇穴图谱》、《中国针灸大辞典》。

内至阴　奇穴。位于足小趾背部内侧距趾角旁约1分处，与膀胱经至阴穴内外相对。长滨用此穴作肾经井穴的温热值测定部位，用以代替涌泉穴。用于治疗小儿惊风、晕厥、脏躁。针1～2分或点刺出血，灸5壮。引见《针灸经外奇穴图谱》、《针灸学辞典》、《针灸大辞典》。

内阳池　所指有二：①奇穴。位于前臂屈侧正中线、腕横纹中央即心包经大陵穴上1寸处，两肌腱之间。用于治疗鹅掌风、口腔炎、咽喉痛、小儿惊风、心脏病。针0.5～1寸，灸3～7壮。②奇穴。内阳池（手），位于手掌部，腕横纹中点前 1 寸处，即心包经大陵穴下 1 寸处。用于治疗口腔炎、鹅掌风。针 3～5 分，针感麻至指尖。灸 5～7 壮。引见《针灸穴位小词典》、《针灸孔穴及其疗法便览》、《针灸经外奇穴治疗诀》、《针灸学辞典》、《中医大辞典》、《中国针灸大辞典》、《针灸大辞典》。

内合谷　奇穴。位于手掌部，轻握拳在食、中指端之间所对处，当大肠经合谷穴的对侧。用于治疗落枕、项背痛。针刺时向外合谷方向刺 1～1.5 寸。引见《针灸学》（上海中医学院编）。

内光明　奇穴。位于目内眦角下约 2 分，下睛明穴再向外 1 分许，即在膀胱经睛明穴下约 2 分，再向外 1 分许，在健明穴外上方，与下睛明穴平行。用于治疗近视治疗的复原期。可间断针刺以巩固疗效。直刺 1～1.5 寸。引见《简易新针刺手册》。

内承扶　奇穴别名。即阴亢穴，详见该条。引见《针灸经外奇穴图谱》、《实用针灸学》、《中国针灸大辞典》。

内迎香　奇穴。位于鼻孔内上部、与外侧上迎香相对处的鼻粘膜上。用于治疗目赤肿痛、鼻炎、喉痹、热病、中暑眩晕、头痛、中恶、卒死、鼻痒、鼻塞、晕厥。用三棱针点刺出血。过去用芦苇管子速刺出血，易感染现已不用。引见《肘后备急方》、《经穴汇解》、《针灸逢源》、《针灸大成》、《腧穴学概论》、《中医大辞典》、《针灸学辞典》、《中国针灸大辞典》、《针灸学》（上海中医学院编）。

内昆仑　所指有三：①奇穴。位于足内踝后下方与跟腱之间凹陷中，与外踝高点相平、外对膀胱经昆仑穴。用于治疗小儿阴肿、转筋、腓肠肌痉挛、四肢厥冷、呕吐、妇人癥瘕、胸腹坚满、风湿痛、腰痛、脚重痛不能履地。针 3～6 分，灸 3～5 壮。②奇穴别名。即下昆仑穴。详见该条。③经穴别名。一指膀胱经昆仑（B60）穴，另指肾经太溪（K3）穴，详见各该条。引见《太平圣惠方》、《类经图翼》、《针灸孔穴及其疗法便览》、《针灸集成》、《普济方》、《针灸经穴图考》、《针灸腧穴图谱》、《经穴汇解》、《针灸学辞典》、《中医大辞典》、《针灸大辞典》、《中国针灸大辞典》。

内直立 奇穴。位于大腿后部，在膀胱经委中穴直上 4.5 寸，再向内旁开 1.5 寸处。用于治疗小儿麻痹后遗症屈膝无力。针刺 2～3 寸。引见《针刺疗法》。

内肩髃 奇穴。位于肩部，肩峰向内 1 寸近肩胛骨之肩胛冈。即在大肠经肩髃穴向内平开 1 寸、当肩胛内侧处。用于治疗肩关节炎、半身不遂。针 5～8 分，灸 3～7 壮。引见《针灸经外奇穴图谱》、《中国针灸大辞典》。

内哑门 奇穴。位于咽后壁正中粘膜处。用于治疗新、旧失语症。针刺时左手用直角式压舌板压舌，令患者喊"阿"的口型，右手刺毫针，趁其作呕状，悬雍垂上举时，将针直刺咽后壁正中粘膜处，针刺深度约 0.1～0.2 厘米，迅速捻针三、五转，随即出针，令患者轻咳几声，可有少量血出，当时即能恢复说话。引见《辽宁中医杂志》1980 年第 3 期。

内眦外 经穴别名。即膀胱经睛明（B1）穴，详见该条。引见《针灸大辞典》、《腧穴学概论》、《实用针灸学》、《实用针灸辞典》。

内颊车 奇穴。（颊内、喜通穴）位于下颌角内侧、翼肌粗隆处，即在胃经颊车穴相对之下颌角深面。用于治疗下牙痛、三叉神经第三支痛。又为拔牙指压麻醉穴。从耳垂后方下颌角与颞骨乳突尖连线之中点进针，斜向下颌角深面刺 1.5～2 寸。针感下颌部麻、胀。引见《红医针疗法》、《针灸经外奇穴图谱》、《中国针灸大辞典》。

内犊鼻 奇穴。即内膝眼，位于膝部前内侧，即在髌韧带内侧的凹陷处、横平外犊鼻穴。用于治疗膝关节肿痛、运动障碍、足跟痛、尿闭、尿频、尿道炎、膀胱炎。针 0.5～1.5 寸，灸 7 壮。引见《新针灸学》、《针灸学简编》。

内睛明 奇穴。位于眼内眦角泪阜上、相距膀胱经睛明穴 1 分许。用于治疗视网膜出血、视神经萎缩、视力模糊、目赤红肿。取穴时仰卧，眼睛向外侧斜视，在内眦角泪阜处取之，直刺 5～8 分，勿捻转提插，免伤眼球，忌灸。引见《针灸学简编》、《针灸学辞典》、《中国针灸大辞典》。

内膝眼 即内龙眼穴，详见该条。引见《针灸经外奇穴图谱》、《针灸学辞典》。

内踝上　奇穴。位于小腿胫侧面、内踝上缘上1寸、胫骨内缘处，即在脾经三阴交穴下2寸。用于治疗诸风、筋急不能行、久漏疮、欲断产。灸3～6壮或30壮。引见《备急千金要方》、《医学纲目》、《中医大辞典》、《针灸学辞典》、《中国针灸大辞典》《针灸大辞典》、《千金翼方》。

内踝尖　奇穴。（吕细、踝尖）位于足内踝之高点上，即足内踝骨尖上。用于治疗上、下牙痛、小儿不语，足内廉转筋，诸恶漏，乳娥，喉痹，脚气寒热。针1～2分，灸7壮。引见《备急千金要方》、《备急灸法》、《针灸大成》、《医学纲目》、《类经图翼》、《中国针灸学》、《针灸孔穴及其疗法便览》、《经穴汇解》、《针灸逢源》、《针灸集成》、《针灸学简编》、《针灸聚英发挥》、《针灸学辞典》、《中国针灸大辞典》、《针灸大辞典》。

内踝前　奇穴。（内踝前下）位于足内踝下缘中点向前1横指处，即在脾经商丘穴的微上方。用于治疗翻胃吐食。灸3壮。引见《针灸集成》、《针灸孔穴及其疗法便览》、《腧穴学概论》、《针灸学辞典》、《中国针灸大辞典》。

内分泌点　手针穴。位于手掌、大鱼际丰满处的最高点。用于治疗内分泌疾患。对肾上腺、胸腺、甲状腺等有调节作用。按手针常规针法操作。引见《观手识人》。

内生殖器　耳针穴。（曾用名：子宫、精宫、天癸）位于三角窝底之中部凹陷处。用于治疗月经不调、白带过多、功能性子宫出血、遗精、早泄、前列腺炎。引见《耳廓诊断治疗学》。

内外曲泉　足针穴。位于足底部，按足针新划区法第二十五区中心点为内曲泉，第二十九区中心点为外曲泉，一足两穴。用于治疗足内、外翻，下肢瘫痪。直刺5分，内翻针外曲泉，外翻针内曲泉。引见《红医针疗法》、《针灸经外奇穴图谱》（续集）、《中国针灸大辞典》。

内外膝旁　奇穴。位于膝部、平髌骨中线、在髌骨两旁之凹陷中，分别叫内膝旁、外膝旁。外膝旁在胃经犊鼻穴上1寸处。用于治疗风湿性关节炎。针斜向膝关节中央刺入4～6分。引见《哈尔滨中医》1959年第7期、《针灸经外奇穴图谱》、《中国针灸大辞典》。

内外踝尖 奇穴。位于足内、外踝骨之高点处。左右共 4 穴。用于治疗牙痛、喉痹咽肿、口疮。每穴灸 7 壮。引见《腧穴学概论》、《中国针灸学》。

内麻醉点 奇穴。位于小腿内侧面中部、内踝直上 7 寸处。或在胫骨内髁高点与内踝高点连线之中点，胫骨内缘后约 1 横指处。或在肝经中都穴稍下处。一说在阴陵泉与内踝连线之中点。为剖腹产、绝育术、子宫次全切除、卵巢囊肿、输卵管结扎、疝气修补术的针麻穴。又用于下腹部痛及女性内生殖器疾患的治疗。针 0.5～1 寸，待针感麻至内踝后再通电，诱导 15 分钟即可施术。此穴镇痛效果好。引见《针刺麻醉的临床应用》、《中国针灸大辞典》。

内踝前下 奇穴。位于足背踝关节部、内踝下稍斜向前约 1 横指处，即在脾经商丘穴的微上方。用于治疗翻胃吐食。灸 3 壮。引见《针灸集成》、《针灸孔穴及其疗法便览》、《针灸腧穴图谱》、《针灸经外奇穴图谱》、《中国针灸大辞典》、《针灸学辞典》、《针灸大辞典》。

内踝骨下 经穴别名。即脾经商丘（SP5）穴，详见该条。

内踝痛点 手针穴。位于拇指掌指关节桡侧缘、赤白肉际处。用于踝关节痛。用 28 号 1 寸毫针紧贴骨膜垂直进针 3～5 分，以不刺入骨膜为准，一般用捻转提插强刺激手法，针刺时越痛越有效。1～3 分钟痛止后再拔针。右侧病变取左侧刺激点，左侧病变取右侧刺激点，两侧病变取双手，针刺时尽量让患者活动患部。引见《实用针灸学》、《针灸经外奇穴图谱》（续集）、《临床教材》（沈阳医学院编）。

内踝上一寸 奇穴。位于胫骨内侧面后缘、平内踝尖上 1 寸处。用于治疗久漏疮、欲断产。灸 3～6 壮。引见《神应经》、《医学纲目》、《针灸学辞典》。

止红 奇穴。（郄上）位于前臂屈侧正中线、肘横纹下 4 寸，即心包经曲泽穴下 4 寸或郄门穴上 3 寸处。用于治疗咯血、乳腺炎、胸膜炎、心脏瓣膜病。针 5～8 分，也可用皮内针留置三、五天。引见《常用新医疗法手册》、《针灸经外奇穴图谱》、《中国针灸大辞典》。

止呕 奇穴。位于颈前正中线、甲状软骨上切迹上凹陷、与胸骨柄颈上切迹上方凹陷连线之间点，即在任脉廉泉与天突穴之间点。用于治疗呕吐、痰多、晚期食道癌作呕。本穴有较强的止呕、化痰作用。针刺时针尖斜向天突穴，得气后捻转提插，留针 15～30 分钟。引见《常见肿瘤的防治》、《全国中草药新医疗法展览会技术资料选编》、《中国针灸大辞典》。

止泻 所指有三：①奇穴。（利尿、利尿穴、血清、关元上）位于下腹部正中线之中央、即脐下 2.5 寸，在任脉关元穴上 5 分处。用于治疗尿潴留、腹痛、腹泻、肠炎、菌痢、胃下垂、子宫脱垂、尿血、淋病、肾炎。又是穴位诊断过敏性结肠炎的定性穴。针 1.5～2 寸，灸 7 壮。对于尿潴留可用指压穴位，逐渐加大压力，直至尿排空为止。对子宫脱垂患者在针前要排尿。②手针穴。位于手中指背面、距指甲根 5 分处。用于小儿腹泻。为小儿推拿用穴位。③足针穴。位于足后跟跟腱部的正中线上，即在内、外踝连线之中点直上 1 寸处。用于腹泻。针 0.5～1.5 寸。两足同时施针，两手一齐捻转，至该部有热感为止。引见《新针疗法讲义》（沈阳

军区总医院编）、《小儿推拿》、《中医大辞典》、《中国针灸大辞典》。

止垂 奇穴。位于腹部前正中线、脐下 2 寸，即任脉石门穴外开 5 寸处。用于子宫脱垂。针斜向曲骨与气冲之间进针 3 寸左右。引见《针灸金方》。

止咳 所指有三：①手针穴。位于手掌桡侧缘、第一掌骨基底凹陷后 5 分处。在肺经鱼际穴上 5 分。用于治疗风湿性心脏病、气短，咳嗽。针 2～3 分，针感麻至指尖。②奇穴别名。即椎杼穴，详见该条。③耳针穴。位于耳甲艇的外下方与耳甲腔的外上方，在毛细血管穴的内侧。引见《新医疗法讲义》（下册）、《针灸经外奇穴图谱》（续集）、《陕西新医药》1972 年第 4 期、《中国针灸大辞典》、《耳穴贴压疗法》。

止痒 奇穴。位于肘部外侧、大肠经曲池穴外上方 1 寸，或肘髎穴再向上 1 寸处，或在上曲池穴的后上方。用于治疗荨麻疹、过敏性皮炎、瘙痒症。直刺 1.5～2 寸。引见《最新针灸疗法》、《针灸学》（上海中医学院编）。

止痢 奇穴。位于小腿内侧，在脾经阴陵泉与三阴交穴连线之

中点，按之有压痛处是穴。用于治疗腹痛、腹泻、肠胃炎、痢疾。直刺1～2.5寸，针感麻至足。引见《新针灸学》（浙江中医学院编）。

止呃点　耳针穴。位于耳轮脚消失处，即胃与胸脊之间。用于治疗呃逆症。按耳针常规针法操作。引见《耳穴贴压疗法》。

止带方　针灸方。是由命门（GV4）、中极（CV3）、神阙（CV8）3穴组成。用于治疗寒湿型带下，症见带下量多、稀薄色白。本方有温肾健脾、固涩止带的作用。命门、中极穴用针刺之，神阙穴隔姜片灸5～7壮。引见《罗遗编》、《针灸处方学》。

止痒1　奇穴别名。即上曲池穴，详见该条。引见《针灸经外奇穴图谱》、《中国针灸大辞典》。

止痒2　奇穴。位于大腿前内侧下部，即在脾经血海穴内侧1寸处。用于治疗荨麻疹、皮肤瘙痒症。针1.5～2寸，针感膝部麻、酸。引见《针灸经外奇穴图谱》、《中国针灸大辞典》。

止痒穴　手针穴。位于腕横纹尺侧缘前1寸，赤白肉际处。用于治疗皮肤痒痛。引见《微针疗法》。

止痛穴　奇穴别名。即容后穴，详见该条。引见《常用新医疗法手册》、《针灸经外奇穴图谱》、《针灸学》（上海中医学院编）、《中国针灸大辞典》。

止痛点　耳针穴。位于对耳屏基底部外上方与对耳轮交界处之中点，在耳穴颈与枕之间，枕穴的外上方，近枕穴处。用于治疗各种原因引起的腹痛，亦为小儿肠套叠复位术的针麻穴。针1～2分，有针感后通电诱导30分钟。引见《针刺麻醉》、《耳压疗法》、《耳穴贴压疗法》。

止喘灵　奇穴。位于锁骨正中，距任脉4寸处。用于治疗气喘。隔日针灸1次，15次为1疗程。引见《中国针灸》1981年第3期。

止喘点　鼻针穴。位于鼻中隔小柱下（后）三分之一交界处，即督脉水沟穴与降血压点之间。用于治疗支气管哮喘。直刺2～3分，针感酸、胀。引见《针灸经外奇穴图谱》、《中国针灸大辞典》。

止血四穴　耳针穴。所指有四：①止血1。位于对耳屏上切迹脊缘上，相当于脑干上1毫米处。

②止血 2。位于对耳轮上脚、在膝与神门连线的中点。③止血 3。位于交感后 1 毫米。④止血 4。位于肾上腺下 1 毫米处。用于治疗各种出血性疾病，视出血的脏器配相应的穴位，如咳血配肺和气管、便血配大肠、尿血配肾或膀胱。每穴必须刺入软骨。止血 1 直刺 2 毫米；止血 3 向内斜刺直耳轮脚为止。针刺时让病人深吸气。急性出血，采用重刺激手法，慢性出血，平补平泻，留针 15～30 分钟，捻针 1～2 次，每天可针 1～3 次。引见《实用针灸学》。

止热抽搐点　奇穴别名。即小天心，详见该条。引见《针灸经外奇穴图谱》。

日月　胆经穴。（神光、胆募）位于胸部、平上脘穴，在乳头直下第七、八肋间中，上对期门穴 1.5 寸，右侧日月适对胆囊区域。用于治疗气血壅滞、经气不畅引起的胁肋疼痛、呃逆、呕吐、吞酸、黄疸、厌食、肋间窜痛、坐卧不宁。日月穴为足太阴、足少阳、阳维脉之会穴，胆之募穴。有疏调肝胆、理气化瘀、和中降逆、通利胆道的作用。斜刺或平刺 5～8 分，不可深刺，灸 5 壮。

冈中　奇穴。位于肩胛冈中点的下缘。用于肩周炎、臂疼、麻木。点穴用穴，用点法或按压法。引见《点穴疗法》。

见阳　奇穴。（视明、健明、内明、眼 1）位于眼内眦角下外约 4 分，即在膀胱经睛明穴下 4 分稍外处，或在下睛明穴下 2 分稍外、眶下缘内方。用于治疗白内障、视神经萎缩、视网膜炎、视网膜色素变性、夜盲、泪囊炎、外斜视角膜白斑、云翳、角膜葡萄肿。紧贴眶下缘进针，斜向内下、直向眶尖刺 1～1.5 寸，针感麻木或触电感。不宜提插或大幅度捻转，禁灸。引见《中医简易教材》、《常用新医疗法手册》、《实用针灸学》、《针刺疗法》、《针灸经外奇穴图谱》、《针灸学》（上海中医学院编）、《中国针灸大辞典》。

见明　奇穴。位于上臂外上方、三角肌后缘、三角肌止点后上 5 分处，即在大肠经臂臑穴后上方。用于治疗眼病、上肢麻痹或瘫痪。针向上斜刺 2～3 寸。引见《常用新医疗法手册》、《针灸学》（上海中医学院编）、《中国针灸大辞典》。

见阳 1 奇穴。（健明 1、眼 2）位于眶下缘内方、眶下缘内八分之三与外八分之五交界处，即在胃经承泣穴与奇穴见阳穴之间。用于治疗角膜云翳、角膜溃疡、角膜葡萄肿、角膜白斑、白内障、青光眼、外斜视、视神经萎缩、结膜炎、泪囊炎。沿眶缘向眶尖刺 1～1.5 寸。引见《常用新医疗法手册》、《中国针灸大辞典》。

见阳 2 奇穴。（健明 2、眼 3）位于眶下缘内方、眶下缘内八分之五与外八分之三交界处，即在胃经承泣穴与经外奇穴球后穴之间。用于治疗角膜白斑、角膜溃疡、视神经萎缩、视网膜脉络膜炎、夜盲、泪囊炎、白内障。针沿眶缘向眶尖刺 1～1.5 寸，针感麻木或触电感。引见《中医简易教材》、《常用新医疗法手册》、《中国针灸大辞典》。

见阳 3 奇穴。（健明 3、眼 4）位于眶下缘内方、眶下缘外八分之一与内八分之七交界处，即在球后穴外上三分、眶外侧缘内方。用于治疗斜视、视神经萎缩。沿眶缘稍偏向耳壳方向、对准眶尖刺 1～1.5 寸。引见《常用新医疗法手册》、《中国针灸大辞典》。

见阳 4 奇穴。（健明 4、明中、眼 5）位于眶上缘内上角凹陷处、内眦角上约 5 分处，即膀胱经睛明穴上约 5 分处或在上睛明穴上 3 分。用于治疗近视、青光眼、白内障、翼状胬肉、结膜炎、外斜视、虹膜睫状体炎、角膜葡萄肿、角膜云翳、视神经萎缩、屈光不正、视网膜色素变性。针 1～1.5 寸，头要端正、眼往下看、针尖沿眶上缘直刺，出针时压迫针眼一两分钟，防止出血。引见《常用新医疗法手册》、《红医针疗法》、《中国针灸大辞典》。

见阳 5 奇穴。（健明 5、肝俞上）位于背部、第九胸椎棘突平开 1.5 寸，即当膀胱经肝俞穴上 5 分处。用于治疗视神经萎缩、白内障、视网膜炎、角膜葡萄肿。直刺 5～8 分，针感麻至侧胸腹部。引见《常用新医疗法手册》、《中国针灸大辞典》、《针灸经外奇穴图谱》、《针灸学》（上海中医学院编）。

〔丿〕

风门 膀胱经穴。（左风门、右热府、热府）位于第二胸椎棘突下、督脉旁开 1.5 寸处。用于治疗外感风邪、入里化热引起的头痛发烧，伤风咳嗽，鼻塞流涕，以及因风寒湿所致之肩背、胸、腰痛，颈项强急，呕逆上气，喘不得息，荨麻疹，风疹。风门为足太阳、督脉之会，又是穴位诊断感冒的定性穴。有疏风解表、清热宣肺调气的作用。凡外感表证，皆可取用，有理肺宣散之功，擅长祛风，主一切鼻病。风门为风邪侵入之门户，常灸此穴可防感冒。

风市　胆经穴。（垂手）位于大腿外侧中线、髌底或腘横纹水平线上 7 寸，或平肩直立、手臂自然下垂、中指尖所指之处。用于治疗风湿引起的腰腿疼痛、下肢痿痹、足胫麻木、浑身奇痒、荨麻疹、股外侧皮神经炎、半身不遂。风市为下肢风气聚集之处，故善治中风偏枯，是祛风的要穴，有疏风邪、通经络、清湿热、健腰腿、壮筋骨、止痛止痒的作用。直刺 2～3 寸，灸 7 壮。

注：风市原为奇穴，出《肘后方》，《针灸大成》归为经穴。

风池　胆经穴。（热府）位于项后、后发际正中线直上 1 寸为风府穴，风池平风府穴的两侧，在胸锁乳突肌与斜方肌之间的凹陷处。用于治疗风邪侵袭引起的头项强痛、目赤肿痛、目昏、鼻衄、腰背肩痛、热病无汗，以及由肝风内动引起的眩晕、癫痫、中风不语、半身不遂、口眼歪斜、视网膜出血。风池为手足少阳、阳维脉之会穴，是治疗头痛、脑病、五官、神经系统疾患的常用要穴，也是通达脑目络脉的重要腧穴。有祛风解表、清头明目、健脑安神、醒脑开窍、疏风清热、调和气血、明目益聪的作用。直刺向同侧口角方向刺入 0.8～1 寸，平耳垂水平、略斜向下。针尖不可向上或向对侧眼球方向深刺，以免伤及延髓、颈动脉或蛛网膜下腔。斜刺可向对侧风池透刺深达 2～3 寸。针此穴必须注意针刺角度和深度。灸 7 壮。

风关　奇穴。（小肠）位于手食指掌面、掌指关节横纹中点，即在食指根横纹中，称风关。中节横纹称气关，末节横纹称命关，即中医儿科诊察色脉之三关。也是小儿按摩用穴。用于治疗小儿惊风、消化性溃疡、胆道蛔虫症，可用 3 分毫针针 1～2 分，或在此横纹的稍许一点外口下针，见血即可，针毕宜出汗为妙，不见汗无效。引见《针法穴道记》、《针灸腧穴图谱》、《中医大辞典》、《针灸学辞典》、《中国针灸大辞典》、《针灸大成》、《针灸大辞典》、《新医疗法汇编》。

风府　督脉穴。（舌本、思枕、天星、热府、曹溪、惺惺、鬼穴、鬼林、鬼枕）位于项上部正中线上、入后发际正中直上 1 寸，大筋内宛宛中、平行于两侧的风池穴。用于治疗风邪瘟毒引动内风所致之头痛项强、暴瘖不语、半身瘫痪、鼻衄、咽痛、目眩反视、悲恐惊悸、癫狂、痫证、瘄病。风府为督脉和足太阳、阳维脉之会穴，为治疗风邪侵犯脑府之要穴。有清热散风、醒脑开窍、通络化痰、疏解脑府之风邪作用。直刺或向下斜刺 0.5～1 寸，不可深刺或向上斜刺，以免伤及延髓。忌灸。

风岩　奇穴。位于颈外侧三角部、胸锁乳突肌后缘，后发际中点即哑门穴与耳垂下缘连线中点前方半寸处。一说在项肌隆起外缘凹陷中与耳垂平高处的乳突后下方，即在翳风后 2 寸、与风池穴平高。用于治疗癫狂、脏躁症、头痛、神经衰弱、瘄病。直刺 1～1.5 寸，

每次针 1 侧，左右交替针之可以侧卧取穴。引见《针灸孔穴及其疗法便览》、《针灸腧穴图谱》、《针灸大辞典》、《针灸学辞典》。

风募　奇穴。位于背部、第二、三胸椎棘突之间点，左右旁开各 1 寸，即在膀胱经风门穴内侧 5 分处。用于治疗气管炎、肺结核、癫痫、肩背痛、肥大性脊柱炎。针向内下斜刺 5～8 分。引见《红医针疗法》、《针灸经外奇穴图谱》、《中国针灸大辞典》。

风痹　奇穴。位于腹上部、前正中线、脐上 3.5 寸为 1 穴，左右相平旁开 1.5 寸各 1 穴，计 3 穴。即在任脉建里穴上 5 分为 1 穴，再旁开 1.5 寸各 1 穴。用于治疗风痹不能语、手足不遂。3 穴各灸 7 壮。引见《备急千金要方》、《中医大辞典》、《经外奇穴图谱》、《针灸学辞典》、《针灸大辞典》、《中国针灸大辞典》。

风溪　耳针穴。（曾用名：过敏区、结节内、荨麻疹区、荨麻疹点）但欧格耳荨麻疹点的定位与本穴不同，详见该条。位于指与腕两穴之间的耳舟部。用于治疗荨麻疹、皮肤瘙痒症、哮喘、过敏性鼻

炎。有祛风止痒、抗过敏的作用。按耳针常规针法或耳穴压迫疗法操作。引见《耳廓诊断治疗学》、《针灸学辞典》、《针灸大辞典》、《中国针灸大辞典》、《针灸学》（上海中医学院编）、《耳穴挂图》、《耳穴疗法》、《耳穴诊断学》。

风市 2　奇穴。位于大腿外侧、腘横纹水平线上 6 寸，即在胆经风市穴下 1 寸处。适应证及针法同风市穴。引见《针刺疗法》（上海人民出版社）。

风市上　奇穴。位于大腿外侧正中线、臀下皱襞下 2 寸处，即在胆经风市穴上 5 寸处。用于治疗小儿麻痹后遗症（髋关节、膝关节挛缩）。针 1～1.5 寸，针感麻、酸至膝。或用穴位结扎或透穴穿线。引见《针灸经外奇穴图谱》、《中国针灸大辞典》。

风齿痛　奇穴。（牙风痛、天河、灸齿痛）位于前臂掌侧正中线上、腕横纹上 2.5 寸，即心包经内关穴与间使穴之间点。用于治疗风齿痛、前臂神经痛、昏迷、耳聋、疔疮肿痛。针 4～6 分，灸 7 壮。引见《针灸孔穴及其疗法便览》、《千金要方》、《针灸经外奇穴图谱》（续集）、《针灸学辞典》、《内科手册》、《针灸大辞典》。

风湿线　耳针穴。位于耳舟部分，即从锁骨穴到肘穴的一条线。用于治疗风湿痛、肩周炎、全身酸痛。是诊断风湿痛的参考穴。引见《耳针》、《耳穴疗法》、《针灸大辞典》。

风门热府　经穴别名。即膀胱经风门（B12）穴，详见该条。引见《针灸甲乙经》、《千金要方》、《针灸学辞典》、《实用针灸学》、《实用针灸辞典》。

风眼　奇穴。（大指内侧横纹头）位于拇指桡侧缘、指骨关节横纹头、赤白肉际处。当手针穴胸痛点与脾痛点连线之中点，即在肺经少商穴后方。用于治疗一切目疾、小儿雀目、目生云翳、心腹烦满、呕吐、呃逆、五指尽痛、伸屈不利。针 1～2 分，灸 3 壮。引见《肘后备急方》、《太平圣惠方》、《针灸集成》、《针灸孔穴及其疗法便览》、《针灸经外奇穴治疗诀》、《中医大辞典》、《针灸学辞典》、《针灸大辞典》、《中国针灸大辞典》、《常用新医疗法手册》、《针灸经外奇穴图谱》（续集）。

气门　所指有二：①奇穴。

位于下腹部脐下 3 寸即关元穴左右旁开 3 寸处。用于治疗妇人不孕、漏胎下血、堕胎腹痛、恶露不止、阴挺、石淋、功能性子宫出血、习惯性流产、睾丸炎、膀胱炎、小儿疝气、尿闭。直刺 1.5～2 寸，灸 50～100 壮。妊娠及胎漏禁针。②子户穴的别名、详见该条。引见《世医得效方》、《针灸资生经》、《针灸孔穴及其疗法便览》、《千金要方》、《针灸集成》、《经穴汇解》、《类经图翼》、《针灸学辞典》、《中医大辞典》、《千金翼方》、《卫生宝鉴》、《中国针灸学》、《中国针灸大辞典》。

气中 奇穴。（气冲）位于腹部脐下 1.5 寸即任脉气海穴，再旁开 1.5 寸。用于治疗腹痛、肠鸣、腹胀、腹泻、肠痉挛、妇人血虚、气喘、贫血。又是穴位诊断肠痉挛的定性穴。直刺 1～2.5 寸，先补后泻，灸 50 壮。引见《医学纲目》、《穴位诊断法》、《经穴汇解》、《腧穴学概论》、《针灸腧穴图谱》、《针灸学辞典》、《中国针灸大辞典》、《针灸大辞典》。

气户 胃经穴。位于胸部、在乳中线上、锁骨中点之下缘，即在任脉璇玑穴旁开 4 寸处，锁骨下、一肋上、直对乳头线。用于治疗胃气失降、壅滞化热引起的胸胁胀痛、咳嗽气逆、咳吐浊痰、乳痛、哮喘、呃逆、肩背刺痛。气户为穴位诊断哮喘的定性穴。有宽胸利气、清热平喘、疏经止痛的作用。斜刺 5～8 分，灸 3～5 壮。

气穴 肾经穴。（胞门、子户）位于下腹部脐下 3 寸或横骨上 2 寸即任脉关元穴，再旁开 5 分处。用于治疗肾气虚衰、冲任失调引起的经闭、月经不调、崩漏、带下、不孕、小便不利、泄泻、痛经、胞寒不孕、阴冷、阳痿、尿痛、腰脊痛、小腹逆气上攻、两胁肋痛、目赤眦痛。气穴为足少阴与冲脉之会穴，有调补肝肾、温经散寒、益肾气、调冲任的作用。直刺 1～1.5 寸，灸 3～5 壮。

注：广义的气穴，泛指腧穴。

气冲 所指有二：①胃经穴。气冲（S30）（气街、羊矢）。位于下腹部、耻骨联合上缘中点即任脉曲骨穴再旁开 2 寸处，当髂外动脉通过腹股沟上部之处，可摸到血管搏动。用于治疗寒湿之邪影响气血运行不畅引起的腹痛肠鸣、疝气、阴肿、阳痿、月经不调、胞衣不下、经漏不孕、胎产诸疾、阴茎中痛、气逆上冲、胃脘胀痛、足痿不用、腰痛不能俯仰或转身。气冲穴为胃经脉气上输之处，又为冲脉所起，有行气活血、调补肝肾、散寒除湿作用。直刺0.5～1寸，此穴正当男子精索、女子子宫圆韧带，不得深刺。灸5壮。②经外奇穴别名。一指颈部的气堂穴，二指腹部的气中穴，详见各该条。引见《医学纲目》、《腧穴学概论》、《经穴汇解》、《中医大辞典》、《针灸学辞典》、《针灸大辞典》。

气关 小儿按摩用穴。位于食指中节的掌侧横纹部。也是中医诊察儿科疾病的部位。详见风关条。引见《针灸大成》、《针灸学辞典》。

气会 经穴分类名。八会穴之一，是指任脉膻中（CV17）穴。膻中位于两乳之间，内部为肺，肺主气，诸气皆属于肺，故名。因上焦主气，临床多用于上焦气分病证。凡属气之为病皆可取用。引见《中医大辞典》。

气合 经穴别名。所指有二：①为胃经气舍穴的别名。②为任脉神阙穴的别名。《铜人腧穴针灸图经》将"舍"作"合"。引见《针灸学辞典》、《针灸大辞典》、《针灸腧穴手册》、《腧穴学概论》、《实用针灸学》、《实用针灸辞典》。

气舍 所指有二：①胃经穴。气舍（S11），（别名气合）位于颈部、锁骨内侧端上缘、胸锁乳突肌的胸骨头与锁骨头及锁骨所构成之凹陷处（即锁骨上小窝处），在人迎穴直下、天突穴旁开1.5寸处。用于治疗痰结气逆引起的喘息、咳逆上气、膈痉呃逆、颈项强急、咽肿喉痹、气瘿瘰疬。有清肺利咽、理气降逆、化痰散结的作用。针3～5分，灸5壮。②经穴别名。即任脉神阙（CV8）穴，详见该条。引见《针灸甲乙经》、《中医大辞典》、《针灸学辞典》、《外台秘要》、《会元针灸学》、《针灸腧穴手册》、《腧穴学概论》、《实用针灸学》、《中华针灸学》、《中国针灸大辞典》、《实用针灸辞典》。

气府 经穴别名。即胆经京门（G25）穴，详见该条。引见《针灸腧穴手册》、《腧穴学概论》、《中华针灸学》、《实用针灸学》、《针灸甲乙经》、《针灸学辞典》、《中国针灸大辞典》、《实用针灸辞典》。

气郄　经穴别名。即督脉长强（GV1）穴，详见该条。引见《针灸甲乙经》、《腧穴学概论》、《实用针灸学》、《中华针灸学》、《实用针灸辞典》、《针灸学辞典》。

气鱼　经穴别名。即任脉中极（CV3）穴，详见该条。引见《针灸甲乙经》、《实用针灸学》、《实用针灸辞典》、《中国针灸大辞典》、《针灸学辞典》。

气俞　即胆经京门（G25）穴的别名，详见该条。引见《针灸甲乙经》、《针灸腧穴手册》、《腧穴学概论》、《实用针灸学》、《中华针灸学》、《针灸学辞典》、《中国针灸大辞典》、《实用针灸辞典》。

气海　所指有二：（1）任脉穴。气海（CV6）（下肓、下气海、丹田、肓之原、季胦、脖胦），位于腹部前正中线脐下1.5寸。用于治疗任脉不足、元气虚衰引起的小腹冷痛、腹胀雷鸣、没便没屁、小便赤涩、赤白带下、月事不准、宫冷不孕、经闭经痛、崩漏阴挺、遗精遗尿、泄痢虚劳、阳痿不举、阴痿不用、胎衣不下、恶露不止。气海取意形象，为男子元气生成之

海，偏于补气，常用于脏器功能低下之见症，主治一切气病。气海有补肾培元、益气和血，调补下焦气机，补肾虚益元气，振阳固精的作用。气海为保健、气功的要穴，可调气补虚、有强壮作用。孕妇慎用。（2）经穴别名。所指有二：①即任脉膻中（CV17）穴，②指任脉关元（CV4）穴。引见《针灸学辞典》、《实用针灸学》、《实用针灸辞典》。

气原　经穴别名。即任脉中极（CV3）穴，详见该条。引见《针灸甲乙经》、《针灸学辞典》、《针灸腧穴手册》、《腧穴学概论》、《实用针灸学》、《中华针灸学》、《中国针灸大辞典》、《实用针灸辞典》。

气堂　奇穴。（气冲）位于颈前部、胸骨柄颈上切迹上方胙中两侧，当锁骨与胸骨之关节部陷中，胸锁关节外下方陷中，即在任脉天突穴之两侧。一说位于颈部中线，当甲状软骨切迹与胸骨柄颈上切迹连线之中点处。用于治疗咳嗽、喘息、沙眼。针2～3分，灸7壮。引见《备急千金要方》、《针灸孔穴及其疗法便览》、《腧穴学概论》、《中国针灸学》、《经穴汇解》、《针灸大辞典》、《针灸学辞典》、《中国针

灸大辞典》。

气眼 经穴别名。即胃经乳根（S18）穴，详见该条。引见《针灸腧穴手册》、《临床针灸学》、《实用针灸辞典》。

气喘 奇穴。位于胸背部第七胸椎棘突左右旁开2寸处。一说在第七胸椎棘突下陷中、旁开2寸处，即喘息穴外开1寸处。另有气喘点，位于两肩胛骨下方直线的中点，用于治疗哮喘、支气管炎、胸膜炎、心悸。针3～5分，灸3～7壮。引见《中国针灸学》、《针灸腧穴图谱》、《针灸学》《上海中医学院编》、《中国针灸大辞典》、《针灸大辞典》、《经穴健康法》。

气短 耳针穴。位于耳垂背面近中点处。用于气虚无力。针1～2分，留针15～30分钟。引见《针灸经外奇穴图谱》。

气街 所指有三：①经穴别名，即胃经气冲（S30）穴，详见该条。②指气的通道。气街有四，称四气街，伏兔上各二行行五者，此肾之街也。胸气有街、腹气有街、胫气有街。③指少腹下方、横骨两侧、腹股沟部。即当股动脉经行腹股沟处，指气冲部，有气冲穴所在、

冲脉者，起于气街，故气冲一名气街。引见《中医大辞典》、《针灸腧穴手册》、《腧穴学概论》、《实用针灸学》、《中华针灸学》、《针灸学辞典》、《中国针灸大辞典》、《铜人腧穴针灸图经》、《实用针灸辞典》。

气冲 所指有二：①经穴气冲（S30）穴。②即奇穴气中穴，详见各该条。引见《腧穴学概论》、《针灸学辞典》、《针灸大辞典》。

气瘿 奇穴。位于颈部甲状腺肿块上偏外侧，相当于胃经水突穴近处。用于治疗甲状腺功能亢进症、单纯性地方性甲状腺肿大。斜刺0.5～1寸。引见《针灸学》（上海中医学院编）。

气俞 经穴别名。即胆经京门（G25）穴，详见该条。引见《临床针灸学》。

气管 耳针穴。位于耳甲腔、外耳道口外缘与心穴之间，内三分之一处，与心穴相平，即在上、下支气管穴中间的内侧，当心、口两穴之间。用于治疗咳喘、多痰、咽喉炎、感冒及各种气管疾患。有止咳祛痰和平喘的作用。按耳针常规针法操作。引见《耳针》、《耳廓诊断治疗学》、《简明中国针灸》、《耳

穴挂图》、《中国针灸大辞典》。

气端　奇穴。（五趾）位于足十趾之尖端。用于治疗脚气、足趾麻木、足背红肿、脑充血、卒腹痛、足痛、中风昏迷，亦用于急救。针1～2分，以锋利针点刺出血为佳，灸3壮。引见《备急千金要方》、《针灸集成》、《针灸孔穴及其疗法便览》、《针灸经穴图考》、《中国针灸学》、《经穴汇解》、《针灸学辞典》、《针灸大辞典》、《中国针灸大辞典》。

气海俞　所指有二：①膀胱经穴。气海俞（B24）位于腰部第三腰椎棘突下，即奇穴下极俞穴再旁开1.5寸处。用于治疗下元气虚引起的慢性腰痛、经后腹痛、痔漏、内痔、外痔、混合痔、肛裂、肛门瘙痒、月经不调、痛经、下肢瘫痪、腰肌劳损。有培补元气、补肾强腰、益气生肌的作用。针1～1.5寸。②经外奇穴。位于第三腰椎棘突下旁开2寸，即膀胱经气海俞外开5分处。用于治疗腰痛、妇女病。针3～7分，留6呼，灸7壮。引见《类经图翼》、《经穴汇解》、《针灸大辞典》、《针灸经外奇穴图谱》（续集）。

注：痔2刺激点与气海俞同位。

气海募　奇穴。位于腰部第三、四腰椎棘突之间点，左右旁开1寸处，即在膀胱经气海俞穴内侧5分处。用于治疗子宫附件炎、痛经、月经不调、功能性子宫出血、白带多、下腹胀痛、腰痛、遗精、阳痿、肥大性脊柱炎。针向下斜刺1.5～2.5寸。引见《红医针疗法》、《针灸经外奇穴图谱》、《中国针灸大辞典》。

气之阴郄　经穴别名。即督脉长强（GV1）穴，详见该条。引见《针灸学辞典》、《针灸甲乙经》、《中国针灸大辞典》、《医学原始》、《中医大辞典》、《针灸腧穴手册》、《腧穴学概论》、《实用针灸学》、《实用针灸辞典》。

气管炎十九术　针灸方。是由任脉鸠尾（CV15）、膻中（CV17）、天突（CV22）、廉泉（CV23），胃经人迎（S9）、水突（S10）、气舍（S11）、缺盆（S12），肺经太渊（L9），大肠经偏（L16），督脉大椎（GV14），奇穴定喘计12个穴名、19个穴位组成的针灸方。用于急、慢性气管炎，支气管哮喘。针法详见各该条。引见《红医针疗法》、《针灸经外奇穴图谱》。

手　面针穴。(手点) 位于颧骨后下方，当臂点之下方，颧骨弓下缘处。引见《针灸学》(上海中医学院编)。

手心　奇穴。(多汗点) 位于手掌正中心凹陷处，以手掌与中指交界横纹之中点和腕横纹之中点的连线中点是穴。也就是奇穴手中平与心包经大陵穴连线的中点。用于治疗黄疸、卒死、犬痫、癫病、癫狂、小儿疳疾、百日咳、口腔炎、高血压病、多汗症、手指麻木。直刺3～5分，灸7壮。引见《针灸腧穴图谱》、《针灸孔穴及其疗法便览》、《腧穴学概论》、《备急千金要方》、《千金翼方》、《经穴汇解》、《中医大辞典》、《针灸经外奇穴图谱》(续集)、《针灸大辞典》。

手点　面针麻穴。(手) 位于面部颧骨弓下缘处当臂点之下方，与面针穴手同位。为手部手术之针麻穴。针1～2分，有针感后通电，诱导10分钟。引见《针灸经外奇穴图谱》。

手缓　手针穴。位于手背、涌泉穴与阳溪穴之中点。用于手缓无力。直刺3分许。引见《手针新疗法》。

手踝　奇穴。(手踝骨) 位于手腕背侧桡骨背侧结节之高点处，即腕背手踝骨尖上。用于治疗十指挛急不得伸屈，上、下牙痛。灸3～7壮。引见《外台秘要》、《针灸孔穴及其疗法便览》、《针灸集成》、《针灸经穴图考》、《中医大辞典》、《针灸学辞典》、《针灸大辞典》、《中国针灸大辞典》。

手八邪　奇穴别名。即八邪穴，详见该条。引见《医经小学》、《针灸大成》、《针灸逢源》。

手八掌　奇穴。位于手掌部。第二、三，三、四，四、五指蹼缘后2分处各1穴，第五指掌关节横纹尺侧缘后2分处1穴，1手4穴，左右计8穴。用于治疗手掌红肿、手指不能屈伸、眼球胀痛、夜尿症。针3～5分，针感手指麻、胀。引见《红医针疗法》、《针灸经外奇穴图谱》、《中国针灸大辞典》。

手小节　奇穴。位于手无名指中节外侧中间赤白肉际处。用于扭伤、挫伤、创伤性疼痛。有疏经止痛作用。直刺2～5分。引见《针灸集锦》。

手三关　奇穴。位于手腕背

横纹中点上 1 寸取中关，由中关向尺侧旁开 1 寸取尺关，由中关向桡侧旁开 1 寸取桡关。用于治疗上肢麻痹、伸肘障碍、垂腕、指不能伸、手足搐搦症、手麻木、头痛、言语障碍、多发性神经炎、腰扭伤。3 穴均向上透刺 3～4 寸，针感上传至肩、下传至手指。引见《红医针疗法》、《针灸经外奇穴图谱》、《中国针灸大辞典》。

手三里 大肠经穴。(上三里、肠三里、三里、鬼邪) 位于大肠经曲池穴与阳溪穴的经络线上，在曲池穴下 2 寸处。用于治疗经络不畅引起的前臂疼痛，上肢不遂、腰背扭伤疼痛，以及牙痛、颊肿、腹痛、腹泻、胃脘胀闷、口眼㖞斜、小儿瘫、高血压、疟腮、发热。有清泻阳明、疏风活络、清理肠胃的作用。横肱屈肘取穴，针 0.5～1 寸，灸 3 壮。

手大都 经外奇穴。位于手大指与次指之间的虎口赤白肉际处，即手大指第一掌骨小头与食指第二掌骨小头之间连线的中点。为八邪穴之一，主治及针法详见大都条。参见《中国针灸大辞典》47 页图示。

手上廉 经穴别名。即手阳明大肠经上廉 (L19) 穴，详见该条。引见《圣济总录》、《针灸腧穴手册》、《针灸学辞典》。

手下廉 经穴别名。即手阳明大肠经下廉 (L18) 穴，详见该条。引见《圣济总录》、《针灸学辞典》、《针灸腧穴手册》。

手心 1 奇穴别名，掌心、掌中穴，详见各该条。引见《中国针灸大辞典》。

手心 2 奇穴。位于手掌正中央以手掌与中指交界横纹之中点和腕横纹之中点互相连线之之中点是穴，正位于第三掌骨上，即在心包经劳宫穴桡侧上方。用于治疗犬痫、百日咳、小儿疳积、口腔炎、高血压病、指端知觉异常。针 2～3 分，灸 3～7 壮。引见《千金要方》、《千金翼方》、《幼幼新书》、《针灸孔穴及其疗法便览》、《中国针灸大辞典》。

手心主 奇穴。位于腕掌横纹中点掌长肌腱与桡侧屈腕肌腱之间点，与心包经大陵穴同位。用于治疗吐血、呕逆。灸 50 壮。引见《千金翼方》、《针灸经外奇穴图谱》、《中国针灸大辞典》。

手中平　奇穴。位于手掌面中指指掌关节横纹中点，与现代手针穴的口疮点同位。用于治疗口腔炎。直刺 2～3 分。引见《新医疗法讲义》（下册）、《针灸学》（上海中医学院编）。

手五册　即经外奇穴手髓孔的别名，详见该条。引见《经穴汇解》。

手五里　大肠经穴。（大禁、五里、臂五里、尺之五里、手之五里）位于上臂大肠经曲池穴与肩髃穴的连线上，在曲池穴上 3 寸处。用于治疗气血瘀阻、经络不通引起的肘臂挛痛、瘰疬、疔疮、心下满痛、风湿痹痛、咳嗽吐血、嗜卧身黄、疟疾。手五里是穴位诊断肺炎的定性穴。有疏筋利节、行气散瘀解毒的作用。可直刺 0.5～1 寸，灸 15 壮。《针灸甲乙经》、《铜人腧穴针灸图经》、《针灸大成》皆曰禁针刺，故其别名曰"大禁"。

手太阳　所指有二：①奇穴。位于手小指尺侧缘、平指尖后 1 寸处。一说位于手小指端。用于治疗鼻塞、黄疸。直刺 1～3 分，灸随年壮。②经穴别名，即手太阳小肠经前谷（SI2）穴，详见该条。

引见《千金要方》、《千金翼方》、《经穴汇解》、《中医大辞典》、《针灸大辞典》、《腧穴学概论》、《实用针灸辞典》。

手四白　奇穴。上四白穴：位于前臂屈侧，由食指与中指缝向上划的直线上、腕横纹上 3 寸处。下四白穴：位于手掌部，食指与中指缝向上划的直线上、腕横纹下 3 寸处，即在手掌大鱼际肌内缘的沟纹与上述直线的交点处。用于脱肛、痔、夜尿。上四白直刺 1～1.5 寸，下四白直刺 0.5～1 寸。引见《红医针疗法》、《针灸经外奇穴图谱》、《中国针灸大辞典》。

手四穴　奇穴。位于手拇指末端爪甲游离缘桡侧、距爪甲 1 分处为 1 穴，在中指末端爪甲游离缘桡侧、距爪甲 1 分处又 1 穴，一手两穴，共计 4 穴。用于治疗食物中毒、急性胃肠炎、消化不良、泄痢。用三棱针速刺出血。引见《新医疗法手册》、《实用针灸学》、《针灸经外奇穴图谱》、《中国针灸大辞典》。

手呃逆　奇穴。位于手中指背侧，第一、二节横纹中央。用于治疗呃逆。直刺 1 分，采用泻法，捻转至病人有剧痛或麻感为止，病人咽部有气压迫感，留针 1 分钟。引见《人民军医》1964 年第 8 期。

注：原文无穴名，本穴名为原刊编者拟定。

手金门　奇穴。位于前臂屈侧腕掌横纹中点上 3.5 寸，当心包经间使穴上 5 分处。用于治疗颈淋巴腺结核。直刺 1～1.5 寸。引见《针灸学》（上海中医学院编）。

手逆注　奇穴。（臂中、四渎下一寸、前臂中、爱民、治瘫 3）位于前臂屈侧腕掌横纹中点直上 6 寸处，在掌长肌与桡侧腕屈肌之间。即在肘横纹曲泽穴与腕横纹大陵穴连线之中点、尺桡骨间，当心包经郄门穴上 1 寸处。用于治疗癫病、狂痫哭泣、前臂疼痛、痉挛、麻痹、胸胁痛、风湿性心脏病、心律失常。直刺 0.5～1 寸，灸 3～7 壮。引见《备急千金要方》、《中国针灸学》、《常用新医疗法手册》、《腧穴学概论》、《针灸经穴图考》、《针灸学》（上海中医学院编）、《中医大辞典》、《针灸学辞典》、《中国针灸大辞典》、《针灸大辞典》。

手麻点　手针穴。位于手掌部，在心包经大陵穴与手针穴胃肠痛点连线之中点，用于手指手掌麻木。针 3～5 分。引见《临床教材》（上册、沈阳医学院编）。

手解溪　手针穴。位于手背小指第一节骨尖中央。用于治疗腹胀、厥气上冲、小溲不利、踝关节扭伤。直刺 1 分。引见《手针新疗法》。

手踝骨　即经外奇穴手踝，详见该条。引见《外台秘要》、《针灸集成》、《针灸经穴图考》、《针灸学辞典》。

手髓孔　即腕骨孔。详见手足髓孔条。引见《针灸大辞典》。

手十二井　经穴分类名。即十二井穴，仅指手三阴手三阳经中之井穴，详见该条。引见《针灸经外奇穴图谱》、《中医大辞典》。

手十指头　奇穴。即十宣穴，详见该条。引见《针灸大辞典》。

手之上廉　经穴别名。即大肠经上廉（LI9）穴，详见该条。引见《圣济总录》、《腧穴学概论》、《实用针灸学》、《实用针灸辞典》、《针灸学辞典》。

手之下廉　经穴别名。即大肠经下廉（LI8）穴，详见该条。引见《圣济总录》、《腧穴学概论》、

《实用针灸学》、《实用针灸辞典》、《针灸学辞典》。

手太阳穴　奇穴。小指尖的别名，详见该条。引见《针灸大辞典》。

手少阴郄　经穴别名。即心经阴郄（H6）穴，详见该条。引见《针灸学辞典》、《实用针灸学》、《实用针灸辞典》。

手足阳明　奇穴。位于手足十指端，另说在手足爪甲后。用于治疗小儿风病、手足瘈疭者。灸7～14壮。引见《千金要方》、《经穴汇解》。编者按、本穴与十宣穴同位。

手足骹孔　奇穴。所指有二：①手骹孔：即腕骨孔。位于手外侧阳面腕背横纹尺侧端、尺骨茎突前外下方的凹陷中，俗称腕后尖骨头宛宛中，即小肠经阳谷（SI5）穴。一说位于手外侧腕部豌豆骨前之凹陷中，即腕骨（SI4）穴。②足骹孔：位于足外踝后1寸与跟腱之间凹陷中，即膀胱经昆仑（B60）穴。用于治疗猥腿风、卒中、半身不遂、上肢麻木、头痛、眩晕、腕、踝关节痛、手足肌肉萎缩。针3～5分，灸5壮。斜刺：手髓孔从尺侧向第五掌骨方向刺入；足髓孔针尖向内踝

前缘方向刺入。灸7壮。引见《千金翼方》、《针灸集成》、《针灸经穴图考》、《针灸经外奇穴治疗诀》、《针灸经外奇穴图谱》、《腧穴学概论》、《中国针灸学》、《经穴汇解》、《针灸大辞典》。

手大指甲后　奇穴。位于手拇指尺侧缘指骨关节横纹头赤白肉际处。用于治疗小儿肠胃病、结膜炎、雀目、角膜白翳。直刺1～2分，或点刺出血，灸3～5壮。引见《针灸集成》、《中国针灸学》、《针灸学辞典》。

注：本穴与鬼当穴同位。

手大指节理　奇穴。位于手大拇指内边、爪后第一纹头处。用于治疗心腹烦满、雀目、云翳、喉痹、颔肿、水粒不下。用三棱针速刺出血或灸7壮。引见《千金要方》、《医学纲目》、《经穴汇解》。

手足十二针　针灸方。是由心包经内关（P6）穴，大肠经合谷（L14）、曲池（LI11）穴，胃经足三里（S36），胆经阳陵泉（G34），脾经三阴交（SP6）穴，计6个穴名，左右共12针组成的针灸方。用于治疗半身不遂、高血压病、痹证。有通经活络、调和气血的作用。引见

《金针王乐亭》。

手腕研子骨 奇穴。位于两手腕研子骨尖上，即在手腕部尺侧缘尺骨茎突之高点。用于治疗豌豆疮。灸3壮。引见《千金要方》、《类经图翼》。

手十指头端尖 即奇穴十宣之异名，详见该条。引见《针灸学辞典》、《针灸大辞典》。

手中指第一节 即经外奇穴中指节，详见该条。引见《千金翼方》、《中国针灸学》、《中国针灸大辞典》。

手掌后白肉际 奇穴。位于手掌后腕横纹中点白肉际处，疑即经穴大陵（P7）。另说位于腕远侧横纹中点稍前处，大陵穴直下方。用于治疗霍乱吐泻转筋。灸7壮。引见《千金要方》、《类经图翼》、《针灸经外奇穴图谱》、《针灸学辞典》、《针灸大辞典》。

手掌后臂间穴 奇穴（臂间）。位于前臂屈侧、掌后腕横纹正中直上五横指两筋间，即当心包经间使穴上7分处。用于治疗疔肿、前臂痛、风牙痛。针3～5分，灸3～7壮。引见《备急千金要方》、《针灸孔穴及其疗法便览》、《类经图

翼》、《针灸经外奇穴图谱》、《针灸学辞典》、《中国针灸大辞典》

手足十指（趾）端 奇穴。位于手足十指（趾）尖端（与十宣、气端穴同位）。用于治疗小儿风病大动、手足瘈疭者。灸1～3壮。引见《千金要方》、《针灸经外奇穴图谱》、《经穴汇解》。

手足小指（趾）穴 奇穴。位于手足小指（趾）尖端，手足计4穴。用于治疗食注、消渴、癫疝。灸3壮。引见《类经图翼》、《针灸经外奇穴图谱》。

手足大指（趾）爪甲穴 奇穴。（鬼眼）位于手足大指（趾）爪甲根与皮肤之移行部正中点。一说位于手足大指（趾）桡（胫）侧爪甲根角处，两指（趾）相并取穴。用于卒中邪魅、癫痫、精神病、晕厥。灸3～7壮，可与人中穴同灸。引见《千金要方》、《类经图翼》、《针灸经外奇穴图谱》、《针灸学辞典》。

心 包括心穴和心点。所指有四：（1）手针穴（心点）位于手中指掌侧、远端指节（即二、三指节）横纹之中点。用于治疗发热、神经衰弱、哮喘、荨麻疹、肺心病、心

血管病。针 1～2 分，针感麻至指尖。引见《新医疗法汇编》、《中国针灸大辞典》。(2) 耳针穴。①位于耳甲腔中心的凹陷处，常呈现反光区。用于治疗神经衰弱、失眠、多梦、癔病、癫、狂、冠心病、心跳、气短、无脉症、多汗、盗汗、舌炎、舌痛、口舌生疮、咽炎、风湿性心脏病、肺源性心脏病、高血压性心脏病、心动过速、心律失常、高血压病、低血压。有宁心安神、调和营卫、清泄心火、止痛止痒的作用，又是诊断心脏病的参考穴。按耳针常规针法操作。②位于耳背上部。用于治疗疖肿、失眠、多梦、高血压病、头痛。有清泻心火、宁心安神、止痛止痒作用。按耳针常规针法操作。引见《耳针》、《耳廓诊断治疗学》。(3) 面针穴（心点、健脑点、山根）。位于鼻梁骨最低处，即当两眼内角连线的中点。用于治疗高血压病、头痛、失眠、健忘、心悸、神经官能症。按面针常规针法操作。详见山根条。(4) 鼻针穴的心与面针穴同位。引见《针灸学》（上海中医学院编）、《新医疗法汇编》、《中医大辞典》。

心区 足针穴。位于足跖部、按足针划区在 16 与 17 两区交界的中心点。用于治疗高血压病、癫狂、高热昏迷、中风不语、遗精、失眠，为足针麻醉穴。针 3～5 分，有针感后接通电麻机，诱导 10 分钟。引见《上海中医药杂志》1962 年第七期、《中国针灸大辞典》。

心主 经穴别名。即心包经大陵（P7）穴，详见该条。引见《腧穴学概论》、《实用针灸学》、《中华针灸学》、《针灸腧穴手册》、《针灸学辞典》、《实用针灸辞典》。

心应 奇穴。位于第五胸椎棘突下向左旁开 5 分处。用于治疗心律不齐、心悸、针斜刺向脊椎 0.5～1 寸。引见《针灸疗法》（山东中医学院编）。

心房 耳针穴。位于心穴与耳屏外缘正中点。用于心房诸疾。按耳针常规针法操作。引见《耳穴贴压疗法》。

心点 所指有二：①面针穴。位于两目内眦连线之中点，与鼻针穴的心点同位。②手针穴。位于手背腹泻点后 0.25 寸，靠近第四掌骨桡侧缘。用于治疗心之诸病。直刺 3～5 分。引见《中国民间疗法》、《微针疗法》、《手针新疗法》。

心俞　膀胱经穴。(心之俞、五焦之间、背俞)位于第五胸椎棘突下旁开 1.5 寸，即督脉神道穴旁开 1.5 寸处。用于治疗心气不足引起的心痛、惊悸、心烦、健忘、失眠、梦遗、咳嗽、吐血、盗汗、脏躁、癫狂、痫证、胸痛引背。有疏通心络、理气活血、清热化痰、镇惊安神的作用。常配内关治疗冠心病心绞痛、心律不齐及心肾不交引起的遗精、溲浊、神经衰弱。又是穴位诊断心律不齐的定性穴。针向脊柱方向斜刺 0.5～1 寸。

心募　所指有二：①奇穴。位于第五、六胸椎棘突之间点旁开 1 寸处，即膀胱经心俞穴内侧 5 分处。用于治疗心跳、心力衰竭、神经衰弱、癔病、癫痫、眼病、脑性瘫痪、脑炎、肩背痛、肥大性脊柱炎。针向下沿皮下斜刺 5～8 分。②经穴分类名。心募即任脉巨阙(CV14)穴，详见该条。引见《红医针疗法》、《针灸经外奇穴图谱》、《腧穴学概论》、《实用针灸学》、《中华针灸学》、《实用针灸辞典》、《中国针灸大辞典》。

心之俞　经穴别名。即膀胱经心俞(B15)穴，详见该条。引见《腧穴学概论》、《实用针灸学》、《实用针灸辞典》。

心穴 1　耳针穴。(耳背心)位于耳背上部、耳甲隆起上部中点斜外下方，即在下背与溃疡穴连线的上中三分之一交界处。用于治疗癔病、心悸、失眠、多梦、神经衰弱与耳甲腔心穴有类似的镇静安神作用。按耳针常规针法操作。引见《耳针》、《耳穴挂图》。

心包区　所指有二：①足针穴。位于足跖部，当新足针划区第 21 与 22 区交界线的中点。用于治疗癫狂、失眠，亦为足针麻醉用穴。针 3～5 分，有针感后接通针麻机诱导 10 分钟左右，当病人手掌、鼻尖部出汗或流涕，胫骨前肌由紧张变为松弛即可施术。②手针穴。位于手掌心第二、三掌骨之间，握拳时中指尖所点之处，当劳宫穴的上下一条区域。用手压揉此区，可改善脑功能迟钝、增强记忆力、保护心脏、稳定情绪。引见《针灸经外奇穴图谱》、《中国针灸大辞典》。

心包点　手针穴。位于手背降压点后四分之一寸处。用于治疗心包之疾。直刺 3～5 分。引见《手针新疗法》。

心包募　经穴分类名。即任脉膻中（CV17）穴，详见该条。引见《常用腧穴临床发挥》。

心脏点　所指有二：①奇穴。心脏点（臂），位于前臂屈侧尺侧线肘横纹下 3 寸，当心经少海穴下 3 寸处。用于诊断和治疗风湿性心脏病，是穴位诊断风湿性心脏病的定性穴之一。针 0.5～1 寸，针感麻至腕。②耳针穴。（降率点）位于屏上切迹处，在耳屏上结节上方之凹陷处，即在屏尖穴上方凹陷中、外耳穴的内侧，当渴点与外耳点连线之中点。用于诊治心脏病、期外收缩、房颤、阵发性心动过速。针 1～2 分，留针 30 分钟。引见《耳针》、《耳穴挂图》、《针灸经外奇穴图谱》、《中国针灸大辞典》。

心悸点　手针穴。位于小指掌面，第五掌指关节桡侧缘。用于治疗心悸、月经过多、痛经。针 3～5 分，针感麻至指尖。引见《针灸经外奇穴图谱》、《中国针灸大辞典》、《观手识人》。

心舒 1　即奇穴二椎下的别名，详见该条。引见《针灸学》（上海中医学院编）、《针灸学辞典》。

心舒 2　即奇穴巨阙俞的别名

（回春），详见该条。引见《千金翼方》、《腧穴学概论》、《针灸学》（上海中医学院编）、《中国针灸大辞典》。

升压　所指有二：①手针穴。即升压点，详见该条。②耳针穴。位于对耳屏中下三分之一处，当平喘穴稍下，耳软骨突起之小丘处。用于休克的急救。按耳针常规针法操作。引见《手针新疗法》、《针灸经外奇穴图谱》、《新医学》1971 年第 1 期。

升胃　奇穴。（提垂、胃上 1）位于上腹部脐上 2 寸，即下脘穴再旁开 4 寸处。一说位于下脘穴旁开 2.5 寸。用于治疗胃下垂、腹胀。进针后沿皮下向脐中或天枢、气海方向斜刺 2～3 寸，边捻边上提，胃有收缩感。灸 3～7 壮。引见《针灸学简编》、《针灸学》（上海中医学院编）、《针灸经外奇穴图谱》、《新医疗法汇编》。

升麻　奇穴。（项背点）位于眼内眦角之内下近 1 分（0.3 厘米）处。即在膀胱经睛明穴之下方。为背部、腹部手术按摩麻醉穴。在术前按摩 15～20 分钟。引见《新医药学杂志》、1972 年第 2 期、《全国针刺麻醉资料汇编》、《中国针灸大辞典》。

升压点 所指有二：①耳针穴。详见升压点1。②手针穴（池泉）。位于手背腕横纹中点，相当于三焦经阳池（TE4）穴。用于治疗各种原因引起的血压下降、头晕。按手针常规针法操作。引见《耳穴挂图》、《新医疗法手册》、《实用针灸学》、《手针新疗法》、《中医大辞典》、《中国针灸大辞典》。

升压点 1 耳针穴（切迹下）。位于耳垂前面、屏间切迹稍下方，当目1与目2两穴之间。用于诊断和治疗低血压、头晕、头昏、神经衰弱、有补气升阳的作用。引见《耳针》、《耳穴疗法》、《耳穴挂图》。

升压点 2 耳针穴。位于对耳屏部，在平喘穴稍下，太阳穴上方、耳软骨突起小丘处。用于治疗硬脊膜外麻醉引起的低血压和低血压病。有升压作用。引见《耳针》。

分水 经穴别名。即任脉水分（CV9）穴，详见该条。引见《太平圣惠方》、《针灸大成》、《针灸学辞典》。

分中 经穴别名。即胆经环跳（G30）穴，详见该条。引见《针方六集》、《针灸腧穴手册》、《腧穴学概论》、《中华针灸学》、《实用针灸辞典》、《针灸学辞典》。

分肉 经穴别名。即胆经阳辅（G38）穴，详见该条。引见《针灸大成》、《针灸聚英》、《针灸学辞典》、《针灸腧穴手册》、《腧穴学概论》、《实用针灸学》、《中国针灸大辞典》、《实用针灸辞典》。

分间 经穴别名。即胆经阳辅（G38）穴，详见该条。引见《针灸腧穴手册》、《实用针灸学》、《针灸聚英》、《实用针灸辞典》。

分指 奇穴。位于手八邪穴下3分处。用于上肢瘫痪。斜刺5分。引见《新医疗法讲义》（下册）。

月阳 经穴别名。即胆经阳交（G35）穴，详见该条。

月亮 奇穴。位于眶下缘外三分之一处。用于治疗视神经萎缩。闭目取穴，将针徐徐压入眶内针3～4分，针感眼球发胀。引见《针灸经外奇穴图谱》、《中国针灸大辞典》。

月窍 经穴别名。即三焦经丝竹空（TE23）穴，详见该条。引见《腧穴学概论》、《实用针灸学》。

公孙 脾经穴。位于足大趾内侧，核骨后陷中，赤白肉际处，即第一趾骨底的前下方凹陷处，亦即在第一趾关节后 1 寸处。用于治疗脾胃不和升降失常引起的胃脘痛、腹痛、呕逆、食不化、泄泻、痢疾、肠中切痛、腹胀如鼓、喜呕厌食、头面浮肿、足心发热、心烦狂言、癫痫失眠。公孙为脾经络穴，别走足阳明胃经，也是八脉交会穴之一，通于冲脉。有健脾利湿、通调胃肠、理气宽膈、降痰除烦、通冲脉、调月经的作用，主一切气之为病。针 0.5～1 寸，灸 3～5 壮。

仆参 膀胱经穴（安邪、安耶）。位于足跟部外侧面，外踝与跟腱之间凹陷中央即昆仑穴直下、跟骨外侧赤白肉际处。本穴的命名，喻古时仆人参见主人下跪时手指垂处显露的跟部，故名仆参。用于治疗湿热阻滞引起的下肢痿弱、腿痛转筋、脚气膝肿、癫痫、跟骨疼不敢着地、足痿失履、晕厥。本穴为阳跷脉之本，受阳跷脉所参附，有除湿利节、通经活络、开窍醒神、清肿止痛的作用。针 3～5 分，灸 3～5 壮。

丹田 所指有三：①经穴别名。包括任脉关元（CV4）穴、任脉石门（CV5）穴、任脉气海（CV6）、任脉阴交（CV7）穴。②人体部位名，道家认为这里是男子精室、女子胞宫的所在处。③气功意守部位名称。上丹田位于两眉间；中丹田在心下；下丹田在脐下。引见《针灸甲乙经》、《针灸资生经》、《普济本事方》、《针灸腧穴手册》、《腧穴学概论》、《实用针灸学》、《中华针灸学》、《针灸学辞典》、《中医大辞典》、《中国针灸大辞典》、《实用针灸辞典》。

欠盆 经穴别名。即胃经缺盆（S12）穴，详见该条。

反修 奇穴。位于大腿外侧、股骨内上髁上方、腘横纹上 7.5 寸，当脾经血海穴直上 5.5 寸处。用于治疗急性脊髓灰白质炎、足内翻。针 0.5～1 寸，针感麻至膝。另说反修位于腓骨小头后方，用于青光眼。引见《资料选编》（1970 年辽宁省卫生厅编印）、《内科急症》、《针灸经外奇穴图谱》。

毛细血管穴 耳针穴。位于耳甲腔外下方，在耳甲腔外上方。用于治疗声带麻痹。按耳针常规针法操作。引见《耳穴贴压疗法》。

化瘀散结消瘿方　针灸方。是由大肠经合谷（LI4）、天鼎（LI17）、小肠经天容（SI17）、胃经足三里（S36）、三焦经臑会（TE13）、任脉天突（CV22）组成的针灸方。用于治疗瘿气、颈部粗大、皮宽而不紧、兼见胸膈气闷、心悸气促、眼球突出、暴躁善怒、脉象弦滑。加减法：胸膈气闷者加内关、膻中；心悸易汗者加神门、阴郄；暴躁善怒者加太冲、泽前穴。引见《中国针灸大辞典》、《针灸腧穴手册》。

化痰散结消瘰方　针灸方。是由经外奇穴肘尖、百劳、阿是穴组成的针灸方。用于治疗瘰疬。本病多发生于耳后项颈部、或腋下部。慢性则经年累月不愈、伴有潮热、口干、食欲不振、倘溃后脓水淋漓、不易愈合。随症加穴，项部瘰疬者加翳风、天井、足临泣；颈部瘰疬者加臂臑、手三里、大迎；腋下瘰疬者加肩井、少海、阳辅。本方具有化痰、散结、消瘰作用。引见《中国针灸大辞典》。

〔丶〕

六上　经穴分类名。是以带上字头命名的 6 个经穴的共称，即大肠经上廉（LI9）、胃经上巨虚（S37）、膀胱经上窌（B31）、胆经上关（G3）、任脉上脘（CV13）、督脉上星（GV23）。引见《针灸腧穴手册》。

六气　经穴分类名。是以带气字头命名的 6 个经穴的共称，胃经气舍（S11）、气户（S13）、气冲（S30）、膀胱经气海俞（B28）、肾经气穴（K13）、任脉气海（CV6）穴。引见《针灸腧穴手册》。

六号　奇穴。位于手腕背横纹上、伸指在总肌腱桡侧缘，向桡侧 0.5 厘米处，即在三焦经阳池穴之桡侧 0.5 厘米处。用于治疗腰痛。本穴与七号穴相对应，腕关节呈背屈位取穴，针尖向阳池穴针 3～5 分。引见《新医疗法汇编》、《中国针灸大辞典》。

六白　经穴分类名。是以带白字煞尾命名的 6 个经穴的共称，即肺经侠白（L4）、胃经四白（S2）、脾经隐白（SP1）、太白（SP3），胆经浮白（G10）、阳白（G14）。引见《针灸腧穴手册》。

六华　奇穴。即八华中的上六穴。位于背部，以患者两乳之距离折作8寸，以2寸为一边作一等边三角形，照样剪成纸片3张，将此三角形的一角置大椎穴上，其下端两角（平高）是穴，再将一张三角形纸片的一角置于上二角之中点，其下边两角也是穴，如此再量1次，计6穴。用于治疗虚弱羸瘦、骨节疼痛、咳嗽、盗汗。灸3～7壮。引见《针灸孔穴及其疗法便览》、《中国针灸大辞典》、《针灸学辞典》、《经外奇穴治疗诀》。

六花 奇穴别名。即四花患门穴，详见该条。引见《中华针灸学》、《中国针灸大辞典》。

六里 经穴分类名。是以带里字煞尾的6个经穴共称，大肠经手三里（LI10）、手五里（LI13）、胃经足三里（S36）、肝经足五里（Liv10）、心经通里（H5）、任脉建里（C11）。引见《针灸腧穴手册》。

六府 小儿推拿穴。位于前臂尺侧缘，由阴池（神门）至肘肘（少海）成一直线。用于治疗发热、汗多、便秘。由少海推向神门穴，约300次，直至皮肤发凉为度。引见《小儿推拿》。

六肩 经穴分类名。是以带肩字头命名的6个经穴的合称，即

小肠经肩贞（SI9）、肩外俞（SI14）、肩中俞（SI15）、大肠经肩髃（LI15）、三焦经肩髎（TE14）、胆经肩井（G21）。引见《针灸腧穴手册》。

六宫 经穴别名。即任脉神阙（CV8）穴，详见该条。引见《穴位救伤秘方》。

六缝 奇穴。即四逢穴再加拇指掌侧、掌指关节横纹中点和指骨关节横纹中点各1穴，计1手6穴。用于治疗小儿疳积、疗疮。针1～2分或点刺出血。引见《腧穴学概论》、《针灸腧穴图谱》、《针灸经外奇穴图谱》、《针灸学辞典》、《中医大辞典》、《中国针灸大辞典》、《针灸大辞典》。

六下合 即六腑下合穴，详见该条。引见《针灸学辞典》。

六之灸 奇穴。（六华穴、胃病六之灸）位于背部正中线、左右旁开1.5寸之线上，第七、八胸椎棘突之间点平高2穴，第九、十胸椎棘突之间点平高2穴，第十一、十二胸椎棘突之间点相平2穴，计6穴，即由膀胱经膈俞、肝俞、脾俞左右共6穴组成。用于治疗一切胃病、胃痉挛、胃扩张、胃炎、消

化不良、食欲不振、膈肌痉挛、喘息、胸膜炎、肠炎。各灸 7～15 壮。引见《中国针灸学》、《腧穴学概论》、《针灸经外奇穴图谱》、《针灸学辞典》、《中国针灸大辞典》、《针灸大辞典》。

六华灸 即奇穴六之灸，详见该条。引见《中国针灸学》、《针灸经外奇穴图谱》、《针灸学辞典》。

六总穴 优选穴。是古代针灸家在临床实践中总结出来的 4 个经验穴，即足三里、委中、列缺、合谷，称为四总穴。后人在此基础上又增加了内关与水沟，故称六总穴。《针灸聚英》将四总穴编为歌诀："肚腹三里留，腰背委中求，头项寻列缺，面口合谷收。"这是对四总穴主治作用的概括，说明头项、面口、肚腹、腰背部的病症，不论是虚实寒热、发病的急缓，都可以据情选用。后人增添两穴说法不一，一说内关与水沟穴；另说内关与支沟穴，各有己意，用水沟是为了急救用，用支沟是治疗胁痛。引见《中医大辞典》、《中国针灸大辞典》。

六颈椎 奇穴别名。即六颈椎旁，详见该条。引见《中国针灸大辞典》。

六十六穴 经穴分类名。是指十二经中井、荥、输（原穴同）、经、合各穴的总称，即阴经井、荥、输（原穴同）、经、合，每经 5 穴，共 30 穴；阳经井、荥、输、原、经、合，每经 6 穴，共 36 穴，总计 66 穴。子午流注针法就是以 66 穴为基础的。引见《针灸学辞典》。

六颈椎旁 奇穴。（六颈椎）位于颈后部、第六颈椎棘突旁开 5 分处，即在督脉大椎穴上方约 1 寸点旁开 5 分。用于治疗鼻炎、嗅觉迟钝。针 0.5～1 寸，灸 3～7 壮。引见《常用新医疗法手册》、《新医疗法汇编》、《中国针灸大辞典》。

六腑俞方 针灸方。是由膀胱经胆俞（B19）、胃俞（B21）、三焦俞（B22）、大肠俞（B25）、小肠俞（B27）、膀胱俞（B28）组成的针灸方。用于治疗半身不遂、六腑不合。有运化水谷、调理六腑的作用。引见《金针王乐亭》。

六对同名穴 经穴分类名。是由五对同名穴、再加上大肠经手五里（LI13）和肝经足五里（Liv10）穴组成，称为六对同名穴。六对同名穴详见表 9。

表9　六对同名异位经穴表

经	同名	异位	经穴全名
胆经	临位	首	头临位
		足	足临泣
	窍阴	首	头窍阴
		足	足窍阴
	阳关	足	膝阳关（寒府）
督脉		背	腰阳关
胃	三里	足	足三里
大肠经		手	手三里
	五里	手	手五里
肝		足	足五里
肾	通谷	腹	腹通谷
膀胱		足	足通谷

六腑下合穴　经穴分类名。（六下合、下合穴）是指六腑在足三阳经上的合穴，即六腑相合于下肢阳经的腧穴。用于六腑疾病的治疗。胃合于足三里，大肠合于上巨虚，小肠合于下巨虚，三焦合于委阳，膀胱合于委中，胆合于阳陵泉。其中胃的合穴足三里、膀胱的合穴委中、胆的合穴阳陵泉都在本经。上巨虚与下巨虚都是胃经穴，委阳属于膀胱经，因此大小肠和三焦的合穴都在异经。引见《针灸学辞典》。

为之　经穴别名。即督脉长强（GV1）穴，详见该条。引见《实用针灸学》、《实用针灸辞典》。

为民　所指有二：①奇穴。位于颈部、胸锁乳突肌后缘中点处。用于治疗肩周炎、上肢麻痹、咽喉炎、扁桃体炎、高血压病、神经官能症、精神病、咽部异物感（梅核气）、失眠、癫痫、脑炎后遗症、大脑发育不全、落枕、哮喘。直刺

0.5～1寸。②奇穴别名。即三角肌穴，详见该条。引见《新医疗法选编》、《旅大市卫生局编》、《中国针灸大辞典》。

为农　奇穴。(顶上、治瘫4、健膝穴、膝上、髌上)位于大腿前面下部，在髌骨上缘正中直上3寸处，取穴时屈膝垂足，由髌骨上缘中点、向上量四横指处。一说在髌骨中线上4寸处。另一说在髌骨上缘中点上1.5寸，在胃经梁丘穴内侧直上1寸。用于治疗膝关节炎、下肢麻痹或瘫痪、下肢肌无力。直刺或向上斜刺2～3寸。引见《常用新医疗法手册》、《针刺疗法》、《新医疗法讲义》(下册)、《实用针灸学》、《针灸经外奇穴图谱》、《针灸学》(上海中医学院编)、《工人医生手册》、《中国针灸大辞典》。

斗肘　奇穴。(小肘尖、斜肘)位于肘部外侧，屈肘成90度角，肱骨外上髁之高点处，即在大肠经曲池穴外方之高骨处。用于治疗臂肘神经痛、偏瘫、神经衰弱、阴虚失眠、健忘。灸3～7壮。引见《针灸孔穴及其疗法便览》、《外科大成》、《腧穴学概论》、《小儿推拿》、《中医大辞典》、《针灸学辞典》、《中国针灸大辞典》、《针灸大辞典》。

火疗　奇穴。位于面部、鼻翼下两侧，在督脉水沟穴旁开1寸处。用于治疗急性腰扭伤、腰肌劳损、肋间神经痛。针向左右斜刺1.5寸，针感全身发热，腰背部有酸困感。引见《针灸经外奇穴图谱》、《中国针灸大辞典》。

〔フ〕

少冲　心经穴。(经始)位于手小指末节背面桡侧，距指甲角1分处。用于治疗心血瘀阻，风阳上扰、痰蒙清窍、阻滞于经络而引起的中风昏迷、小儿高热惊厥、心痛心悸、癫狂、胸胁满痛、心火上炎眼赤、臑臂内后廉痛、咽痛喉痹。少冲为手少阴心经的井(木)穴，有化瘀开窍、泻热醒脑、行气活血、回阳救逆的作用。为临床常用急救穴之一。浅刺1分，或点刺出血。灸3壮。

少吉　经穴别名。即小肠经少泽(SI1)穴，详见该条。引见《外台秘要》、《针灸学辞典》。

少关　经穴别名。即任脉阴交(CV7)穴，详见该条。引见《针灸甲乙经》、《针灸学辞典》、《针灸腧穴手册》、《腧穴学概论》、《实用针灸学》、《中国针灸大辞典》、《实用针灸辞典》。

少谷 经穴别名。即大肠经三间（LI3）穴，详见该条。引见《针灸甲乙经》、《实用针灸辞典》、《中国针灸大辞典》、《腧穴学概论》、《针灸腧穴手册》、《实用针灸学》、《中华针灸学》。

少府 心经穴。位于手掌面、在掌心横纹尺侧第四、五掌骨之间，平劳宫穴，仰掌屈指握拳时，在小指端与无名指端之间取穴。用于治疗心经郁热影响小肠引起的心悸、胸痛、遗尿、小便不利、阴痛、阴挺、阴痒、手小指拘挛、掌中热、臂酸、善笑、悲恐善惊、风湿性心脏病、心律不齐。少府为手少阴经之荥（火）穴，有宁神志、调心气、行气活血、清心安神的作用。直刺3～5分，灸5壮。

少泽 小肠经穴。(小吉、小结) 位于手小指尺侧、指甲角与指腹尺侧缘间之中点处、约去指甲角1分凹陷处。用于治疗心经郁热、兼有外感引起的头痛、寒热、汗闭不出、目翳、舌红肿、昏迷、乳汁不足、乳痛红肿、胸闷心烦、舌强喉痹。少泽为小肠经之井（金）穴，

又是急救穴之一。有清热解表、醒神开窍、活络通乳的作用，是治疗乳痈和乳汁不通的主穴，即有散风热、开窍利乳的功能。浅刺1分，或点刺出血，灸3壮。

少骨 所指有二：①经穴别名。即大肠经三间（LI3）穴，为少谷之误。②奇穴别名。即三门穴，详见各该条。引见《外科大成》、《经穴汇解》、《针灸腧穴图谱》、《中国针灸大辞典》、《针灸大辞典》、《针灸学辞典》。

少海 心经穴。(曲节) 位于肘部内侧前面、当屈肘时在肘横纹尺侧纹头凹陷中，与曲池穴隔肘相对。用于治疗心经血行不畅引起的心痛、腋胁痛、腰颈项背痛、手颤、手挛、臂麻、健忘、上肢痛而不举、暴喑、头痛、目眩、牙痛瘰疬、癫狂善笑、痫证。少海为手少阴经之合（水）穴，有行气活血、通经活络、化痰宁心和调神的作用。直刺0.5～1寸，灸5壮。

少商 肺经穴。(鬼信、鬼眼穴之一) 位于手拇指端内侧（桡侧）去指甲角一分许。用于治疗外感风热引见的咽喉肿痛、寒热、咳嗽、声哑、鼻塞、鼻衄、腮肿、乳

蛾，以及中风闭证昏迷、癫狂、中暑昏厥、抽搐。少商为手太阴肺经的井（木）穴，也是急救穴之一。有清肺热、利咽喉、醒神开窍、苏厥回阳救逆的作用。浅刺1分或点刺出血，灸1壮。

少阴郄 经穴分类名。手少阴郄穴，即心经阴郄（H6）穴，详见该条。引见《针灸腧穴手册》、《腧穴学概论》、《实用针灸学》、《针灸学辞典》、《实用针灸辞典》。

少阴俞 经穴别名。即膀胱经肾俞（B23）穴。王冰曰："少阴俞谓第十四椎下两傍肾之俞也。"引见《素问·通评虚实论》、《针灸学辞典》。

少阳维、奇穴。位于小腿远端胫侧、内踝后上1寸处、跟腱前缘，即在肾经太溪与复溜穴之间点。一说在内踝上缘上7.5分，跟腱前缘。用于治疗脚气、下肢慢性湿疹、狼疮、下肢麻痹。针3～5分，灸3～7壮。本穴又是穴位诊断红斑狼疮的定性穴。引见《外台秘要》、《针灸孔穴及其疗法便览》、《穴位诊断法》、《经穴汇解》、《针灸经穴图考》、《针灸经外奇穴图谱》、《针灸学辞典》、《针灸大辞典》、《中国针灸大辞典》。

少海上 奇穴。位于上臂屈侧、尺侧线肘横纹上1.5寸，即在心经少海穴上1.5寸处。用于小儿麻痹后遗症（肘伸屈无力）。针0.5～1寸，针感麻至肘。引见《针灸经外奇穴图谱》、《中国针灸大辞典》。

水门 经穴别名。即胃经水突（S10）穴，详见该条。引见《针灸甲乙经》、《中国针灸大辞典》、《针灸大辞典》、《针灸学辞典》、《针灸腧穴手册》、《腧穴学概论》、《中华针灸学》、《实用针灸学》、《实用针灸辞典》。

水上 奇穴。（吉新）位于上腹部正中线、脐上1.5寸处，即在任脉水分穴上5分处。用于治疗胃酸过多、腹痛、腹胀、腹泻。水上穴又是穴位诊断胃酸过高的定性穴。直刺1～2寸。引见《新针灸学讲义》、《穴位诊断法》、《针灸学》（上海中医学院编）、《常用新医疗法手册》。

水分 所指有二：①任脉穴。水分（CV9）（分水、中守）位于腹部正中线、脐上1寸处，即在任脉下脘下1寸处。用于治疗水邪内停、大小肠功能失调引起的腹痛肠鸣、水肿膨胀、小便不利、反胃吐食、洞泄脱肛、头面浮肿、小儿陷囟、腰脊强急。有清湿热、利下焦，和中理气，分利水道、清热利尿、利水消肿、分利水湿的作用。水分穴是治疗水肿的要穴，是穴位诊断炎症的定性穴之一。直刺1～2寸，灸5～7壮。孕妇慎用。②奇穴。位于脐上1寸任脉水分穴旁开1.5寸处。用于气喘、单盅胀。针1～2.5寸，灸5～15壮。引见《千金翼方》、《医学纲目》、《腧穴学概论》、《经穴汇解》、《针灸学辞典》、《针灸大辞典》、《中国针灸大辞典》。

水天 经穴别名。即胃经水突（S10）穴，详见该条。引见《针灸甲乙经》、《针灸腧穴手册》、《腧穴学概论》、《针灸大辞典》、《实用针灸学》、《针灸学辞典》、《中国针灸大辞典》、《实用针灸辞典》。

水穴 经穴别名。即大肠经扶突（LI18）穴，详见该条。引见《外台秘要》、《针灸腧穴手册》、《腧穴学概论》、《中华针灸学》、《中国针灸大辞典》、《针灸学辞典》、《实用针灸辞典》。

水沟 督脉穴。（人中、鼻人中、鬼宫、鬼市、鬼客厅）位于人中沟正中线的上三分之一与下三分之二

交界处。一说水沟位于人中穴和兑端穴之间的中点（《新针灸学》朱琏著）。用于治疗气闭，经气失调引起的癫狂、痫证、小儿惊风、成人中风、气厥昏迷、牙关紧闭、不省人事、口眼㖞斜、风水面肿、腰脊强痛、严重呃逆。水沟穴为手足阳明、督脉之会。有醒脑启闭、苏厥省神、通经活络、清热开窍、熄风止痉、升血压、宁神志、利腰脊、回阳救逆的作用。水沟有醒神开窍之长，为常用急救穴之一。针向上斜刺3～5分，灸3壮。

水突 所指有二：①胃经穴。水突（S10）（水门、水天、天门）。位于颈前外部大筋前，直人迎下、气舍上。即在胸锁乳突肌前缘，人迎穴与气舍穴连线之中点。用于治疗痰结气逆引起的咳嗽上气、喘不得息、咽喉肿痛、呃逆、瘿瘤、瘰疬、眩晕、气短。水突有清肺利咽、理气降逆、化痰散结的作用。直刺0.5～1寸，灸5壮。②经穴别名。即大肠经扶突（LI18）穴，详见该条。引见《外台秘要》、《腧穴学概论》、《实用针灸学》、《针灸学辞典》。

水泉 所指有二：①肾经穴。水泉（K5）（水原）位于足内踝尖

与跟腱水平连线中点即太溪穴再直下一寸处。用于治疗肾气不足，气血淤滞引起的月经不调、经闭、痛经、阴挺、目昏花、小腹满痛、小便不利。水泉为足少阴经郄穴。有调补肝肾、调理冲任、益肾化瘀的作用。直刺3～5分，灸7壮。②经穴别名。即肝经大敦穴，详见该条。引见《千金要方》、《针灸学辞典》、《中医大辞典》、《针灸腧穴手册》、《腧穴学概论》、《实用针灸学》、《中华针灸学》、《实用针灸辞典》。

水原 经穴别名。即肾经水泉(K5)穴，详见该条。引见《千金要方》、《针灸学辞典》。

水道 所指有二：①胃经穴。水道(S28)(胞门、子户)。位于腹部脐下3寸，即关元穴再旁开2寸处。用于治疗膀胱有寒、三焦热结、小肠泌别失常引起的小便淋漓，小腹胀满，水肿，腹水，月经不调，二便不利，腰背强急，痛引阴中，膀胱、子宫一切病。有清湿热、利下焦、利膀胱、通调水道，气化利尿、温经散寒、分别清浊的作用。针0.5～1寸，灸7壮。②奇穴。位于腹股沟部平耻骨联合上缘左右旁开2.5寸之点，即在脐下5寸屈骨端侠两旁各2.5寸。一说，穴在侠屈骨相去5寸处。用于治疗三焦、膀胱、肾中热气。灸随年壮。引见《备急千金要方》、《千金翼方》。

水俞五十七穴 经穴分类名(肾俞五十七穴)。是指治疗水病的57个穴，包括腰骶部25个穴、下腹部20个穴、膝以下12个穴，列表如下。是由31个针灸穴名组成。详见表10。

表10 水俞五十七穴表

腰骶部	脊中、悬枢、命门、腰俞、长强、大肠俞、小肠俞、膀胱俞、中膂内俞、白环俞、胃仓、肓门、志室、胞肓、秩边、计25个穴。
下腹部	中注、四满、气穴、大赫、横骨、外陵、大巨、水道、归来、气街(冲)、计20个穴。
膝以下	大钟、复溜、阴谷、照海、交信、筑宾。计12个穴。

即督脉 5 个穴有长强、腰俞、命门、悬枢、脊中。膀胱经 10 个穴有大肠俞、小肠俞、膀胱俞、中膂内俞、白环俞、胃仓、肓门、志室、胞肓、秩边。肾经 11 个穴有照海、复溜、交信、筑宾、阴谷、横骨、大赫、大钟、气穴、四满、中注。胃经 5 个穴有外陵，大巨、水道、归来、气街（气冲）。引见《中医大辞典》、《针灸学辞典》。

双阳　奇穴。位于环跳穴与风市穴之中点向内、适当胆经与膀胱经循行线之正中间，找出定位点，再由此点向上、向下各 1 寸处，分别取之，一名两穴，因此穴恰处于足少阳与足太阳经之间，故名双阳穴。用于坐骨神经痛。两穴各直刺 2～3 寸，用泻法。引见《新中医》1985 年第 9 期。

尺谷　奇穴。位于手背大指第二节与根骨之中间点、掌骨尺侧缘。用于甲状腺肿、耳下腺炎。直刺 2 分许。引见《手针新疗法》。

尺泽　肺经穴。（鬼堂、鬼受）位于肘横纹中肱二头肌腱桡侧，与尺侧的曲泽穴平行。用于治疗肺热引起的咳喘、胸胁胀满、身痛心烦、咳血、鼻衄、咽喉肿痛，或邪犯胃肠引起的腹痛、呕吐、泻泄、水肿，以及肘臂痉痛、肘关节屈伸不利、小儿惊风、遗尿。尺泽为手太阴经之合（水）穴。有清肺降气、止咳平喘、清肺散热、消散痛肿、通调水道、和中降逆、调和胃肠的作用。直刺 1～1.5 寸，灸 5 壮。

尺桡　奇穴。位于前臂伸侧正中线腕横纹至肘横纹之中点（即腕横纹上 6 寸），尺、桡骨之间，即在三焦经四渎穴下 1 寸处。用于癫痫，为过梁针穴之一，又可用于中风后的上肢麻痹等。直刺 2.5～3 寸，以不透过对侧皮肤为准，直透对侧臂中穴。引见《腧穴学概论》、《针灸孔穴及其疗法便览》、《针灸经外奇穴图谱》、《中国针灸大辞典》。

尺盖　即胃经缺盆（Sl2）穴，其别名为天盖，"尺"与"天"形近，可能系字误，详见该条。引见《腧穴学概论》、《实用针灸学》、《腧穴学手册》、《实用针灸学》、《实用针灸辞典》、《针灸学辞典》、《针灸大辞典》。

尺之五里　经穴别名。亦名尺之五间即大肠经手五里（LI13）穴，详见该条。引见《类经图翼》、

《针灸经穴图考》、《中华针灸学》、《实用针灸学》、《腧穴学概论》、《针灸学辞典》、《实用针灸辞典》、《中国针灸大辞典》。

尺神经点　奇穴。位于肘尖与肱骨内上髁之间的尺神经沟内。用于治疗上肢瘫痪、屈腕、屈指、指分拼障碍，尺神经麻痹（特有的爪形手）。用特制粗针进行神经干弹拨，每周1～2次。引见《神经干弹拨疗法》。

书写中枢　方云鹏头针穴。从冠矢点向左右画1条与矢状缝成90度角的线，距矢状缝45度，离冠矢点3厘米是穴。用于震颤性失语、高血压、低血压。引见《实用头针大全》。

孔穴　即腧穴，是腧穴的通称。孔是孔窍、空隙的意思，指穴位多在肌肉、骨节凹陷处。引见《针灸学辞典》、《针灸大辞典》、《针灸甲乙经》。

孔急　奇穴。位于手背第三、四掌骨小头之间后5分处，此穴位于手针咽喉穴的稍上方。用于治疗肋间神经痛、胃痛、胸膜炎、胆囊炎、胆石症、胆道蛔虫症。直刺3～5分，如针向上透刺2～2.5寸，

称为胸胁镇痛术。针法由孔急穴垂直进针至对侧皮下为手针的牙痛点，有针感后再将针提至皮下，使针平放再向上透2～2.5寸，主治同上。引见《红医针疗法》、《针灸经外奇穴图谱》、《中国针灸大辞典》。

孔最　所指有二：①肺经穴。孔最（L6）位于前臂内侧尺泽与太渊穴的连线上、在尺泽穴下5寸，距太渊穴7寸处。用于治疗由肺经郁热引起的咳喘、咳痰带血、咽喉肿痛、痔疮便血，以及肘臂挛痛、失音、热病无汗、头痛。此穴为手太阴之郄穴，也是穴位诊断痔疮的定性穴。有调降肺气、清热降逆、理气止血、灸痔利咽的作用。直刺0.5～1寸，灸3～5壮。②奇穴（泽田孔最）。位于尺泽穴下约3横指、和手三里相隔约1寸的凹陷中。用于痔核、痔痛、痔出血、喘息。直刺0.5～1寸。引见《针灸临床治疗学》。

五　画

〔一〕

玉门　所指有二：①奇穴。

（玉门头、龙门、阴缝、女阴缝）位于女性阴户上端、大阴唇内、阴蒂头是穴。用于治疗癫狂、妇人阴疮。针3分，艾卷熏灸3～7分钟。②奇穴别名。即鬼藏穴，又指龙门、产门，即妇女的阴道口。引见《备急千金要方》、《针灸孔穴及其疗法便览》、《妇人良方》、《针灸经外奇穴图谱》、《针灸学辞典》、《中国针灸大辞典》。

玉户 经穴别名。即任脉天突（CV22）穴，详见该条。引见《针灸甲乙经》、《腧穴学概论》、《实用针灸学》、《中华针灸学》、《针灸学辞典》、《实用针灸辞典》、《中国针灸大辞典》。

玉田 奇穴（第二十一椎）。位于骶部正中线，第四骶椎棘突下方凹陷中。用于治疗难产、腰骶痛、腓肠肌痉挛、手足着凉抽筋、关节风湿病、急痹筋挛。针尖向上方斜刺0.5～1寸，灸3～7壮。引见《千金要方》、《腧穴学概论》、《针灸经外奇穴图谱》、《针灸腧穴图谱》、《针灸孔穴及其疗法便览》、《针灸学辞典》、《针灸学》（上海中医学院编）、《中国针灸大辞典》、《针灸大辞典》、《针灸学辞典》。

玉会 经穴别名。即胃经大迎（S5）穴，详见该条。引见《针灸大辞典》。

玉英 所指有二：①经穴别名。即任脉玉堂（CV18）穴，详见该条。②奇穴别名。即金津玉液穴，详见该条。引见《针灸甲乙经》、《腧穴学概论》、《实用针灸学》、《中华针灸学》、《针灸学辞典》、《实用针灸辞典》、《中国针灸大辞典》。

玉枕 膀胱经穴。位于后头部后发际正中直上2.5寸，即脑户穴（枕外粗隆上缘）再旁开1.3寸处。用于治疗气血不调引起的头项重痛、目刺痛、鼻塞，以及近视、眩晕、恶风寒、呕吐等。玉枕有调和气血、清头散风、明目的作用。针3～5分，灸3壮。

玉泉 所指有二：（1）奇穴有二：①位于后头部正中线入后发际1.5寸，再于此点旁开1.5寸，再直下1寸处。另说，位于枕外粗隆上缘旁开头正中线1.3寸，即膀胱经玉枕穴再下1寸处。用于治疗瘛疭不语。灸3～14壮。②位于男性阴茎根上正中点当耻骨联合下缘处，大约在脐下6.5寸处。用于治疗腰痛、小便不利、睾丸炎、膀胱麻痹、精系神经痛，灸3～7壮。又为穴位诊断膀胱麻痹的定性穴。（2）经穴别名。即任脉中极（CV3）穴，详见该条。引见《针灸甲乙经》、《千金要方》、《幼幼新书》、《腧穴学概论》、《实用针灸学》、《中华针灸学》、《针灸孔穴及其疗法便览》、《针灸经外奇穴图谱》、《穴位诊断法》、《针灸腧穴图谱》、《针灸大辞典》、《中国针灸大辞典》。

玉柱　经穴别名（肉柱）。即膀胱经承山（B57）穴，详见该条。引见《太平圣惠方》、《针灸学辞典》。

玉宫　经穴别名。即胆经目窗（G16）穴，详见该条。引见《普济方》、《针灸大辞典》。

玉荣　经穴别名。即胆经目窗（G16）穴，详见该条。引见《针灸逢源》、《针灸大辞典》。

玉营　经穴别名。即胆经目窗（G16）穴，详见该条。引见《针灸甲乙经》、《针灸大辞典》。

玉堂　任脉穴（上含、玉英）。位于胸前正中线、任脉膻中穴上1.6寸处，平第三肋间。用于治疗胸部任脉气机失调之胸痛、咳嗽、气喘、呕吐、喉痹咽肿、咳逆上气。又是穴位诊断肺门淋巴结核定性穴之一。有疏调气机、宽胸理气、止咳平喘的作用。沿皮平刺3～5分，灸5壮。

玉液　奇穴。即金津玉液，详见该条。引见《中医大辞典》、《针灸学辞典》。

玉门头　即奇穴玉门穴，详见该条。引见《千金要方》、《腧穴学概论》、《中国针灸大辞典》。

玉环俞　经穴别名。即膀胱经白环俞（B30）穴，详见该条。引见《针灸经穴图考》、《腧穴学概论》、《实用针灸学》、《中华针灸学》、《中国针灸学》、《针灸学辞典》、《针灸大辞典》、《实用针灸辞典》、《中国针灸大辞典》。

玉房俞　经穴别名。即膀胱经白环俞（B30）穴，详见该条。引见《针灸大辞典》、《实用针灸辞典》。

玉泉下一寸　经穴别名。即任脉曲骨（CV2）穴，详见该条。引见《实用针灸学》、《实用针灸辞典》。

东一　奇穴。位于颈侧部、乳突直下2.5寸处。用于治疗偏头痛、精神分裂症，大脑发育不全、脑积水、神经衰弱。直刺 1.5～2 寸，针感肩部麻。引见《针灸经外奇穴图谱》、《中国针灸大辞典》。

东风 所指有二：①奇穴。（扁桃、扁桃体、扁桃安、发音）位于下颌角下缘、颈动脉前方处，即在小肠经天容穴前下方 5 分。用于治疗扁桃体炎、喉风、喉痹、咽喉肿痛、中心性视网膜炎。针向扁桃体方向刺 1～2 寸，灸 3 壮。②东风（肩），奇穴。位于右侧肩胛部，右肩胛冈下 2 厘米、中、外三分之一交界处。只右肩 1 穴。与输胆穴配用。用于治疗胆道蛔虫病。在穴位处以指按压，局部有酸、麻感。引见《针灸经外奇穴图谱》、《腧穴学概论》、《实用针灸学》、《针灸学》（上海中医学院编）。

东风 2 奇穴。位于右肩胛冈下 1.5 寸、中、外三分之一交界处，只右侧 1 穴。用于治疗胆道蛔虫症。用指针疗法，医生立于病人背侧，让病人闭口憋气，医生先以右拇指端按压东风 2 穴，由轻而重，同时上下左右滑动使病人穴位酸胀沉感加重，指压 3～5 分钟，这时再用左拇指按压输胆穴，此穴位于右第十肋间与骶棘肌外缘相交处，在此点稍偏内侧，即右侧背部第十胸椎棘突下，向右旁开 3.5 寸处。引见《针灸经外奇穴图谱》、《实用针灸学》。

东明一 奇穴。位于眼内眦角外上 4 分、眶上缘，即在膀胱经睛明穴外上 4 分处。用于治疗内障、外障、眼底病。针 1.5～2 寸，针感半个眼球麻、胀。禁灸。引见《针灸经外奇穴图谱》、《中国针灸大辞典》。

东明二 奇穴。位于眼内眦角外上 4 分处与眉弓中点直下的眶上缘之间点，右眼在时针 11 点处，左眼当时针 1 点处。用于治疗内障、外障、眼底病。针 1.5 寸，有触电样针感。禁灸。引见《针灸经外奇穴图谱》、《中国针灸大辞典》。

东明三 奇穴别名。即上明穴，详见该条。引见《针灸经外奇穴图谱》、《针刺疗法》。

东明四 奇穴。位于眼眶上缘下，从眉弓中点划一垂直线与眶上缘相交之点，再向外侧平开 4 分的眶缘下。用于治疗内障、外障、眼底病。针 1.5 寸，禁灸。引见《针灸经外奇穴图谱》、《中国针灸大辞典》。

东明五 奇穴。位于眼外眦角上约 1 分半、眶上缘内方，即在眼眶外缘内侧，左眼在时针 3 点处，右眼在 9 点处。用于治疗内障、外障、眼底病。针 1.5 寸，出现闪电感。引见《针灸经外奇穴图谱》、《中国针灸大辞典》。

东明六 奇穴。位于眼内眦角、下泪点之间，即在膀胱经睛明穴与奇穴内睛明穴之间。用于治疗内障、外障、眼底病。针 1.5～2 寸，眼球有闪电感。引见《针灸经外奇穴图谱》、《中国针灸大辞典》。

龙门 所指有三：①位于女性外阴部，阴唇前联合部是穴，即在曲骨穴下 1 寸处，女人入阴内外之际，即阴唇前联合部。在泉门穴之下，相当于阴蒂根部。用于治疗妇人胞落颓、月经不调、闭经、子肠下垂、久婚不育、阴痿、遗尿。针 3～5 分，灸 3 壮。②龙门（腹）位于右侧上腹部、胸膛窝下 5.3 寸，向右旁开 3 寸处，即在任脉中脘穴下 1.3 寸，向右平开 3 寸，或在肝基穴下 1 寸处。用于肝炎。针 3～5 分。引见《腧穴学概论》、《针灸经外奇穴图谱》、《备急千金要方》、

《针灸资生经》、《中国针灸大辞典》。③龙门即奇穴泉门。引见《经穴图考》、《针灸学辞典》。

龙元 奇穴别名。即龙玄穴，详见该条。引见《中国针灸大辞典》。

龙头 奇穴别名，即龙颔穴，详见该条。引见《经外奇穴治疗诀》、《针灸学辞典》。

龙玄 奇穴。（龙元、龙虎、龙渊）位于前臂远端桡侧、桡骨茎突上方，即列缺穴上方 5 分之静脉处平腕横纹上 2 寸。用于治疗下牙痛、下牙疳、满口牙痛、中风口歪、手痹风邪。灸 3～7 壮，不针。引见《备急千金要方》、《针灸大成》、《针灸集成》、《经穴汇解》、《针灸逢源》、《针灸经外奇穴图谱》、《腧穴学概论》、《中医大辞典》、《针灸学辞典》、《中国针灸大辞典》。

龙池 奇穴。位于后发际下 5 分、左右旁开 5 分处。用于治疗昏迷病人复苏后，全身瘫软无力。有壮阳提神作用。用拇、食指提拿 5～9 下。引见《常见急症针灸处方手册》。

龙舌 奇穴。（内龙舌）位于上臂近侧端屈侧正中线、平腋前皱

襞下 5 分处，即在心包经天泉穴上 1.5 寸处。用于治疗各种疔疮。针 3～5 分，灸 3～5 壮。引见《针灸杂志》（第一卷）、《中国针灸大辞典》。

龙虎　所指有二：①经穴别名。即督脉长强（GV1）穴。②奇穴别名。即龙玄穴，详见各该条。引见《经穴汇解》、《针灸腧穴手册》、《腧穴学概论》、《中华针灸学》、《实用针灸学》、《中国针灸大辞典》、《实用针灸辞典》。

龙骨　奇穴。位于阴阜耻骨联合部，耻骨联合上缘凹陷中向下 1 寸处是穴，即在任脉曲骨穴下 1 寸阴毛中。用于治疗黄疸、妇人久孕、月经闭止、膀胱炎、淋病、尿闭。针 3 分。引见《针灸孔穴及其疗法便览》、《中国针灸大辞典》。

龙泉　经穴别名。所指有二：①肾经然谷（K2）穴。②肾经筑宾（K9）穴，详见各该条。引见《千金要方》、《腧穴学概论》、《实用针灸学》、《中华针灸学》、《针灸学辞典》、《实用针灸辞典》、《中国针灸大辞典》。

龙眼　奇穴。位于手小指尺侧第二、三骨节之间，握拳于横纹

尽处取之。用于治疗带状疱疹有奇效。有清热利湿、活血化瘀、泻心火而清血热的作用。针刺放血。引见《金针王乐亭》。

龙渊　所指有二：①经穴别名。即指肾经然谷（K2）穴，又指肾经筑宾（K9）穴，详见各该条。②奇穴别名。即龙玄穴，详见该条。引见《针灸甲乙经》、《针灸腧穴手册》、《腧穴学概论》、《实用针灸学》、《中华针灸学》、《实用针灸辞典》、《针灸学辞典》、《中国针灸大辞典》。

龙颔　所指有二：①奇穴（龙头）。位于胸部正中线胸膛窝上是穴，即在胸骨剑突末端、鸠尾穴上 1.5 寸处。另说在鸠尾上 2.5 寸。用于治疗胃脘寒痛、心窝痛、心痛、肺充血、食道狭窄、喘息、呃逆。沿皮斜刺 3～5 分，灸 7 壮。②经穴别名。一指肺经中府（L1）穴，二指任脉中庭（CV16）穴，详见各该条。引见《备急千金要方》、《千金翼方》、《中国针灸学》、《针灸孔穴及其疗法便览》、《中国针灸大辞典》、《腧穴学概论》、《针灸腧穴手册》、《经穴汇解》、《针灸经外奇穴图谱》、《中医大辞典》、《经外奇穴治

疗诀》、《实用针灸辞典》。

左商曲　经穴别名。即左侧肾经商曲（K17）穴。左商曲位于脐上 2 寸即下脘穴左侧旁开 5 分处，仅一穴，为穴位诊断胃神经痛的定性穴。引见《穴位诊断法》。

左腹结　经穴别名，即左侧脾经腹结（SP14）穴。位于脐中旁开 4 寸，再下 1.3 寸处。用于习惯性便秘的治疗，又是穴位诊断便秘的定性穴。引见《针灸秘验》（彭静山、费久治编著）。

左、右关　所指有二：①奇穴。位于腹上部脐上 3 寸，两侧旁开 1.5 寸，即在胃经关门穴内侧 5 分处。用于治疗胃病。针 0.5～1 寸，灸 5～7 壮。②右关。即肾经石关（K18）穴，盖因"石"与"右"形近致误。引见《太平圣惠方》、《针灸学辞典》、《脏腑图点穴法》、《针灸经外奇穴图谱》、《针灸大辞典》、《中国针灸大辞典》。

左、右宜　奇穴。位于胸部左右乳头外侧旁开 1 寸直下、第五六肋骨之间是穴，即在胃经乳根穴外开 1 寸处。用于治疗乳腺炎、胸膜炎、心内膜炎、肋间神经痛。左宜主春温胁痛，右宜主夏瘟胁痛。

针 2～3 分，灸 3 壮。引见《针灸孔穴及其疗法便览》、《针灸腧穴图谱》、《腧穴学概论》、《针灸经外奇穴图谱》、《常用新医疗法手册》、《中国针灸大辞典》、《针灸大辞典》。

左、右俞　奇穴。位于胸部左右乳头外侧旁开 1 寸直下、第九十肋骨之间是穴，即在左右脾经腹哀穴外侧 1 寸处，最末肋间即第九肋间处。用于治疗冬痹（右俞）、秋疫（左俞）、胃病、肝疾、肠疝痛。针 3～5 分，灸 3～7 壮。引见《针灸孔穴及其疗法便览》、《腧穴学概论》、《针灸腧穴图谱》、《针灸经外奇穴图谱》、《针灸大辞典》、《中国针灸大辞典》。

左、右承满　经穴别名，即胃经承满（S20）穴。位于脐上 5 寸（上脘穴）旁开 2 寸处。左承满用于胃炎、急性胃肠炎、胃溃疡、胃癌定性穴之一；右承满用于穴位诊断胃窦炎的定性穴。引见《针灸经外奇穴图谱》、《穴位诊断法》。

左肝肿大区　耳针穴。位于左侧耳甲腔、松肌穴的上方，下垂点穴的外侧，宽 2 毫米、长 5 毫米。用于肝炎、肝肿大。按耳针常规针法操作。又用于耳穴诊断。引见《中国针灸大辞典》。

左风门、右热府 经穴别名，即膀胱经风门（B12）穴。左为风门、右称为热府。位于第二胸椎棘突下旁开 1.5 寸。为治疗一切风疾的要穴。用于治疗外感风邪、入里化热引起的头痛发热、伤风咳嗽、项强、腰背痛，有疏风解表、清热宣肺的作用。斜刺 5～8 分，不可深刺，灸 3 壮。引见《针灸腧穴手册》、《针灸甲乙经》、《备急千金要方》、《针灸学辞典》。

左金津、右玉液 奇穴。位于舌下系带两旁之静脉上，左为金津右为玉液。用于治疗重舌肿痛、口疮、喉痹、失语、呕吐、腹泻、黄疸、消渴、口腔溃疡、舌炎、扁桃体炎、急性胃肠炎、漏经、绞肠痧。速刺针法、2～3 分，多用三棱针点刺出血。引见《肘后方》、《类经图翼》、《针灸逢源》、《经穴汇解》、《针灸学辞典》、《腧穴学概论》、《备急千金要方》、《针灸大成》、《医经小学》、《针法穴道记》、《针灸经外奇穴治疗诀》、《针灸孔穴及其疗法便览》、《中国针灸大辞典》。

左胞门、右子户 即奇穴胞门子户，详见子户条。引见《针灸经外奇穴图谱》、《中国针灸大辞典》。

右关 经穴别名。即肾经石关（K18）穴，盖因"石"与"右"形近致误。引见《针灸学辞典》、《腧穴学概论》、《实用针灸学》、《实用针灸辞典》。

右梁门 经穴别名，即胃经右侧的梁门（S21）穴。位于上腹部脐上 4 寸，右侧旁开 2 寸，只右侧一穴。为穴位诊断十二指肠球部溃疡、十二指肠炎的定性穴之一。引见《穴位诊断法》。

右溃疡点 奇穴。位于背部第十二胸椎棘突下右侧旁开 5 寸、平胃仓穴旁开 2 寸处。用于穴位诊断胃及十二指肠球部溃疡、穿孔和溃疡性结肠炎定性穴之一。引见《穴位诊断法》。

右肝肿大区 耳针穴。位于耳甲腔、在松肌穴与脾穴之间，宽 2 毫米、长 5 毫米。用于肝炎、肝肿大的诊断与治疗。按耳针常规针法操作。引见《中国针灸大辞典》。

平顶 奇穴别名。即阳溜穴，详见该条。引见《针灸穴位小词典》、《中国针灸大辞典》。

平喘　耳针穴。（腮腺）现改名为对屏尖。位于对耳屏外侧面的中部，即对耳屏尖端的外下方约 0.2 厘米处。一说即在对耳屏的尖端。用于治疗咳喘、气急、胸闷、肺气肿、百日咳、腮腺炎、皮肤瘙痒。有调节呼吸中枢、抗过敏、止咳平喘、驱风止痒的作用。引见《耳针》、《耳穴挂图》、《针灸经外奇穴图谱》、《耳廓诊断治疗学》、《耳穴诊断学》、《耳穴疗法》、《中国针灸大辞典》。

平痫　奇穴。位于背部正中线、第六七颈椎之间点。用于治疗癫痫。刺 0.5～1 寸。引见《实用针灸学》。

平翳　经穴别名。即屏翳，指任脉会阴（CV1）穴，详见该条。引见《医宗金鉴》、《腧穴学概论》、《实用针灸学》、《中华针灸学》、《实用针灸辞典》、《针灸学辞典》。

平喘点　耳针穴。即喘点，详见该条。引见《耳针疗法》、《针灸经外奇穴图谱》。

平衡区　头针穴。位于头后枕部、相当于小脑半球部，在枕外粗隆水平线上、旁开后头正中线 3～3.5 厘米处，向下划两条 4 厘米与正中线相平行的直线，此两条线为平衡区。用于治疗小脑后下动脉血栓形成、小脑疾患所致之共济失调、眩晕。针尖从上向下沿皮下刺后，每分钟捻转达 240～260 次，针感头部发热，持续捻转 2～3 分钟，共捻 3 次，总计 30 分钟后再起针。引见《头针疗法》、《针灸经外奇穴图谱》、《中国针灸大辞典》。

平衡中枢　方云鹏头针穴。位于枕外粗隆尖下 2 厘米旁开 3.5 厘米处。用于治疗偏瘫、眩晕、共济失调。引见《实用针灸大全》。

平肝熄风方　针灸方。是由胆经风池（G20）、颔厌（G4）、侠溪（G43），肝经行间、督脉百会（GV20）计 5 穴组成的针灸方。用于治疗肝阳亢逆所致头痛，症见头痛而眩、心烦易怒、痛在两侧、口苦面赤、脉象弦数、舌红苔黄。随症加穴，头痛作眩加肝俞、脑空、太溪；心烦易怒者加肝俞、通里。本方具有平肝熄风的作用。引见《中国针灸大辞典》。

正穴　是指十四经腧穴，与奇穴相对而言。引见《针灸大成》、《针灸学辞典》。

正光　奇穴。位于眶上缘外

四分之三与内四分之一交界处，既攒竹与鱼腰穴之间中点、眶上缘下方。用于治疗近视、远视、斜视。针法：在穴位表皮上1厘米直径范围内，用梅花针均匀叩打20次，频率90～100次/分，手法以中等度腕力弹刺，操作时患者两目自然闭合，配合按摩。每日或隔日治疗1次。引见《实用针灸学》、《中医报》（1989年）。

正营　胆经穴。位于头顶部、颅顶结节前部、瞳孔直上入前发际3.5寸，即目窗后1.5寸处，在头临泣与脑空穴连线之中点。一说"入发际3寸，即在目窗穴后1寸"在头临泣与风池穴连线上；另说"入发际2.5寸"（《针灸甲乙经》、《千金翼方》）。用于治疗肝胆气机紊乱引起的偏头痛、头晕、目眩、呕吐、牙痛、唇吻急强。正营为足少阳、阳维脉之会穴。有疏调肝胆、清热散风的作用。沿皮刺3～5分，灸5壮。

正光2　奇穴。位于眼部、丝竹穴与鱼腰穴之中点、眶上缘下方。配合休针治疗共同性斜视。用梅花针接上晶体管治疗仪并通电（直流9伏）在穴位上叩打20～50次，两天

1次，1个月为1疗程，休息半月后再进行下1疗程。引见《中国针灸》（1984年第2期）。

正中神经点　奇穴。（神经干刺激疗法用穴）位于臂内侧肱二头肌内侧沟上、中三分之一交界处。用于治疗上肢瘫痪（屈腕、屈指障碍）、正中神经麻痹、神经性呕吐、上肢痉挛性瘫痪（前臂屈肌群、肌张力增高）。引见《神经干刺激疗法》。

石门　任脉穴。（三焦募、丹田、利机、命门、俞门、绝孕、精露）位于脐下腹白线上、脐下2寸处。用于治疗任脉经气郁滞、三焦气机不利引起的小腹痛、水肿、疝气、小便不利、经闭、带下、癥瘕崩中、产后恶露不止、月经不调、痛经、遗尿食谷不化、泄泻不止、咳逆呕血、腹胀坚硬、下元虚冷。石门为三焦募穴，有补肾培元、清热利湿、疏调经脉、通利三焦、调经止带的作用。直刺1～2寸，灸7壮。孕妇慎用，有云"妇人灸此穴，则终身绝孕"。

石关　所指有二：①肾经穴。石关（K18）（右关、石阙）。位于上腹部、脐上3寸，即任脉建里穴

再旁开 5 分处。用于治疗冲脉失调、胃肠腑气不畅引起的呕逆、腹痛、便秘、不孕、月经不调、痛经、食道痉挛、心满气结、脾胃虚寒。此穴为足少阴和冲脉之会穴。有调理胃肠和冲脉的作用。直刺 1～1.5 寸，灸 5～15 壮。②奇穴。位于胸部乳头旁开 1 寸之线上、平胸膛窝下 4 寸处，即在任脉中脘穴左右平开 5 寸处。用于治疗产后两胁痛及两腿急痛。灸 50 壮。引见《卫生宝鉴》、《腧穴学概论》、《针灸腧穴图谱》、《针灸大辞典》、《中国针灸大辞典》。

石宫 经穴别名。所指有二：①肾经阴都（K19）穴。②心经阴郄（H6）穴。详见各该条。引见《铜人腧穴针灸图经》、《针灸甲乙经》、《腧穴学概论》、《针灸腧穴手册》、《针灸学辞典》、《中国针灸大辞典》、《针灸经穴图考》、《针灸大辞典》、《实用针灸学》、《实用针灸辞典》。

石阙 经穴别名。即肾经石关（K18）穴，详见该条。引见《千金要方》、《针灸腧穴手册》、《中国针灸大辞典》、《针灸学辞典》、《腧穴学概论》、《实用针灸学》、《中华

针灸学》、《实用针灸辞典》。

本池 经穴别名。即任脉廉泉（GV23）穴，详见该条。引见《针灸甲乙经》、《针灸学辞典》、《中国针灸大辞典》、《针灸腧穴手册》、《腧穴学概论》、《实用针灸学》、《中华针灸学》、《实用针灸辞典》。

本神 胆经穴。（直耳）位于前头部，前发际正中直上 5 分即神庭穴，再旁开 3 寸处，当目外眦直上入发际 5 分处。另说"在曲差两旁各 1.5 寸，在发际"（《针灸甲乙经》）；"在临泣外 1 寸半"（《医学入门》）；"在临泣旁 1 目寸"（《针灸集成》）。用于治疗胆火素亢、感受风邪引起的头痛、目眩、视物不清、颈项强急、小儿惊痫、癫疾、中风昏迷、偏风不语、眶上神经痛。本神为足少阳和阳维脉之会穴。有清热散风、利肝泻胆的作用。平刺 3～5 分，灸 5 壮。

厉兑 胃经穴。位于足第二趾末端的外侧，当外侧趾甲角与趾腹外侧缘连线之中点处。用于治疗胃热伤阴、湿热郁闭引起的热病汗不出、多梦、癫狂、鼻衄、上牙痛、喉痹、腹胀，以及足痛趾肿、口㖞眼𥆧、面肿、胸腹胀满、足胫寒冷、

热病、梦魇。厉兑为足阳明井（金）穴，有清热利湿，通调胃肠、活络开窍、回阳救逆、清泻胃火、养阴生津的作用。针1～2分，或点刺出血，灸3壮。

匝风　经穴别名。即督脉脑户（GV17）穴，详见该条。引见《针灸甲经》、《医经理解》、《针灸学辞典》、《中国针灸大辞典》、《针灸腧穴手册》、《腧穴学概论》、《实用针灸学》、《中华针灸学》、《实用针灸辞典》。

打眼　奇穴。位于臀部、骶骨裂孔旁开2.5寸，再向下5分处，即督脉腰俞穴旁开2.5寸向下5分处。用于治疗弛缓性瘫痪，（大小便功能障碍）。有调理二便作用。针3～4寸，针感达会阴或小腿。引见《针灸经外奇穴图谱》、《针灸学》（上海中医学院编）、《外伤性截瘫防治手册》、《中国针灸大辞典》。

节内　奇穴。位于第一跖趾关节内侧。用于头痛、感冒、癫痫。点穴用穴，用按压法。引见《点穴疗法》。

节纹　奇穴。位于足大趾跖侧、大趾根与跖相接之横纹中央，即足大趾第一趾骨内侧横纹端处。

用于治疗癫痫。要与阴独穴配用。针2～3分，灸3～7壮。引见《针灸孔穴及其疗法便览》、《针灸经外奇穴图谱》、《腧穴学概论》、《中国针灸大辞典》。

甘载　奇穴。位于手背、第一、二掌骨交接处凹陷中，与上合谷穴同位。用于治疗小儿惊风、昏厥，有救危急作用。针3～5分，或用指掐30次。引见《小儿推拿》。

北星　奇穴。位于头颞部，即在太阳穴上4.5寸处。用于治疗小儿夜尿症。用中指指腹按压。引见《小儿遗尿症》。

北辰穴　头针穴。位于神庭至百会穴的连线为北辰正中线，从两目内眦、瞳孔正中、目外眦向头顶引正中线的平行线共6条，加正中线共7条经线。从神庭沿发际引1条与经线相交的纬线称为北辰一段；从百会向两耳尖引1条与经线相交的纬线为北辰四段，在一、四段之间引2条纬线、平分经线为三段，依次为北辰二段和三段，纬线与经线交点为穴位，共28个穴。用于中风瘫痪、口眼歪斜、语言謇涩等。引见《中国医药学报》（1993年第3期）。

去瘰方 针灸方。是由照海（K6）、大敦（Liv1）两穴组成。用于治疗肝气郁结之瘰症、小便不通或通而不爽。本方有疏肝理气、通利小便的作用。引见《灵枢·热病》、《针灸处方学》。

去黄十九术 针灸方。是由肾经涌泉（K1）、肓俞（K16）、商曲（K17）、阴都（K19）、幽门（K21）、胃经梁门（S21），胆经阳陵泉（G34）、任脉巨阙（CV14）、中脘（CV12）、下脘（CV10）、督脉水沟（GV26）计12穴19针组成。用于黄疸、急性肝炎。引见《红医针疗法》、《针灸经外奇穴图谱》。

〔丨〕

四开 奇穴。实由大肠经合谷（LI4）、肝经行间（Liv2）2个经穴组成的针灸方，手足共4穴。用于音哑、眩晕、头胀、烦躁不宁。针3～5分，灸3～5壮。引见《奇效良方》、《针灸大辞典》、《针灸经外奇穴图谱》。

四中 奇穴。（百会）位于百会穴前后左右各2～3寸。用于治疗大脑积水。从百会穴进针沿皮横刺2～3寸。对囟门突出者应避开斜刺。引见《针灸学》（上海中医学院编）、《针灸经外奇穴图谱》（续集）。

四白 胃经穴。（眶下神经点、面骷骨空）位于面部、目正视、瞳孔直下，在眶下孔凹陷中，或在鼻翼外下缘至外眼角连线的中点取穴。用于治疗风热之邪引起的目赤痒痛、目生白翳、眼睑瞤动、头痛眩晕，以及三叉神经第二支痛、面肌痉挛、口眼㖞斜。有疏经活络、清头明目、清热散风、疏肝利胆、舒筋镇痛的作用。三叉神经痛时从下向外上斜刺3～5分，刺入眶下孔勿过深，以免刺伤眼球。一般直刺3～8分。忌灸。

四穴 奇穴神聪四穴之异名，详见该条。引见《针灸大辞典》。

四池 经穴分类名。是指以带池字煞尾命名的4个经穴。有三焦经阳池（TE4）、大肠经曲池（LI11）、心包经天池（P1）、胆经风池（G20）穴。引见《针灸腧穴手册》。

四关 奇穴。（四开）实由大肠经合谷（LI4）、肝经太冲（Liv3）穴组成的针灸方，手足共4

穴。用于治疗风寒湿痹、小儿急惊风、成人头晕、头痛、牙痛、胃痛、两胁痛、四肢寒颤、喑哑。合谷主调气，太冲善调血，两穴相伍，具有平肝阳、调气血、通经络之功。并有镇静镇痛作用。两穴位于手足岐骨间，犹如把关之将士，故名四关。针 3～5 分，灸 5 壮。引见《针灸大成》、《针灸大全》、《经穴汇解》、《针灸经外奇穴治疗诀》、《类经图翼》、《腧穴学概论》、《针灸学辞典》、《针灸经外奇穴图谱》、《中国针灸大辞典》。

四华 奇穴。是由督脉灵台（GV10）、督脉线的八椎下（奇穴）、膀胱经膈俞（Bl7）4 穴组成。另说，四华即崔知悌四花穴。用于治疗咳喘、咳血、潮热盗汗、噎膈。引见《针灸临床治疗学》、《针灸学辞典》。

四花 奇穴。（四华、崔氏四花、经门四花）位于背部正中线、左右旁开 1.5 寸，平第七八和第十十一胸椎棘突之间点，左右共 4 穴。实由足太阳膀胱经膈俞和胆俞两个经穴所组成的针灸方。另说是由心俞、肝俞组成的。用于治疗痨瘵、咳喘、虚弱羸瘦、肺气肿，本方有补血化瘀作用。每穴各灸 7 壮。引见《外台秘要》、《沈苏良方》、《崔知悌灸四花穴法》、《针灸资生经》、《针灸聚英》、《类经图翼》、《经穴汇解》、《中国针灸学》、《针灸学辞典》、《中医大辞典》、《针灸孔穴及其疗法便览》、《中国针灸大辞典》。

四连 奇穴。位于大腿外侧、腘窝横纹外侧端上 4 寸，即在奇穴阴委 1 穴上 3 寸处（位于股外侧、腘窝横纹头上一寸）。屈膝取之。用于治疗癫狂、重型精神病、为过梁针穴之一。直刺 3～6 寸。引见《针灸孔穴及其疗法便览》、《针灸腧穴图谱》、《腧穴学概论》、《针灸学》（上海中医学院编）、《中国针灸大辞典》、《针灸大辞典》。

四里 奇穴。位于胃经足三里下 1～1.5 寸、胫骨旁开两横指。用于治疗小儿麻痹症、各种类型瘫痪。直刺 1.5～2 寸。引见《针灸学》（上海中医学院编）。

四灵 针灸方。是由滑肉门（S24）、大巨（S27）两穴组成，左右共 4 穴。用于治疗腹胀、泄泻、绕脐痛。钊 1～2 寸，灸 3～5 壮。引见《针灸真髓》、《针灸大辞典》。

四点 耳针穴。位于耳廓背

面、中部、耳甲隆起上部最高点为中心，以每边长 2 分划四方形、四角之点为该穴，即相当于耳轮、耳垂和耳根的正中处。用于治疗麦粒肿。各点针 1～2 分，留针 30 分钟，每天 1 次，一般针刺健侧耳部。引见《针灸经外奇穴图谱》（续集）。

四前　奇穴。位于手指掌侧，远侧指节横纹的两端，每指两穴，1 手 10 穴。用于治疗大骨节病指关节末节疼痛。针 1～2 分。引见《吉林卫生》1959 年第 4 期、《针灸经外奇穴图谱》、《针灸大辞典》、《中国针灸大辞典》。

四渎　三焦经穴。位于前臂伸面、肘尖（尺骨鹰嘴）下 5 寸处，或腕背（阳池）横纹中点上 7 寸处，尺桡骨间，取穴时伏掌横臂。用于治疗三焦邪热壅盛引起的咽肿暴瘖、牙痛头痛、耳聋耳鸣，以及前臂肘关节痛。有清泻三焦、疏经活络、消肿通窍的作用。针 1～1.5 寸，灸 3 壮。

四悬　经穴分类名。是指以带悬字头命名的 4 个经穴。即胆经悬颅（G5）、悬厘（G6）、悬钟（G39），督脉悬枢（GV5）穴。引见《针灸腧穴手册》。

四强　奇穴。位于大腿伸侧正中线、髌骨上缘中点直上 4.5 寸处（或髌骨中线上 5.5 寸）。当胃经伏兔穴下 1.5 寸的内侧。用于治疗小儿麻痹后遗症下肢瘫痪、膝关节炎、痿痹。直刺 2～2.5 寸，灸 3～5 壮。引见《针灸学》（上海《中医学院编》）、《常用新医疗法手册》、《针灸经外奇穴图谱》、《针灸大辞典》、《中国针灸大辞典》。

四缝　奇穴。位于食、中、环、小指掌面近侧指骨关节横纹中点，一手四穴，分别称为四缝 1、四缝 2、四缝 3、四缝 4。四缝 1 即小肠穴；四缝 2 即三焦穴；四缝 3 即肝穴；四缝 4 即命门穴。另说，在第二、三、四、五指掌面、远端指关节横纹中点（《针灸孔穴及其疗法便览》）；另说在二、三；四、五指近端指关节横纹之两头处，每指两穴（《中国针灸学》）。用于治疗小儿疳积症（尤对虫积转为疳证有良效）。咳喘气逆、气管炎、百日咳、消化不良、小儿水泻、肠蛔虫症、小儿猢狲痨，有消积化痰、调理脾胃的作用。用圆利针点刺，挤出少量血或血浆。引见《针灸大成》、《中国针灸学》、《针灸孔穴及其疗法便览》、《经穴汇解》、《奇效良方》、《中医大辞典》、《手针新疗法》、《针灸学辞典》、《针灸大辞典》、《中国针灸大辞典》)。

四满　所指有二：①肾经穴四满（K14），(髓府、髓中、隋府)。位于脐下 2 寸，即石门穴平开 5 分处。另说，在脐下 1.5 寸旁开 5 分（《针灸甲乙经》）；脐下 2 寸旁开 1 寸（《针灸大成》）；脐下 2 寸旁开 1.5 寸（《针灸资生经》）。用于治疗肝肾不足、冲脉失调引起的腹痛泄泻、大腹石水、气攻两胁痛、疝气、水肿、月经不调、经闭、不孕、崩漏、产后恶露不净、遗精、带下、尿路感染、小便淋漓、目内眦痛。四满为肾经与冲脉之会穴，有调补肝肾、降逆缓冲的作用。针 0.5～1 寸，灸 5 壮。②奇穴。位于腹部脐下 2 寸、旁开 1.5 寸，即在肾经四满穴外侧 1 寸处。用于月水不利、贲豚上下、并无子。灸 30 壮。引见《千金要方》、《针灸经外奇穴图谱》、《针灸学辞典》、《针灸大辞典》。

四中缝　奇穴。位于手掌面，二、三、四、五指掌近侧指节与中指节横纹中间点，1 手 4 穴。用于治

疗百日咳。针刺出水液。按：本穴的穴位与四逢穴同位，应作四逢穴的别名。引见《中医研究工作资料汇编》1958 年第一辑、《针灸经外奇穴图谱》、《中国针灸大辞典》。

四号穴　即手针后头痛点，详见该条。引见《常用新医疗法手册》、《中国针灸大辞典》。

四总穴　所指有二：①优选穴。是明代以前针灸医家在临床实践中总结出来的 4 个经验效穴，有胃经足三里（S36）、膀胱经委中（B40）、肺经列缺（L7）、大肠经合谷（LI4）穴。《针灸聚英》中有四总穴歌："肚腹三里留，腰背委中求，头项寻列缺，面口合谷收"。"收"是收效的意思。说明头项、面口、肚腹、腰背的病症，不论虚实寒热、发病的缓解都可据情选用。后人在此基础上又增添"胸胁内关应、晕厥针人中"两穴，名曰"六总穴"，此后又增添"咽疾少商需，酸痛局部取"两句，名之为"八总穴歌"。引见《乾坤生意》、《针灸聚英》、《针灸大全》、《针灸大成》、《中医人辞典》、《针灸临床实用歌诀手册》、《针灸学辞典》、《中国针灸大辞典》。②奇穴。位于手掌侧、

手握拳食、中指尽头缝的中点，当劳宫穴外 1 寸许。用于治疗低血压、气管炎、哮喘、肺炎。斜刺 1～1.5 寸。引见《简易新针刺手册》。

四逆方 针灸方。是由气海（CV6）、肾俞（B23）、肝俞（B18）3 穴组成。用于治疗四逆厥逆、面目清冷、意识朦胧、脉沉细。本方有温补肾阳、回阳救逆的作用。引见《针灸聚英》、《针灸处方学》。

四神聪 奇穴。（神聪、四穴、神聪四穴、前后神聪）位于头顶正中线上两穴，分别位于前后发际中点 1 穴（即后顶穴）、入前发际 4 寸 1 穴（即前顶穴）。另两穴位于正中线入前发际 5 寸之点（即百会穴）左右旁开 1 寸各 1 穴，总计 4 穴。实际先取百会穴为定穴点，然后在百会的前后左右各取 1 穴即可。另说"以百会穴为中、四边各开 2 寸半"（《银海精微》）。用于治疗头痛、头风、眩晕、失眠、健忘、多梦、耳鸣、癫狂、风痫、痫证、偏瘫、脑积水、大脑发育不全。沿皮斜刺 0.5～1 寸，可悬灸。引见《中国针灸学》、《针灸资生经》、《东医宝鉴》、《经穴汇解》、《针灸经外奇穴图谱》、《针灸孔穴及其疗法便览》、《太平圣惠方》、《银海精微》、《中医大辞典》、《腧穴学概论》、《针灸学辞典》、《针灸大辞典》、《中国针灸大辞典》。

四根岔 奇穴。位于肩前部、腋前皱襞直上 1.5 寸处，即在肩前穴上 5 分、左右两穴。位于臀部、大转子与尾骨尖连线外三分之一点，即胆经的环跳穴、左右两穴，上下共 4 穴。用于上下肢瘫痪，四肢疼痛。上肢肩前部针 1 寸，下肢环跳穴针 2～3 寸。引见《中医简易教材》、《针灸经外奇穴图谱》、《中国针灸大辞典》。

四鬼哭 奇穴别名。即鬼眼四穴，详见该条。引见《针灸大辞典》。

四腰穴 奇穴。位于第四腰椎棘突旁开 2 寸处。用于治疗腰痛，根性坐骨神经痛。针向脊椎方向斜刺 1～2 寸，针感麻至足。引见《针灸疗法》（山东中医学院编）。

四横纹 奇穴。（别名指根穴、下四缝）位于手掌指侧缘、二、三、四、五指指根与掌相接之横纹中央。用于治疗手生疔疮、五指尽痛、腹痛呕吐、并可解热。用三棱针点刺出血，灸 3～7 壮。引见《针灸孔穴及其疗法便览》、《针灸经外奇穴图谱》、《针灸学辞典》、《中国针灸大辞典》、《针灸大辞典》。

四大补穴　优选穴。是古代针灸医家在临床实践中总结出来的具有滋补作用的经验效穴。有脾经的三阴交（SP6）、阴陵泉（SP9）、胃经足三里（S36）、膀胱经膏肓（B43）共4穴。四大补穴歌：四大补穴应用广、阴陵三里与膏肓，妇病常用三阴交、虚弱羸瘦保健康。引见《针灸临床实用歌诀手册》。

四花六穴　奇穴别名。即四花与患门穴的合称，共6穴，故名。引见《针灸大全》、《中国针灸大辞典》。

四花患门　奇穴。（六花）位于背部第五、七、十胸椎棘突下各旁开1.5寸，即膀胱经心俞、膈俞、胆俞左右计6穴组成的针灸方。用于治疗肺痨、支气管炎、喘息、肺气肿。灸15～30壮。引见《中华针灸学》、《中国针灸大辞典》。

四神止泻方　针灸方。是由命门（GV4）、天枢（S25）、气海（CV6）、关元（CV4）4穴组成。用于治疗脾肾阳虚、五更泻泄。本方有温补脾肾、固肠止泻的作用。引见《神灸经纶》、《针灸处方学》。

四渎下一寸　奇穴别名。即臂中穴，详见该条。引见《针灸学》（上海中医学院编）。

四肢运动中枢　耳针穴。位于对耳屏、在脑干与脑点两穴之间的内下方。用于治疗小儿麻痹后遗症的肢体瘫痪、小儿智能发育不全。针1～2分，留针30分钟。引见《耳针》。

目1　耳针穴。（切迹前、青光）位于耳垂前面屏间切迹的内前下方。用于治疗青光眼、视网膜炎、视神经萎缩、虹膜睫状体炎、假性近视，有清肝明目的作用，又是穴位诊断眼病的参考穴。引见《耳针》、《耳穴疗法》、《耳廓诊断治疗学》。

目2　耳针穴。（切迹后、散光）位于耳垂前面、屏间切迹的外后下方。用于治疗散光眼、屈光不正、外眼炎、假性近视，尤对因眼病所致之头痛有效。有清肝火明目的作用。也是穴位诊断眼病的参考穴。引见《耳针》、《耳穴疗法》、《耳廓诊断治疗学》、《耳穴挂图》。

目区　足针穴。位于足跗部、

按足针新划区法，正当 30 与 31 区交界处的中点。用于治疗目赤肿痛，为足针麻醉穴。针 3～5 分，有针感后接通电麻机，诱导 10 分钟左右，待病人手掌、鼻尖部潮湿、出汗、流涕、胫骨前肌肌腱由紧张变松弛即可施术。引见《上海中医药杂志》1962 年第七期、《中国针灸大辞典》。

目飞 奇穴。位于头额部、瞳孔直上入发际 2 分处，即在胆经头临泣下 3 分处。另说，在眉心直上入发际 1 分处。用于治疗鼻出血、额神经痛、心悸亢进、急性鼻炎、泪腺炎、小儿暴痫、目反上视。针 2 分，灸 3 壮。引见《千金要方》、《针灸孔穴及其疗法便览》、《腧穴学概论》、《针灸大辞典》、《中国针灸大辞典》。

目明 奇穴。位于头额部、瞳孔或阳白穴直上入发际处，即在胆经头临泣下 5 分处前发际边缘。用于治疗太阳连脑痛、目赤、视力减退。沿皮斜刺 0.5～1 寸，灸 3 壮。引见《针灸孔穴及其疗法便览》、《中医大辞典》、《针灸大辞典》。

目窌 即三焦经丝竹空（TE23）穴的别名，详见该条。引见《外台秘要》、《针灸腧穴手册》、《腧穴学概论》、《实用针灸学》、《中国针灸大辞典》、《实用针灸辞典》。

目窗 胆经穴。（至荣、至宫、至营）位于瞳孔直上、入发际 1.5 寸，即头临泣穴后 1 寸处。在头临泣与风池穴的连线上取穴。另说在"临泣后 1 寸半"（《针灸大成》）。用于治疗外感风邪引起的头痛、鼻塞、目赤、白翳、面目浮肿、青盲内障、小儿惊痫、上牙肿痛、目视䀮䀮、远视、近视。有疏通经络、清热散风、清头明目的作用。目窗为胆经与阳维脉之会穴。平刺 3～5 分，灸 5 壮。

目髎 经穴别名。即三焦经丝竹空（TE23）穴，详见该条。引见《针灸甲乙经》、《中国针灸大辞典》。

目内眦 经穴别名。即膀胱经睛明（B1）穴，详见该条。引见《腧穴学概论》、《实用针灸学》、《实用针灸辞典》。

目临泣 经穴别名。即胆经头临泣（G15）穴，详见该条。引见《圣济总录》、《针灸学辞典》、《针灸大辞典》。

甲肌 奇穴。位于第六胸椎

棘突下、旁开 5 分，即督脉灵台穴旁开 5 分处。用于治疗膈肌痉挛。直刺 0.5～1 寸。引见《简易新针刺手册》。

甲根　奇穴。位于足大趾背侧、趾甲弧影中点，左右计 2 穴。另说，位于足踇趾爪甲内、外根角处、共 4 穴。用于治疗卒中、七疝偏隋、久年胸痛。针 1 分，灸 3～7 壮。引见《千金翼方》、《针灸集成》、《针灸经外奇穴图谱》、《针灸经外奇穴治疗诀》、《针灸学辞典》、《中国针灸大辞典》。

甲亢点　针穴。位于手背、小指中线、腕横纹后、尺骨前陷中。用于甲状腺功能亢进症。直刺 2 分许。引见《手针新疗法》。

甲状腺　耳针穴。①位于耳壳背面、耳甲隆起下部偏下、耳壳根部与对耳轮窝之间。用于治疗甲状腺肿。②位于耳轮脚下部，详见甲状腺 1。针 1～2 分，留针 30 分钟。引见《针灸经外奇穴图谱》（续集）、《耳穴挂图》。

甲状腺 1　耳针穴。（甲状腺）部位有三：①位于屏上切迹部，在耳屏上缘偏内侧、心脏点的内上方。②甲状腺位于对耳轮下部外缘，

当颈椎穴之下方。③位于对耳轮起始部突起的外上方靠耳舟处。引见《耳针》、《耳穴挂图》、《针灸经外奇穴图谱》。

甲状腺 2　耳针穴。部位有二：①位于耳垂外侧面，在耳垂划区三、六区交界线外三分之一处。②位于对耳轮部、颈穴的内侧缘。引见《耳针疗法》、《针灸经外奇穴图谱》、《针灸学》（上海中医学院编）。

甲状腺 3　耳针穴。位于屏间切迹底部、激素穴的外下方。引见《针灸学》（上海中医学院编）。

甲状腺 4　耳针穴。位于耳屏内面、咽喉穴的外上方。用于治疗甲状腺功能亢进症或甲状腺功能低下症、休克、血压下降。有调节甲状腺功能和抗休克升血压的作用。引见《针灸学》（上海中医学院编）。

归来　所指有二：①胃经穴。归来（S29）（溪穴、溪谷、肠绕）位于腹下部、脐下 4 寸或耻骨上缘 1 寸，即任脉中极穴再旁开 2 寸处。用于治疗寒邪结聚于下焦引起的疝气、腹痛、经闭、崩漏、月经不调、白带、阴挺、阴冷肿痛、阴缩

茎痛、胞宫不温、遗精、遗尿、阳痿。本穴有调气活血、温经散寒、培补冲任的作用。归者，还也；来者，回也；归来如当归，为妇科之良穴。直刺 1～1.5 寸，灸 15 壮。②奇穴，即遗道穴。位于侠玉泉 5 寸处，即任脉中极穴旁开 5 寸处。用于治疗遗尿，妇人阴冷肿痛。灸 15～30 壮。引见《备急千金要方》、《针灸经外奇穴图谱》、《针灸学辞典》。

归髎　奇穴别名。即提托穴，详见该条。引见《常用新医疗法手册》、《针灸经外奇穴图谱》、《实用针灸学》、《针灸学》（上海中医学院编）、《针灸大辞典》、《中国针灸大辞典》。

申脉　膀胱经穴（阳跷、鬼路）。位于足外踝正下方凹陷中，即在足外踝下缘之中点凹陷处，或足外踝直下 5 分的赤白肉际处。用于治疗痰湿之邪引起的痫症、癫狂、头痛、眩晕、腰腿疼痛、膝胫寒酸、脚气红肿、目赤痛、项强、失眠。申脉系阳跷脉所生之处，为八脉交会穴之一，通于督脉。有祛痰除湿、醒神开窍、祛风散寒、疏经活络、清神志、舒筋脉、通阳跷的作用。主伸展一切，是治疗昼发癫痫的主

穴。针 3～5 分，灸 3～5 壮。

〔丿〕

外勾　经穴别名，即胃经伏兔（S32）穴，详见该条。引见《针灸大全》、《针灸学辞典》、《实用针灸辞典》、《腧穴学概论》、《实用针灸学》、《针灸腧穴手册》、《中华针灸学》。

外丘　所指有二：①胆经穴。外丘（G36）（别名外邱）。位于小腿前外侧足外踝尖上 7 寸，与阳交穴相平，在腓骨前缘。一说在外踝上 6 寸，腓骨后外缘，即阳交在前、外丘在后。用于治疗肝胆气机不利引起的胸胁支满、腹痛、癫疾吐沫、头颈项痛、下肢痿痹、腿疼脚气、坐骨神经痛、肝胆诸疾。外丘为足少阳经郄穴，又是穴位诊断胆道感染定性穴之一，有疏经活络、舒肝利胆、化瘀解毒的作用。直刺 1～1.5 寸，灸 7 壮。②经穴别名，即胃经伏兔（S32）穴。引见《循经穴考编》、《针灸甲乙经》、《中医大辞典》、《针灸腧穴手册》、《东医宝鉴》、《中国针灸大辞典》、《实用针灸辞典》、《中华针灸学》、《实用针灸学》、《腧穴学概论》。

外阳　即膀胱经跗阳（B59）穴，"外"为"付"字之误。详见该条。引见《针灸学辞典》、《中医大辞典》。

外关　三焦经穴。位于腕背横纹中央即阳池穴直上 2 寸处、尺桡骨之间，约与心包经内关相对。伸臂伏掌取穴。用于治疗外感风热、邪客半表半里引起的少阳证热多寒少、头痛、目赤肿痛、迎风流泪、目生翳膜、耳鸣耳聋、鼻衄、瘰疬，以及肘臂屈伸不利、胁痛、肩背痛、手指痛、手颤。外关为手少阳之络穴，别走心主（手厥阴心包经），又是八脉交会穴之一，通于阳维脉，即与阳维的脉气相通。有清三焦热、疏风解表、通经活络、开窍解气滞、镇惊熄风、和解少阳的作用。针 0.5～1 寸，可直透内关穴，灸 5 壮。

外冲　奇穴。位于中指爪甲根近小指侧。用于治疗小儿吐泻，以吐为主。用三棱针点刺出血。引见《针灸金方》。

外耳　耳针穴（耳）。位于屏上切迹微前方凹陷中近耳轮部。用于治疗外耳道炎、耳鸣耳聋、眩晕、中耳炎、外耳道疖肿、听力减退，也是诊断耳病的参考穴。有滋肾水、潜肝阳作用。针 1～2 分，留针半小时。引见《耳针》、《耳穴挂图》、《针灸经外奇穴图谱》、《耳廓诊断治疗学》、《耳穴疗法》、《耳穴诊断学》、《中国针灸大辞典》、《针灸学辞典》。

外邱　经穴别名，即胆经外丘（G36）穴，详见该条。引见《腧穴学概论》、《中国针灸大辞典》。

外枢　即胆经维道（G28）穴的别名，详见该条。引见《针灸甲乙经》、《针灸腧穴手册》、《腧穴学概论》、《实用针灸学》、《中华针灸学》、《中国针灸大辞典》、《实用针灸辞典》。

外明　奇穴。（外睛明）位于眼外角上 3 分，眶上缘内方。用于治疗屈光不正，眼底出血，角膜白斑，视神经萎缩、近视、内斜视。针沿眶上缘向眶尖刺 1～1.5 寸。引见《常用新医疗法手册》、《实用针灸学》、《针灸学》（上海中医学院编）、《中国针灸大辞典》。

外命　为肾经复溜（K7）穴的别名，详见该条。引见《临床针灸学》、《针灸腧穴手册》、《腧穴学概论》、《实用针灸学》、《中华针灸学》、《针灸大辞典》、《实用针灸辞典》。

外俞　为肾经复溜（K7）穴的别名，详见该条。引见《临床针灸学》、《针灸大辞典》、《针灸腧穴手册》。

外陵　胃经穴。位于脐下1寸即任脉阴交穴旁开2寸处，即在天枢穴下1寸。用于治疗寒邪结聚引起的疝气、腹痛、腹胀、月经痛、月经不调。也是穴位诊断痛经的定性穴。有温经散寒、调气活血的作用。直刺1～1.5寸，灸7～15壮。

外展　奇穴别名，即三角肌穴，详见该条。引见《赤脚医生手册》（吉林）、《常用新医疗法手册》、《中国针灸大辞典》。

外鼻　耳针穴。（饥点、鼻眼净）位于耳屏前面中点处，即耳屏外侧面正中稍前，在耳屏软骨前缘，耳屏根部之中点，与屏尖、肾上腺穴呈三角形。用于治疗外鼻部疾患、鼻塞、鼻疖、酒皶鼻、鼻前庭炎、鼻部痤疮、单纯性肥胖，也是诊断鼻病的参考穴。针1～2分，留针30分钟。引见《耳针》、《耳穴诊断学》、《耳穴疗法》、《耳廓诊断治疗学》、《针灸经外奇穴图谱》。

外八荒　即奇穴八荒穴，详见该条。引见《针灸学基础》（林建华等编著）。

外心俞　奇穴。位于背部第五胸椎棘突下旁开2寸，即在膀胱经心俞穴外开5分处。用于治疗风湿性心脏病。斜刺直达横突下缘，针感麻至心前区。引见《针灸经外奇穴图谱》、《陕西新医药》1972年第4期。

外龙舌　奇穴。位于上臂近侧端伸侧正中线，平腋后皱襞下5分处。即在三焦经臑会穴下5分。用于治疗鼻环疔、面岩疔、颧骨疔。针3～5分，灸3～5壮。引见《针灸杂志》（第一卷）、《针灸经外奇穴图谱》、《中国针灸大辞典》。

外四满　奇穴。位于腹部，在脐下2寸，旁开1.5寸，即在肾经四满穴旁开1寸处。用于治疗月经不调、经闭。有调理冲脉的作用。针1.5寸，灸3～5壮。引见《针灸学》（上海中医学院编）。

外关元　奇穴。位于下腹部脐下3寸即任脉关元穴，再旁开1.5寸处。用于治疗泌尿系疾患如尿频、尿闭、遗尿症，糖尿病，尿崩症，月经不调，痛经，子宫脱垂。

又为赤医针疗法辅穴之一。直刺1～2寸，灸7壮。引见《临床教材》（上册）。

外承扶 为奇穴阳亢之别名，详见该条。引见《针灸学》（上海中医学院编）。

外光明 奇穴。位于外踝上5寸，即胆经光明穴旁开5分处。用于治疗坐骨神经痛、小腿痛、下肢麻痹、腓肠肌痉挛。直刺2～3寸。引见《芒针疗法》。

外阴廉 奇穴。位于大腿根部，腹股沟中点下缘股动脉外开2厘米处。用于治疗小儿麻痹后遗症。有抬大腿，踢小腿的作用。针0.5～1.5寸，针感酸麻至大腿。引见《针灸经外奇穴图谱》、《中国针灸大辞典》。

外间使 奇穴。（膊阳池）位于腕背横纹中点直上3寸，即在三焦经阳池穴上3寸处。与心包经间使穴相对。用于治疗头痛、吐泻、转筋。针0.5～1寸。引见《小儿推拿》。

外劳宫 所指有二：①奇穴。（落枕、项强穴）位于手背中央、第三、四掌骨之间，腕背横纹至掌骨小头连线之中点，与手心心包经劳宫穴相对处。用于治疗落枕、颈项痛、肩臂痛、肩周炎、手背肿痛、五指不能伸屈、指掌麻痹、上肢瘫痪、粪白不变、五谷不消、肚腹泄泻、小儿痞疾、小儿脐风、小儿惊风。本穴有通经活络、清热止痛的作用。针0.5～1寸，灸3壮。②手针穴。位于手背、脾点与肾点连线之间点。用于治疗五指麻木、胁痛、神经衰弱、血压高、怔忡口臭、龈烂、面部疾患。直刺5分许，针尖稍斜刺向劳宫穴。引见《常用新医疗法手册》、《腧穴学概论》、《针灸孔穴及其疗法便览》、《针灸经外奇穴治疗诀》、《经穴汇解》、《经外奇穴汇编》、《手针新疗法》、《中国针灸大辞典》、《针灸学辞典》、《针灸大辞典》。

外直立 奇穴。位于大腿屈侧、腘横纹中点即委中穴直上4.5寸，向外侧平开1.5寸处。用于治疗小儿麻痹后遗症。针1～3寸，灸7壮。引见《常用新医疗法手册》、《针灸经外奇穴图谱》、《中国针灸大辞典》。

外抬肩 即奇穴臂畅穴的别名。详见该条。引见《红医针疗法》、《中国针灸大辞典》。

外定喘 奇穴。(椎旁) 位于颈后第七颈椎棘突与第一胸椎棘突之间点左右旁开 1.5 寸，即督脉大椎穴旁开 1.5 寸处。另说在第六颈椎棘突旁开 5 分。一说在大椎旁开 2.5～3 寸。用于治疗哮喘、支气管炎、鼻塞、流涕、嗅觉迟钝、小儿麻痹。斜刺 0.5～1 寸，灸 5 壮。引见《常用新医疗法手册》、《针灸经外奇穴图谱》、《中国针灸大辞典》、《实用针灸学》、《新医药学杂志》1973 年第 4 期。

外犊鼻 为胃经犊鼻 (S35) 穴的别名，详见该条。引见《新针灸学》(朱琏著)、《针灸学辞典》。

外睛明 奇穴。位于目内眦角外上 1 分处，即在膀胱经睛明穴外上方 1 分处。用于治疗视神经萎缩。针 1～2 分。引见《针灸经外奇穴图谱》、《中国针灸大辞典》。

外踝上 所指有二：①奇穴。位于远端外侧，外踝高点直上 3 寸处，或外踝上缘上 2.5 寸处。似与胆经悬钟穴同位。用于治疗生育过多、脚气、偏瘫、下肢神经痛、十趾挛急不得屈伸、小腿转筋。针 5 分。灸 7 壮。②经穴别名，即胆经悬钟 (G39) 穴，详见该条。引见《备急千金要方》、《类经图翼》、《针灸孔穴及其疗法便览》、《针灸经外奇穴治疗诀》、《腧穴学概论》、《针灸学辞典》、《针灸大辞典》、《中国针灸大辞典》。

外踝下 为奇穴巨阳穴的别名。详见该条。引见《针灸经外奇穴图谱》、《针灸大辞典》。

外踝尖 奇穴。足两踝尖穴之一，位于足外踝最高点上。用于治疗足外廉转筋、脚气、十趾拘挛、白虎历节风痛、小儿重舌不语、乳娥、牙痛、卒淋。点刺出血，灸 3～7 壮。引见《备急千金要方》、《备急灸法》、《针灸大成》、《医学纲目》、《针灸集成》、《针灸逢源》、《经穴汇解》、《中国针灸学》、《类经图翼》、《腧穴学概论》、《中医大辞典》、《针灸大辞典》、《针灸学辞典》、《中国针灸大辞典》。

外膝眼 为胃经犊鼻 (S35) 穴的别名，详见该条。引见《针灸腧穴手册》、《针灸学辞典》、《实用针灸辞典》。

外臂臑 奇穴。位于肩部三角肌下端的外上方，即在大肠经臂臑穴外上方 5 分处。用于治疗肩周炎、臂神经痛、肘臂拘挛。针尖斜向上方刺 3～4 寸。引见《芒针疗法》。

外生殖器　所指有二：①为奇穴前阴穴的别名，详见该条。②为耳针穴外生殖器 1 的别名。该穴位于对耳轮下脚上缘同水平的耳轮部，即与对耳轮下脚的交感穴相平。用于治疗外生殖器疾患、性功能障碍、龟头炎、睾丸炎、阴囊湿疹、外阴瘙痒、阴道炎、腰腿痛、坐骨神经痛。引见《耳针》、《针灸经外奇穴图谱》（续集）、《中国针灸大辞典》、《简明中国针灸》、《耳穴挂图》。

外耳道口　耳针穴。位于外耳道口，按时针 12 点处取穴。用于治疗耳鸣、耳聋。直刺 3～5 分。引见《针灸学》（上海中医学院编）。

外劳宫 1　（外劳宫、落枕穴、项强）奇穴。上八邪之一，位于手背第二、三掌骨间，即掌指关节后缘之间凹陷处。主治与针法参见上八邪条。引见《针灸学》（上海中医学院编）。

外劳宫 2　奇穴上八邪之一。位于第二、四掌骨间，即在掌指关节后缘之间凹陷处。主治与针法详见上八邪条。引见《针灸学》（上海

中医学院编）。

外定喘 1　奇穴。位于颈后部第七颈椎与第一胸椎棘突之间点，旁开 2.5 寸。即在督脉大椎穴旁开 2.5 寸处。另说在第六颈椎棘突旁开 5 分处。用于治疗哮喘、支气管炎、鼻塞、流涕、嗅觉迟钝、小儿麻痹症。斜刺 0.5～1 寸，灸 5 壮。引见《常用新医疗法手册》、《针灸经外奇穴图谱》、《实用针灸学》、《中国针灸大辞典》。

外麻醉点　奇穴。位于小腿伸侧胫骨前嵴外开 1 寸、腓骨小头与外踝高点连线之中点水平线上。用于剖腹产手术的针麻穴。针 0.5～1 寸，针感麻至足背处。引见《针灸经外奇穴图谱》、《中国针灸大辞典》。

外生殖器 2　耳针穴。位于耳三角窝内，在子宫穴的内上方。一说在子宫穴的外上方。用于治疗性功能障碍、阳萎、白带、月经过多。引见《耳部信息诊断法》、《中国针灸大辞典》。

外金津玉液　奇穴。位于颌下部、甲状软骨上缘上 1.5 寸再旁开 3 分处，共两穴，左为金津、右为玉液。即在任脉廉泉穴上 1.5 寸

旁开 3 分处。取穴时仰卧，颈部垫高枕，头向后仰。用于治疗中风不语、舌肌麻痹、舌炎流涎、一切口腔疾患。针尖朝舌根方向斜刺 1～1.5 寸。引见《芒针疗法》、《针灸腧穴图谱》、《针灸学辞典》、《针灸学》（上海中医学院编）、《针灸大辞典》、《中国针灸大辞典》。

外踝前交脉 奇穴。位于足背踝关节部外踝高骨前交动脉处，即在足背内外踝高点之中、外四分之一交点处，当胆经丘墟穴的上方。用于治疗牙痛、足背红肿痛。灸 3～7 壮。引见《腧穴学概论》、《备急千金要方》、《针灸孔穴及其疗法便览》、《针灸学辞典》、《针灸大辞典》、《针灸经外奇穴图谱》。

失眠 所指有二：①耳针穴。位于耳廓背面、耳轮脚后沟尾部与对耳轮后沟交界处。即耳后降压沟下端终点处。适对前面耳轮脚末端处。用于治疗失眠，针 1～2 分，留针 30 分钟。②奇穴。（足 1、足底跟）位于足跖部脚后根的正中点当足底中线与内、外踝尖连线相交处。用于治疗失眠、足底痛、癫狂、头痛、呕吐。直刺 1～3 分，在睡前 2～3 小时针刺效果好，治失眠时不

留针。引见《针灸经外奇穴图谱》、《耳穴挂图》、《耳穴疗法》、《腧穴学概论》、《针灸腧穴图谱》、《耳穴贴压疗法》、《针灸学辞典》、《针灸大辞典》、《中国针灸大辞典》。

失用区 为头针穴运用区的别名，详见该条。引见《中国针灸大辞典》、《针灸学》（上海中医学院编）。

付阳 为膀胱经跗阳（B59）穴的别名，详见该条。引见《针灸甲乙经》、《针灸学辞典》、《针灸大辞典》、《针灸腧穴手册》、《腧穴学概论》、《中华针灸学》、《实用针灸辞典》。

付哑门 奇穴。位于颈后部第三、四颈椎棘突间旁开 5 分处。用于治疗大脑发育不全、脑缺氧后遗症。可与其他经穴配合应用。引见《常用新医疗法手册》。

付神经点 奇穴。位于颈部、胸锁乳突肌后缘中点上 1 厘米处。用于治疗落枕、斜颈、副神经麻痹为神经干刺激疗法用穴。用特制的粗针进行神经干弹拨。引见《神经干刺激疗法》。

生边 奇穴。位于腰部肩胛

骨脊柱缘线向下与髂骨嵴上缘相交之点。即紧贴髂嵴上缘、脊柱旁开3寸按之有凹窝和酸痛感处是穴。用于治疗腰痛、偏瘫、髋关节炎、下肢麻痹。针斜向前下方刺2寸，针感盆腔和下肢酸麻胀。引见《针灸经外奇穴图谱》、《红医针疗法》、《中国针灸大辞典》。

生发穴　奇穴。位于头枕部、风池穴和风府穴连线之中点。配百会、头维穴同时用。用于治疗脱发症。每日或隔日针灸1次，10次为1疗程。引见《江苏中医》1988年第9期、《中国医学文摘》（中医分册）1988年第5期。

生肌1　奇穴。位于大腿伸侧，腹股沟中点和髌韧带内侧凹陷（即内膝眼）连线上三分之一点。左右2穴。用于治疗外伤性截瘫。针2～2.5寸。针感麻至膝。引见《针灸经外奇穴图谱》、《中国针灸大辞典》。

生肌2　奇穴。位于大腿伸侧腹股沟中点和髌韧带内侧凹陷（内膝眼）连线下三分之一点。用于治疗外伤性截瘫。针2～2.5寸。引见《针灸经外奇穴图谱》、《中国针灸大辞典》。

生殖区　头针穴。（生殖器官区）位于头部近额角处。从直对瞳孔之发际，向外平开，等于直对瞳孔与前发际正中点连线二分之一的长度处，从发际向上引2厘米长之直线为该区。左右2穴区。用于治疗功能性子宫出血、子宫脱垂。针尖沿穴区斜行刺于皮下后，每分钟捻转240～260次、针感腹部及盆腔发热，留针20分钟，共捻针3次后起针。引见《头针疗法》、《针灸经外奇穴图谱》、《中国针灸大辞典》、《针灸大辞典》。

生殖点　奇穴。（生殖穴区）位于骶部第二骶后孔内5分处，即膀胱经次髎穴内5分处。用于穴位诊断妊娠、前列腺炎的定性穴，两穴之间压迫阳性对早孕诊断有价值，也是诊断孕吐的定位穴。引见《穴位诊断法》、《中国针灸》1982年第5期。

生殖穴区　即奇穴生殖点，详见该条。引见《中国针灸》1982年第5期。

生殖器官区　即头针穴生殖区详见该条。引见《头针疗法》、《针灸大辞典》。

白环俞　膀胱经穴。（玉房

俞、玉环俞、腰俞）位于臀部平第四骶后孔，当督脉旁开 1.5 寸处。用于治疗下焦虚寒引起的遗精、疝痛、白带、月经不调、崩漏、盆腔炎症、肛肠诸疾、二便不利、脚膝不遂、腰骶冷痹、腰髋冷痛、下肢瘫痪、小儿麻痹。有温补下元、疏调下焦的作用。直刺 1～1.5 寸，不宜灸。

白喉 1　奇穴。位于颈外侧部之上方当耳垂后下方，在下颌角与颞骨乳突尖连线之中上三分之一点。当翳风穴下 5 分处。用于治疗白喉。针 3～5 分，不留针、不灸。引见《经外奇穴汇编》、《针灸经外奇穴图谱》、《中国针灸大辞典》、《针灸大辞典》。

白喉 2　奇穴。位于头颌下部，颌下三角中点。左右两穴。当廉泉穴斜上两旁。用于治疗白喉。向上直刺 0.5～1 寸。引见《经外奇穴汇编》、《针灸经外奇穴图谱》、《中国针灸大辞典》、《针灸大辞典》。

丘脑　耳针穴。位于对耳屏内侧面中线下端，即在对耳屏内侧面正中线睾丸与兴奋点之间。用于治疗肥胖症、嗜睡、水肿、内分泌失调、内脏功能紊乱、性功能疾患、月经病、神经衰弱。按耳针常规针法操作。引见《耳穴疗法》、《耳穴诊断治疗学》。

丘虚　即胆经丘墟（G40）穴，详见该条。引见《太平圣惠方》、《针灸学辞典》。

丘墟　胆经穴。（坵墟、丘虚、邱墟）位于足背部外踝前下方凹陷处直对第四趾间隙，当趾长伸肌腱外侧凹陷中。一说"去临泣 3 寸"（《腧穴学概论》）、另一说"去临泣 1 寸"（《甲乙经》）。用于治疗风热侵袭半表半里引起的偏头痛、胸满胁痛、疟疾寒热往来、颈项痛、腋下肿、下肢痿痹、髀枢腰痛、足躄不行、外踝肿痛、目赤肿痛、目生翳膜、中风偏瘫。丘墟为胆经原穴，有清泻肝胆湿热、和解少阳、疏筋利节、活络化淤、舒肝利胆的作用。直刺对准内踝针 1.5 寸，灸 5 壮。

禾窌　即禾髎穴，因髎与窌同。引见《中国针灸大辞典》、《针灸腧穴手册》。

禾聊　即禾髎穴之误，引见《太平圣惠方》、《针灸学辞典》。

禾髎　所指有二：①大肠经口禾髎（LI19）穴。②三焦经耳和髎（TE22）穴，详见各该条。引见《腧穴命名汇解》、《针灸腧穴手册》、《中国针灸大辞典》。

代明　奇穴。位于眼部内眦角下 2 分与眶下缘中点连线之中点。即在胃经承泣与膀胱经睛明穴下 2 分之间点。用于治疗内障、外障、眼底病。针 2 寸左右，针感麻木或触电感。引见《中国针灸大辞典》。

印堂　所指有二：①奇穴。（肺、眉心、眉中、大天心、曲眉）位于两眉头连线之中点，即膀胱经攒竹穴、两穴之间点。用于治疗久年头痛、眩晕、小儿惊风、感冒鼻塞、神经衰弱不寐、产后血晕、鼻衄、血压亢进、低血压、子痫、漏经、眼病、呕吐、面痛、诸疗。有活络疏风、镇静安神作用。针尖朝下刺，对准鼻尖或横刺向眉头 0.5～1 寸。灸 3 壮。②奇穴别名，即鱼腰穴，亦名眉中，是指眉毛本身的中点。引见《医经小学》、《针灸大全》、《针灸大成》、《医学纲目》、《中国针灸学》、《针灸孔穴及其疗法便览》、《经穴汇解》、《针灸逢源》、《类经图翼》、《中医大辞典》、《中国针灸大辞典》、《针灸大辞典》、《针灸学辞典》。

包肓　为膀胱经胞肓（B53）穴的别名，详见该条。引见《针灸学辞典》、《针灸腧穴手册》。

饥点　耳针穴。位于耳屏，在肾上腺与外鼻两穴的中点偏下处。用于治疗糖尿病、甲状腺功能亢进症、肥胖症，及其他消谷善饥症、过敏性结肠炎、胃肠功能紊乱。有抗饥饿（解饥）作用。引见《耳针》、《针灸学》（上海中医学院编）、《耳穴挂图》。

片头点　手针穴。位于手背无名指第二指节背侧、尺侧缘。用于偏头痛的诊断和治疗。本穴与三焦经有关，三焦经异常时，片头点皮肤变硬、发紫、或压痛，用指压揉此穴可止痛醒脑。引见《日本最新手疗健身法》。

〔丶〕

头区　足针穴。位于足跖部，按足针新划区正当 31 与 32 区交界线的中点。即在胃区后 1 寸，当目区外侧 4 分处。用于头痛、失眠，为足针麻醉穴。一般治疗针 3～5 分，如作针麻，当有针感后接通电麻机、诱导 10 分钟左右，即可施术。引见《针灸经外奇穴图谱》、《中国针灸大辞典》。

头风 奇穴。位于大腿外侧面近伸侧缘，髌骨中线上9寸。或直立垂手贴股，当拇、食指之间指蹼缘中点下际（即虎口部）是穴。即平胆经风市穴上3寸、斜前上方。用于治疗头风眩晕。也是穴位诊断梅尼尔综合症、头晕的定性穴。灸5～7壮。引见《神应经》、《针灸学辞典》、《针灸经外奇穴图谱》、《中国针灸大辞典》。

头冲 所指有二：①奇穴。位于上臂屈侧桡侧线，与腋前皱襞平齐向下3寸，肱二头肌外侧沟处。取穴时可伸手直向前、侧头举臂鼻尖所接触之点是穴。本穴的部位和取穴的方法与肺经天府（L3）穴相似。用于治疗瘿。灸随年壮。②经穴别名，即大肠经臂臑（LI14）穴，详见该条。引见《备急千金要方》、《针灸经外奇穴图谱》、《奇穴治百病》、《中医大辞典》、《针灸学辞典》、《针灸腧穴手册》、《腧穴学概论》、《中华针灸学》、《实用针灸学》、《中国针灸大辞典》、《针灸大辞典》、《实用针灸辞典》。

头面 鼻针穴。（天灵、首面、头脑点）位于额部正中线、当眉间（印堂穴）至前发际连线的上、中三分之一交界点（或眉间直上2寸当督脉神庭穴下1.5寸）。另说首面在印堂穴直上1.5寸、或眉间至前发际中点，即在督脉神庭穴下2寸处。本穴鼻针与面针的头面同名同位。用于治疗高血压病、神经官能症、前头痛、小儿惊厥、面肌痉挛。又为头面部手术的针麻穴。斜刺1～2分，针麻时用电针麻机诱导后施术。引见《新医疗法汇编》、《针灸经外奇穴图谱》、《红医针疗法》、《针灸学》（上海中医学院编）、《针灸大辞典》、《中国针灸大辞典》。

头维 胃经穴。（头缝、额大）位于头部额角，入发际5分，或入前发际正中直上5分即督脉神庭穴，再平开4.5寸处。用于治疗胃胆经郁热引起的头痛如破，天旋地转，目痛如脱、迎风流泪、视物不清、眼睑瞤动、喘逆烦满、呕沫流汗。头维是足阳明脉气所发，为胃经与胆经的会穴，有祛风止痛、疏经活络、清头明目的作用，是治疗偏正头痛的主穴。沿皮透刺1～1.5寸，禁灸。

头旋　即奇穴顶上回毛穴之异名，详见该条。引见《针灸经外奇穴图谱》、《针灸学辞典》。

头缝　所指有二：①奇穴（天门）。位于头额部、额曲发际处，即胃经头维穴下方5分之发际处。用于治疗头目昏沉、太阳痛、偏头痛。沿皮斜刺3～5分，禁灸。②经穴别名，即胃经头维（S8）穴，详见该条。引见《针灸大全》、《经穴汇解》、《实用针灸学》、《针灸大辞典》、《实用针灸辞典》、《中国针灸大辞典》、《灵枢·根结》、《腧穴学概论》。

头颞　奇穴。位于侧头部，即头颞部的太阳穴向后上方1寸、与耳尖上缘平高处、咬牙时颞肌突出处。用于治疗癫狂、癫痫、失眠、记忆力减退。针尖向耳廓上缘平行方向刺入1～1.5寸。针感头昏似睡。引见《新医疗法汇编》、《针灸经外奇穴图谱》、《中国针灸大辞典》。

头3针　针灸方。是由防老穴（位于百会穴后1寸）和健脑穴（位于风池穴下五分）两穴组成，计3计。用于脱发。防老穴针尖斜向前方沿皮刺进针1分，健脑穴、针尖斜向下方、进针2分，要求在皮里肉外、勿过深或过浅。一般需要治疗40天以后开始长出细毛，日渐增粗。引见《中国针灸》1988年第4期。

头八荒　奇穴。别名八荒穴，详见该条。引见《针灸学基础》（林建华等编著）。

头三针　针灸方。是由奇穴太阳左右两穴和印堂1穴组成。用于治疗头痛、头晕。太阳穴直刺0.5～1寸，印堂穴向下斜刺1～2分。引见《中医简易教材》、《中国针灸大辞典》。

头上廉　奇穴。位于下颌骨下、颏骨人字形顶端。用于治疗舌肌麻痹、聋哑、舌咽炎。斜刺1.5～2寸，用轻刺激手法不留针。引见《简易新针刺手册》。

头五会　经穴别名，即胃经人迎（S9）穴，详见该条。引见《实用针灸学》、《实用针灸辞典》。

头光明　奇穴（鱼上）。位于头额部、眉弓中心点（鱼腰穴）直上5分处。即胆经阳白穴下5分处。用于治疗近视、散光、屈光不止、目赤肿痛，上睑下垂，眶上神经痛。针斜刺向下，针1～1.5寸，可透鱼腰穴。引见《新医疗法汇编》、《穴位注射疗法》、《针灸学》（上海中医学院编）、《中国针灸大辞典》。

头昏穴　耳针穴。位于耳三角窝部在神门与角窝上（降压点）两穴之间、三角窝上缘。用于诊断和治疗头昏、头晕、高血压病、失眠、多梦。引见《耳穴贴压疗法》、《耳穴疗法》、《耳针》。

头顶点　手针穴。（二号穴、头顶痛点）位于中指背侧、近心端第一、二指横纹头的桡侧缘、赤白肉际处。即近侧指节骨与中指节骨的指间关节部桡侧缘。用于治疗头顶痛、神经性头痛、痛经。直刺3～5分，不进入骨膜为度。引见《常用新医疗法手册》、《新医疗法汇编》、《中国针灸大辞典》、《中医大辞典》、《针灸大辞典》。

头临泣　胆经穴。（目临泣、临泣）位于前头部、眉中或阳白穴直上入发际5分处，或于神庭穴与头维穴连线之中点取穴。用于治疗外感风邪引起的头痛鼻塞、目痛云翳、小儿惊痫、目眩反视、卒暴中风、癫痫吐沫，此穴为足少阳、足太阳与阳维脉之会穴，有清热散风、通经活络的作用。沿皮斜刺3～5

分，灸3壮。

头疼1　耳针穴。位于耳壳背面，折耳向前时耳舟隆起上段尖端至耳壳根部之中点。用于治疗上呼吸道感染。针1～2分，留针30分钟。引见《耳针疗法》、《针灸经外奇穴图谱》。

头疼2　耳针穴。位于耳壳背面的对耳轮窝上端，折耳向前时，耳舟隆起上段的尖端直下方。用于治疗偏头痛。针1～2分，留针30分钟。引见《耳针疗法》、《针灸经外奇穴图谱》。

头疼3　耳针穴。位于耳壳背面，对耳轮窝上端，近耳壳根部。用于治疗偏头痛。针1～2分，留针30分钟。引见《耳针疗法》、《针灸经外奇穴图谱》。

头窍阴（G11）　胆经穴（枕骨、窍阴、厥阴、藏血、首窍阴）。位于耳后头部，在浮白与完骨穴连线之中点处，约与耳前的眼角相平行。用于治疗风气闭于经脉引起的头痛、目痛、耳鸣、耳聋、咳逆、喉痹、小腿转筋、手足烦热。此穴为足太阳、手足少阳之会，有清热散风、疏调经气的作用。沿皮刺3～5分，灸5壮。

头脑点　奇穴别名，即头面穴，详见该条。引见《针灸经外奇穴图谱》、《中国针灸大辞典》。

头痛 1　耳针穴。位于耳郭背面三角窝后隆起的上部凸起处。用于治疗头痛、额窦炎。按耳针常规针法操作。引见《耳针》、《针灸大辞典》。

头痛 2　耳针穴。位于耳廓背面，在三角窝后隆起的外下方。用于治疗头痛、头晕。按耳针常规针法操作。引见《耳针》、《针灸大辞典》。

头痛 3　耳针穴。位于耳郭背后三角窝后隆起的内下方。用于治疗偏头痛、血管神经性头痛。引见《耳针》、《针灸大辞典》。

头痛点　鼻针穴。位于鼻内鼻前庭上壁，右鼻孔相当于时钟 11 点，左鼻孔相当于时钟 1 点，距前庭 1 分处。用于治疗头痛、神经衰弱。针刺部位宜用新洁尔灭液消毒，斜刺 2～3 分，留针 10 分钟。引见《针灸经外奇穴图谱》、《中国针灸大辞典》。

头鹤顶　经穴别名，即督脉前顶（GV21）穴、详见该条。引见《实用针灸学》。

头上八点　即奇穴八荒穴之异名，详见该条。引见《针灸学基础》。

头顶痛点　即手针头顶点之简称、详见该条。

头痛八针　针灸方。是由督脉风府（GV16）、百会（GV20），胆经风池（G20），大肠经合谷（L14），奇穴太阳计八穴组成。用于治疗各种头痛。针法详见各该条。本方有通经活络、扶正祛邪、疏风止痛的作用。引见《金针王乐亭》。

立中　是奇穴巨骨下穴之异名，详见该条。引见《针灸学》（上海中医学院编）。

立功　奇穴。位于大腿伸侧髌骨中线上七寸，与髂前上棘髌底连线相交之点，外开 1 寸处，当胃经伏兔穴外侧旁开 1 寸。用于治疗膝关节痛。针 2～3 寸，针感麻至膝，灸 3～7 壮。引见《针灸经外奇穴图谱》、《中国针灸大辞典》。

立地　奇穴。位于项部正中线旁开 5 分，入后发际 5 分处，即在督脉哑门穴旁开 5 分处。用于治疗精神病。针 0.5～1 寸。引见《针灸经外奇穴图谱》、《中国针灸大辞典》。

立志 奇穴。位于大腿伸侧，在腹股沟中点直下 6 寸处。用于治疗膝关节痛。针 1～2 寸，针感酸、麻至膝。灸 3～7 壮。引见《针灸经外奇穴图谱》、《中国针灸大辞典》。

立忠 奇穴臂畅之异名，详见该条。引见《红医针疗法》、《中国针灸大辞典》。

立命 奇穴。位于面部、鼻翼之稍外方，与人中沟中上三分之一交点相平，左右计两穴。即在大肠经口禾髎（L119）穴微外方或鼻流穴外上方，当鼻孔两旁微下凹陷中。用于治疗心神不安、狂言乱语、鼻塞不通、嗅觉减退、唇颊部炎症。治癔病可向水沟穴透刺，针 1～3 分，灸 3 壮。引见《针灸孔穴及其疗法便览》、《针灸腧穴图谱》、《针灸经外奇穴图谱》、《中国针灸大辞典》、《针灸大辞典》。

立静 奇穴。位于项部，后发际中点上 5 分，与项部肌肉隆起外缘、入后发际 1 寸之凹陷连线中点下 1.2 寸至 1.5 寸处。即在督脉哑门穴与胆经风池穴连线之中点下 1.2～1.5 寸处。用于治疗精神病兴奋躁动。针尖斜向锥体方向刺 1.5～2 寸，有触电样针感。引见《针灸经外奇穴图谱》、《中国针灸大辞典》。

立起点 奇穴。位于骶部，髂后上棘下 1.5 寸，即在膀胱经中膂俞穴微下方。用于治疗下肢瘫痪。针 0.5～1 寸，针感麻至尾骨尖。引见《新医疗法汇编》、《针灸经外奇穴图谱》、《中国针灸大辞典》。

闪电 奇穴。位于臀部、尾骨尖旁开 6 寸。用于治疗坐骨神经痛、下肢瘫痪。直刺 3～4 寸。引见《新医疗法手册》、《针灸经外奇穴图谱》、《中国针灸大辞典》。

闪腰 奇穴。位于前臂桡侧近端、肘横纹桡侧端下 1 寸，再向桡骨外侧缘平开 1 寸处。即在大肠经曲池与手三里穴中点，向桡骨外侧缘旁开 1 寸。用于治疗急性腰扭伤。直刺 2 寸，得气后大幅度捻转提插，随后便作腰部活动、直至痛止起针。引见《针灸经外奇穴图谱》、《中国针灸大辞典》。

永红 奇穴（红医）。位于手背第四、五掌骨基底前凹陷处。用于治疗腰部及四肢外伤。向腕部斜刺 1～1.5 寸。引见《针灸经外奇穴图谱》。

永泉 奇穴池泉的别名，详见该条。引见《针灸经外奇穴图谱》、《中国针灸大辞典》。

市上 奇穴上风市的别名，详见该条。引见《针灸学》（上海中医学院编）、《中国针灸大辞典》。

穴泉 奇穴池泉的别名，详见该条。引见《中国针灸大辞典》。

玄明 奇穴（里上）。位于小腿近心端伸侧，膝眼下2寸，胫骨外髁高点下缘，胫骨外5分处。当胃经足三里穴上1寸处。用于治疗消化系诸病，小儿麻痹后遗症，可改善下肢血液循环，直刺1～2寸，灸5壮。引见《常用新医疗法手册》、《针灸经外奇穴图谱》、《针灸学》（上海中医学院编）、《针灸穴位小词典》、《新针灸学讲义》、《中国针灸大辞典》。

记忆 方云鹏头针穴（识字中枢）。位于正对顶骨结节，从人字缝尖向左右画1条与矢状缝成90度的线，距矢状缝60度，离人字缝尖7厘米处是穴。用于治疗失读症，命名性失语、记忆力减退。引见《实用头针大全》。

兰门 奇穴。位于屈膝位当膝内侧横纹头上方凹陷中。即在肝经曲泉两旁各3寸脉中。另一说在曲泉穴上3寸。用于治疗膀胱七疝、奔豚。针0.5～1寸。引见《针灸孔穴及其疗法便览》、《针灸大成》、《针灸学辞典》、《针灸大辞典》。

半边射 手针穴。位于手背、食指掌指关节桡侧，即食指外侧线（赤白肉际）与中线之中间点，节前凹陷中。用于治疗肩、膝关节酸冷痛、半身麻木、半身不遂。直刺1～2分。引见《手针新疗法》。

宁心安神方 针灸方。主穴是由心经神门（H7）、膀胱经心俞（B15）、脾经三阴交（SP6）组成。用于治疗失眠。随症加穴：脾虚者加脾俞、章门；肾虚者加肾俞、太溪；情志抑郁者加太冲、灵道；脾胃不和加足三里、公孙；健忘加百会、志室。方义：失眠的主要原因是由于心、脾、肾虚损所引起，所以取心经原穴神门配心俞以调理心经经气而宁心安神；三阴交以调理脾肾气机而协调阴阳。3穴合用可使脾胃调和，心肾相交，失眠得治。引见《中国针灸大辞典》。

宁嗽化痰镇咳方 针灸方。是由肺经太渊（L9）、膀胱经肺俞（B13）、心包经内关（P6）、胃经丰隆（S40）、大肠经合谷（L14）、督脉大椎（GV14）、奇穴四缝组成。用于治疗百日咳。随症加穴，体质虚弱者加膏肓、足三里；咳痰带血者加尺泽、孔最、鱼际。方义：太渊、肺俞以宣肺镇咳；内关、丰隆以宽胸化痰；合谷、大椎以解表祛邪；四缝为古人治疗小儿疳疾的经验穴。诸穴协用，以奏宁嗽、化痰、镇咳之效。引见《中国针灸大辞典》。

宁心安神通经活络方　针灸方。是由督脉百会（GV20）、心包经内关（P6）、大肠经曲池（L111）、胆经阳陵泉（G34）、绝骨（G39）、胃经足三里（S36）6穴组成。用于治疗脑炎后遗症。随症加穴：精神兴奋加神门、三阴交；安眠2；痴呆加大椎、哑门、风池；心俞；失语加哑门、廉泉、关冲、通里、合谷；震颤加手三里、间使、合谷、大椎；安眠2。本方有宁心安神、通经活络的作用。引见《中国针灸大辞典》。

〔フ〕

皮郄　为膀胱经承扶（B36）穴的别名，详见该条。引见《针灸腧穴手册》、《腧穴学概论》、《实用针灸学》、《实用针灸辞典》。

皮部　为膀胱经承扶（B36）穴的别名，详见该条。引见《针灸腧穴手册》、《针灸甲乙经》、《中国针灸大辞典》、《腧穴学概论》、《实用针灸学》、《中华针灸学》、《实用针灸辞典》。

皮质下　耳针穴。（卵巢、睾丸、兴奋点）位于对耳屏下区内侧面，与额穴相对，即在对耳屏内壁的前侧，一说，即在对耳屏内侧面。用于治疗神经衰弱、失眠、癔病、多梦、嗜睡、肾虚耳鸣、假性近视、智能低下、胃下垂引起的腹胀、各种疼痛。具有调节大脑皮质的兴奋与抑制作用，并有补髓益脑、镇静、安神、消炎、消肿、止汗、止痛、抗休克的作用。是耳穴针麻镇痛主穴之一。又是诊断疼痛、癌肿、神经衰弱的参考穴。对脉管炎及无脉症有扩张血管和增强脉搏的作用。引见《耳针》、《耳廓诊断治疗学》、《针灸大辞典》、《中国针灸大辞典》、《耳穴挂图》、《耳穴诊断学》、《耳穴疗法》、《耳针穴位挂图》。

对屏尖　耳针穴。（曾用名：平喘、腮腺）位于对耳屏的尖端。用

于治疗哮喘、气管炎、腮腺炎、皮
肤瘙痒症、副睾炎。有清热解毒、
利肺定喘作用。引见《耳廓诊断治
疗学》、《简明中国针灸》、《耳穴疗
法》、《耳穴诊断学》。

丝竹　为三焦经丝竹空
(TE23) 穴的别名，详见该条。引见
《太平圣惠方》、《针灸学辞典》。

丝竹空（TE23）　三焦经
穴。（丝竹、目窌、月窌、巨窌、眉
梢）位于面部、眉毛外侧端凹陷处。
如遇眉毛过长或过短时，则先取瞳
子窌穴（目外眦外 5 分）直上与眉
毛外侧端或其延长线之交点处。用
于治疗血虚复感风热引起的偏正头
痛、目眩、目赤肿痛、羞明流泪、
视物疏疏、强光眼痛，眼睑眴动、癫
痫、面瘫、牙痛。丝竹空为手足少
阴经脉所发之处，又是三焦和胆经
的会穴。有清热散风、平肝熄风、
沟通经脉、明目镇痛的作用。平刺
0.5～1 寸，不宜灸。

纠下垂　奇穴。位于小腿下
部，足背踝关节横纹中央直上 2 寸
处，即胃经解溪穴直上 2 寸处。用
于治疗小儿麻痹后遗症足下垂、下
肢瘫痪。有疏经活络作用。直刺
0.5～1 寸。引见《针灸集锦》。

纠内翻　奇穴。（纠内翻 3）
位于小腿屈侧、腓肠肌肌腹下交角，
向外侧平开 1 寸，即在膀胱经承山
穴向外平开 1 寸处。用于治疗小儿
麻痹后遗症足内翻。针 0.5～1.5
寸，灸 3～7 壮。引见《常用新医疗
法手册》、《针灸学》（上海中医学院
编）、《中国针灸大辞典》。

纠正穴　奇穴。位于手小指
尺侧、指掌关节横纹头赤白肉际
处。即在小肠经后溪与前谷穴之
间。用于治疗面神经麻痹。取穴时
轻握拳、从外侧沿掌骨向内刺入透
至合谷穴。引见《陕西中医》1988
年第 5 期。

纠内翻 1　奇穴。穴位有二：
①位于外膝眼下 3 寸即足三里穴外
开 1.5 寸处。②位于外踝尖上 3 寸，
腓骨前缘凹陷处，即悬钟穴上 1.5
寸处。用于治疗小儿麻痹症足内翻。
直刺 1～2 寸。引见《赤脚医生手
册》(吉林)、《针灸学》（上海中医
学院编）、《中国针灸大辞典》。

纠内翻 2　奇穴。位于小腿
外侧外踝上缘上 2.5 寸腓骨前缘，
即在胆经悬钟穴下 5 分处。用于治
疗足下垂内翻、下肢瘫痪。针 5～8
分，灸 3～7 壮。引见《新医疗法

汇编》、《针灸经外奇穴图谱》、《中国针灸大辞典》。

纠内翻 3 即纠内翻穴。详见该条。引见《中国针灸大辞典》、《常用新医疗法手册》。

纠外翻 1 奇穴。位于小腿内侧内踝上缘上 2.5 寸胫骨内侧缘后之凹陷处。即在脾经三阴交穴下半寸处。用于治疗小儿麻痹后遗症足外翻、腿软无力、发凉、跛行、站不稳。直刺 1～2 寸。引见《实用针灸学》、《常用新医疗法手册》、《中国针灸大辞典》。

纠外翻 2 奇穴。位于小腿后侧腓肠肌肌腹下交角处、向内侧平开 1 寸，即在膀胱经承山穴向内侧平开一寸。用于治疗小儿麻痹后遗症，足外翻。针 0.5～1.5 寸，针感麻至足跟，灸 3～7 壮。引见《常用新医疗法手册》、《新针灸学》(浙江)、《中国针灸大辞典》。

发际 所指有二：(1) 奇穴。有三：①侧发际，位于头额部由目外眦向头部引 1 直线，当发际与直线交点处。或前发际正中点旁开 3 寸处。即在胆经本神穴下 5 分目锐眦直上的发际处。用于治疗头风、目眩，偏头剧疼，目视眈眈、眩晕

症、颧骨疗。针 2～3 分，灸 3 壮。②前发际，位于头额部正中线上两眉头之间点、直上 3 寸前发际之正中点。当督脉神庭穴下 5 分之发际处。用于治疗头风眩晕、久痛不止，小儿惊痫、颜面疗疮，心悸亢进、高血压头痛眩晕、血管神经头痛、额神经痛。沿皮斜刺 2～3 分，灸 3 壮。③后发际位于颈后发际边、两筋间之宛中，即在督脉哑门穴下 5 分处。如后发际不明者，可从大椎穴上量 3 寸取之。用于衄血。针 3～5 分。(2) 经穴别名，即督脉神庭 (GV24) 穴，详见该条。引见《太平圣惠方》、《针灸资生经》、《针灸经穴图考》、《经穴汇解》、《针灸腧穴图谱》、《针灸孔穴及其疗法便览》、《类经图翼》、《针灸经外奇穴图谱》、《腧穴学概论》、《普济本事方》、《中医大辞典》、《针灸大辞典》、《中国针灸大辞典》、《针灸腧穴手册》、《实用针灸学》、《中华针灸学》、《实用针灸辞典》。

发音 为奇穴东风穴的别名。详见该条。引见《针灸经外奇穴图谱》、《针灸学》(上海中医学院编)。

发原 经穴别名，即督脉神

庭（GV24）穴，详见该条。引见《针灸要诀与按摩十法》。

六　画

〔一〕

耳　所指有二：①耳针穴。位于耳垂外面，在耳垂五区的外上方。用于治疗耳科诸疾。针1～2分。②鼻针穴。位于眉内侧端。用于耳病。向心穴方向刺。引见《耳针疗法》、《针灸经外奇穴图谱》、《实用针灸学》、《针灸学》（上海中医学院编）、《中国针灸大辞典》、《中国民间疗法》。

耳上　所指有二：①奇穴。位于头颞部、卷耳、耳尖直上3横指处，即在胆经率谷穴上1横指处。用于治疗小儿暴痫、颈淋巴结炎、瘿瘤、口腔炎、齿龈炎、咀嚼困难。沿皮刺3～5分，灸3～7壮。②奇穴耳上发际之异名，详见该条。引见《备急千金要方》、《千金翼方》、《经穴汇解》、《实用针灸学》、《中医大辞典》、《针灸学辞典》、《中国针灸人辞典》。

耳门　所指有二：①三焦经耳门穴（TE21），别名小耳、耳前，

位于耳屏上切迹之前方下颌骨髁状突后缘即下颌关节后缘凹陷中张口取穴。用于治疗外感风热毒邪引起的聤耳、耳鸣、耳聋、牙痛、颈颌肿痛。有疏通经络，清热散风，解毒化瘀，通关开耳窍、益智聪耳，疏邪热的作用。张口斜刺，可向下透听宫、听会，进针1.5～2.5寸，灸3壮。②经穴别名，即胆经听会（G2）穴，详见该条。引见《针灸甲乙经》、《针灸学辞典》、《会元针灸学》、《中国针灸大辞典》、《实用针灸学》。

耳孔　奇穴。（耳孔中）位于两侧耳门孔，即外耳道。用于治疗卒中风口喝、耳病、马黄黄疸、寒暑疫毒。用长5寸苇管1根，一端插入耳门孔中，周围用面塞严、一端纳大豆1粒与艾一起燃着，灸7壮，即瘥。治中风口僻患左灸右，患右灸左；治耳病时取患侧。在尾句有"千金不传"的字句。引见《千金要方》、《经穴汇解》、《中国针灸大辞典》、《针灸大辞典》、《针灸学辞典》。

耳中　耳针穴。所指有三：①曾用名：膈、支点、零点、迷走神经点、神经官能症。位于耳门孔上

横梁处，即耳轮脚之中点处。用于治疗马黄黄疸、寒暑疫毒、消化道病、荨麻疹、皮肤瘙痒、呃逆、小儿遗尿。有和胃降逆、利膈驱风的作用。针 1～2 分，留针 30 分钟。②位于食道和贲门两穴之间向上引 1 垂直线交于耳轮脚处。其作用同三焦穴，详见该条。③耳针穴贲门之别名，详见该条。引见《千金要方》、《针灸经外奇穴图谱》、《耳廓诊断治疗学》、《针灸学辞典》、《耳穴诊断治疗学》、《微针疗法》、《针灸大辞典》和《耳穴挂图》、《耳穴疗法》、《耳穴诊断学》、《中国针灸大辞典》。

耳区 足针穴。位于足跗部，在足针新划区 32 与 33 区交界线的中点。即在小肠区后 1 寸，当头区外侧 4 分处。左右计 2 穴。为足针麻醉穴。针 3～5 分，有针感后接针麻机，诱导 10 分钟左右，病人手掌、鼻尖有潮湿，出汗、流涕，胫骨前肌肌腱由紧张变松弛即可施术。引见《针灸经外奇穴图谱》、《中国针灸大辞典》。

耳尖 所指有二：①耳针穴（耳涌、扁桃体）。位于耳轮顶端。将耳廓向前对折时当耳廓缘之高点

处。即耳轮上方的尖端处。用于治疗沙眼、目翳、目赤肿痛、麦粒肿、患眼偏正头痛、高热，高血压病、锁口疗、吊角疗、一切痛证及实热证，有清热熄风、解痉止痛，平肝明目作用。针 1 分，灸 3～5 壮，或点刺放血。②为胆经率谷（G8）穴的别名，详见该条。引见《银海精微》、《针灸经外奇穴治疗诀》、《针灸孔穴及其疗法便览》、《针灸大成》、《经穴汇解》、《针灸经外奇穴图谱》、《腧穴学概论》、《针灸腧穴手册》、《实用针灸学》、《实用针灸辞典》、《耳穴疗法》、《耳穴诊断学》、《中国针灸大辞典》、《耳穴挂图》。

耳明 耳针穴。所指有二：①位于耳壳背部耳垂与耳甲隆起交界、近耳壳根部。用于治疗沙眼。针 1～2 分，留针 30 分钟。②位于屏间切迹后窝中央。用于治疗耳鸣、耳聋、头晕头昏。按耳针常规针法。引见《耳针》、《耳针疗法》。

耳环 奇穴（耳垂、眼）。位于耳垂前方中点。即耳垂之中点，相当于妇女带耳环孔处。用于治疗锁口疗、一切眼病。直刺 1 分或点刺出血。引见《刺疗捷法》、《中医大辞典》、《针灸学辞典》、《针灸杂

志》(第一卷)、《中国针灸大辞典》。

耳垂　奇穴别名，即耳环穴，详见该条。引见《中医大辞典》、《中国针灸大辞典》。

耳骨　当为任脉曲骨（CV2）穴，可能为耻骨之误。引见《铜人腧穴针灸图经》、《针灸学辞典》。

耳点　手针穴。位于手背、食指掌指指关节骨尖中央。用于治疗耳疾、肩病。直刺1分许。引见《手针新疗法》。

耳庭　耳针穴。位于耳甲腔内外耳道口外缘向外侧2分处。用于治疗耳鸣、耳聋。针3～5分。引见《红医针疗法》。

耳前　为三焦经耳门（TE21）穴的别名。详见该条。引见《临床针灸学》、《针灸腧穴手册》。

耳涌　奇穴别名，即耳尖穴，详见该条。引见《刺疗捷法》、《针灸学辞典》、《中国针灸大辞典》。

耳根　奇穴。所指有四：①位于耳垂根后方凹陷下5分处，即在三焦经翳风穴下5分处。用于治疗牙痛、三叉神经痛、面神经麻痹、耳鸣、耳聋、中耳炎、小儿惊厥。直刺1寸。②奇穴上耳根的简称，

位于耳壳上根部中央。用于治疗半身不遂脊髓侧索硬化症、心悸。斜刺0.5～1寸。③耳根穴，为点刺疗法应用的穴位。位于耳根部，折耳向前、于耳根部捲折处，即在上耳根为1穴、及其上下各1穴、1耳计3穴。用于点刺治疗牛皮癣、金钱癣、干癣、湿疹、神经性皮炎。④奇穴后听宫穴之异名，详见该条。引见《实用针灸学》、《红医针疗法》、《针灸经外奇穴图谱》、《针灸学》(上海中医学院编)、《中国民间疗法》、《中国针灸大辞典》。

耳八廓　杵针穴。位于耳的周围，沿耳根周围分成天、地、山、泽、风、雷、水、火8个点。用于治疗耳部诸病、耳鸣、耳聋、中耳炎、腮腺炎。以杵针点叩、开阖。引见《杵针治疗学》。

耳三针　针灸方。是由耳门穴、听会穴、翳风穴组成。用于治疗耳鸣、耳聋等症。引见《针灸临床杂志》1995年第2期。

耳三焦　耳针穴。所指有二：①位于耳甲腔内、在肺、内分泌、内鼻3穴之中间，上腹穴外下方。用于治疗三焦经的病症，如臂外两骨间痛、臑及肩后痛、偏头痛、

耳聋、耳鸣，及各种原因引起的水肿和炎症。具有通利水道、消炎止痛的功能，在诊断方面提示有炎症。②位于耳甲艇内、耳轮向耳轮脚根移行部稍后方之凹陷处。用于治疗发热、肝脾病、失语、脑膜炎、脑炎。针1～2分。引见《红医针疗法》、《针灸经外奇穴图谱》、《耳针》。

耳孔中 奇穴。位于两侧耳门孔中，即外耳道。用于治疗卒中风口喝、耳病、马黄黄疸、寒暑疫毒。灸法：用长5寸的苇管一根，一端插入耳门孔中、周围用面粉塞严，一端纳大豆一粒、与艾一起燃着，灸7壮，即瘥。患左灸右、患右灸左、治耳病取患侧。在《千金要方》末句有"千金不传"的字句。引见《经穴汇解》、《针灸学辞典》。

耳尖1 耳针穴。位于耳轮结节上缘之耳轮外缘处。用于治疗发热感冒、麦粒肿、结膜炎、肝病。沿耳轮缘向上刺5分。引见《红医针疗法》、《针灸经外奇穴图谱》。

耳会阴 耳针穴。位于三角窝，在对耳轮上下脚分叉处的三角窝内、偏上脚处。用于治疗遗尿、尿潴留、膀胱炎、小儿肾炎、脑膜炎、脑炎。针斜向对耳轮下脚沿皮刺1～2分。引见《红医针疗法》、《针灸经外奇穴图谱》。

耳壳后 奇穴。位于耳郭背部、耳甲隆起之高点、耳后肌之前缘。将耳郭用手向前微压时，耳壳背面出现紫红筋，在筋上分岔处取之。用于治疗小儿头部黄水疮。刺出血。引见《经外奇穴汇编》、《针灸经外奇穴图谱》、《针灸大辞典》、《中国针灸大辞典》。

耳鸣沟 耳针穴。（别名眩晕沟）位于屏间切迹外侧目2至耳垂6区内耳处的1条直折痕。是诊断耳鸣和听力下降的特定部位。用于治疗耳鸣、耳聋、眩晕、神经衰弱的诊治。引见《耳穴疗法》、《针灸新知识辞典》、《微针疗法》。

耳和髎 三焦经穴。（和窌、禾髎）位于面部、耳门穴前上方，当胆经上关穴与曲鬓穴连线之中点。即在耳前鬓发后缘、平目外眦、颞浅动脉后方。用于治疗风热客于经络引起的头重、头痛、牙关紧急、口眼喝斜、耳鸣、瘈疭、抽搐。耳和髎系手少阳三焦经穴，系手少阳与足少阳、手太阳经之交会穴。有清热散风、散瘀消肿，疏通经络的作用。斜刺 0.5～1.5 寸，可向下透耳门穴，灸 3 壮。

耳背心 为耳针心穴 1 的别名，详见该条。

耳背肝 耳针穴。位于耳背脾的耳轮侧。用于治疗胆囊炎、胆石症、胁痛。引见《耳穴挂图》。

耳背沟 耳针穴。（降压沟、下脚沟）位于对耳轮上、下脚及对耳轮主干的耳郭背面呈"Y"字形的凹沟。用于治疗高血压病、皮肤瘙痒症。有平肝降逆、利皮肤的作用。引见《耳穴挂图》、《耳郭诊断治疗学》。

耳背肾 耳针穴。位于耳背的下部，用于治疗头晕头痛、神经衰弱。引见《耳穴挂图》。

耳背肺 耳针穴。位于耳背脾的耳根侧。用于治疗咳喘、皮肤瘙痒症。引见《耳穴挂图》。

耳背脾 耳针穴。位于耳轮脚消失处的耳背部，用于治疗胃痛、消化不良、食欲不振。引见《耳穴挂图》。

耳背臀 耳针穴。位于耳轮尾的背面，在耳背下腹穴的下方约 0.3 厘米处。用于治疗坐骨神经痛、腰痛、臀部诸症。引见《耳针》。

耳神门 耳针穴（神门）。位于耳三角窝内、对耳轮上下脚分叉处稍上方。用于治疗失眠、多梦、痛症、戒断综合症。引见《耳穴挂图》。

耳迷根 耳针穴（中耳根）。位于耳壳背后，与乳突中点交界处的耳根部、耳轮脚对应处。相当于膈穴水平的耳根部。用手将耳壳外拉时可见一凹陷处，相当于耳轮脚水平的耳根部，现称耳轮脚后沟上支同头皮交界处。用于治疗胆道蛔虫症、头痛、鼻塞、头晕、失眠、胆囊炎、胆石症、胃痛、腹泄、落枕、高血压病、尿潴留、窦性心动过速。本穴有通窍、止痛、安蛔的作用。用 1 寸毫针，对准耳道门方向刺入约 5 分左右，留针 30 分钟。引见《针刺麻醉》、《针灸经外奇穴图谱》、《中国针灸大辞典》、《耳穴诊断学》、《耳穴疗法》、《针灸大辞典》、《针灸学辞典》。

耳病点 耳针穴。位于耳甲腔内屏上切迹与外耳道口相交处。用于治疗耳科疾病。针 1～2 分，留针 30 分钟。引见《耳针疗法》。

耳道上 耳针穴。位于外耳

道上壁的正中点，软骨与硬骨交界部位的 12 点处。用于治疗耳鸣、耳聋。斜刺 2 分。引见《针灸经外奇穴图谱》。

耳道下　耳针穴。位于外耳道下壁的正中点，软骨与硬骨交界的六点处。用于治疗耳鸣、耳聋。斜刺 2 分。引见《针灸经外奇穴图谱》。

耳上三穴　奇穴。即耳屏外三穴之异名，详见该条。引见《针灸大辞典》。

耳上发际　奇穴。（耳上）位于颞部、耳郭缘之最高点直上方发际处。即耳尖直上入发际处。即在三焦经角孙穴微上方发际处。用于治疗瘿气、卒癫、口腔炎、齿龈炎、咀嚼困难、口裂诸肌痉挛。沿皮刺 3～5 分，灸 7 壮。引见《千金要方》、《千金翼方》、《针灸经外奇穴图谱》、《针灸大辞典》、《针灸学辞典》。

耳门前脉　奇穴。位于面部，一侧两穴，一穴在耳轮棘前缘上 2 分之发际上，另一穴在耳垂下缘下 2 分处。即在耳门穴上下各 1 寸处。左右计 4 穴。用于治疗脾风占喉，言声不出。灸 7 壮。引见《千金翼方》、《针灸经外奇穴图谱》、《针灸大辞典》。

耳后发际　奇穴。位于耳郭后下方发际边缘，当颞骨乳头下缘凹陷处。即在翳风与完骨穴之间。用于治疗瘰疬、瘿瘤。灸 3～7 壮。引见《千金要方》、《外台秘要》、《针灸学辞典》、《针灸大辞典》。

耳后旁光　奇穴。位于颞部、颞骨乳突之高点处，即耳后高骨处。在三焦经翳风穴后上方。用于治疗疔症。灸 3～5 壮。引见《针灸杂志》（第一卷）、《针灸经外奇穴图谱》、《中国针灸大辞典》。

耳垂划区　为方便准确定位，将耳垂划成 9 个区。在耳垂前面，从屏间切迹软骨下缘至耳垂下缘划 3 条等距水平线，再在第二水平线上引两条垂直等分线，由前向后、由上向下把耳垂分为 9 个区。一区为牙、二区为舌、三区为颌、四区为垂前、五区为眼、六区为内耳、七九区为空白、八区为扁桃体、五、六区交界线周围为面颊。

耳背上腹　即耳针上腹，详见上腹条。引见《耳针》。

耳背下腹　耳针穴。位于耳轮尾背面，在中腹穴的外上方。用于治疗肠炎、过敏性结肠炎、痢疾。按耳针常规针法。引见《耳针》。

耳背阑尾　耳针穴。位于耳背面，在对耳屏后沟中、平下肢穴。用于治疗阑尾炎、结肠炎、腹痛。引见《耳针》。

耳屏外三穴　奇穴（耳上三穴、三扁桃效）。位于耳郭之耳舟中，计3穴：对耳屏外上方凹陷处1穴、对耳屏外方凹陷处1穴、对耳屏外下方凹陷处近耳垂下方1穴。左右计6穴。用于治疗急性扁桃体炎、痄腮、喉痹、喉风、耳聋、耳鸣、外耳道炎、中耳炎、咽炎。斜刺2～5分，针病侧耳穴，如右侧乳娥、针右耳穴位。引见《针灸孔穴及其疗法便览》、《针灸腧穴索引》、《中国针灸大辞典》、《针灸大辞典》。

耳背静脉三条　奇穴。位于耳郭后方三条静脉处。即三焦经瘈脉穴的3个分枝点。用于治疗目疔、目赤痛、高血压病、皮肤病。用针挑出血。引见《福州民间针灸经验录》、《针灸经外奇穴图谱》、《针灸学》（上海中医学院编）、《中国针灸大辞典》。

耳门下关丁字刺　针灸方。是由三焦经耳门、小肠经听宫、胆经听会、胃经下关，计4穴组成的针灸处方。用于治疗聋哑、耳鸣、耳聋。针法：一针由耳门穴进针，沿皮向下直透听宫与听会；另一针从下关穴进针横刺透至听宫穴。引见《红医针疗法》、《针灸经外奇穴图谱》、《中国针灸大辞典》。

地卫　即地冲，为肾经涌泉穴的别名。因衡与"衛（卫）"形近，系字误。引见《太平圣惠方》、《针灸学辞典》。

地仓　胃经穴。（胃维、会维、吻角）位于侠口吻角旁4分处，当胃经巨髎穴之下与口角水平的交界点。用于治疗风邪中经络引起的口角㖞斜、口闭不紧、唇缓不收、眼睑瞤动、目合露睛、齿痛颊肿、流涎流水、失瘖不语。地仓为手足阳明阳跷脉之会，有疏经活络、散风清热、扶正祛邪的作用。针3～5分，灸7壮。

地五　经穴别名，即胆经地五会（G42）穴的简称。详见该条。引见《医学入门》、《针灸学辞典》、《腧穴学概论》。

地头　为大肠经温溜（L17）穴的别名，详见该条。引见《腧穴学概论》。

地冲　为肾经涌泉（K1）穴的别名，详见该条。引见《针灸甲乙经》、《针灸学辞典》、《针灸大辞典》、《针灸腧穴手册》、《腧穴学概论》、《实用针灸学》、《中华针灸学》、《中国针灸大辞典》、《实用针灸辞典》。

地会　即胆经地五会（G42）穴的简称，详见该条。引见《中国针灸大辞典》。

地合　即奇穴地河穴，详见该条。引见《针灸杂志》（第一卷）、《中国针灸大辞典》。

地机　脾经穴。（地箕、地极、脾舍）位于小腿内侧，阴陵泉与三阴交的连线上，胫骨内侧髁下缘，当内膝眼下5寸处，胫骨后缘，即在阴陵泉穴再下3寸处，与上巨虚平行。用于治疗肝脾不和，脾失健运引起的腹痛泄泻、水肿膨胀、小便不利、男子失精、女子血瘕、月经不调、白带过多、痛经。地机为足太阴脾经之郄穴，也是穴诊急性胰腺炎定性穴之一。有健脾利湿、调补肝肾、调和营血、通经活血、利胞宫的作用。直刺1至1.5寸，灸5壮。

地护　奇穴。位于下颌部，由口角向下引1直线，与下颌缘之交界处。用于治疗口角溃烂、口腔粘膜溃疡、面神经麻痹。针斜向上刺2～3分。引见《红医针疗法》、《针灸经外奇穴图谱》、《中国针灸大辞典》。

地极　为脾经地机（SP8）穴的别名，详见该条。引见《医学入门》、《针灸学辞典》。

地苍　系胃经地仓（S4）穴之字误，引见《太平圣惠方》、《针灸学辞典》。

地河　奇穴。（地合）位于下颌骨正中央向前突起之高点处。即在承浆穴的直下方。用于治疗头面疔疮、下牙痛、面瘫。针3～5分，或以艾卷行雀啄灸10分钟。引见《腧穴学概论》、《针灸经外奇穴图谱》、《刺疗捷法》、《针灸学辞典》、《针灸大辞典》、《针灸孔穴及其疗法便览》。

地神　奇穴。（癔病点）位于手拇指与掌交界之横纹中点。用于治疗缢首假死、癔病性瘫痪、木僵。针1～3分，灸3～7壮。引见《备急千金要方》、《腧穴学概论》、《针灸经外奇穴图谱》（续集）、《针灸大辞典》、《中国针灸大辞典》、《新医疗法讲义》（下册）。

地健　奇穴。位于小腿内侧、髌骨中线下 6 寸、胫骨内缘后凹陷中，即在脾经地机穴下 1 寸处。用于治疗小儿麻痹后遗症、足外翻。直刺 1～3 寸。引见《常用新医疗法手册》、《中国针灸大辞典》、《针灸经外奇穴图谱》。

地箕　为脾经地机（SP8）穴的别名，详见该条。引见《医学入门》、《针灸学辞典》、《针灸甲乙经》、《针灸大辞典》、《中国针灸大辞典》、《针灸腧穴手册》、《腧穴学概论》、《实用针灸学》、《实用针灸辞典》。

地衢　即肾经涌泉（K1）穴的别名，详见该条。引见《针灸大辞典》、《针灸腧穴手册》、《腧穴学概论》、《实用针灸学》。

地五会　胆经穴。（地五、地会）位于足背前部、第四、五跖趾关节间后方的凹陷处，靠小趾伸肌腱的内侧缘，侠溪穴上 1 寸处。用于治疗邪热壅滞引起的目赤肿痛、眼痒溢泪、耳内蝉鸣、腰痛欲断、乳痈腋肿、内伤吐血、足跗肿痛。有清热消肿、清肝胆热、通经止痛

的作用。针 3～5 分，不宜灸。

地甲 1　奇穴。位于大椎上 5 分，旁开 1 横指。用于治疗地方性甲状腺肿。直刺 1 寸。引见《针灸学》（上海中医学院编）。

地甲 2　奇穴。位于胸锁乳突肌中央后缘，旁开 1 寸。用于治疗地方性甲状腺肿。直刺 5 分。引见《针灸学》（上海中医学院编）。

至阳　督脉穴（肺底）。位于第七胸椎棘突下凹陷处，约与肩胛骨下角相平。用于膈气不利、肝失调达引起的身黄羸瘦、胸胁支满、胃寒纳滞、少气懒言、咳嗽喘逆、胁痛引背、腹泄肠鸣、腰背胫酸、四肢重痛、胆囊炎、胆道蛔虫。有宽胸利膈、疏肝理气、降逆和胃、理气机、清湿热、化痰浊的作用。至阳为穴位诊断急性肝炎的定性穴。针向上斜刺 0.5～1 寸，灸 3～5 壮。

至阴　膀胱经穴（小趾尖）。位于足小趾末节外侧，当外侧趾甲角与趾腹外侧缘连线之中点处。用于治疗虚热上壅、外感风邪引起的头痛眩晕、鼻塞鼻衄、目痛生翳、胬肉攀睛、胸胁引痛、寒疟无汗、小便不利，以及冲任失调、肾气不足

造成的胎位不正、滞产、难产、胎衣不下、失精足热。至阴为足太阳经的井穴。有除虚热、散风邪、益气开窍、上通巅脑、下调胎产、清头明目、清热散风、通利下焦、矫正胎位的作用。针 1～2 分，灸 5 壮。

至荣 为胆经目窗（G16）穴的别名，详见该条。引见《针灸甲乙经》、《中国针灸大辞典》、《针灸学辞典》、《针灸腧穴手册》、《腧穴学概论》、《实用针灸学》、《中华针灸学》、《针灸大辞典》、《实用针灸辞典》。

至宫 为胆经目窗穴的别名，系至营之误。引见《普济方》、《针灸学辞典》。

至营 为胆经目窗（G16）穴的别名，详见该条。引见《针灸甲乙经》、《针灸学辞典》、《中国针灸大辞典》。

至阳六之灸 奇穴。位于背部，第七、八胸椎棘突之间点，为本穴的中心，作为定位的假点，左右旁开 5 分处为两穴，在此两穴上下各 3 分，又定 4 穴，总计 6 穴。用于治疗胃病。每穴灸 3～5 壮，每天 1 次，连灸一至数月，引见《腧穴学概论》、《针灸腧穴图谱》、《针灸经外奇穴图谱》、《中国针灸大辞典》。

百会 督脉穴（三阳、三阳五会、四中、五会、天上、天满、岭上、泥丸宫、鬼门、维会、巅上）。位于头顶中央、头部正中线、入前发际 5 寸，或入后发际 7 寸处。或头部正中线与两耳尖连线的交点处。用于治疗督脉与手足太阳、足少阳、阴阳跷、阴阳维之间经气不畅引起的头风头顶痛、中风失语、癫狂疾走、惊悸健忘、角弓反张、鼻塞不闻、耳鸣耳聋、泻利脱肛、阴挺、子痫、昏迷、目眩心烦。百会为手足三阳经和督脉之会穴，百会主升一切，有沟通经气，醒脑开窍，清头散风，升阳益气，清热镇惊，回阳固脱，平肝熄风的作用。针沿皮刺 0.5～1 寸，灸 5 壮。

百劳 所指有三：①奇穴，位于项部，第五、六颈椎两侧之颈项肌下端，即后发际下 1 寸，从正中线旁开 1 寸。当大椎穴上 2 寸，再外开 1 寸处。用于治疗妇人产后浑身痛、肺痨咳嗽、瘰疬、百日咳、项肌痉挛、项部扭伤、落枕项强不可回顾，直刺 0.5～1 寸，灸 7 壮。②

经穴别名，一指督脉大椎（GV14）穴，二指膀胱经大杼（B11）穴，详见各该条。③阿是穴的别名，即随痛处取穴。《针灸资生经》曰："妇人产后混身疼，针百劳穴，遇痛处即针、避筋骨及禁穴"。引见《针灸大全》、《针灸资生经》、《针灸集成》、《针灸经穴图考》、《针灸腧穴手册》、《腧穴学概论》、《实用针灸学》、《中华针灸学》、《针灸经外奇穴治疗诀》、《针灸学辞典》、《针灸孔穴及其疗法便览》、《针灸大辞典》、《实用针灸辞典》、《中国针灸大辞典》。

百息　奇穴。位于足大跗趾背侧正中线，趾端直上 1 寸处。当奇穴足厥阴穴之下 1 分许。用于大便失禁、难产。灸 3 壮。引见《千金要方》、《针灸经外奇穴图谱》、《千金翼方》、《针灸大辞典》、《中国针灸大辞典》。

百虫窝　所指有二：①奇穴。（血郄、百虫窠）位于大腿胫侧，股骨内上髁上方，腘横纹上 3 寸处。即在膝盖骨内侧缘上 3 寸陷中，当脾经血海穴上 1 寸处。用于治疗风湿痒疹、下部生疮、荨麻疹、皮肤瘙痒症、肾脏风疮、产后风、膝关节炎。直刺 2～3 寸，灸 7 壮。此穴又是穴位诊断胆道蛔虫症的定性穴之一。②为脾经血海（SP10）穴的别名。引见《针灸大全》、《针灸大成》、《针灸集成》、《中医大辞典》、《类经图翼》、《针灸腧穴手册》、《腧穴学概论》、《实用针灸学》、《中华针灸学》、《针灸学辞典》、《针灸经外奇穴图谱》、《针灸大辞典》、《中国针灸大辞典》、《实用针灸辞典》。

百灵 1　耳针穴。位于耳背在对耳屏后沟的中、下三分之一交界处，耳背阑尾穴的下方。用于治疗哮喘、气管炎、胃炎、上呼吸道感染、失眠、消化不良等多种疾病。针 1～2 分，留针 30 分钟。引见《耳针》、《耳针疗法》、《针灸大辞典》、《针灸经外奇穴图谱》。

百灵 2　耳针穴。位于耳背、耳甲腔后隆起下部中点的耳壳根缘。即在耳背胃肠与阳合两穴连线的中下三分之一交界处。用于治疗哮喘、消化性溃疡、高热。针 1～2 分，留针 30 分钟。引见《耳针》、《耳针疗法》、《针灸经外奇穴图谱》、《针灸大辞典》。

百种风　奇穴。位于第七颈

椎棘突下旁开 2 寸 3 分，当督脉大椎穴旁开 2 寸 3 分处。用于治疗百种风病、中风、荨麻疹、肩背痛。针斜刺 0.5～1 寸，灸百壮。引见《备急千金要方》、《针灸经外奇穴图谱》、《针灸学》（上海中医学院编）、《针灸大辞典》、《中国针灸大辞典》。

百劳四穴　即奇穴百劳和下百劳的合称。位于项部后发际下 1 寸，从正中线左右旁开 1 寸处，即大椎穴上 2 寸，外开 1 寸处，即百劳穴；第七颈椎棘突与第一胸椎棘突之间点、左右旁开 1 寸 3 分处，即下百劳穴，总计 4 穴。用于治疗肺痨、瘰疬、咳嗽、百日咳，项肌痉挛或颈部扭伤不敢回顾、枕神经炎。针 3～5 分，灸 3～7 壮。引见《针灸孔穴及其疗法便览》、《针灸极秘传》、《针灸经外奇穴图谱》、《中国针灸大辞典》、《针灸大辞典》。

百会十字刺　针灸方。是由督脉百会、前顶、后顶、强间和胆经正营穴组成的针灸处方。用于治疗头痛、神经衰弱、癫痫、脱肛及各种脑病。一针从前顶穴进针透向百会；一针从强间穴进针，沿皮刺，通过后顶透至百会；两侧从正营穴进针透至百会，此种针法称为"向心刺"。如下图所示：

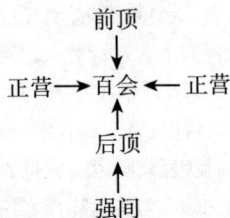

前顶
↓
正营 → 百会 ← 正营
↓
后顶
↓
强间

夹白　为肺经侠白（L4）穴的别名，详见该条。引见《针灸腧穴手册》、《腧穴学概论》、《实用针灸学》、《实用针灸辞典》、《针灸大辞典》。

夹脊　所指有二：①奇穴。（挟脊、侠脊、佗脊、华佗穴、华佗夹脊）广义的夹脊：从第一颈椎起至第五腰椎止，于各椎棘突下间点旁开 0.5～1 寸，左右计 48 穴，再加上骶椎的夹脊穴以八髎代之，总计 56 穴。狭义的夹脊：近代诸书多指第一胸椎至第五腰椎、各椎棘突下间点左右旁开 5 分，共 34 穴。项部是从第二颈椎棘突上，下至第七颈椎棘突下缘两侧旁开 5 分，左右计 14 穴。夹脊穴的治疗范围较广，如虚弱羸瘦、虚热盗汗、痨瘵、咳喘、一切慢性病。其中上胸部的穴位治疗心肺、上肢疾病；下胸部的穴位治疗胃肠疾病；腰部的穴位治疗腰、腹及下肢疾病。②奇穴别名，即肘椎穴，详见该条。引见《肘后方》、《经穴汇解》、《腧穴学概论》、《中国针灸学》、《中医大辞典》、《针灸经外奇穴图谱》、《针灸学辞典》、《中国针灸大辞典》、《华佗别传》、《针灸集成》、《针灸大辞典》。

夹溪　为胆经侠溪（G43）穴的别名，详见该条。引见《针灸腧穴手册》、《针灸大辞典》、《腧穴学概论》、《实用针灸学》、《实用针灸辞典》。

夹鼻　奇穴。位于鼻部、鼻骨与侧鼻软骨交界处。即在督脉素髎穴的斜上方，与素髎穴形成倒置的三角形、两底角是穴。用于治疗萎缩性鼻炎、过敏性鼻炎、臭鼻症、鼻痹。针1分，用泻法，留针30分钟。夹鼻穴又是穴位诊断过敏性鼻炎的定性穴。引见《穴位诊断法》、《中国针灸大辞典》。

夹人中　奇穴。位于督脉水沟穴的两旁，正对鼻流穴的下方。用于治疗马黄急疫。针2～3分。引见《针灸腧穴图谱》、《腧穴学概论》、《经穴汇解》。

夹上星　奇穴。（伴星）位于头部，入前发际1寸，正中线两旁各3寸处。即在督脉上星穴旁开3寸处。当本神穴上5分处。用于治疗偏头痛、眩晕、癫痫、息肉。针2～3分，灸3～7壮。引见《备急千金要方》、《针灸经外奇穴治疗诀》、《针灸孔穴及其疗法便览》、《针灸大辞典》、《中国针灸大辞典》。

夹风府　为奇穴上天柱穴的别名，详见该条。引见《针灸临床治疗学》、《针灸学》（上海中医学院编）。

夹承浆　奇穴。（下地仓、侠承浆、颏窌）位于面部下唇下方，在任脉承浆穴旁开1寸处。当下颏骨颏孔处。即在颏唇沟中点两旁1寸处。用于治疗马黄急疫（齿龈溃烂）、口角㖞斜、唇口疔疮、面颊浮肿、中暑、牙痛、三叉神经痛。针2～5分，不宜灸。引见《备急千金要方》、《经穴汇解》、《针灸学》（上海中医学院编）、《针灸大辞典》、《针灸学辞典》、《针灸经外奇穴治疗诀》、《中医大辞典》。

老龙　奇穴。位于中指尖端，距中指甲根正中约0.1寸处。与心包经之中冲穴同位。用于治疗急惊风。以指掐之，醒后即止。引见《针灸经外奇穴图谱》、《幼科铁镜》、《中国针灸大辞典》。

老商　奇穴（三商穴之一）。位于大拇指尺侧缘，平爪甲根，指腹尺侧缘线与爪甲尺侧角连线之中点。用于治疗流行性感冒。以针点刺出血。引见《针灸经外奇穴图谱》、《腧穴学概论》、《针灸学辞典》、《中国针灸大辞典》、《针灸学》（上海中医学院编）。

老十针　针灸方。是由任脉上脘、中脘、下脘、气海穴和胃经天枢、足三里、心包经内关计 7 穴组成。用于治疗一切肠胃病、虚劳损伤、半身不遂、月经不调、癫痫。引见《金针王乐亭》。

老眼点　手针穴。位于手掌侧、小指指根部。用于老年花眼及眼疲劳很有效。用指压按柔法或灸法、针刺法。可与养老穴伍用。引见《日本最新手疗健身法》、《手脚穴位按摩精解》。

运平　方云鹏头针穴（运动平衡中枢），有人字缝尖处向左右画 1 线、与矢状缝成 90 度直角，在离矢状缝 30 度，离人字缝尖 5 厘米处

是穴。（相当于顶骨结节处）用于治疗失用症，共济失调。引见《实用针灸大全》。

运用区　即失用区。头针穴名。位于头部，以顶骨结节为起点，向下、前、后分别成 40 度角刺 3 针、每针进针 3 厘米为本区，相当于顶叶的缘上回。用于治疗失用症（又叫运用不能症）。引见《针灸学》（上海中医学院编）、《中国针灸大辞典》。

运动区　头针穴。（相当于中央前回）位于头部，从眉中点上缘至枕外粗隆高点画一头侧水平线与鬓角前缘相交之处定为下点，由眉间至枕外粗隆高点的前后正中线的中点向后移 1 厘米处定为上点（由前后正中线、由眉间至枕外粗隆高点下缘、则后移半厘米为上点），上下两点的连线为运动区。再将此线分为 5 等份，上五分之一为下肢、躯干区，用于治疗对侧的下肢瘫痪；下五分之二为头面区、言语一区，用于治疗对侧中枢性面瘫、运动性失语、发音障碍、流涎症。引见《头针疗法》、《针灸学》（上海中医学院编）、《中国针灸大辞典》。

运动前区　林氏头针穴。位于运动区前 3～4 厘米的菱形地区，可刺 3 针。中间一针，间距 1.5 厘米左右各刺一针。由于治疗小儿脑性瘫痪，颅脑外伤后遗症等引起的痉挛性肌张力增高。引见《实用头针大全》。

运脾化痰方　针灸方。是由任脉中脘（CV12）、胃经头维（S8）、丰隆（S40）、肝经章门（Liv13）脾经公孙（SP4）、心包经内关（P6）穴组成的针灸方。用于治疗眩晕，由于痰湿中阻者，则胃失和降、自觉脘痞恶心、头昏头重、脉滑、苔腻。随症加穴：头昏头重加印堂、百会；脘痞恶心加足三里；方义：本病皆因脾胃虚弱、湿阻生痰而起。故取中脘、章门、丰隆、公孙调理脾胃气机、运化湿邪、治其痰饮；头维治目眩；内关和胃止呕以治眩晕。引见《中国针灸大辞典》。

列欠　经穴别名，即肺经列缺（L7）穴，详见该条。

列缺　肺经穴（列欠、童玄、腕劳）。位于桡骨茎突上方，腕横纹上 1.5 寸处，侧掌取穴。简便取法，两手虎口相交，一手食指压在另一手的桡骨茎突上、当食指尖端到达的凹中是穴。用于治疗外感引起的偏正头痛、项强，发热无汗、寒慄恶风、咳嗽气喘、咽喉肿痛、阴茎痛、下牙痛、口噤不开、口眼㖞斜，以及腕部肿痛、半身不遂、小儿惊痫、呃逆、水肿、虚劳、痹症。列缺为手太阴之络穴，别走手阳明，八脉交会之一，通于任脉，又是四总要穴之一，有疏风解表、宣调肺气、通经活络、通利咽膈、通调任脉的作用。向肘部斜刺 0.5～1 寸，灸 7 壮。

机门　为胃经颊车（S6）穴的别名。详见该条。引见《腧穴学概论》。

机关　所指有二：①奇穴。位于下颌角与下颌支交界处，当颊车穴上 2 分，即在下颌角前上方之咬肌上。用于治疗中风、口噤不开、口眼㖞斜、咀嚼肌痉挛、三叉神经痛、下牙痛、偏头痛、口疮、喉痹。针 3～5 分，灸 3～7 壮。②经穴别名。1. 指胆经听会（G2）穴。2. 指胃经颊车（S6）穴，详见各该条。引见《针灸腧穴手册》、《腧穴学概论》、《中华针灸学》、《实用针灸学》、《中国针灸大辞典》、《实用针灸辞典》。

臣觉　奇穴（巨搅、巨觉）位于背部肩胛骨内上角边缘之下际，当两手相抱时中指端尽处是穴。用于治疗癔病、肩胛痛、狂走、喜怒悲泣无常。斜刺0.5～1寸，灸5壮。引见《千金要方》、《腧穴学概论》、《针灸学辞典》、《中国针灸大辞典》。

臣窌　即胃经巨窌（S3）穴的别名，详见该条。引见《实用针灸学》、《实用针灸辞典》。

夺命　奇穴。（惺惺、虾蟆、苏醒穴）位于上臂前外侧，肩峰与肘横纹桡侧端连线之中点，即在肩髃穴与尺泽穴连线之中点。另说，夺命在曲泽上1寸处。用于治疗目昏头晕、失神昏厥、上臂痛、腹膜炎、丹毒。针0.5～1寸，入肱二头肌中，灸7壮。引见《针灸聚英》、《医学纲目》、《针灸孔穴及其疗法便览》、《针灸真髓》、《医学入门》、《针灸经外奇穴图谱》、《经穴汇解》、《中医大辞典》、《针灸学辞典》、《针灸大辞典》、《中国针灸大辞典》、《针灸集成》、《针灸经外奇穴治疗诀》。

在泉　即胃经大巨（S27）穴的别名，详见该条。引见《针灸大辞典》。

成骨　奇穴。（膝下外廉横骨）位于膝关节外侧，股骨外上髁最高点，即在胆经膝阳关穴微前下方。用于治疗腰痛、膝关节痛、鹳口疽、坐马痈。浅刺出血。引见《腧穴学概论》、《针灸腧穴图谱》、《中医大辞典》、《针灸学》（上海中医学院编）、《外科大成》、《针灸大辞典》、《中国针灸大辞典》。

厌舌　为督脉哑门（GV15）穴的别名，详见该条。引见《针灸腧穴手册》、《腧穴学概论》、《实用针灸学》、《实用针灸辞典》。

再生　足针穴。（鼻区）位于足跟部，由足内、外踝后缘引垂直线水平交于足底正中线是穴。或按足跖新划区36与37区，两区交界线的中点。用于治疗脑部恶性肿瘤、鼻塞、鼻衄，为鼻针麻醉穴。针3～5分，灸3～7壮。引见《常用新医疗法手册》、《针灸经外奇穴图谱》、《常见病中医临床手册》、《中国针灸大辞典》。

再创　手针穴。位于手背、大指食指歧骨间。用于治疗肝阳上亢、偏风半身不遂、口喎眼斜、胃肠失调、牙痛、骨槽风、龈烂、寒

热、腹坚大、不嗜食、足缓不收、
胕肿身前痛、骨节病、癫狂。直针 2
分许。引见《手针新疗法》。

吉新　即奇穴水上穴别名,
详见该条。引见《常用新医疗法手
册》、《针灸学》(上海中医学院编)。

权窌　即小肠经颧髎(SI18)
穴的别名,详见该条。引见《千金
要方》、《针灸腧穴手册》、《临床针
灸学》、《针灸学辞典》。

西风　为督脉脑户(GV17)
穴的别名,详见该条。引见《针灸
大辞典》、《实用针灸学》、《实用针
灸辞典》。

迈步　奇穴。位于大腿伸侧。
先定髀关穴(位于屈股、髂前上棘
直下、平会处)迈步在髀关穴下 2.5
寸。用于治疗小儿麻痹后遗症,偏
瘫、腰痛、膝关节痛、腹股沟淋巴
结炎、股神经痛、抬腿迈步无力、
走路划圈、屈髋无力。直刺 1～3
寸,灸 5～10 壮。引见《常用新医
疗法手册》、《实用针灸学》、《中医
大辞典》、《针灸学》(上海中医学院
编)、《中国针灸大辞典》。

过门　经穴别名,即三焦经
三阳络(TE8)穴,过门为通间的
传误。引见《针灸大成》、《针灸学

辞典》、《中国针灸大辞典》、《针灸
腧穴手册》、《针灸大辞典》。

过伸　奇穴。位于大腿屈侧
正中线,臀下皱襞中点直下 8 寸处。
即在膀胱经殷门穴下 2 寸处。用于
治疗小儿麻痹后遗症膝过伸、单腿
跳跃。针 1～1.5 寸,针感麻至足。
引见《针灸经外奇穴图谱》、《中国
针灸大辞典》。

过梁针　是指治疗癫狂等精
神疾患的 14 个经外奇穴,有天灵、
腋灵、寸桄、尺桄、中桄、脑根、
中平、屈委阳、阴委一、阴委二、
阴委三、灵宝、四连、五灵。详见
各该条。引见《腧穴学概论》、《针
灸学辞典》。

过敏区(点)　即风溪穴。
耳针穴。位于腕穴内侧的耳舟部。
指、腕两穴内缘中点。用于治疗各
种过敏性疾病。详见该条。欧格耳
氏刺激点的荨麻疹点,与本穴的定
位不同,详见该条。引见《中国针
灸大辞典》、《微针疗法》。

扪当穴　即日人对阿是穴的
别称,是"以痛为输"的局部取穴。
古人称"天应穴"、"神应穴",现代
有人称为"压痛点"。引见《中国针
灸大辞典》。

压敏穴　孔穴现代分类名。即在穴位内有丰富的压力感受器或牵张感受器。这些穴位多位于肌肉较丰富，对按压和牵张刺激比较敏感的部位。许多重要经穴如合谷、内关、曲池、足三里穴等都是压敏穴。而且针灸易"得气"。引见《针灸新知识辞典》。

达尔文结节　耳针穴。现改称肝阳穴，位于耳轮结节处。用于头晕、头痛、高血压病。按耳针常规针法操作。引见《头针与耳针》、《耳穴诊断治疗学》。

〔丨〕

曲牙　为胃经颊车（S6）穴的别名，详见该条。引见《针灸大成》、《针灸腧穴手册》、《腧穴学概论》、《针灸学辞典》、《中华针灸学》、《实用针灸学》、《中国针灸大辞典》、《实用针灸辞典》。

曲尺　奇穴。位于足背前内侧面，内踝前下方，胫骨前肌腱内侧缘之凹陷处。当肝经中封穴之上方。用于治疗臌胀、绕脐痛、少腹痛、腰痛、遗精。针3～5分，灸5壮。引见《针灸腧穴索引》、《医心方》、《经穴汇解》、《针灸经外奇穴图谱》、《针灸学辞典》、《针灸大辞典》、《中国针灸大辞典》。

曲发　为胆经曲鬓（G7）穴的别名，详见该条。引见《太平圣惠方》、《针灸聚英》、《针灸学辞典》、《针灸经穴图考》、《针灸腧穴手册》、《腧穴学概论》、《中华针灸学》、《中国针灸大辞典》、《实用针灸辞典》。

曲节　为心经少海（H3）穴的别名，详见该条。引见《针灸甲乙经》、《针灸腧穴手册》、《中国针灸大辞典》、《针灸学辞典》、《腧穴学概论》、《中华针灸学》、《实用针灸学》、《实用针灸辞典》。

曲池（LI11）　大肠经穴。（阳泽、冲阳、鬼巨、鬼臣、鬼腿）位于肘横纹桡侧端凹陷处。当尺泽穴与肱骨外上髁之间的中点处。用于治疗湿热之邪蕴于大肠经引起的眩晕、咽喉肿痛、目赤齿痛、咽干口渴、寒热、颈肿、瘰疬、疔疮、风疹、湿疹、荨麻疹、腹痛吐泻、癫狂以及肘臂肩疼、痿痹、上肢不遂、过敏性疾患。曲池为大肠经的合（土）穴，有清热利湿、疏风解表、活血通络、调和气血、散瘀消肿、调理肠胃、疏筋利节、行气降压作用。

针 1～2.5 寸，灸 5～7 壮。

曲泽（P3）　心包经穴。
(洪池) 位于肘内廉当肘掌侧横纹中点处，在尺泽与少海穴之间、肱二头肌腱的尺侧缘，可摸到肱动脉搏动。用于治疗瘀血阻滞、经络不畅引起的心痛心悸、胸部胀满以及血脉逆乱引起的呕吐气逆、身热烦渴口干、胃痛腹泻、呕血、肘臂酸痛。曲泽为心包经的合（土）穴，有疏筋活血、调理血脉、疏通心络、镇心除烦、清泻湿热、通心气、泄血热、调肠腑、利暑湿的作用。针 1～1.5 寸，灸 3～5 壮。

曲垣（SI13）　小肠经穴。
位于肩后、肩胛岗上窝内侧端凹陷处。约当臑俞穴与第二胸椎棘突连线的中点。或当肩井穴直下、肩胛岗内上端凹陷处。用于治疗寒湿客于经络引起的肩背痛、肩胛拘挛疼痛，周痹，冈上肌腱炎，肩周炎。有散寒祛湿、疏筋利节的作用。直刺 0.5～1 寸，灸 5 壮。

曲骨　所指有二：①任脉穴。曲骨（CV2）、(回骨、耳骨、屈骨、屈骨端、玉泉下一寸、尿胞) 位于脐下 5 寸，耻骨联合上缘中点。用于治疗任脉经气失调引起的小腹满痛、小便淋沥不通遗尿、遗精、阳萎、赤白带下、月经不调，水肿、膀胱炎、阴囊湿痒。曲骨为任脉与肝经之会穴，有调理任脉、补肾培元、清利湿热作用。直刺 0.5～1寸，灸 5 壮、孕妇慎用。②为肾经横骨（K11）穴的别名，详见该条。引见《针灸腧穴手册》、《中国针灸大辞典》、《针灸学辞典》、《铜人腧穴针灸图经》、《腧穴学概论》、《实用针灸学》、《中华针灸学》、《实用针灸辞典》。

曲泉（Liv8）　所指有二：①肝经穴。曲泉位于膝关节内侧横纹头上方、当胫骨内髁之后，于半膜肌止点的前上方，屈膝取穴。用于治疗寒湿之邪引起的阴挺、阴痒、少腹痛、小便不畅、遗精、遗尿、尿闭、泻痢、发狂、衄血，以及膝胫冷痛、腿肚抽筋。曲泉为肝经之合（水）穴，有清肝火、利下焦、祛湿热、利膀胱、理气活血、疏筋活络、升举下陷、疏筋利节、散寒驱风、止痒止痛的作用。针 1～1.5 寸，灸 3 壮。②奇穴，位于小腿近端胫侧、股骨内上髁高点直下、髌骨中线下 1 寸处，在脾经血海穴直下 3 寸。即在肝经曲泉穴前下方 1 寸处。用于膝关节痛、膝关节伸展障碍。针2～3寸。引见《针灸经外奇穴图谱》、《中国针灸大辞典》。

曲差（B4） 膀胱经穴。（鼻冲）位于前发际正中直上5分（即神庭穴）再旁开1.5寸处。用于治疗外感风热、营卫不和、血热上壅引起的头痛鼻塞、鼻疮、鼻衄、喘息、目痛、目眩、目视不明、卒中。有疏风清热、调和营卫、清头明目、散风开窍的作用。平刺3～5分，灸3～5壮。

曲眉 奇穴。与奇穴印堂同位。用于治疗半身不遂、面风游风。灸200壮。引见《千金翼方》、《经穴汇解》、《千金要方》、《针灸学辞典》、《实用针灸学》、《中国针灸大辞典》、《针灸大辞典》。

曲鬓（G7） 胆经穴。（曲发）位于头颞部，耳前鬓发后缘直上、与耳尖相平处。约当角孙穴前1寸处，即当平齐耳尖之横线与耳屏根之直线的交点处。用于治疗外感风热、经气不畅引起的头痛连齿、颊颔肿痛、口噤不开、口眼㖞斜、暴瘖不语、视网膜出血、颞肌痉挛。曲鬓为足少阳与足太阳之会穴，有清热散风、通关开窍、通经活络、祛风止痉的作用。针5分，灸5壮。

曲骨端 为肾经横骨（K11）穴的别名，详见该条。引见《针灸大辞典》、《针灸腧穴手册》。

曲腘内 为膀胱经委中（B40）穴的别名，详见该条。引见《针灸大辞典》、《腧穴学概论》、《实用针灸学》、《实用针灸辞典》。

曲池丁字刺 针灸方。是由大肠经曲池、心经少海、心包经曲泽3穴组成的针灸方。用于治疗上肢瘫痪，肩、肘关节痛，咽喉肿痛，高血压病，高热、甲状腺肿大、荨麻疹。针法：从曲池穴进针透至少海穴，另一针曲泽穴直刺1寸。引见《红医针疗法》、《针灸经外奇穴图谱》、《中国针灸大辞典》。

回气 奇穴。（回气、长江）位于骶骨尖端、赤白肉下是穴。用于治疗五痔、失尿、便血、大便失禁。灸5～100壮。引见《千金要方》、《中国针灸学》、《针灸孔穴及其疗法便览》、《针灸学辞典》、《中国针灸大辞典》。

回春 为奇穴巨阙俞的别名，详见该条。引见《红医针疗法》、《针灸经外奇穴图谱》、《中国针灸大辞典》。

回骨　为任脉曲骨（CV2）穴的别名，详见该条。引见《中医大辞典》、《临床针灸学》、《针灸学辞典》、《铜人腧穴针灸图经》、《针灸腧穴手册》、《实用针灸学》、《针灸大辞典》、《实用针灸辞典》。

回精　奇穴。位于腹股沟内侧端横纹尽处下 4 横指是穴。用于治疗昏迷急救用，有强力回阳救逆作用。术者用两手左右交差分别拿住病人左右大腿部回精穴猛提 3～9 下。引见《常见急症针灸处方手用》。

回发五处　奇穴。位于头顶旋毛正中及其前、后、左、右各 1 口寸共 5 穴。用于头风眩晕。灸随年壮。引见《备急千金要方》、《针灸学辞典》、《经穴汇解》、《针灸经外奇穴图谱》、《中国针灸大辞典》。

回阳九针穴　古称经外奇穴，实由大肠经合谷（LI4）、心包经劳宫（P8）、肾经涌泉（K1）、太溪（K3）、胃经足三里（S36）、脾经三阴交（SP6）、胆经环跳（G30）、督脉哑门（GV15）、任脉中脘（CV3）计 9 穴组成的针灸方。为阳气脱绝、口噤不开、不能言语的晕厥、肢冷的急救穴。有培补元气、回阳救逆、开窍醒神的作用。回阳九针即是指具有回阳救逆抗休克作用的 9 个腧穴。针刺深度参见各该条，灸 3～7 壮。回阳九针歌，始见于明代高武著《针灸聚英》中。九针对亡阳或亡阴之危笃病证，有起死回生之效。引见《中医大辞典》、《针灸学辞典》、《中国针灸大辞典》、《针灸大辞典》、《针灸集锦》。

回阳固脱方 1　针灸方。是由任脉关元（CV4）、气海（CV6）、神阙（CV8）穴组成的针灸方。用于中风脱证。随证加穴：脉微欲绝加内关、太渊；痰壅盛者加丰隆；四肢厥冷加足三里；汗多加合谷、阴郄。方义：根据阴阳互根的原理，如元阳外脱必从阴中以救阳。关元为任脉与足三阴经之会穴，为三焦元气所出，联系命门真阳，是阴中有阳的腧穴；气海又名丹田，为任脉之脉气所发处，系生气之海；脐为生命之根蒂、神阙位于脐中，属于任脉，为真气所系。故用大艾炷灸此 3 穴，以回垂绝之阳，使阳气来复、则固卫有权而外脱无虞。

回阳固脱方 2　针灸方。是由督脉百会（GV20）、素窈

（GV25）、心包经内关（P6）、肺经太渊（L9）、任脉关元（CV4）、气海（CV6）、肾经太溪（K3）穴组成的针灸方。用于治疗脱证，症见深度昏迷、患者意识、感光和随意活动完全消失、肌肉松弛，对光反射和吞咽反射均消失、二便失禁。方义：本方具有回阳固脱、强心通脉的作用。督脉为阳脉之海，百会、素窌以通阳而醒脑；任脉为阴脉之海，气海、关元灸之以温中而回阳；取内关、太渊以宣肺而通脉；盖肾为水火之脏、内藏真阴真阳、肾间动气为十二经之根、乃生命之所系，故取其原穴太溪、以温补肾阳而扶正固脱。引见《中国针灸大辞典》。

回阳固脱止崩方 针灸方。是由任脉关元（CV4）、气海（CV6），督脉百会（GV20）、脾经隐白（SP1）、三阴交（SP6）穴组成的针灸方。用于治疗崩漏（虚脱型）：漏久不止、或下血过多出现昏厥、面色苍白、汗出如油、呼吸气促、四肢厥逆、脉微欲绝。随症加穴：脉微欲绝加内关；大汗不止加阴郄。方义：气海为正气之大海，关元为元阳之关键，故一切诸虚百损之症，

皆取此2穴，以扶正回阳而固脱；取隐白、三阴交以补脾统血而止崩；更取百会以升清阳而醒脑、以上诸穴协用、则起回阳固脱止崩之效。引见《中国针灸大辞典》。

肉郄 为膀胱经承扶（B36）穴的别名，详见该条。引见《针灸甲乙经》、《针灸腧穴手册》、《腧穴学概论》、《实用针灸学》、《中华针灸学》、《中国针灸大辞典》、《针灸学辞典》、《实用针灸辞典》。

肉柱 为膀胱经承山（B57）穴的别名，详见该条。引见《针灸甲乙经》、《针灸腧穴手册》、《腧穴学概论》、《实用针灸学》、《中华针灸学》、《中国针灸大辞典》、《针灸学辞典》、《实用针灸辞典》。

光明 所指有三：①胆经穴，光明（G37）。位于小腿前外侧、外踝尖直上5寸，腓骨前缘处。用于治疗胆气不利，肝阴不足引起的目痛眦痒、视物不清、夜盲、近视、白内障，以及乳痈胀痛、下肢痿痹、偏头痛、癫痫。光明为足少阳之络穴，别走足厥阴肝经。有疏肝利胆、滋益肾阴、清热散风、清肝明目、清头益聪的作用。直刺1～1.5寸，灸

5壮。②亦名明光，为膀胱经攒竹(B2)穴的别名，详见该条。③奇穴。光明（头）位于眉弓中央上方直对瞳孔，即在鱼腰穴上方无眉毛处。用于治疗偏正头痛、目赤肿痛、眶上神经痛、眉棱骨痛、羞光流泪、睑缘炎、眼肌麻痹、口眼㖞斜、眼睑下垂。沿皮刺3～5分，灸3壮。引见《银海精微》、《经穴汇解》、《针灸孔穴及其疗法便览》、《奇穴治百病》、《针灸学辞典》、《中医大辞典》、《腧穴学概论》、《实用针灸学》、《实用针灸辞典》、《铜人腧穴针灸图经》、《针灸大辞典》、《中国针灸大辞典》。

光彩　奇穴。位于头侧部耳尖上2分，再平行向前约1分凹陷处。用于流行性腮腺炎、灯芯烧灸有良效。引见《针灸学》（上海中医学院编）。

当阳　所指有二：①奇穴。位于头额部、瞳孔或眉中穴直上入发际1寸处。当胆经临泣穴上5分处。与督脉上星穴相平。用于治疗头痛、眩晕、鼻塞、眼痛、感冒。沿皮刺3～5分，灸3壮。②奇穴太阳的异名，详见该条。引见《备急千金要方》、《太平圣惠方》、《类经

图翼》、《针灸孔穴及其疗法便览》、《东医宝鉴》、《中国针灸学》、《针灸集成》、《针灸经穴图考》、《经穴汇解》、《中医大辞典》、《针灸学辞典》、《针灸大辞典》、《中国针灸大辞典》。

当乳　为胃经乳中（S17）穴的别名，详见该条。引见《针灸大辞典》、《腧穴学概论》、《实用针灸学》、《中华针灸学》、《实用针灸辞典》。

当容　奇穴。位于头颞部，目外眦平外方，颧骨额突外缘凹陷中。即目外眦近后太阳穴稍下方，或在瞳子髎穴之外方，以两手按之，有上下横脉、与耳门穴相对。一说，即太阳穴的别称。用于治疗肝劳邪气眼赤、泪出不止。斜刺3～5分，灸100壮。引见《千金要方》、《千金翼方》、《针灸经穴图考》、《针灸学辞典》、《中国针灸大辞典》、《经穴汇解》、《中医大辞典》、《针灸腧穴图谱》、《针灸经外奇穴图谱》。

团冈　奇穴。（团岗、环岗）位于骶部第三、四骶孔之间的水平线上，距正中线1.5寸处，当膀胱经小肠俞直下2寸处。用于治疗大小

便不通、腰痛连胸。针5～8分，灸3～7壮。引见《备急千金要方》、《针灸集成》、《针灸学辞典》、《针灸大辞典》。

团岗　即奇穴团冈，详见上条。

吊角　奇穴。位于口部平下唇下缘、两吻斜内方，即在下唇两侧、粘膜与皮肤移行部，两穴直上对两鼻翼外缘或目内眦。当地仓穴之斜下内方。用于治疗疔症。直刺2～3分，灸3～7壮。引见《针灸杂志》（第一卷）、《针灸经外奇穴图谱》、《中国针灸大辞典》。

吕细　所指有三：①奇穴。指内踝尖穴。用于上牙痛，灸2～7壮。②奇穴别名，即太阴跷穴，详见该条。③经穴别名，即肾经太溪（K3）穴，详见该条。引见《针灸集成》、《卫生宝鉴》、《针灸聚英》、《针灸学辞典》、《针灸大成》、《医学纲目》、《类经图翼》、《中国针灸学》、《针灸孔穴及其疗法便览》、《千金要方》、《备急灸法》、《中国针灸大辞典》、《针灸腧穴手册》、《腧穴学概论》、《实用针灸学》、《中华针灸学》、《实用针灸辞典》。

出气穴　奇穴。位于足弓高

点后5分，即肾经然谷（K2）穴后半寸处。用于治疗晚期食道癌引起的胃肠胀气。斜刺0.5～1寸。引见《针灸学》（上海中医学院编）。

〔丿〕

会穴　经穴分类名，是指两条或两条以上经穴相互交会的穴位。全身会穴大约有100多处。治疗上取会穴可治相交经脉相应的病症，如百会穴为诸阳之会，能通治诸阳经的疾病。引见《中国针灸大辞典》。

会阳（B35）　膀胱经穴。（利机）位于骶部尾骨尖旁开5分。一说"阴尾骨外各开1寸半"（《循经考穴编》），据此《针灸学简编》定位于长强穴外侧1.5寸处。另说位于"长强外开2寸"（《针灸集成》）。用于治疗湿热毒邪瘀滞于大肠引起的痢疾、中寒泄泻、肠澼便血、气虚久痔、阴汗湿痒、男子阳萎、女子带下、经期腰痛。有壮腰补肾、化瘀解毒、清热利湿作用。直刺1～1.5寸，灸7壮。

会阴（CV1）　任脉穴。（下极、下极俞、下阴别、平翳、尾翳、金门、屏翳、海底、鬼藏）位于会阴部正中，男子当阴囊根部与肛门之中点，女子当大阴唇后联合与肛门之中间。用于治疗任督失调引起的二便不利、阴囊湿痒、阴挺、阴肿、月水不通、赤白带下、遗精、尿痛、前列腺炎、惊痫、癫狂、痔疾、脱肛。此穴为任脉之络穴，别走督脉，侠督脉、冲脉之会，任督冲三脉起于会阴，督脉由会阴而行背，任脉由会阴而行腹，冲脉由会阴而并足少阴肾经而上行。本穴有疏调任督、补肾培元、清热利湿作用。直刺 0.5～1 寸，灸 3 壮。

会宗(TE7)　三焦经穴。位于腕背横纹中点（阳池）上 3 寸，尺骨的桡侧缘。当支沟穴的尺侧 5 分处。用于治疗热毒郁于三焦引起的耳部红肿疼痛、耳聋、耳鸣、气滞喘满，以及前臂痛。会宗为手少阳经郄穴，有清泻三焦、疏经活络的作用。直刺 0.5～1 寸，灸 3～7 壮。

会屈　为胃经冲阳（S42）穴的别名，详见该条。引见《腧穴学概论》、《中华针灸学》、《实用针灸学》、《实用针灸辞典》。

会骨　为胃经冲阳（S42）穴的别名，详见该条。引见《针灸甲乙经》、《针灸腧穴手册》、《腧穴学

概论》、《实用针灸学》、《实用针灸辞典》、《针灸学辞典》。

会原　经穴别名，为胃经冲阳（S42）穴的别名，详见该条。引见《针灸甲乙经》、《针灸学基础》、《中国针灸大辞典》、《针灸腧穴手册》、《腧穴学概论》、《实用针灸学》、《实用针灸辞典》。

会涌　即胃经冲阳（S42）穴的别名，详见该条。引见《圣济总录》、《针灸腧穴手册》、《腧穴学概论》、《实用针灸学》、《实用针灸辞典》、《针灸学基础》、《中华针灸学》。

会维　为胃经地仓（S4）穴的别名，详见该条。引见《针灸甲乙经》、《中国针灸大辞典》、《针灸学辞典》、《针灸腧穴手册》、《腧穴学概论》、《实用针灸学》、《中华针灸学》、《实用针灸辞典》。

会源　经穴别名，为胃经冲阳（S42）穴，详见该条。引见《腧穴学概论》。

会额　为督脉脑户（GV17）穴的别名，详见该条。引见《针灸甲乙经》、《针灸学辞典》、《外台秘要》、《针灸资生经》、《针灸腧穴手册》、《腧穴学概论》、《实用针灸

学》、《中华针灸学》、《中国针灸大辞典》、《实用针灸辞典》。

会阴 1　耳针穴。位于耳垂背面,耳垂外上方近耳舟隆起下缘。在足穴下方,约平耳明穴。用于治疗月经不调、白带多、会阴瘙痒或湿疹,痔疮。针 1～2 分,留针 30 分钟。引见《耳针》。

会阴 2　耳针穴。位于耳垂背面,外上方,耳舟隆起下缘与对耳轮窝下缘之间点。当会阴 1 穴的内上方。主治及针法、引证均同会阴 1 穴。

会阴点　手针穴。(会阴痛点)位于手小指背侧桡侧缘,小指呈屈曲位,近侧指节骨与中指节骨的指间关节部。即第一指关节桡侧赤白肉际处。当心经少冲穴直后方。用于治疗痹肿、肛裂所致之会阴痛。直刺 3～5 分,不要刺入骨膜。引见《常用新医疗法手册》、《中医大辞典》、《中国针灸大辞典》。

会阴痛点　即手针穴会阴点,详见该条。引见《中医大辞典》、《中国针灸大辞典》。

会阴麻醉点　针麻穴。(坐骨穴、阴部神经刺激点)位于肛门与坐骨结节连线中点。一说位于坐骨结节内侧约 1 厘米处,即肛门后缘的两侧。为阴茎切除术之针麻穴、按针麻常规针法和通电诱导。引见《针刺麻醉》、《针灸经外奇穴图谱》、《中国针灸大辞典》。

合穴　经穴分类名,井荥俞经合五输穴之一,位于肘膝附近。《灵枢·九针十二原》曰:"所入为合。"意指脉气由四肢末端注入此处,有如水流汇合,脉气最盛。《难经·八十八难》曰:"合主逆气而泄。""合治内腑"指合穴主要用于六腑病证。其中以六腑的合穴为主,总称六腑下合穴。引见《针灸学辞典》、《针灸大辞典》。

合阳　(B55)　膀胱经穴。位于小腿后上部、腘横纹中央(委中穴)直下 2 寸处。另说、在"委中下 1 寸"(《针灸大全》)、在"膝约中央下 3 寸"(《千金要方》)、在"委中下 4 寸大些"(《针灸集成》)。用于治疗:①风湿客于经络引起的腰脊强痛、下肢痹痛、膝腨酸重、瘈疭拘急、腰痛引腹、小腿疼挛。②寒凝下焦引起的疝痛、崩中带下、睾丸炎、阳萎。合阳穴有祛风除湿、温经散寒、疏筋利节的作用。直刺

1～2寸，灸7壮。

合谷　所指有二：①大肠经穴。合谷（LI4）（合骨、含谷、虎口）位于手背第一、二掌骨之间，近第二掌骨之中点处。即第二掌指关节与阳溪穴之间的中点处，靠近食指侧。如拇食二指合拢、肌肉隆起之高点处。或以一手的拇指指骨关节横纹，放在另一手拇、食指之间的指蹼缘上，当拇指尖下是穴。用于治疗大肠经邪热壅盛引起的一切头面诸疾、目赤肿痛、伤风头痛、鼻塞、鼻渊、多汗、无汗、齿鼻衄血、牙痛咽肿、口眼㖞斜、耳聋耳鸣、喉痹腮肿、上吐下泻、小儿惊风、老人中风、癫狂、癫痫、瘾病、高血压病、经闭、滞产、遗尿、哮喘、乳少、胎衣不下、上肢瘫痪、麻痹。合谷为大肠经原（火）穴，是四总穴之一，又是四关穴（合谷、太冲）之一。有疏风解表、清泻阳明、醒脑开窍、通经活络、和胃安神的作用。直刺0.5～1寸，灸7壮。斜刺沿食指掌骨骨膜旁刺入1～1.5寸，治疗一切头面疾患。横刺透劳宫或后溪进针2～3寸，治手指拘挛或肌肉瘫痪。②合谷（泽田派）位于大肠经阳溪穴下5分处。桡骨茎突即内髁下方的凹陷中可触到动脉搏动的地方。用于治疗虹膜炎、角膜炎、纲膜炎、视力减退、眼底出血等眼科疾病。泽田先生指出：检查合谷脉，如果发现高涨，则是血压亢进、动脉硬化的表现。引见《针灸临床治疗学》、《中国针灸大辞典》。

合间　奇穴。位于合谷穴与第二掌骨小头之间。用于治疗上肢瘫痪、麻木、呕吐、头痛。点穴用穴。于合谷穴向掌指关节5分处按压或用点法。引见《点穴疗法》。

合骨　为大肠经合谷（LI4）穴的别名，详见该条。引见《腧穴学概论》、《实用针灸学》、《实用针灸辞典》。

合颅　为督脉脑户（GV17）穴的别名，亦名会额，详见该条。引见《针灸甲乙经》、《外台秘要》、《腧穴学概论》、《实用针灸学》、《中华针灸学》、《针灸学辞典》、《实用针灸辞典》、《中国针灸大辞典》。

后关　为胆经听会（G2）穴的别名。引见《针灸大全》、《针灸腧穴手册》、《腧穴学概论》、《实用针灸学》、《针灸学辞典》、《中国针灸大辞典》、《实用针灸辞典》。

后曲 为胆经瞳子髎（G1）穴的别名，详见该条。引见《外台秘要》、《针灸腧穴手册》、《腧穴学概论》、《实用针灸学》、《中华针灸学》、《针灸学辞典》、《实用针灸辞典》。

后听 奇穴。（治聋新一号）位于耳郭后面在后听宫与后听会之间点，与耳郭前之听穴相平。用于治疗耳聋。针略向前下方斜刺0.5～1寸。引见《常用新医疗法手册》、《针灸经外奇穴图谱》、《针灸学》（上海中医学院编）、《中国针灸大辞典》。

后顶（GV19） 督脉穴。（交冲）位于巅顶（百会）之后，与前顶穴相对应，当百会穴后1.5寸处，或入后发际5寸5分处。用于治疗督脉失调引起的癫狂、癫痫、头痛项强、眩晕、失眠、目视疏疏。后顶穴有疏调督脉，清头散风作用。平刺0.5～1寸，灸5壮。

后项 奇穴。位于项部正中线后发际下1寸处，即在督脉哑门穴下1.5寸，或在大椎穴直上2寸约当三、四颈椎之间。用于治疗流感、上呼吸道感染、颈项强痛、头痛发烧。针尖向外斜刺5～7分。引

见《针灸治验录》、《针灸经外奇穴图谱》、《中国针灸大辞典》。

后眼 耳针穴。位于耳背后、下背V形沟的凹陷处。用于治疗近视、远视、弱视及其他眼病。引见《耳穴挂图》。

后腋 奇穴。（后腋下、腋下）位于腋后皱襞，即腋窝后侧横纹头处。即在小肠经肩贞穴直下1寸处。用于治疗项颈部瘰疬、扁桃体炎、喉风、喉痹、瘿气、肩臂挛急不举。针5～7分，灸7壮。引见《备急千金要方》、《千金翼方》、《外台秘要》、《针灸孔穴及其疗法便览》、《针灸经外奇穴图谱》、《腧穴学概论》、《中华针灸学》、《针灸学辞典》、《中国针灸大辞典》、《针灸大辞典》。

后溪（SI3） 小肠经穴。位于手小指外侧，本节后凹陷处。即手掌尺侧缘，第五掌指关节尺侧后方，第五掌骨小头后缘赤白肉际处。手握拳时当掌横纹头赤白肉际处。用于治疗督脉与小肠经之间的联系功能失调，兼有外感引起的头项强痛、目生云翳、目赤眦烂、鼻衄、鼻塞、耳鸣、耳聋、上牙痛、癫狂、瘈疭、癔病、不寐、疥疮、寒

热，以及肘臂挛痛。后溪为小肠经俞（木）穴，又是八脉交会穴之一，通于督脉。有清神志、通督脉、清心导火、清热解表、散风利湿、疏筋活络的作用。针0.5～1寸，可向合谷穴透刺治手指痉挛，灸7壮。

后聪 奇穴。（治聋新七号）位于耳郭背侧之根部，引耳向前在耳后弦筋之略上方、耳根与发际之间点。用于治疗耳聋。针斜刺向鼻梁中部方向刺3～5分。引见《常用新医疗法手册》、《针灸经外奇穴图谱》、《针灸学》（上海中医学院编）、《中国针灸大辞典》。

后发际 奇穴。（衄血）位于项后发际两筋间宛宛中，当督脉哑门穴下5分处。用于治疗鼻衄。灸3壮立止。引见《针灸甲乙经》、《针灸学辞典》、《腧穴学概论》。

后头点 手针穴。（后头痛点、四号穴、扁桃体点）位于手小指背侧尺侧缘，小指成屈曲位，近侧指节骨与中指节骨的指间关节部赤白肉际处。在小肠经少泽穴直后方。用于治疗后头痛、急性扁桃体炎、颊痛、脊背痛、腘窝痛、臂痛、呃逆。紧贴骨膜直刺2～3分。引见《新医疗法汇编》、《常用新医疗法手册》、《中医大辞典》、《中国针灸大辞典》。

后阳关 奇穴。位于大腿下部外后方，股骨外上髁上方凹陷平后方1寸处。即在胆经膝阳关穴平后方1寸处。用于治疗膝关节痛、下肢瘫痪。针1～2寸，灸3～5壮。引见《常用新医疗法手册》、《针灸经外奇穴图谱》、《中国针灸大辞典》。

后合谷 为奇穴上合谷穴的别名，详见该条。

后血海 奇穴。（治瘫8、解剪1、剪刀脚刺激点）位于大腿内侧面的下部，股骨内上髁上方、腘窝横纹上2寸、缝匠肌与股内侧肌之间点，向后平开1.5寸处。当脾经血海穴后平开1.5寸。一说治瘫8在血海内侧旁开1.5寸。用于治疗脑性瘫痪所致之剪刀腿、小儿麻痹后遗症。针1～2寸，灸3～7壮。引见《新医疗法汇编》、《常用新医疗法手册》、《实用针灸学》、《针灸经外奇穴图谱》、《中国针灸大辞典》。

后听会 为奇穴上翳风穴的别名，详见该条。引见《新医疗法汇编》、《常用新医疗法手册》、

《工人医生手册》、《中国针灸大辞典》。

后听宫 奇穴。(耳根、宫墙穴、治聋1) 位于耳郭背侧之根部、引耳向前在耳后弦筋之微下后方。与耳前小肠经听宫穴在同一平线上，与听宫穴相对处。一说与三焦经瘛脉 (TE18) 穴同位。用于治疗耳聋、耳鸣、失聪。针略向前下方斜刺 0.5～1 寸，灸 3～7 壮。引见《针灸治验录》、《常用新医疗法手册》、《针灸经外奇穴图谱》、《针灸学》(上海中医学院编)、《中国针灸大辞典》。

后抬肩 奇穴。位于锁骨肩峰端与肩胛岗之间凹陷中。本穴与大肠经巨骨 (LI16) 穴同位而名异。用于治疗抬肩障碍、手臂不举、偏瘫、肩关节痛。针 2～3 寸，针感酸麻至手。引见《红医针疗法》、《针灸经外奇穴图谱》。

后股点 手针穴。位于手掌面、小指中节与掌指关节中线之中间点。用于治疗后股酸痛、拘挛。直刺 2 分许。引见《手针新疗法》。

后神聪 奇穴。位于头正中线，前后发际连线之中点处。当督脉百会穴后 1 寸处。为四神聪穴之一。用于治疗手痛眩晕、中风、癫痫、脑贫血、神经衰弱。沿皮刺 3～5 分，灸 3 壮。引见《类经图翼》、《针灸经外奇穴图谱》、《腧穴学概论》、《针灸学辞典》、《针灸孔穴及其疗法便览》、《针灸大辞典》。

后章门 为肝经章门 (Liv13) 穴的别名。详见该条。引见《实用针灸学》、《实用针灸辞典》。

后期门 奇穴。位于髂骨嵴上缘，向下正对大转子与尾骨尖连线之中点处。当胆经环跳穴直上的髂骨嵴缘上。用于治疗难产、坐骨神经痛。针 1.5～3 寸，灸 3～7 壮。引见《福州民间针灸经验录》、《针灸孔穴及其疗法便览》、《针灸腧穴图谱》、《腧穴学概论》、《针灸经外奇穴图谱》、《中国针灸大辞典》。

后腹膜 耳针穴。位于耳甲艇内、对耳轮下脚的下缘、在脐周穴上方、肾与膀胱穴的下方，呈弧形线状。为卵巢囊肿摘除术的针麻穴。针 1～2 分，按常规通电诱导后施术。引见《针灸经外奇穴图谱》。

后翳明 奇穴。位于颞部、胸锁乳突肌停止部、颞骨乳突下凹陷直后方 5 分处，即在翳明穴后 5

分处。用于治疗耳聋。针 0.5～1寸。引见《针灸经外奇穴图谱》、《中国针灸大辞典》。

后臀点　手针穴。位于掌面、小指掌指关节横纹中点。用于治疗后臀与后股之间酸痛。直刺 2 分许。引见《手针新疗法》。

后头痛点　即手针穴后头点，详见该条。引见《中医大辞典》、《中国针灸大辞典》。

后阳陵泉　奇穴。位于胆经阳陵泉穴后 1 寸、腓骨小头下缘。用于治疗胆囊炎、胆石症、胆道蛔虫、黄疸、胁痛、中风、下肢不遂、痿痹下肢不用、下肢水肿、全身关节痛、膝踝关节扭伤、小儿惊风、腰痛、腹痛、偏头痛。直刺 1～2寸，灸 5 壮。引见《针灸学基础》。

后腋下穴　奇穴后腋之异名，详见该条。引见《针灸学辞典》、《针灸大辞典》。

舌　别名上颚、下颚。耳针穴。位于耳垂前面二区中央。用于治疗舌炎、舌裂、口腔溃疡。有清心火的作用。针 1～2 分，留针 30分钟。也是穴位诊断舌病的参考穴。引见《针灸经外奇穴图谱》、《耳穴诊断学》、《耳穴挂图》、《耳穴疗

法》、《耳郭诊断治疗学》。

舌下　奇穴廉泉之异名，详见该条。引见《针灸大辞典》、《实用针灸学》。

舌本　经穴别名，所指有三：①指督脉风府（GV16）穴；②指任脉廉泉（CV23）穴。③奇穴廉泉之异名。详见各该条。引见《针灸甲乙经》、《铜人腧穴针灸图经》、《针灸腧穴手册》、《腧穴学概论》、《实用针灸学》、《中华针灸学》、《针灸学辞典》、《中国针灸大辞典》、《针灸大辞典》、《实用针灸辞典》。

舌厌　经穴别名，为督脉哑门（GV15）穴的别名，详见该条。引见《针灸甲乙经》、《针灸学辞典》、《针灸大辞典》、《中国针灸大辞典》、《针灸腧穴手册》、《腧穴学概论》、《实用针灸学》、《中华针灸学》、《实用针灸辞典》。

舌肿　为督脉哑门（GV15）穴的别名，详见该条。引见《针灸腧穴手册》、《腧穴学概论》、《实用针灸学》、《实用针灸辞典》。

舌柱　奇穴。（口针穴之一）位于口腔底部，张口舌上举在舌下之筋柱上。舌系带与舌下襞之十字交叉点是穴。用于治疗重舌、舌肿、

消渴、喉痹。用三棱针点刺出血。引见《针灸甲乙经》、《类经图翼》、《经穴汇解》、《腧穴学概论》、《针灸经外奇穴图谱》、《中国针灸大辞典》、《针灸学辞典》、《针灸大辞典》、《微针疗法》。

舌根 为督脉哑门（GV15）穴的别名，详见该条。引见《针灸甲乙经》、《针灸学辞典》、《针灸大辞典》、《针灸腧穴手册》、《腧穴学概论》、《实用针灸学》、《实用针灸辞典》。

舌横 为督脉哑门（GV15）穴的别名，详见该条。引见《针灸甲乙经》、《针灸学辞典》、《针灸大辞典》、《中国针灸大辞典》、《针灸腧穴手册》、《腧穴学概论》、《实用针灸学》、《中华针灸学》、《实用针灸辞典》。

舌下穴 所指有二：①奇穴。（舌下两旁）位于舌两侧缘，舌伸出口外，正对口角处。为口针穴之一。用于治疗黄疸、急喉风、喉娥痧、急吐恶血。针1～2分或点刺出血。②奇穴廉泉穴之异名，详见该条。引见《千金要方》、《经穴汇解》、《针灸经外奇穴图谱》、《中医大辞典》、《针灸学辞典》、《针法穴道论》、《中国针灸大辞典》。

舌三针 针灸方。即在廉前穴前1寸处为1针，在同一水平向左、右各移1寸处，计3针。用于治疗舌瘫症。引见《针灸临床杂志》1995年第2期。

舌语穴 舌针穴。位于舌下两旁三分之一处，舌系带与舌边的中点，以舌系带为中线左右各一穴。针法：令患者伸出舌头，术者左手以纱布包之并固定舌尖，右手持3寸毫针快速刺入，向舌根方向进针2寸，快速提插，并令患者发"啊"的声音数次，咽部有热胀感快速出针。日针两次、两侧交替针之。7天为1疗程。引见《河南中医》1993年第3期。

舌廉泉 即奇穴肾廉泉穴，详见该条。引见《陕西中医》1984年第5期。

舌下两旁 奇穴舌下穴之异名，详见该条。引见《针灸大辞典》。

舌下神经点 为神经干刺激疗法用穴。位于舌骨大角与下颌角连线中点。用于治疗舌肌麻痹，失语。针尖向舌根方向刺入1寸左右。引见《神经干刺激疗法》。

血门　奇穴。（食仓）位于上腹部，剑突下与脐连线之中点，即腹正中线脐上4寸（中脘），再旁开3寸处。用于治疗妇人腹中血块、胃痛、消化不良、急性胃炎。直刺0.5～1寸，灸3～7壮。引见《医经小学》、《针灸经外奇穴图谱》、《针灸学辞典》、《针灸大辞典》、《腧穴学概论》、《针灸腧穴图谱》、《经穴汇解》。

血会　经穴分类名。八脉交会穴之一，即膀胱经膈俞（B17）穴。详见该条。引见《针灸学辞典》。

血尿　奇穴。（尿血）位于第七胸椎棘突下旁开5寸，即肩胛下角外5分处。为穴位诊断尿血的定性穴。引见《穴位诊断法》。

血府　奇穴。（积聚痞块、掘进2）位于腰部、第二腰椎棘突旁开4寸，即督脉命门穴微上方旁开4寸处。用于治疗贫血、经闭、卵巢囊肿、肝脾肿大、外伤性截瘫。也是穴位诊断卵巢囊肿的定性穴。直刺1～1.5寸，灸7壮。引见《中国针灸学》、《针灸经外奇穴图谱》、《穴位诊断法》、《针灸学》（上海中医学院编）、《针灸学辞典》、《中国针灸大辞典》。

血郄　所指有二：（1）经穴别名。①膀胱经委中（B40）穴。②脾经血海（SP10）穴，详见各该条。（2）奇穴百虫窝的异名，详见该条。引见《针灸聚英》、《针灸集成》、《针灸腧穴手册》、《实用针灸学》、《实用针灸辞典》、《中华针灸学》、《腧穴学概论》、《铜人腧穴针灸图经》、《中医大辞典》、《针灸学辞典》、《中国针灸大辞典》、《针灸大辞典》。

血室　经穴别名，即任脉关元（CV4）穴的别名，详见该条。引见《中国针灸大辞典》、《腧穴学概论》、《实用针灸学》、《实用针灸辞典》。

血海　所指有三：①脾经穴血海（SP10）。（别名血郄、百虫窝）位于大腿内侧、屈膝，在髌骨内上缘上2寸、当股四头肌内侧头隆起处。或当膝屈成直角时以对侧手掌按其膝盖骨上，即左掌心对准右膝盖骨顶端，拇指向内侧，当拇指尖所到处是穴。另说在膝上1寸（《类经图翼》）；在膝上2.5寸（《针灸甲乙经》）；在膝上3寸（《千金要方》）。用于治疗气血不和、血瘀湿热引起的崩漏、经闭、痛经、月经不调、阴部瘙痒、功能性子宫出血、湿疮痒痛、瘾疹、荨麻疹（风团）、贫血、股内廉痛。血海为穴位诊断功能性出血的定性穴，擅治妇科经血诸症，有清热除湿、调和气血、祛风止痒的作用。直刺1～2寸，灸5壮。②为任脉关元（CV4）穴的别名，详见该条。③手针穴。位于手背，牙痛穴后四分之一寸处。用于治疗血室之病。针3～5分。引见《手针新疗法》、《腧穴学概论》、《实用针灸学》、《实用针灸辞典》。

血清 即奇穴止泻穴。详见该条。引见《红医针疗法》、《中医简易教材》、《中国针灸大辞典》。

血筋 奇穴。位于后髂嵴下1寸稍内方。用于治疗下肢疾患。引见《实用点穴疗法》。

血愁 奇穴。（血见愁、竹杖）位于腰部第二腰椎棘突上方凹陷中。当督脉悬枢与命门穴之间。即在后正中线、当与脐相对的脊骨处。用于治疗一切出血性疾病、吐血、咳血、便血、尿血、功能性子宫出血、过敏性紫癜、鼻衄，又是穴位诊断便血的定性穴。灸3～7壮。引见《针灸孔穴及其疗法便览》、《针灸经外奇穴图谱》、《穴位诊断法》、《腧穴学概论》、《针灸经外奇穴治疗诀》、《针灸学》（上海中医学院编）、《针灸学辞典》、《中国针灸大辞典》。

血压点 奇穴。（血压穴）位于颈后部第六、七颈椎棘突之间点，旁开2寸处。用于高血压、低血压的调整，具有双向调节作用。也是穴位诊断脑溢血、脑血管痉挛、低血压的定性穴、和穴位诊断高血压的定性穴。针0.5～1寸，灸3～7壮。引见《常用新医疗法手册》、《穴位诊断法》、《针灸学》（上海中医学院编）、《新医疗法汇编》、《中国针灸大辞典》、《实用穴位埋线疗法》。

血海上 奇穴。位于大腿胫侧面，直对股骨内上髁、腘窝横纹上7寸。当脾经血海穴上5寸处。用于治疗瘫痪、小儿麻痹后遗症。针1～1.5寸。引见《安徽单验方选集》、《中国针灸大辞典》。

血基点 即耳针穴结肠、详见该条。引见《针灸大辞典》。

血液点 耳针穴。位于耳甲腔内、在脾穴的下方、与对耳轮的颈穴同水平。用于治疗各种血液病。引见《耳针》、《中国针灸大辞典》、《耳穴贴压疗法》。

血吸虫线 耳针穴。位于耳甲艇、从松肌点到肝大区下缘的1条垂直线。用于诊断血吸虫病、治疗血吸虫引起的肝硬化、脾肿大、腹泻、消化不良。引见《耳针》、《中国针灸大辞典》。

血管舒缩区 头针穴。位于头部由眉间至枕外粗隆高点的前后正中线的中点、向后移1厘米定为上点；再由眉上缘中点至枕外粗隆高点的头侧水平连线、（眉枕线）与鬓角前缘相交之处定为下点，作与上、下两点连线向前移3厘米的平行线，即为本区。用于治疗皮层性浮肿、高血压病。按头针的常规针法。引见《头针疗法》、《针灸经外奇穴图谱》、《中医大辞典》、《中国针灸大辞典》。

向农 奇穴。位于肩部肩胛骨喙突下缘处。当肺经云门穴微前下方。另说，位于锁骨尖峰端外下缘凹陷中，按此说，与治瘫1位置相同。用于治疗肩痛、冻结肩、扭伤。针1～1.5寸。引见《针灸经外奇穴图谱》、《中国针灸大辞典》。

向阳1 奇穴。位于颈部下颌角附近、舌骨水平线向两侧延伸至胸锁乳突肌之内缘相交处。用于治疗中心性血管痉挛性视网膜病变。针以45度角倾斜，沿着向后、向内、向上的方向进针1.5～2寸。引见《新医药学杂志》1973年第2期、《针灸经外奇穴图谱》、《中国针灸大辞典》。

向阳2 奇穴。位于颈部甲状软骨上缘切迹部，向两侧延伸至胸锁乳突肌之内缘相交处。主治、针法、引证同向阳1。

向阳3 奇穴。位于颈部，以环状软骨为标志，向两侧延伸至胸锁乳突肌内缘颈动脉应手处。主治、针法同向阳1，深度为1.5寸。引见《全国中西医结合工作会议资料选编》。

向阳4 奇穴。位于颈部、耳垂下约7分许、向后7～8分，胸锁乳突肌前缘。进针1～1.5寸、向对侧向阳4方向刺。主治、引证同向阳3。

向阳5 奇穴。位于奇穴太阳穴上5分。进针深达1寸左右，向对侧向阳5穴方向刺。主治、引证均同向阳3。以上5分均为患侧取穴，每次取穴1～2个、每天或间日1次、15次为1疗程。引见《全国中西医结合工作会议资料选编》。

向尾针　针灸方。有3种针方：1种由督脉大椎（GV14）、陶道（GV13）、身柱（GV12）、神道（GV11）、灵台（GV10）、至阳（GV9）穴组成的；第二种由督脉筋缩（GV8）、中枢（GV7）、脊中（GV6）、悬枢（GV5）穴组成；第三种由督脉命门（GV4）、腰阳关（GV3）穴组成。用于治疗癫痫、癫狂、癔病、神经衰弱、神经性皮炎、肋间神经痛、气管炎、喘息、心悸、肝胆脾胃病、肩背痛、疔毒、疖肿。引见《红医针疗法》、《针灸经外奇穴图谱》、《中国针灸大辞典》。

伏日　为肾经复溜（K7）穴的别名，详见该条。引见《实用针灸学》、《实用针灸辞典》。

伏白　为肾经复溜（K7）穴的别名，详见该条。引见《针灸腧穴手册》、《腧穴学概论》、《实用针灸学》、《中华针灸学》、《针灸甲乙经》、《针灸学辞典》、《中国针灸大辞典》、《针灸辞典》、《实用针灸辞典》。

伏臼　为肾经复溜（K7）穴的别名，详见该条。引见《实用针灸学》、《实用针灸辞典》。

伏兔　胃经穴。（外丘、外勾）位于大腿前上部髌骨外上缘直上6寸处，在髂前上棘与髌骨外上缘的连线上。或以手腕横纹抵患者膝盖上缘中指尖到达处是该穴。用于治疗寒湿之邪引起的腰痛膝冷、风痹脚气、下肢麻痹、股外侧皮神经炎、全身瘾疹、狂邪、手挛缩、腹胀、头重。伏兔有祛风通络，散寒除湿作用。直刺1～2寸，灸5壮。

伏留　为肾经复溜（K7）穴的别名，详见该条。引见《针灸经穴图考》、《中国针灸大辞典》、《千金要方》、《针灸腧穴手册》、《腧穴学概论》、《实用针灸学》、《针灸学辞典》、《针灸大辞典》、《实用针灸辞典》。

伏脏　方云鹏头针穴（总感觉中枢），伏脏是指人体内脏在头部相应区域呈伏状。定位：从额正中线、沿前额发际向左右两侧至额角，分为上、中、下焦3部分。主管全身感觉，用于治疗内脏疾患，尤对全身皮肤肌肉的痛觉、触觉、温觉和酸困、麻痒等不适感疗效显著。引见《实用头针大全》。

伏象　方云鹏头针穴（总运动中枢）。位于头部冠状缝、矢状缝和人字缝之上的形象缩影。伏象支配着全身的运动神经、简称总运。用于治疗运动系统、神经系统、心血管疾病。引见《实用头针大全》。

伏兔上　奇穴。位于大腿伸侧、髂前上棘和髌底连线与髌骨中线上 10 寸相交点外开 1 寸处。当胃经伏兔穴上 3 寸、外开 1 寸处。用于治疗小儿麻痹后遗症。针 0.5～1寸。引见《安徽单验方选集》、《中国针灸大辞典》。

伤山　为膀胱经承山（B57）穴的别名，系肠山之误，详见该条。引见《腧穴学概论》、《实用针灸学》、《针灸学辞典》、《实用针灸辞典》。

任 1～5　耳针穴。起于耳轮与耳轮下脚相交处，沿肾、胰胆、肝与大小肠、十二指肠之间向下斜行，经胃、肺、心、三焦终于耳屏外侧。一说以外耳道口上缘为起点，沿耳轮脚下缘延伸到对耳轮内侧缘为止，共 5 个穴位。用于治疗胆囊炎、胆石症。与耳穴督脉 1～5 交替使用。用王不留籽压或皮内针交替用。引见《陕西中医》1986 年第

3 期，《耳压祛痰疗法》。

任脉十二针方　针灸方。是由任脉中极（CV3）、关元（CV4）、气海（CV6）、下脘（CV10）、中脘（CV12）、上脘（CV13）、鸠尾（CV15）、膻中（CV17）、紫宫（CV19）、天突（CV22）、廉泉（CV23）、承浆（CV24）计 12 穴组成的针灸方。用于治疗中风半身不遂、脾胃不和、痰湿壅盛、下焦疾患。本方有补阴济阳、调和胃肠的作用。引见《金针王乐亭》。

囟上　为督脉囟会（GV22）穴的别名，详见该条。引见《针灸腧穴手册》、《腧穴学概论》、《实用针灸学》、《中华针灸学》、《实用针灸辞典》。

囟门　即督脉囟会（GV22）穴的别名，详见该条。引见《针灸腧穴手册》、《腧穴学概论》、《实用针灸学》、《中华针灸学》、《实用针灸辞典》。

囟中　奇穴。位于头额部正中线入发际 1.5 寸处。正在囟上未合骨中，随手动者是，约与囟会穴同位。用于治疗小儿暴痫。灸 3～7壮。引见《备急千金要方》、《针

灸大辞典》、《针灸学辞典》。

囟会 所指有二：①督脉穴。囟会（GV22）（囟门、囟上、顶门、鬼门、泥丸、前头百会）位于前头部、头部正中线前发际正中直上2寸处。即督脉上星穴后1寸、骨间凹陷处。用于治疗督脉失调引起的小儿慢惊风、目上视露白睛、头痛眩晕、鼻塞鼻衄、癫疾、嗜睡。有疏调督脉、清头散风作用。平刺0.5~1寸，灸5壮。小儿前囟未闭者禁针。②为督脉百会（GV20）穴的别名，详见该条。引见《实用针灸辞典》。

囟门不合 奇穴。（脐上下五分）位于腹部脐上下各0.5寸处。用于治疗小儿囟陷、囟门不合、腹胀肠鸣、肠炎、下痢、月经不调、崩漏带下、产后恶露不止、水肿、疝痛。针0.5~1寸，灸3~7壮。引见《千金要方》、《针灸孔穴及其疗法便览》、《太平圣惠方》、《针灸腧穴图谱》、《腧穴学概论》、《针灸经外奇穴图谱》、《中医大辞典》、《针灸学辞典》、《针灸大辞典》。

华盖（CV20） 任脉穴。位于前正中线胸骨角的中点平第一肋间隙，或于璇玑穴（胸骨柄中央）下1寸处。另说在璇玑穴下2寸（《十四经发挥》）；一说在璇玑穴下1寸6分（《针灸大成》）。用于治疗邪气壅滞胸中化热引起的气喘、咳嗽、胸胁满痛、饮水不下、喉痹咽肿。华盖有宽胸理气，清肺止嗽作用。平刺3~5分，灸5壮。

华陀穴 奇穴。所指有二：①指华陀夹脊穴，即夹脊穴，详见该条。②位于足大踇趾胫侧缘与爪甲根相平，距爪甲5分之赤白肉际处。当脾经隐白穴外下4分。用于治疗精系神经痛、付睾丸炎、男子卒疝、阴卵偏大。针2~3分、灸3~5壮。引见《太平圣惠方》、《针灸孔穴及其疗法便览》、《针灸腧穴图谱》、《经穴汇解》、《针灸经外奇穴图谱》、《中国针灸大辞典》。

华陀夹脊 即夹脊穴。详见该条。引见《中国针灸学》、《针灸学辞典》、《中国针灸大辞典》。

全知 奇穴。位于左侧颈部胸锁乳突肌后缘、乳突下2寸处。即左侧完骨穴直下约4横指，或在左侧天窗穴上2寸处。本穴只有左侧1穴。用于治疗颈神经痛、项强不得回顾、全身神经痛、风湿症、项部肌肉痉挛、关节炎、半身不遂。应用芒针轻捻慢进，针尖向第二、三颈椎间隙刺入2寸。进针后有触电样或酸麻感向下肢放散。如针感向胸背部放散，则不宜下针，应将针提出略向上斜刺。引见《芒针疗法》、《腧穴学概论》、《针灸腧穴图谱》、《针灸经外奇穴图谱》、《中国针灸大辞典》。

全麻点　奇穴。(新5号)位于手背部第二掌骨中点桡侧缘0.5厘米处。即在大肠经合谷穴桡侧0.5厘米处。为手针麻醉穴。针3～5分，针感麻、酸至指。引见《针灸经外奇穴图谱》、《中国针灸大辞典》。

全头痛点　手针穴。位于手背侧拇指掌指关节尺侧缘。约于合谷穴前一横指、紧贴拇指、指掌关节前缘。用于治疗全头痛、头晕、腹胀。针3～5分，针感麻至指尖。引见《针灸经外奇穴图谱》、《中国针灸大辞典》。

传尸　即奇穴中恶之异名，详见该条。引见《针灸学辞典》、《针灸大辞典》。

传尸灸　奇穴。位于小腿前面胫骨前崤、内外踝连线中点直上3寸处。当胃经解溪穴直上3寸处。

用于治疗传尸。取一缕麻系穴上，灸令麻断，男左女右。引见《外台秘要》、《针灸大辞典》、《中国针灸大辞典》、《针灸经外奇穴图谱》、《针灸学辞典》。

传尸痨　针灸方。是由膀胱经肺俞(B13)、厥阴俞(B14)、心俞(B15)、肝俞(B18)、三焦俞(B22)、肾俞(B23)计6穴组成的针灸方，在各穴之上下各1寸处是穴，左右计24穴。用于治疗寄生虫、痨虫。每穴灸7壮，1日灸4次，按次序分6日灸之，即第一日灸心俞穴上下各1寸处，第二日灸肺俞穴上下各1寸处，余类推。引见《针灸孔穴及其疗法便览》、《针灸经外奇穴图谱》、《中国针灸大辞典》。

年寿　推拿穴。(别名延年、延庭)位于鼻上高骨处，即目内眦连线之中点下2分处。或山根下2分处。用于治疗急惊暴死、感冒鼻塞、慢惊。又作望诊用，若见浮肿平目，即是病重象征。用拇指甲掐5～10次。引见《小儿推拿》、《针灸经外奇穴图谱》、《中国针灸大辞典》。

年府　奇穴。位于肩部肩关

节前面肩峰突起处的前端下方。即锁骨肩峰端前下方。用于治疗肩痛等肩部疾患。针 5 分，灸 3 壮。引见《针灸经外奇穴图谱》、《针灸穴位小词典》、《中国针灸大辞典》。

肋头 所指有二：①奇穴。位于两侧胸下部第十肋骨的前端处。当腹哀穴与章门穴连线之间点。用于治疗少腹坚大如盘、胸中胀、食不消、肝硬变、胸膜炎、腹膜炎、肾脏炎、高血压病、妇人瘦瘠、癫疝痛。瘫痪。针 3~5 分，灸 3~7 壮。②为奇穴下肋头的别名，详见该条。引见《备急千金要方》、《针灸孔穴及其疗法便览》、《类经图翼》、《经穴汇解》、《腧穴学概论》、《针灸经外奇穴图谱》、《针灸学辞典》、《中国针灸大辞典》。

肋尖 奇穴。位于第一腰椎水平线与第十二肋交点下缘。用于治疗腰痛。用双拇指垂直点按 10 次。引见《实用点穴疗法》。

肋点 奇穴。位于胸骨缘各肋间隙。用于治疗胸闷、胸痛、肋间神经痛。以指向外侧点按 10 次。引见《实用点穴疗法》。

肋窌 为肝经章门（Liv13）穴的别名，详见该条。引见《针灸甲乙经》、《腧穴学概论》、《实用针灸学》、《中华针灸学》、《实用针灸辞典》、《中国针灸大辞典》。

肋罅 奇穴。位于胸侧部乳头外侧 4 寸处约当第四肋间隙，或在脾经天溪穴外侧 2 寸处。或用绳量患者两乳间的距离、截去一半、再以绳的一端置于乳头上，一端向外侧平引，尽处是穴。用于治疗肋间神经痛、胸膜炎、肋肋痛、腹痛、痨瘵、咳嗽。灸 3~14 壮。引见《备急千金要方》、《肘后方》、《针灸孔穴及其疗法便览》、《类经图翼》、《针灸经外奇穴图谱》、《千金翼方》、《针灸集成》、《经穴汇解》、《针灸学辞典》、《中国针灸大辞典》、《针灸大辞典》。

肌汇 奇穴。位于上肢曲池穴下 5 分，向背侧旁开 1 寸处。用于治疗头痛，牙痛，肘、腕关节扭伤，脑炎后遗症，上肢瘫痪。点穴用穴，常用点法或按压法。引见《点穴疗法》。

肌松点 即耳针穴松肌点的别名，详见该条。引见《中国针灸大辞典》。

创新 奇穴。位于鼻部，两鼻孔上沿连线与鼻正中线交点处。计

1穴，在前阴（外生殖器）穴下方。为腹部手术的针麻穴。针时将鼻尖向上推，沿鼻中隔软骨皮下，针5～6分，通电麻机，诱导30分钟。引见《新医学》1972年第4期《中国针灸大辞典》。

创新门　奇穴。位于第九肋骨、肋弓角内上方的三角窝中。用于治疗慢性血吸虫病。斜刺5～8分。引见《针灸学》（上海中医学院编）。

多汗点　手针穴。位于手掌正中心处。一说将手自然握起，无名指指头所对应的部位为多汗点。用于治疗多汗症、精神过度紧张。按手针常规针法操作、或经常柔缓地用指压法。引见《新医疗法讲义》、《观手识人》、《日本最新手疗健身法》。

多所闻　经穴别名，即小肠经听宫（SI19）穴。详见该条。引见《针灸大成》、《中国针灸大辞典》、《针灸大辞典》、《针灸腧穴手册》、《腧穴学概论》、《实用针灸辞典》。

多能穴　孔穴现代分类名，是指某些穴位具有多种结构和多种作用。如三阴交穴可以是皮神经穴

（小腿内侧皮神经）、混合神经穴（胫神经）、血管神经（大隐静脉，胫后动、静脉及其相应的交感神经）、淋巴管神经穴（下肢内侧群淋巴管及其相应的交感神经）、压敏穴（比目鱼肌和屈趾长肌的压力感受器、牵张感受器及其相应的传入神经）。引见《针灸新知识辞典》。

行间（Liv2）　肝经穴。位于足背第一、二趾缝间趾蹼缘的上方纹头处。当第一与第二跖趾关节间连线的中点处。或第一趾蹼缘中点上5分处。用于治疗肝肾失调引起的胁痛腹满、头痛头晕、目眩欲闭、雀目青盲、目赤肿痛、瞑不欲视、目中泪出、中风口㖞、小儿慢惊、癫痫、瘈疭、遗精遗尿、癃闭腹满、月经过多、崩漏带下、高血压病、神经衰弱。本穴为肝经荥（火）穴、有调理肝肾、熄风开窍、疏肝解郁、理气调经、泄肝火、疏气滞、和血镇惊的作用。斜刺0.5～1寸，灸3壮。

行经方　针灸方。是由中极（CV3）、肾俞（B23）、气海（CV6）、三阴交（SP6）计4穴组成的针灸方。用于治疗闭经。本穴有益气补肾、养血调经的作用。引见

《针灸大成》、《针灸处方学》。

行瘀止痛方 针灸方。是由任脉中极（CV3）、膀胱经次髎（B32）、脾经地机（SP8）组成的针灸方。用于治疗瘀血停滞。症见经行不畅、经前或行经时少腹疼痛。如少腹痛拒按、经色紫而挟有血块、下血块后痛即缓解、脉象沉涩的为血瘀；胀甚于痛，或胀连胸胁、胸闷泛恶、脉弦的为气滞。随证加穴：气滞腹痛者加气海，经挟紫块者加行间，胸闷泛恶者加内关。方义：本方旨在通调冲任、行瘀止痛。中极是任脉经穴，可通调冲任脉气；地机是脾经郄穴，能调脾脏而行血气；次髎是治疗痛经的经验效穴。3穴同用，共奏通经止痛之效。引见《中国针灸大辞典》。

行气活血通乳方 针灸方。是由胃经乳根（S18）、小肠经少泽（SI1）、任脉膻中（CV17）穴组成的针灸方。用于治疗乳汁少（如妇人产后乳汁量少、甚者无乳汁、乳房不胀、面白纳少、气短便溏、唇甲无华、脉细、舌淡者为虚证；如乳汁不行、乳房胀痛、或有精神不畅、胸闷、便结、小便短赤者为实证）。随症加穴：体弱、乳房无胀痛者属

气血不足加脾俞、足三里；体健、乳房胀痛者、属肝气郁结，加肝俞、期门。方义：乳房属肝、乳头属胃、故取足阳明经之乳根穴，以疏导阳明经气而催乳；膻中为气之会穴，性善调气，取其以助乳根催乳之效；小肠主液，少泽为小肠经之井穴，脉气所发，为通乳之要穴。3穴合用，以达催乳、通乳之功。引见《中国针灸大辞典》。

行气活血逐瘀方 针灸方。是由任脉中极（CV3）、气海（CV6）、脾经三阴交（SP6）组成的针灸方。用于治疗产后恶露不下，（症见血凝气滞不行，少腹胀痛拒按者属实；症见面白萎黄或苍白者属虚）。随症加穴：血凝气滞、少腹胀痛者加曲泉、太冲、大肠俞、次髎；面色苍白、无血下行者加关元、足三里、肾俞、小肠俞、膈俞。方义：本方具有行气活血、祛除恶露的作用。气海为任脉之脉气所发，人身之气之海，功能补中益气，行气导滞；中极为足三阴和任脉4脉之会，又系膀胱之募穴，性善通利水道、活血散瘀；三阴交为脾、肝、肾3经之交会穴，针刺本穴能激发三阴之经气，加强胞宫之收缩。3

穴同用，恶露则自除。引见《中国针灸大辞典》。

行气活血催产方　针灸方。是由大肠经合谷（LI4）、脾经三阴交（SP6）和备用至阴组成的针灸方。用于人工流产。合谷、三阴交均用强刺激，大幅度捻转、约3～5分钟，留针20分钟，间歇运针，或加用电针，通以较强中等频率的电流、每次刺激时间约20分钟，每日两次。引见《中国针灸大辞典》。

竹杖　所指有三：①奇穴。位于后正中线腰背部，与脐相对的脊骨上是穴。即第三腰椎棘突之上方、命门穴的下方。用于治疗腰痛、便血、吐血、衄血、痔疮、脱肛、阴挺、小便不利、慢性肠炎、脑炎、小儿麻痹后遗症、脊髓疾患，灸7～15壮。②为督脉命门（GV4）穴的别名，详见该条。③奇穴血愁位于十四椎骨上，也与本穴同位，详见该条。引见《肘后方》、《中华针灸学》、《实用针灸学》、《针灸孔穴及其疗法便览》、《针灸学辞典》、《针灸大辞典》、《实用针灸辞典》、《中国针灸大辞典》。

色光　耳针穴。位于耳壳前面屏间切迹直下1分处。用于治疗色盲。针斜刺向项部深1寸、针感酸、胀。引见《针灸经外奇穴图谱》（续集）。

舟辑　耳针穴。位于耳壳外侧耳舟下段，平耳孔下缘相对应的耳舟上，当肩关节与锁骨之间的耳舟上。用于针麻时的镇痛不全、于该穴注射维生素B$_1$注射液0.2毫升。引见《针灸经外奇穴图谱》。

〔丶〕

关门　所指有二：①胃经穴，关门（S22），（关明），位于上腹脐上3寸当任脉建里穴再平开2寸处。一说在梁门穴下5分，即脐上3.5寸平开2寸处。用于治疗脾胃不和引起的腹胀、腹痛、肠鸣泄泻、腹水身肿、纳呆、积气、便秘、遗尿。关门有健脾止泻、调理肠胃的作用，直刺0.8～1.2寸，灸7壮。②奇穴别名兰门。位于男性腹股沟部、当阴茎根旁开2寸处。用于睾丸红肿、偏坠、疝气痛、阴囊潮湿、阳强不倒。针2.5寸，灸14壮。引见《外台秘要》、《针灸集成》、《针灸经外奇穴图谱》、《经穴汇解》、《腧穴学概论》、《医学纲目》、《针灸大辞典》、《中国针灸大辞典》。

关下 奇穴。位于下腹正中线脐下 3.5 寸，即任脉关元穴下 5 分处。为治疗面部痤疮的配穴，有调理肾精的作用。直刺 1 寸。引见《上海针灸杂志》1983 年第 2 期。《中国针灸》1990 年第 4 期。

关寸 奇穴。位于下腹部，以绳量患者口寸，从关元穴下量 1 口寸作 1 假点，再从此假点向左、右、下各量 1 口寸是穴，计 3 穴。其 3 点连线构成 1 倒置三角形。用于治疗遗精、遗尿、赤白带下、宫颈糜烂、月经不调、腹痛泄泻、睾丸炎、膀胱炎。针 5～8 分，灸 7 壮。引见《针灸孔穴及其疗法便览》、《针灸经外奇穴治疗诀》、《针灸腧穴图谱》、《腧穴学概论》、《针灸经外奇穴图谱》、《针灸大辞典》、《中国针灸大辞典》。

关元（CV4） 任脉穴。（大海、大涠、大中、大昆、大中极、子户、子宫、子肠、子处、下纪、小肠募、三结交、丹田、五成、次门、关原、产门、血海、血室、肓原、昆仑、命门、胞门、持枢、溺水）位于下腹正中线脐下 3 寸处。用于治疗任脉经气不足与足三阴经的经气失调引起的遗尿、遗精、尿频溲赤、癃闭、臌胀、月经不调、崩漏带下、阴痒、阴挺、产后腹痛、胞衣不下、恶露不止、婚久不孕、痛经、虚劳羸瘦、中风脱证、诸虚百损、肾虚气喘、神经衰弱、晕厥、休克。关元系小肠之募穴、足三阴与任脉之会，又为三焦之气所生之处，为培肾固本、补益元气、回阳固脱之要穴。可调气回阳、扶正祛邪、补肾培元、清热利湿、温阳固脱、通调三阴、益肾保健作用。直刺 1～2 寸，灸 7 壮。

关仪 奇穴。位于膝关节之外侧平腘横纹上 1 寸凹陷中。即膝盖骨外侧上 1 寸宛中。用于治疗女子阴中痛、小腹绞痛、腹中寒。针 0.5～1 寸，灸 3～7 壮。引见《备急千金要方》、《针灸经穴图考》、《经穴汇解》、《腧穴学概论》、《针灸腧穴索引》、《针灸经外奇穴图谱》、《中医大辞典》、《针灸学辞典》、《中国针灸大辞典》、《针灸大辞典》。

关冲 三焦经穴。位于第四指（无名指）末节尺侧当尺侧爪甲角与指腹尺侧缘连线之中点处。用于治疗上焦邪热壅盛兼受外感引起的头痛、咽喉肿痛、目赤生翳、心烦心痛、寒热往来、吐泻无度、口干口渴，以及臂外廉痛、手不及头、耳鸣耳聋、喉痹、舌强。关冲为三焦经的井（金）穴，有清热散风、醒神开窍的作用。针1～3分，或点刺出血。关冲为常用急救穴之一。

关阳 为胆经膝阳关（G33）穴的别名，详见该条。引见《千金要方》、《针灸学辞典》、《针灸腧穴手册》、《腧穴学概论》、《实用针灸学》、《中华针灸学》、《实用针灸辞典》。

关明 系指胃经关门（S22）穴，"门"与"明"形近，系字误。引见《千金翼方》、《腧穴学概论》、《实用针灸学》、《实用针灸辞典》、《针灸学辞典》。

关底 奇穴。位于第一蹠骨下缘正中处。用于治疗下肢瘫痪、头痛、感冒、癫痫。点穴用穴、常用按压法。引见《点穴疗法》。

关兔 奇穴。位于大腿伸侧髂前上棘与髌底连线上平臀下皱襞下3寸，即在胃经髀关与伏兔穴之间，故名。用于治疗股痛、胃痛、肠炎、小儿麻痹后遗症。直刺1.5～2寸，灸3～7壮。引见《针灸穴位挂图说明》、《中国针灸大辞典》。

关梁 为膀胱经金门（B63）穴的别名，详见该条。引见《针灸甲乙经》、《针灸聚英》、《中医大辞典》、《针灸腧穴手册》、《腧穴学概论》、《实用针灸学》、《实用针灸辞典》、《针灸学辞典》、《针灸大辞典》、《中国针灸大辞典》。

关陵 经穴别名，为胆经膝阳关（G33）穴的别名，详见该条。引见《千金要方》、《针灸大全》、《针灸学辞典》、《中医大辞典》、《针灸腧穴手册》、《腧穴学概论》、《实用针灸学》、《中华针灸学》、《针灸大成》、《中国针灸大辞典》、《实用针灸辞典》。

关原 为任脉关元（CV4）穴的别名，详见该条。引见《腧穴学概论》。

关元上 奇穴止泻穴的别名，详见该条。引见《中医大辞典》、《中国针灸大辞典》。

关元俞 所指有二：①膀胱经穴。关元俞（B26），位于第五腰椎棘突与骶骨之间点旁开1.5寸处。用于治疗下元气虚引起的腰痛、腹胀泄泻、消渴、溲频、遗尿、尿闭、妇人癥瘕，以及盆腔炎、膀胱炎。有统理下焦，温肾壮阳、培元固本、调理气血、强壮腰膝、化湿除滞作用，尤能调补丹田元气。凡下焦虚寒证皆可取之。针 0.8～1.2 寸，灸 7 壮。②奇穴。位于第五腰椎棘突下旁开 2 寸处。即膀胱经关元俞外侧 5 分处。用于泻痢虚胀、小便难、腰痛。针 7 分，灸 7 壮。引见《类经图翼》、《针灸大成》、《经穴汇解》、《针灸经外奇穴图谱》、《中国针灸学》、《针灸大辞典》、《中国针灸大辞典》。

关节痛点 手针穴。所指有四：①肘痛点，②膝痛点，③肩痛点，④内踝痛点，即 4 个痛点的总称，详见各该条。引见《观手识人》。

冲门（SP12） 脾经穴。(慈宫、上慈宫、前章门) 位于下腹部平耻骨联合上缘中点旁开 3.5 寸。当腹股沟外端上缘股动脉外侧。用于治疗气滞血瘀、湿阻经络的腹痛泻泄、小便不利、崩漏带下、痔痛、疝气、腹痛。冲门为足太阴厥阴阳维脉之会穴，有调中益气祛瘀化湿、温经活血的作用。直刺 0.5～1 寸，灸 7 壮。

冲阳 所指有三：①胃经冲阳 (S42) 穴（会原、会源、会涌、会骨、会屈、趺阳）。位于足背最高点解溪穴下 1.5 寸动脉应手处。当第二、三跖骨与楔状骨间凹陷处。一说在解溪穴前 1 寸。用于治疗胃热上攻引起的胃脘痛、头痛、牙痛、口眼㖞斜、偏风口歪、热病无汗、善惊狂痫、足痿无力、足背红肿、足缓不收。冲阳为胃经原穴，有健脾利湿、疏风通络、清胃热、宁神志的作用。直刺 3～5 分，灸 3 壮，要避开动脉。②奇穴。位于肘部屈肘横纹外端，当曲池穴与曲泽穴之间。用于治疗瘰疬恶气。灸随年壮。③为大肠经迎香（LI20）穴的别名，详见该条。引见《千金翼方》、《针灸经外奇穴图谱》、《经穴汇解》、《针灸甲乙经》、《中国针灸大辞典》、《针灸学辞典》、《针灸大辞典》、《针灸腧穴手册》、《腧穴学概论》、《实用针灸辞典》、《实用针灸学》、《中华针灸学》。

冲间 奇穴。(健瘫、强冲) 位于腹股沟部耻骨联合上缘曲骨穴旁开 3 寸处。用于治疗弛缓型瘫痪、下肢瘫痪、子宫脱垂。直刺 1～2.5 寸，针感麻至外阴部或足部。引见《常用新医疗法手册》、《外伤性截瘫防治手册》、《针灸经外奇穴图谱》、《针灸学》（上海中医学院编）、《中国针灸大辞典》。

冲道　为督脉神道（GV11）穴的别名，详见该条。引见《循经考穴》、《中医大辞典》、《实用针灸辞典》。

冲阳针　针灸方。是由委上（位于腘窝横纹中点上2寸）穴、承扶穴组成的透针方。用于治疗小儿麻痹后遗症、偏瘫、大腿麻木酸痛，多发性神经炎。针法：由委上穴进针，沿皮向上直透至承扶穴。引见《红医针疗法》、《中国针灸大辞典》。

冲脉穴　所指有二：①冲脉交会穴。据《针灸甲乙经》记载："冲脉交会于任脉的会阴、阴交、足阳明经的气冲；足少阴经的横骨、大赫、气穴、四满、中注、肓俞、商曲、石关、阴都、通谷、幽门。冲脉者为十二经之海，其输上出于大杼、下出于巨虚之上下廉、冲脉起于关元"。②指脾经公孙（SP4）穴，"公孙通冲脉"，为八脉交会穴之一。引见《针灸甲乙经》、《针经指南》、《针灸学辞典》。

安邪　经穴别名，为膀胱经仆参（B61）穴的别名，详见该条。

引见《针灸甲乙经》、《针灸学辞典》、《中国针灸大辞典》、《针灸腧穴手册》、《腧穴学概论》、《中华针灸学》、《实用针灸辞典》。

安耶　为膀胱经仆参（B61）穴的别名，详见该条。引见《千金要方》、《针灸大辞典》、《针灸学辞典》。

安眠　奇穴。位于三焦经翳风穴与胆经风池穴连线之中点。用于治疗失眠、眩晕、头痛、心悸、癫狂。直刺1～1.5寸。引见《中医大辞典》、《针灸大辞典》、《中国针灸大辞典》。

安行针　针灸方。是由肾经水泉（K5）、照海（K6）、然谷（K2）穴和脾经公孙（SP4）、太白（SP3）穴组成。用于治疗踝关节痛、脚肿、足外翻、膝关节炎。针法：由水泉穴进针，经照海、然谷、公孙直透太白穴。引见《红医针疗法》、《针灸经外奇穴图谱》、《中国针灸大辞典》。

安定穴　奇穴。位于素髎穴直上5分鼻旁3分处。用于治疗膈肌痉挛。斜刺3分，轻轻捻转1分钟，呃逆不止可继续捻针，留针30分钟。引见《中医文摘》1981年增刊 116 页。

安神区 奇穴。位于额部、眉中点向上 2 厘米引一直线。针沿皮下刺入。为头针麻醉穴。按针麻常规接电麻机麻醉后施术。引见《针灸经外奇穴图谱》、《中国针灸大辞典》。

安胃穴 奇穴。位于鼻尖正中直上 1 寸，旁开 3～4 分是穴。直刺 3 分、斜刺 4 分、捻转 15 秒钟以患者流泪为度，留针 1 小时。用于治疗呃逆。引见《中国医学文摘》（中医）1993 年第 3 期、《辽宁中医杂志》1993 年第 1 期。

安眠 1 奇穴。位于头颞部胸锁乳突肌停止部，乳突下凹陷点前 5 分处。当三焦经翳风穴与翳明（奇穴）穴之间。用于治疗失眠症、偏头痛、眩晕、耳鸣、精神分裂症。直刺 1.5～2 寸，灸 7 壮。引见《中医大辞典》、《常用新医疗法手册》、《中国针灸大辞典》。

安眠 2 奇穴。（镇静、脑清）位于颞部、项部肌肉隆起外缘的凹陷与胸锁乳突肌停止部乳突下凹陷连线之中点，即在胆经风池与奇穴翳明之间。用于治疗失眠、心烦不安、心悸、精神分裂症、高血压病、

头痛、癫痫、眼病、耳聋、夜游症、脑性瘫痪、癔病。直接 0.5～2 寸，灸 5 壮。引见《常用新医疗法手册》、《红医针疗法》、《针灸经外奇穴图谱》、《针灸学》（上海中医学院编）、《中国针灸大辞典》。

安眠 3 奇穴。所指有二：① 位于颈部、胸锁乳突肌停止部颞骨乳突下凹陷直下 1 寸处。即在医明（奇穴）穴下 1 寸处。用于治疗失眠。针斜向颈椎刺入 2.5～3 寸。② 位于第七胸椎棘突下旁开 2 寸处，即在膀胱经膈俞穴旁开 5 分处。奇穴气喘穴与本穴同位。用于治疗失眠、烦燥不安。斜刺 0.5～1 寸。引见《针灸学》（上海中医学院编）、《中国针灸大辞典》。

安眠 4 奇穴。位于内踝尖上 4 寸 5 分，胫骨后缘处，即在脾经三阴交穴上 1.5 寸。用于治疗失眠、风湿性心脏病、烦躁。直刺 1.5～2 寸。引见《针灸经外奇穴图谱》、《针灸学》（上海中医学院编）。

安眠点 奇穴。位于鼻内、鼻前庭外侧壁皮肤与粘膜移行部，右侧相当于时钟 1～2 点之间，左侧取与右侧相对应部位，距前鼻孔 5 分处。用于治疗神经衰弱、失眠。

穴位用新洁尔灭液常规消毒，针斜刺2～3分，留针10分钟，可捻针1～2次，起针后用棉球按压以防出血。引见《中国针灸大辞典》。

交仪　①奇穴。位于小腿内侧内踝上缘上5寸、胫骨后缘，即在脾经线路上、在漏谷穴之下、平行于肝经的蠡沟穴。一说位于内踝尖上5寸。用于治疗月经不调、女人漏下赤白、白带过多、小腹痛、卒疝、小便不利、脚气。直刺1.5～2寸，灸5～30壮。②经穴别名，即肝经蠡沟（Liv5）穴，详见该条。引见《太平圣惠方》、《中国针灸学》。

交冲　为督脉后顶（GV19）穴的别名，详见该条。引见《针灸甲乙经》、《中医大辞典》、《针灸学辞典》、《中国针灸大辞典》、《针灸腧穴手册》、《腧穴学概论》、《实用针灸学》、《中华针灸学》、《实用针灸辞典》。

交信　肾经穴。（内筋）位于内踝尖与跟腱水平连线中点，即太溪穴直上2寸，再向前5分处，当胫骨内侧缘后方。本穴与复溜穴平行，交信穴在复溜前5分处。用于治疗肾气不足引起的崩漏、阴挺、带下、月水不调、经闭、泄泻、便

秘、小便不利、睾丸肿痛、胫内廉痛。交信为阴跷脉之郄穴，有益肾气、调任脉、消瘀肿的作用。直刺0.5～1寸，灸7壮。

交脉　奇穴。位于小指与第四指间交脉上。一说位于外踝上高骨前交脉上。用于治疗卒中风、短气不得语、灸齿痛。灸3～7壮、左病灸右、右病灸左、两头下火。引见《经穴汇解》。

交会穴　经穴分类名。是指两条以上的经脉所通过的腧穴，称为交会穴，简称会穴。交会穴大多分布在头面躯干部，一般阳经与阳经交会、阴经与阴经交会、阳经于督脉，阴经会于任脉。奇经八脉中的六脉（冲脉、带脉、阴阳跷、阴阳维）均与十四经脉交会。交会穴的主治作用较广，如三阴交穴能治脾经的病，又能治肝经、肾经的病症。引见《针灸学辞典》。

交泰方　针灸方。是由心俞（B15）、肾俞（B23）、神门（H7）、三阴交（SP6）计4穴组成的针灸方。用于治疗心肾不交之失眠。有壮水制火、交通心肾的作用。引见《陆瘦燕针灸医著医案选》、《针灸处方学》。

交感 1 耳针穴。（下脚端）位于对耳轮下脚的末端与耳轮内侧缘交界处。用于治疗植物神经（交感、副交感）紊乱引起的各种疾病，如溃疡病、胃肠痉挛、胆道蛔虫、胆石症、泌尿系结石引起的绞痛，对内脏有较强的镇痛与解痉作用。可用于治疗心绞痛、冠心病、脉管炎、无脉症，对血管有舒张作用，及用于心悸、心律不齐，有调节心律失常的作用。亦可用于治疗自汗、盗汗、偏汗、眼病、痛经、产后宫缩痛、泌尿系疾患。亦为用于胸外、腹外耳针麻醉穴和诊断内脏痛的参考穴。有镇痛解痉、滋阴潜阳的作用。用于镇痛或针麻针刺要深，可向目外眦方向斜刺0.5～2寸，留针30分钟。引见《耳针》、《简明中国针灸》。

交感 2 耳针穴。位于对耳轮下脚上缘与耳轮内侧缘交界处，本穴在交感1的外上方。主治与作用与交感1相同。引见《常用新医疗法手册》、《千金要方》、《千金翼方》、《针灸资生经》、《腧穴学概论》、《实用针灸学》、《中华针灸学》、《针灸集成》、《针灸经外奇穴图谱》、《针灸经外奇穴治疗诀》、《针灸学》（上海中医学院编）、《针灸大辞典》、《中国针灸大辞典》。

交感穴 耳针穴。位于耳轮下脚的末端与耳轮交界处。用于治疗胃肠痉挛、心绞痛、胆绞痛、输尿管结石、植物神经功能紊乱。本穴对植物神经系统有明显调节作用，对血管有舒张作用、调节迷走神经和抑制汗腺分泌。对内脏有解痉镇痛作用。为内脏止痛要穴，也是止酸要穴。引见《针灸新知识辞典》。

交感点 耳针穴。位于耳轮脚中段的小突起处。用于治疗胃痉挛、溃疡病、吞气性痉挛。按耳针常规针法操作。引见《耳穴疗法》。

交经八穴 经穴分类名，即八脉交会穴，详见该条。引见《针经指南》、《针灸学辞典》。

交通心肾方 针灸方。是由任脉关元（CV4）、膀胱经心俞（B15）、肾俞（B23）、志室（B52）心经神门（H7）、心包经内关（P6）、脾经三阴交（SP6）组成。用于治疗遗精。随症加穴：梦魇不宁者，加厉兑、隐白；久治难愈者加会阴。方义：心藏神肾藏志，神志不宁者当取心、肾背俞，以补北泻南而交通心肾；取神门、内关以宁心安神；关元为足三阴、任脉之会、为人身元气之根本，用以振奋肾气；志室以益肾而摄精；三阴交以滋肾阴，俾水升火下，水火既济、天地始可交泰。引见《中国针灸大辞典》。

池上　奇穴。位于胆经风池穴内上1横指凹陷处。用于治疗脑炎后遗症、大脑发育不全、神经衰弱、失眠、头痛、眼病。点穴用扣压法或点法。引见《点穴疗法》。

池下　奇穴下风池的别名。详见该条。引见《针灸学》（上海中医学院编）、《中国针灸大辞典》。

池头　为大肠经温溜（LI7）穴的别名。池头即蛇头，因"蛇"与"池"字形相近，可能系字误。引见《针灸大成》、《针灸资生经》、《腧穴学概论》、《实用针灸学》、《实用针灸辞典》、《针灸学辞典》、《中国针灸大辞典》。

池前　奇穴。（治聋新4号、聋9）位于颈后部枕骨下际项部肌肉隆起外缘的凹陷前5分，即胆经风池穴前5分处。用于治疗耳聋、白内障。针向翳风刺2～2.5寸。引见《常用新医疗法手册》、《针灸经外奇

穴图谱》、《针灸学》（上海中医学院编）、《中国针灸大辞典》。

池泉　奇穴。（永泉、穴泉、升压点）位于手腕背横纹之中点伸指总肌腱之桡侧缘，此穴与三焦经阳池穴同位，与心包经大陵穴相对。用于治疗一切心胸痛不止、各种原因引起的血压下降。也是穴位诊断胸痛的参考穴。针3～5分，灸3壮。引见《针灸经外奇穴治疗诀》、《针灸经外奇穴图谱》、《腧穴学概论》、《中医大辞典》、《穴位诊断法》、《中国针灸大辞典》。

池颈　经穴别名，即大肠经温溜（LI7）穴，详见该条。引见《实用针灸学》、《实用针灸辞典》。

兴奋　所指有二：①奇穴。位于头颞部颞骨乳突后缘乳突下凹陷上5分，当胆经风池穴与奇穴翳明之间，即安眠2穴斜上5分处。用于治疗嗜睡、心搏骤停、心动过缓、脑病后遗痴呆、肢体乏力。针直刺5分后，向内斜刺1.5～2寸，针感麻至肩，灸5壮。②耳针穴。详见兴奋点。引见《常用新医疗法手册》、《工人医生手册》、《中医临床新编》、《针灸经外奇穴图谱》、《中国针灸大辞典》、《耳穴挂图》、《针

灸学》（上海中医学院编）。

兴隆　奇穴。位于脐上 1 寸前正中线旁开 1 寸处，即任脉水分穴旁开 1 寸处。用于治疗心中冷气上攻、疟癖。亦为穴位诊断肝硬化腹水的定性穴之一。针 5～8 分，灸 5～10 壮。引见《凌氏汉章针灸全书》、《中医大辞典》、《针灸学辞典》、《针灸大辞典》、《中国针灸大辞典》、《针灸经外奇穴图谱》。

兴奋点　耳针穴。（兴奋）位于对耳屏内侧壁睾丸穴下方。即对耳屏内侧面正中线底部。一说在腮腺内下方对耳屏底部与太阳穴相对。一说在睾丸与肺点的正中处。一说在对耳屏内侧面，对耳屏中点上缘直下与耳甲腔相交处。用于治疗嗜睡症、肥胖症、性功能低下、心动过缓、低血压、内分泌紊乱以及因嗜睡而引起的遗尿症。针 1～2 分，留针 30 分钟。引见《耳针》、《针灸经外奇穴图谱》、《耳穴挂图》、《针灸大辞典》、《耳穴疗法》、《中国针灸大辞典》。

羊矢　所指有二：①奇穴。（羊屎）位于腹股沟内端耻骨结节之高点处。即在股内横纹中、鼠蹊内端与耻骨上缘之交点处，按之内有

核如羊矢故名。用于治疗疝气、偏坠、瘿瘤、附睾丸炎、生殖器疾患。针刺 3～5 分，灸 3～7 壮。②经穴别名，所指有三：一指胃经气冲（S30）穴；二指肝经急脉（Liv12）穴；三指督脉命门（GV4）穴。详见各条。引见《千金要方》、《类经图翼》、《针灸孔穴及其疗法便览》、《针灸简编》、《针灸学辞典》、《针灸集成》、《中医大辞典》、《针灸大辞典》、《中国针灸大辞典》、《针灸腧穴手册》、《实用针灸学》、《实用针灸辞典》。

羊屎　即奇穴羊矢，详见上条。

壮肩　手针穴。位于手背、大指食指根骨上中点。用于治疗肩部负重劳伤、酸痛无力。直刺 1 分许。引见《手针新疗法》。

壮骨　为督脉兑端（GV27）穴的别名，详见该条。引见《针灸腧穴手册》、《腧穴学概论》、《实用针灸学》、《实用针灸辞典》。

壮腰区　头针穴。位于感觉区上点，向后刺 3 厘米。用于治疗腰腿痛。按头针常规针法操作。引见《头针疗法》。

闭孔　奇穴。位于臀部、尾骨

尖端旁开 2 寸。用于治疗坐骨神经痛、小儿麻痹后遗症、下肢运动障碍。针 3～4 寸，进入坐骨大孔中。引见《新医疗法手册》、《针灸经外奇穴图谱》、《中国针灸大辞典》。

闭孔神经点　奇穴。位于腹股沟韧带内五分之一与外五分之四交界处再下 2 寸。为神经干刺激疗法穴位。用于治疗大腿内收肌群瘫痪、大腿内侧痛、麻木。用特制粗针弹拨。引见《神经干刺激疗法》。

次门　为任脉关元（CV4）穴的别名，详见该条。引见《针灸甲乙经》、《针灸腧穴手册》、《腧穴学概论》、《实用针灸学》、《中华针灸学》、《针灸学辞典》、《中国针灸大辞典》、《实用针灸辞典》。

次髎（B32）　膀胱经穴。位于骶部，在骶正中嵴外侧，适对第二骶骨孔凹陷中。约当髂后上棘下与骶正中线之中点。当督脉和膀胱俞之间。成人定位时先找到髂后上棘，在棘内下方的 1.3 厘米为次髎。用于治疗湿邪停滞于下焦引起的腰骶疼痛、下肢痿痹、月经不调、赤白带下、小便不利、痛经、阴挺、阳萎、阴器痛、腹泻肠鸣、坐骨神经痛、盆腔炎、催产引产。次髎有壮腰补肾、清热利湿、理下焦、调冲脉的作用。又是穴位诊断子宫、卵巢疾患的定位穴。直刺 1～1.5 寸，灸 7 壮。

产门　所指有二：①奇穴别名，即玉门穴；②经穴别名，即任脉关元（CV4）穴；详见各该条。引见《妇人良方》、《实用针灸学》、《腧穴学概论》、《中国针灸大辞典》、《实用针灸辞典》。

庆大　为奇穴旋臂穴的别名，详见该条。引见《赤脚医生手册》（吉林）。

米啮　为胆经悬颅（G5）穴的别名，详见该条。引见《针灸腧穴手册》、《腧穴学概论》、《实用针灸辞典》。

汗定针　针灸方。是由肾经太溪（K3）、大钟（K4）、水泉（K5）、复溜（K7）穴组成的针灸方。用于治疗多汗症、无汗、水肿、尿潴留、夜尿症、肾炎、膀胱炎、尿道炎、足外翻。由水泉穴进针向上斜刺，经大钟、太溪直透至复溜穴。引见《红医针疗法》、《针灸经外奇穴图谱》、《中国针灸大辞典》。

〔乛〕

阳下 奇穴。位于腘横纹外侧端下5分处。用于治疗下肢瘫痪、腰腿痛、膝关节痛。点穴用穴，常用点法、按压法、按拨法。引见《点穴疗法》。

阳亢 奇穴。（外承扶）位于臀横纹中点向外旁开1.5寸处，即膀胱经承扶穴外侧1.5寸处。用于治疗小儿麻痹后遗症、坐骨神经痛。直刺1～3寸。引见《针灸学》（上海中医学院编）。

阳穴 奇穴。位于后头部，入后发际1寸7分，正中线左侧5分处。即在奇穴中接穴左侧5分处。用于治疗脑溢血、眼病。灸3～5壮。引见《针灸真髓》、《中国针灸大辞典》。

阳白 （G14） 胆经穴。（杨白）位于前额部，在眉毛中点上1寸处，直对瞳孔。即鱼腰穴直上1寸处。用于治疗风邪扰动引起的头痛目痛、远视疏疏、眼睑𥆧动、口眼喝斜、夜盲多眵、眼睑下垂、眶上神经痛、背奏寒栗、重衣不得温。阳白为手足少阳、手足阳明和阳维脉之会穴。有清热散风、清头明目、

疏风祛邪、疏经活络的作用。平刺3～5分，灸3壮。

阳交 （G35） 胆经穴。（月阳、别阳、阳维、阳维郄、足窍）位于小腿外侧、外踝尖上7寸，当腓骨后缘处。或于外丘穴后1寸处。阳交与外丘平行、阳交在后、外丘在前。用于治疗肝胆气机不利引起的胸胁支满、喉痹面肿、喑不能言、惊狂癫疾、肝胆诸证，以及膝痛不仁、寒厥肢冷、小腿筋急、坐骨神经痛、肋间神经痛。阳交为阳维脉之郄穴。有疏泄肝胆经气、解毒通络、活血化瘀的作用。直刺1～1.5寸，灸5壮。

阳池 所指有二：①三焦经阳池（TE4）（别阳、阳别）位于手背部、在腕背横纹之中点、当指总伸肌腱尺侧缘凹陷处。用于治疗三焦热盛引起的消渴口干、寒热疟疾、耳部红肿、耳聋耳鸣，以及腕痛无力、肩痛不举。阳池为三焦经之原穴，有益气固本以治血晕之效，是调理上、中、下三焦气机的重要穴位。阳池有清三焦热、生津止渴、清热利湿、滋阴除烦、宣肺解表、舒筋利节的作用。直刺3～5分。②为肺经太渊（L9）穴的别

名，详见该条。引见《小儿推拿》。

阳纲（B48）　膀胱经穴。
(阳刚)位于背部、第十胸椎棘突下
旁开 3 寸处。即在督脉中枢穴旁开 3
寸处，或膀胱经胆俞穴外 1.5 寸处。
用于治疗胆气不足、湿热郁滞引起
的身热、目黄、腹痛、肠鸣、泄
泻、消渴、小便赤涩，以及胆囊
炎、胆石症、胆道蛔虫症。本穴有
疏泄肝阳、清利肝胆湿热的作用。
取坐位阔肩取穴，斜刺 3～5 分，
灸 7 壮。

阳刚　所指有二：①为奇穴
肠风穴的别名，详见该条。②为膀
胱经阳纲穴的别名，详见该条。引
见《古今医统》、《太平圣惠方》、
《中医大辞典》、《针灸学辞典》、《针
灸大辞典》。

阳关　经穴别名。所指有二：
一指胆经膝阳关（G33）穴，又称足
阳关；另指督脉腰阳关（GV3）穴，
又称背阳关。详见各该条。引见
《针灸大全》、《针灸学辞典》、《实用
针灸辞典》。

阳合　耳针穴。位于耳背、
耳甲腔后隆起下部的耳根边缘处，
在下背穴的内下方。用于治疗胸痛、
腹泻、阳萎、月经不调。针 1～2

分。引见《耳针》、《针灸经外奇穴
图谱》。

阳谷（SI5）　小肠经穴。位
于腕背横纹尺侧缘、当尺骨茎突前
外下方与三角骨之间凹陷处。即在
三角骨后缘、赤白肉际上，当豌豆
骨与尺骨茎突之间取穴。用于治疗
瘟毒热邪引起的颔肿寒热、舌强口
噤、头眩目痛、牙痛、耳鸣耳聋、
癫疾狂走、小儿瘛疭、舌不嘬乳、
喉痹咽梗、热病无汗，以及腕及前
臂尺侧痛、胁痛。阳谷为小肠经的
经（金）穴，有清热解毒、疏筋利
节、利便泻火的作用。针 3～5 分，
灸 5 壮。

阳别　为三焦经阳池（TE4）
穴的别名。详见该条。引见《针灸
大成》、《针灸歌赋选解》、《中国针
灸大辞典》。

阳明　为奇穴营池穴的别
名，详见该条。引见《针灸大辞
典》。

阳泽　为大肠经曲池（LI11）
穴的别名，详见该条。引见《千金
翼方》、《中华针灸学》、《实用针灸
学》、《实用针灸辞典》、《中医大辞
典》、《针灸学辞典》、《中国针灸大
辞典》、《针灸腧穴手册》、《腧穴学

概论》。

阳枢 奇穴。位于背部正中线第六胸椎棘突之高点,当督脉神道与灵台穴之间点。为穴位诊断传染性肝炎用穴,如患有传染性肝炎,该处可有压痛。引见《中医杂志》1963年第1期,《中国针灸大辞典》、《针灸经外奇穴图谱》、《针灸大辞典》。

阳陵 所指有二:①是指胆经阳陵泉穴之简称。②为胆经膝阳关(G33)穴的别名,详见该条。引见《针灸大全》、《针灸学辞典》、《针灸腧穴手册》、《腧穴学概论》、《针灸学基础》、《实用针灸学》、《中国针灸大辞典》、《中华针灸学》、《针灸大成》、《实用针灸辞典》。

阳维 所指有三:①奇穴。位于耳后根部、引耳向前、在耳郭根部出现弦筋是穴,耳前与胆经听会穴相平;一说与耳门穴相平;另说与耳屏间切迹相平;还有说在珠形隆起外侧、耳轮脚后沟上下支分叉处、耳迷根穴的外下方。用于治疗耳鸣、耳聋、耳流脓、小儿惊痫。针1~2分,灸5~50壮。②经穴别名,胆经阳交(G35)穴;③经穴分类名,阳维即三焦经外关(TE5)

穴,详见各该条。引见《千金翼方》、《卫生宝鉴》、《针灸经外奇穴治疗诀》、《针灸孔穴及其疗法便览》、《铜人腧穴针灸图经》、《中国针灸大辞典》、《针灸大辞典》、《中国针灸大辞典》、《针灸学辞典》。

阳辅(G38) 胆经穴。(分肉、分间、绝骨)位于小腿前外侧外踝尖上4寸,腓骨前缘。用于治疗胆经湿热、经气不通引起的腋下肿痛、瘰疬、腰腿痛、偏头痛、目外眦痛、胸胁痛、喉痹挟瘿,以及下肢麻痹、膝胻痠痛、脚气、坐骨神经痛。阳辅为胆经的经(火)穴,有清肝胆热、疏肝利胆、除湿通经的作用。直刺1~1.5寸,灸7壮。

阳溪(LI5) 大肠经穴。别名中魁位于手腕背横纹桡侧端,当拇指上翘时在拇长伸肌腱与拇短伸肌腱之间凹陷中,即俗称鼻烟窝内是穴。用于治疗风热之邪阻滞于大肠经引起的厥逆头痛、目赤眦痛、耳聋耳鸣、咽喉肿痛、齘龋牙痛、狂言妄笑、心烦惊悸、热病无汗、臂腕痛累肘、五指拘挛及癫狂痫证。阳溪为大肠经的经(火)穴,是穴位诊断舟状骨骨折的定性穴。有清泻阳明之火、疏筋利节的作用，针 5 分，灸 5 壮。

阳剶　奇穴。位于第十胸椎棘突下，旁开 3 寸处。阳剶与阳刚音同字不同，实与膀胱经穴阳纲穴同位，主治也基本相同。用于治疗腹中雷鸣、食不下、大小便不节、黄水。针 5 分，灸 3 壮。引见《太平圣惠方》。

阳溜　奇穴。（平顶）位于小腿外侧上部，在腓骨小头与外踝交点之连线上，髌骨中线下 4 寸。一说在膝下 3 寸、胫腓骨之间、髌骨中线下 5 寸。另一说位于阳陵泉穴直上 1 寸。又一说在足三里穴下 1.5 寸、外开 1 寸。用于治疗精神病、下肢瘫痪、坐骨神经痛、昏迷急救苏醒后全身瘫软无力。有引经气下行、舒筋活络作用。用拇指揉按 3～5 下。向内斜刺 3～4 寸。引见《针灸经外奇穴图谱》、《针灸穴位小词典》、《中国针灸大辞典》、《常见急症针灸处方手册》。

阳窟　经穴别名，所指有二：一指脾经腹结（SP14）穴；另指脾经腹哀（SP16）穴；详见各该条。阳窟是肠窟之误。引见《针灸聚英》、《针灸学辞典》、《针灸大辞典》、《临床针灸学》、《针灸腧穴手

册》、《腧穴学概论》、《实用针灸学》、《中华针灸学》、《实用针灸辞典》。

阳跻　所指有三：①奇穴。位于足背部，外踝下缘前 1 寸凹陷处。当胆经丘墟穴的微前方。用于治疗脚气、肾气、妇人血气。针 3 分。②经穴分类名：即膀胱经申脉（B62）穴。③为膀胱经跗阳（B59）穴的别名。详见各该条。引见《针灸甲乙经》、《备急千金要方》、《太平圣惠方》、《针灸经外奇穴图谱》、《中国针灸大辞典》、《针灸大辞典》、《针灸腧穴手册》、《实用针灸学》、《中华针灸学》、《实用针灸辞典》。

阳瘰　奇穴。位于背部正中线第五胸椎棘突下方凹陷处。即在督脉神道穴的微上方。用于治疗发瘰结核。针挑出血。引见《福州民间针灸经验录》、《针灸经外奇穴图谱》、《中国针灸大辞典》。

阳委 1　为奇穴阳委一穴的别名，详见该条。引见《针灸大辞典》、《中国针灸大辞典》。

阳委 2　为阴委二穴的别名，详见该条。引见《针灸大辞典》、《中国针灸大辞典》。

阳委 3　别名，为奇穴阴委

三穴的别名，详见该条。引见《针灸大辞典》、《中国针灸大辞典》。

阳陵泉（G34） 胆经穴。（阳陵、阳之陵泉、筋会）位于小腿前外侧，腓骨小头前下方凹陷处。用于治疗肝胆湿热引起的季胁痛、口苦呕汁、皮膜眼黄、便秘或泄泻、小便赤黄，如胆道蛔虫症、胆囊炎、胆石症、肝炎，以及下肢痿痹、膝肿足冷、脚气筋挛、肋间神经痛、坐骨神经痛、高血压病、脉管炎、癫痫、急惊风。阳陵泉为胆经之合（土）穴，八脉交会穴之一筋会，可统治筋病，又是穴诊消化道出血的定性穴。有疏肝利胆、清泄湿热、疏筋利节、强腰膝、壮筋骨的作用。直刺1～1.5寸，灸7壮。

阳萎穴 奇穴针灸方。即由脐部（神阙）至耻骨联合上（曲骨穴）两穴连线任脉经上三分之一、中三分之一、下三分之一各1穴、中三分之一穴旁开1.2寸各1穴计5穴组成。用于治疗阳萎。上述5穴，每隔日针刺1次，每次留针20分钟，用补法。12次为1疗程。引见《中国针灸》1988年第2期。

阳维穴 所指有二：①经穴分类名，阳维即三焦经外关（TE5）穴，详见该条。②指阳维脉交会穴。如膀胱经金门，胆经阳交，小肠经臑俞，三焦经天窌。胆经肩井、风池、脑空、承灵、正营、目窗、头临泣、阳白、本神。督脉哑门、风府穴。引见《针灸甲乙经》、《针经指南》、《针灸学辞典》。

阳维郄 经穴分类名，即胆经阳交（G35）穴，详见该条。引见《针灸甲乙经》、《中国针灸大辞典》。

阳跷穴 所指有二：①经穴分类名，即膀胱经申脉（B62）穴，详见该条。②指阳跷脉交会穴。如膀胱经的申脉、仆参、跗阳、睛胆；胆经的居窌、风池；胃经的地仓、巨窌、承泣；大肠经的肩髃、巨骨；小肠经的臑俞。引见《针灸甲乙经》、《针经指南》、《针灸学辞典》。

阳之陵泉 为胆经阳陵泉（G34）穴的别名，详见该条。引见《针灸腧穴手册》、《腧穴学概论》、《实用针灸学》、《实用针灸辞典》。

阳维之郄 为阳维郄胆经阳交（G35）穴之异名，详见该条。引见《临床针灸学》。

阳白内一寸 奇穴。位于额部眉中点上1寸，再向内开1寸处。即胆经阳白穴内侧 1 寸处。用于治疗面神经麻痹不能闭眼者。针沿皮向下斜刺透至眉。引见《中国针灸大辞典》。

阴门　为胃经阴市（S33）穴的别名，详见该条。引见《实用针灸学》、《实用针灸辞典》。

阴亢　别名内承扶奇穴。位于臀下方，在臀下皱襞中点，再向内侧平开 1.5 寸处。即在膀胱经承扶穴内侧 1.5 寸处。用于治疗小儿麻痹后遗症不能坐起、不能直腰、臀肌萎缩、下肢瘫痪、坐骨神经痛。直刺 1～3 寸，针感麻至膝，灸 7 壮。引见《常用新医疗法手册》、《针灸经外奇穴图谱》、《实用针灸学》、《中国针灸大辞典》。

阴穴　奇穴。位于后头部正中线右侧 5 分，入后发际 1 寸 7 分处是穴。即在中接穴右侧 5 分处。用于治疗脑溢血、眼病。灸 3～5 壮。本穴又是穴位诊断脑溢血的定性穴。引见《穴位诊断法》、《针灸真髓》、《针灸经外奇穴图谱》、《中国针灸大辞典》。

阴包（Liv9）　肝经穴。（阴胞）位于大腿内侧下部，股骨内上髁上 4 寸，当股内肌与缝匠肌之间。用于治疗气血瘀滞、经气不畅引起的月经不调、遗尿、小便失禁、尿闭、腰骶痛引小腹。有理气活血、通调下焦的作用。直刺 1～2 寸，灸 7 壮。

阴市（S33）　胃经穴。（阴鼎、阴门）位于大腿下部前外侧，在髌骨外上缘上 3 寸，当髂前上棘与髌骨外上缘的连线上取穴，或于梁丘穴上 1 寸取之。用于治疗寒湿之邪引起的腿膝肿痛、屈伸不利、膝冷足挛、下肢痿痹不仁、寒疝腹痛、大腹水肿、小腹胀痛。阴市有散寒除湿、通经络、利关节的作用。直刺 1～1.5 寸，灸 3～5 壮。

阴白　为脾经隐白（SP1）穴的别名，详见该条。引见《针灸大辞典》、《实用针灸学》、《实用针灸辞典》。

阴边　奇穴。位于耻骨联合下缘前正中线奇穴龙门旁开 5 分。用于治疗截瘫引起的膀胱功能障碍。向正中斜刺 0.5～1 寸。引见《针灸学》（上海中医学院编）。

阴交（CV7）　任脉穴。（小关、少关、丹田、横户）位于腹正中线脐下 1 寸。用于治疗任脉经气郁滞、冲任失调引起的少腹坚满、肠鸣不肿、阴疝引睾、月经过多、月水不通、崩中带下、阴挺阴痒、产后恶露不止。阴交系三焦之募穴，又为任脉、冲脉、足少阴之会穴。有补肾培元、清热利湿、疏调冲任、平逆止冲的作用。又是穴位诊断带下的定性穴。直刺1～2寸，灸5壮。

阴都 所指有二：①肾经穴。阴都（K19）（食宫、食吕、石宫、通关）位于上腹部脐上4寸，正中线旁开5分处，即任脉中脘穴旁开5分处。一说在脐上3寸旁开5分；另说在脐上3寸旁开1.5寸。用于治疗冲脉失调、胃气不和引起的气逆胃痛、腹胀肠鸣、吐泻或便秘、妇人不孕、内眦赤痛、心烦、哮喘、肺胀胁痛。阴都为足少阴和冲脉之会穴。有调冲脉、和胃气的作用。直刺1～1.5寸，灸5壮。②为奇穴经中穴的别名。详见该条。引见《针灸甲乙经》、《铜人腧穴针灸图经》、《经外奇穴治疗诀》、《针灸学辞典》。

阴池 所指有二：①奇穴。位于前臂屈侧、腕横纹中央上1寸（即内阳池穴）再向桡侧外开1寸处。与肺经的经渠穴相平。用于治疗咳血、咽喉肿痛、声音嘶哑、头

痛。针5分，灸3～5壮。②为心经神门（H7）穴的别名，详见该条。引见《小儿推拿》、《针灸孔穴及其疗法便览》、《针灸经外奇穴治疗诀》、《针灸经外奇穴图谱》、《中医大辞典》、《中国针灸大辞典》。

阴关 经穴别名，所指有二：一指膀胱经承扶（B36）穴；二指肾经大赫（K12）穴。详见各该条。引见《针灸甲乙经》、《针灸腧穴手册》、《腧穴学概论》、《实用针灸学》、《中华针灸学》、《实用针灸典》、《针灸学辞典》、《中国针灸大辞典》。

阴阳 所指有二：①奇穴。位于姆趾内、外侧缘，趾节横纹两末端、赤白肉际处，一趾两穴。姆趾内侧缘一穴位于脾经大都穴前下方；另一穴在姆趾外侧缘横纹头处。用于治疗卒中恶风、子宫内膜炎、赤白带下、肠疝痛。灸3壮。②奇穴营池的异名，详见该条。引见《备急千金要方》、《类经图翼》、《经穴汇解》、《千金翼方》、《针灸孔穴及其疗法便览》、《针灸集成》、《针灸腧穴图谱》、《针灸经穴图考》、《中华针灸学》、《中医大辞典》、《针灸大辞典》、《中国针灸大辞典》、

《针灸学辞典》。

阴谷　肾经穴。位于腘窝内侧，和委中相平，在半腱肌腱和半膜肌腱之间，屈膝取穴。当肝经曲泉穴之后方。用于治疗肾气不足、肝气不舒引起的阳萎、阴囊湿痒、妇人崩漏、阴痿不用、小便不利、膝痛如锥、不能屈伸。阴谷为肾经的合（水）穴，有滋肾舒肝、健脾利湿、升举下焦的作用。直刺1～1.5寸，灸5壮。

阴郄　所指有二：①心经穴。阴郄（H6）（少阴郄、手少阴郄、石宫、通关）位于前臂掌侧、腕横纹尺侧端、掌后去腕5分处。即心经神门穴上5分处。用于治疗心经瘀血化热伤阴引起的心痛惊悸、寒嗽气逆、吐血、鼻衄、骨蒸痨热、阴虚盗汗、暴瘖失言、心悸不寐。阴郄为心经郄穴。有行气活血，养阴安神，清热止血的作用。针0.5～1寸，灸5壮。②为督脉长强（GV1）穴之别名，亦名气之阴郄，详见该条。引见《针灸学辞典》、《中国针灸大辞典》、《医学原始》、《实用针灸辞典》。

阴轮　奇穴。位于男性外阴部、阴茎根中点直上1寸、左右旁开各1寸处。用于治疗小儿腹股沟疝。针1～2分，针感麻至阴茎。引见《针灸经外奇穴图谱》、《中国针灸大辞典》。

阴阜　奇穴。位于阴蒂上方阴部正中线左右旁开1横指处。用于治疗外阴白斑。沿皮顺大阴唇向下刺，达阴道口水平。针感大阴唇有鼓胀感。引见《上海针灸杂志》1982年第2期。

阴经　为脾经漏谷（SP7）穴的别名，详见该条。引见《针灸大辞典》、《实用针灸学》、《实用针灸辞典》。

阴独　奇穴。位于足背第四、五跖趾关节之前方，即在胆经侠溪穴微前的趾蹼上。用于治疗足背肿痛、月经不调。斜刺3～5分，灸3壮。引见《针灸孔穴及其疗法便览》、《中医大辞典》、《针灸大辞典》、《中国针灸大辞典》。

阴胞　为肝经阴包（Liv9）穴的别名，详见该条。引见《太平圣惠方》、《针灸腧穴手册》、《腧穴学概论》、《实用针灸学》、《中华针灸学》、《针灸学辞典》、《实用针灸辞典》。

阴陵　经穴阴陵泉（SP9）的

简称，详见该条。引见《针灸学辞典》。

阴维 所指有二：①经穴分类名，阴维即心包经内关（P6）穴，详见该条。②经穴别名，指肾经大赫（K12）穴，详见该条。引见《针灸甲乙经》、《针经指南》、《腧穴学概论》、《实用针灸学》、《中华针灸学》、《针灸学辞典》、《中医大辞典》、《针灸大辞典》、《实用针灸辞典》、《中国针灸大辞典》。

阴缝 为奇穴玉门穴的别名，详见该条。引见《针灸大辞典》。

阴舒 奇穴。位于小腿上部内侧腘横纹内侧端下1寸，当肾经阴谷穴下1寸处。用于治疗肾下垂、胃下垂。针1～2寸，针感麻至内踝。引见《针灸经外奇穴图谱》、《中国针灸大辞典》。

阴廉 肝经穴。位于大腿前内侧，当耻骨联合上缘中点，曲骨穴旁开2寸，即气冲穴，再直下2寸，当内收长肌外缘，股三角的内缘处。用于治疗气血瘀滞经气不畅引起的月经不调、赤白带下、外阴瘙痒、妇人绝产小腹痛，以及股内廉痛、下肢麻痹。有调经活血、止

带止痒作用。直刺1～2寸，灸3壮。

阴鼎 为胃经阴市（S33）的别名，详见该条。引见《针灸甲乙经》、《中国针灸大辞典》、《实用针灸辞典》、《针灸学辞典》、《针灸腧穴手册》、《腧穴学概论》、《实用针灸学》、《中华针灸学》。

阴跻 所指有二：①奇穴。位于内踝下陷者宛宛中。用于治疗卒疝、小腹痛、女子无月水、妇人淋沥、阴挺、病饥不欲食、面黑、汗出、目痛、小腹偏痛、呕逆嗜卧、偏枯不能行、尿黄、咽干、诸淋。针入3分。②经穴别名，所指有二：一般多指肾经照海（K6）穴；或指肾经交信（K8）穴。详见各该条。引见《太平圣惠方》、《针经指南》、《针灸学辞典》、《中医大辞典》、《针灸大辞典》、《针灸腧穴手册》、《腧穴学概论》、《实用针灸学》、《中华针灸学》、《实用针灸辞典》。

阴癣 奇穴。位于臀部，第三骶椎棘突旁开2.25寸，当中膂俞穴外侧1横指。用于治疗发癣结核。针挑出血。引见《福州民间针久经验录》、《针灸经外奇穴图谱》。

阴交上 奇穴。位于内踝直

上4寸处。当三阴交穴直上1寸处。用于治疗小儿消化不良，高烧，昏厥、腹泻、下肢瘫痪。点穴用穴，常用按压、按拨法。引见《点穴疗法》。

阴阳穴　奇穴。位于后头部，后正中线入发际1寸7分（中接穴）左右旁开半寸处。左为阳穴，右为阴穴。用于治疗脑病、脑溢血、眼病。灸3～5壮。引见《针灸真髓》、《针灸大辞典》。

阴委一　别名阳委1、瘫复。奇穴。位于大腿外侧下部、腘窝横纹外侧端上1寸处，即股二头肌腱之外缘、当肝经曲泉穴上1寸处。本穴深刺为过梁针之一，用于治疗癫狂、癫痫、癔病性瘫痪、癔病腹胀、下肢麻痹。直刺3～8寸。引见《腧穴学概论》、《针灸腧穴图谱》、《针灸孔穴及其疗法便览》、《针灸经外奇穴图谱》、《针灸大辞典》、《中国针灸大辞典》。

阴委二　奇穴。（阳委2、瘫立）位于大腿外侧下部、腘窝横纹外侧端上2寸，当肝经曲泉穴上2寸处。即阴委一穴上1寸处。用于治疗癫狂。针法及引证同阴委一穴，详见上条。

阴委三　奇穴。（阳委3、瘫康）位于阴委一穴上2寸处。主治、针法及引文均同阴委一穴，详见该条。

阴茎穴　奇穴。（势头）位于阴茎上宛宛中，男性当尿道口上方宛宛中。用于治疗癫狂、阴缩。灸3壮得小便即瘥，如为女性可用艾捲悬灸阴蒂。引见《肘后方》、《经穴汇解》、《类经图翼》、《针灸集成》、《针灸经外奇穴治疗诀》、《针灸学辞典》、《针灸大辞典》。

阴茎头　奇穴势头之别名，即阴茎穴，详见上条。引见《针灸大辞典》、《中国针灸大辞典》。

阴陵泉　脾经穴。（阴陵、阴之陵泉）位于小腿内侧，胫骨内侧髁下缘，当胫骨后缘和腓肠肌之间凹陷处。平内膝眼下2寸处、与阳陵泉穴相对。当曲膝时，膝横纹之尖头处。用于治疗肝脾不和而脾失健运、水湿停滞引起的腹胀、水肿盈脐、胸胁腹满、黄疸、小便不利或失禁、月经不调、阴挺、带下、肚冷暴泄、喘不得卧，以及膝胫酸痛、腰腿痹证、虚劳失精、不寐怔忡。阴陵泉为足太阴经之合（水）穴。有健脾利湿、调补肝肾、温运中焦、清利下焦、利尿止泻、化湿滞、清虚热的作用。凡由中焦虚寒、下焦湿热所致之病症皆可选用此穴。直刺1～2寸，灸3～5壮。

阴维穴 所指有三：①指心包经内关穴；②肾经大赫穴的别名；③指阴维脉交会穴。如肾经的筑宾穴；脾经的冲门、府舍、大横、腹哀；肝经的期门；任脉的天突、廉泉穴。引见《针灸甲乙经》、《外台秘要》、《针经指南》、《针灸学辞典》。

阴维郄 经穴分类名，即筑宾（K9）穴，详见该条。引见《青囊杂记》。

阴跷穴 所指有二：①经穴分类名，阴跷即照海（K6）穴，为八脉交会穴之一。②指阴跷脉交会穴，如交会于足少阴经的照海、交信（郄）、上于阳跷会合于足太阳经的睛明。引见《针灸甲乙经》、《针经指南》、《针灸学辞典》。

阴囊缝 奇穴。（别名囊下缝）位于男性阴囊尾部正中线上。用于治疗卒癫、热阳风。灸7～14壮。引见《备急千金要方》、《针灸经外奇穴图谱》、《针灸学辞典》、《针灸大辞典》、《中国针灸大辞

典》。

阴之陵泉 即脾经阴陵泉（SP9）穴，详见该条。引见《针灸学辞典》、《针灸大辞典》、《针灸腧穴手册》、《腧穴学概论》、《实用针灸学》、《实用针灸辞典》。

阴独八穴 即奇穴八风之异名，详见该条。引见《针灸集成》、《针灸大辞典》、《中国针灸大辞典》。

阴囊下横纹 奇穴。（囊下横纹）位于男性会阴部，阴囊下第一横纹之中点是穴。用于治疗口噤、目上视、腹中切痛、卒中急风、闷乱欲死。灸3～7壮。引见《备急千金要方》、《肘后方》、《针灸孔穴及其疗法便览》、《针灸学辞典》、《针灸大辞典》、《中国针灸大辞典》、《针灸集成》、《类经图翼》、《中医大辞典》、《针灸经外奇穴图谱》。

阴部神经刺激点 即针麻穴会阴麻醉点，详见该条。引见《中国针灸大辞典》。

红工 手针穴。位于手背部，第二、三掌骨基底前之凹陷处。用于治疗腰部及头面部外伤，四肢外伤。有消肿、止痛、抗休克作用。针

向腕部斜刺 1～1.5 寸，留针 30 分钟。引见《针灸经外奇穴图谱》、《中国针灸大辞典》。

红阳　手针穴。位于手背，第三、四掌骨基底前之凹陷处。用于治疗胸部外伤，疗效显著，四肢外伤也可用。针向腕部斜刺，1～1.5寸，留针 30 分钟。引见《针灸经外奇穴图谱》、《中国针灸大辞典》。

红医　手针穴。（永红）位于手背、第四、五掌骨基底前凹陷处。用于治疗腰部外伤，疗效显著；四肢外伤也可用。针法及引见同红工穴。

红线　奇穴。位于大腿下部胫侧、腘窝横纹内侧端直上 3 寸处，股骨后缘。用于治疗血栓闭塞性脉管炎。直刺 2～3 寸，针感达至膝部。引见《针灸经外奇穴图谱》、《中国针灸大辞典》。

红遍　奇穴。位于口腔内，即根据溃疡面取阿是穴。用于治疗口腔溃疡。快速点刺出血，盖遍溃疡面故名。引见《针灸经外奇穴图谱》、《中国针灸大辞典》。

纪门　奇穴。位于胸部，在乳头外开 1 寸，再直下，第六、七肋骨之间处。当肝经期门穴外开 1 寸处。用于治疗妇人月里风、胸膜炎、乳腺炎、肋间神经痛、胸胁支满。针 3 分，灸 3～5 壮。引见《福州民间针灸经验录》、《针灸孔穴及其疗法便览》、《针灸腧穴图谱》、《针灸经外奇穴图谱》、《腧穴学概论》、《中国针灸大辞典》、《针灸大辞典》。

尘气　为督脉身柱（GV12）穴的别名，详见该条。引见《针灸大辞典》、《实用针灸学》、《临床针灸学》、《针灸腧穴手册》、《腧穴学概论》、《实用针灸辞典》。

防修　奇穴。位于大腿下部内侧髌骨内上缘上 3.5 寸，即脾经血海穴直上 1.5 寸处。用于治疗急性脊髓灰白质炎、下肢麻痹肢体失用。针 0.5～1 寸。引见《内科急症》、《针灸经外奇穴图谱》。

防老穴　奇穴。位于头顶部正中线，当督脉百会穴后 1 寸处。用于治疗脱发症。针尖斜向前方，沿皮刺，进针 1 分。引见《中国针灸》1988 年第 5 期。

防近穴　即耳针穴防近视，详见该条。

防近视　耳针穴。（防近穴、防近 1）位于屏间切迹内侧约 0.2 厘米，皮质下与内分泌两穴之间。

用于近视眼的治疗。按耳针常规针法操作或耳压王不留籽。引见《耳针》、《针灸大辞典》、《耳压疗法》。

导痰穴 耳穴分类名。是指起导痰排痰作用的穴位。有任2、3督1、4、10及神经点六个穴位。引见《耳压祛痰疗法》。

阶段之灸 奇穴。（阶段灸）位于胸背部第七至十一胸椎棘突下旁开2寸处。左右计10穴。但其定位法有如下几种：①第七胸椎至第十一胸椎棘突旁开2寸处。②第七至第十一胸椎棘突旁开5分处。③第七胸椎至第十一胸椎棘突下旁开1.5寸。以上3种取穴法，均为左右共10点是穴。④第七胸椎至第二腰椎夹脊边处，左右共16点是穴。⑤第一至十一胸椎棘突外开2寸处，左右共22点是穴。用于治疗神经衰弱、肺结核、支气管炎、哮喘、消化系疾患、脊髓疾患、头晕、目眩、健忘、体虚消瘦。每穴灸3～7壮。引见《中国针灸学》、《针灸孔穴及其疗法便览》、《针灸腧穴图谱》、《腧穴学概论》、《针灸经外奇穴图谱》、《针灸大辞典》。

导滞通腑方 针灸方。是由胃经天枢（S25）、足三里（S36）、上巨虚（S37）、下巨虚（S39）和膀胱经大肠俞（B25）、心包经内关（P6）、任脉关元（CV4）穴组成的针灸方。用于治疗肠结阵发性剧烈腹痛、呕吐、腹胀、便秘、不排气、脉弦紧滑数、晚期脉细弱无力、舌苔黄燥、厚腻。随症加穴：便秘加丰隆；气滞加气海。方义：本方具有和胃止呕，消积导滞、疏通肠腑的作用。上下巨虚为大小肠之合穴，天枢、关元为大小肠之募穴，以通导大小肠之腑气而去其积滞；内关、足三里以和胃止呕；加大肠俞以通便去积秽。引见《中国针灸大辞典》。

孙真人十三鬼穴 其简称十三鬼穴。是唐代孙思邈所著《千金要方》中，用于治疗百邪癫狂为病的针灸经验效穴。详见十三鬼穴条。引见《千金要方》、《中医大辞典》。

七 画

〔一〕

医山 耳针穴。位于耳垂背面之中央，当耳垂划区的第5区。用于治疗耳鸣、耳聋、神经衰弱、失眠、头晕、头昏、腹部不适、消化不良。针1～2分，留针30分钟。引见《耳针》、《针灸经外奇穴图谱》、《耳针穴位挂图》。

医伦　耳针穴。位于耳垂背面，近耳垂背面边缘，在医山穴下方。相当于耳垂正面划区的第八区下方。用于治疗头痛、耳鸣、耳聋、上呼吸道感染、扁桃体炎、神经衰弱、失眠。针1～2分，留针30分钟。引见《针灸经外奇穴图谱》、《耳针》。

医肛　奇穴。位于骶部正中线2～4骶椎之间。用于治疗脱肛、便秘、痔疾。用粗针刺入皮下、拔筋膜二三十次。引见《快速针刺疗法》。

医面　奇穴。（乳面点）位于耳垂后、乳突和下颌骨之间凹陷处，即在下颌骨后、乳突尖的前缘、平耳垂处，当翳风穴下5分处，其下为面神经干走行处。用于治疗面肌痉挛、面瘫、耳鸣、下颌关节疾患。从乳突的前缘进针，斜向前刺入0.5～1寸。采用轻刺激手法。或以指向后下方点按。引见《快速针刺疗法》、《实用点穴疗法》。

医聋　为奇穴上翳风穴的别名，详见该条。引见《中国针灸大辞典》、《针灸学》（上海中医学院编）。

医瘫　奇穴。（王氏夹脊）第二胸椎至第四腰椎，各椎棘突下旁开3分，隔椎1穴，均取双数即2、4、6、10、12胸椎、2、4腰椎。一侧8穴，两侧16穴。胸2至8用于治疗胸背上肢疾患，主脏主血；胸10至4腰用于治疗腹部下肢疾患，主腑主气。本穴有扶督脉之阳，助膀胱之气，用于瘫痪之症，故名医瘫。针尖向里直刺1～2寸。引见《针灸经外奇穴图谱》、《金针王乐亭》。

医瘫1　奇穴。位于背部第七胸椎棘突下缘、左右旁开3分处。计2穴。用于治疗痉挛性瘫痪。针1～2寸。引见《针灸经外奇穴图谱》、《中国针灸大辞典》。

两井　即天井、肩井两穴的合称。详见各该条。引见《针灸大辞典》。

两边　针灸方。位于背部正中线两侧旁开1寸，自第七颈椎至第五腰椎，与每一棘突下缘相平，每侧18穴，左右计36穴。用于治疗瘫痪、四肢疼痛。斜刺向脊柱方向针 1.5 寸。引见《中医简易教材》、《针灸经外奇穴图谱》、《中国针灸大辞典》。

两间 即手阳明大肠经二间、三间两穴的合称。引见《针经指南》、《针灸大辞典》。

两乳 奇穴。（乳下）位于乳头下 1 横指许、与乳头相直骨间陷中。妇人以乳头垂下到处是穴。用于呕逆，灸 3 壮立止。引见《针灸逢源》。

两点 针灸方。是由三焦经翳风（TE17）穴和大肠经合谷（LI4）穴组成的针灸方。用于治疗面神经麻痹、面肌痉挛。针翳风时，从骨边缘斜向对侧耳尖方向刺 1～2 寸，针感放散至耳与颞部；针合谷穴 0.5～1.5 寸，针感麻至指或肩部。引见《中医简易教材》、《中国针灸大辞典》。

两商 是指少商、商阳两穴的合称。详见各该条。引见《针灸大辞典》。

两扇门 按摩用穴。是指一扇门与二扇门的合称。位于手背部、中指两旁指缝端上约 5 分处。用于治疗壮热汗多者，揉之即止；又治急惊、口眼歪斜。引见《针灸大成》、《针灸学辞典》。

两点加一圈 针灸方。由翳风、合谷（两点），及胃经四白、地仓、颊车、下关穴（一圈）组成。用于治疗面神经麻痹、面肌痉挛。两点针法、详见该条。一圈的针法：由下关穴进针透颊车、另一针透四白；另由地仓穴进针透颊车、另一针透四白。引见《中医简易教材》、《中国针灸大辞典》。

两腕研子骨 奇穴。位于两手腕研子骨尖上、现代医学是指尺骨小头隆起处、当养老穴所在近处。用于治疗豌豆疮。灸 3 壮、男左女右。引见《千金要方》、《类经图翼》、《针灸学辞典》。

赤穴 奇穴。位于胸部，胸骨柄正中点，左右旁开 1 寸处。即当任脉璇玑（胸骨柄中央、平第一肋）穴，旁开 1 寸处。用于治疗咳嗽、喘息、胸膜炎、肺充血、肋间神经痛。针向璇玑穴方向刺入 0.5～1 寸，灸 7 壮。引见《针灸孔穴及其疗法便览》、《针灸腧穴图谱》、《腧穴学概论》、《针灸经外奇穴图谱》、《针灸大辞典》、《中国针灸大辞典》。

赤医 1 穴 奇穴。（胸 5 穴）

位于背部正中线、第五胸椎棘突最高点上缘是穴。当督脉神道穴的上方。用于治疗疗毒、丹毒、急性皮肤感染、淋巴管炎、疖肿、痈肿、急性乳腺炎、腮腺炎、荨麻疹、神经性皮炎、小腿慢性溃疡、皮肤瘙痒症、牛皮癣、湿疹、急性扁桃体炎、咽炎、淋巴结结核、神经性头痛、神经官能症、三叉神经痛、精神分裂症、高血压病、急性风湿痛、腰痛、坐骨神经痛、哮喘、支气管炎、指端动脉痉挛症、血栓闭塞性脉管炎、末梢神经炎、多发性神经炎、肾炎、皮肤粘膜综合症、外阴白斑、无脉症、偏瘫、截瘫、小儿麻痹后遗症、角膜炎、外伤性白内障、眼底动脉硬化、斜视。并为头、颈、胸、上肢、上腹部手术的针麻穴。针法见赤医主穴。引见《全国针刺麻醉资料汇编》、《新医疗法手册》、《中国针灸大辞典》、《针灸经外奇穴图谱》。

赤医2穴　奇穴。（腰1穴）位于腰部正中线第一腰椎棘突之上缘处，当督脉脊中穴的下方。用于治疗急性风湿痛、腰腿痛、坐骨神经痛、指端动脉痉挛症、血栓闭塞性脉管炎、末梢神经炎、多发性神经炎、糖尿病、尿崩症、遗精、遗尿、阳萎、前列腺炎、经闭、肾炎、皮肤粘膜综合症、外阴白斑。又为下腹部、下肢、会阴部手术的针麻穴。针法见赤医主穴。引见《全国针刺麻醉资料汇编》、《新医疗法手册》、《中国针灸大辞典》、《针灸经外奇穴图谱》。

赤医主穴　奇穴。位于背部正中线第六胸椎棘突最高点上缘是穴。即以两肩胛岗最高点连线与脊柱相交点为基点，此点通常为第三胸椎，从下一棘突起，向下数到第三棘突，即第六胸椎棘突，其上缘为赤医主穴。当督脉神道穴的下方。用于治疗各种炎症、疖、痈、瘰疬、疗毒、丹毒、小腿慢性溃疡、荨麻疹、皮肤瘙痒、牛皮癣、湿疹、神经性头痛、神经官能症、三叉神经痛、坐骨神经痛、癫狂、神经性皮炎、多发性末梢神经炎、咽炎、扁桃体炎、支气管炎、哮喘、胃炎、肝炎、胰腺炎、胃痉挛、胃溃疡、胆道蛔虫症、肾炎、前列腺炎、遗精、遗尿、阳萎、风湿性心脏病、无脉症、高血压病、眼底动脉硬化、角膜炎、白内障、斜视、中风、偏瘫、腮腺炎、乳腺炎、糖尿病、闭经、小儿麻痹、夜尿症。又用于外科手术的针麻穴。针法：病人端坐、两臂交叉于胸前、两肩下垂、头尽量前倾，使背部皮肤紧张，针与脊柱成30～40度角刺入皮肤，然后使针尖向下，沿真皮层与皮下组织之间以均匀力量刺入，深1～2寸。引见《针灸经外奇穴图谱》、《新医疗法手册》、《中国针灸大辞典》。

扭伤　奇穴。（闪挫、伸指）位于前臂伸侧桡侧线、屈肘成90度角，半握拳、掌心向上、肘横纹外侧凹陷下3寸是穴。当大肠经上廉之外侧。用于急性腰扭伤、上肢瘫痪、手指麻木。直刺1～2寸，用泻法，边捻针边让病人活动腰部、直至痛减起针。本穴也是穴位诊断腰及上肢扭伤的定性穴。引见《穴位诊断法》、《常用新医疗法手册》、《针灸经外奇穴图谱》、《针灸学》（上海中医学院编）、《中国针灸大辞典》。

扭伤 I　奇穴。位于手食指与中指指蹼缘，即食指与中指缝的终点。用于治疗肩扭伤、上肢扭伤。针沿掌骨间隙平刺1.5～2寸，针感麻至指尖。引见《针灸经外奇穴图谱》、《中国针灸大辞典》。

扭伤 II　奇穴。位于手中指与无名指指蹼缘。即中指和无名指缝的终点。用于治疗腰扭伤、下肢扭伤。针沿掌骨间隙平刺1.5～2寸，针感麻至指尖。引见《针灸经外奇穴图谱》、《中国针灸大辞典》。

还睛穴　奇穴。位于臂三角肌下端前沿，即臂臑穴前5分处，介于大肠经和肺经之间。用于治疗青光眼、白内障、视神经萎缩、眼底出血、头痛目眩、目翳等。用透天凉手法，体虚者用平补平泻法，每天针1次，12次为1疗程。引见《陕西中医》1988年第5期。

护肛　奇穴。位于肛门左右两侧外开1寸处。计两穴。用于治疗痔、脱肛。针稍向外斜刺2寸。引见《红医针疗法》、《针灸经外奇穴图谱》、《中国针灸大辞典》。

护宫　奇穴。位于下腹部脐下1.5寸，再旁开2寸6分处。即当任脉气海穴旁开2寸6分处。用于治疗不孕症、附件炎、卵巢囊肿、睾丸炎。针直刺2寸左右。此2穴再加关元穴，统称梅花三针，详见该条。引见《红医针疗法》、《中国针灸大辞典》。

扶下　奇穴。位于臀横纹中

央下 1 寸处。用于治疗下肢瘫痪、二便失禁、腰腿痛。点穴用穴，常用按压法，按拨法。引见《点穴疗法》。

扶承 为膀胱经承扶（B36）穴的别名，详见该条。引见《针灸甲乙经》、《针灸腧穴手册》、《腧穴学概论》、《实用针灸学》、《实用针灸辞典》、《针灸学辞典》。

扶明 耳针穴。位于耳屏内侧面之中央凹陷处。用于治疗耳聋、失明、脑发育不全、面神经麻痹、上眼睑下垂。点穴，以拇指尖向下颌关节方向按压。引见《点穴疗法》。

扶突 大肠经穴。（水穴、水突）位于颈部侧面结喉旁开 3 寸，当胸锁乳突肌的胸骨头与锁骨头之间取穴。此穴在胃经人迎穴的外侧，当下颌角直下，平甲状软骨上切迹。用于治疗痰结气阻引起的瘰疬、瘿气、咳逆上气、哮喘平作、喉如水鸡、暴瘖气梗、咽喉肿痛、发音嘶哑、吞咽困难。又为甲状腺手术的针麻穴。有理气化痰、清利咽膈的作用。治疗直刺 5～8 分，灸 3～5 壮。

扶智 耳针穴。位于耳轮脚

消失处。用于治疗耳聋、脑发育不全、脑炎后遗症。点穴常用按压法。引见《点穴疗法》。

扶聪 耳针穴。位于对耳轮下脚消失处。用于治疗耳聋、脑发育不全、脑炎后遗症。点穴常用按压法。引见《点穴疗法》。

抑喘 奇穴。位于前臂部掌侧腕横纹中点直上 2.5 寸处，即当心包经内关穴上 5 分处。用于支气管哮喘。针 0.5～1 寸。引见《针灸经外奇穴图谱》。

志室 所指有二：①膀胱经穴。志室（B52）（志堂、精宫）位于腰背部，在第二腰椎棘突下，旁开 3 寸处。当督脉命门穴外开 3 寸处。或在膀胱经肾俞穴外开 1.5 寸处。用于治疗肾气虚弱引起的遗精、阳萎、小便不利、腹中坚满、水肿、腰脊强痛、阴肿、阴痛、月经不调、肾盂肾炎、前列腺炎、霍乱吐逆、头昏目眩、耳聋耳鸣、梦遗失精、记忆力减退、小便淋沥。志室有滋补肾阴、壮肾添髓、清利下焦湿热、益肾培元、通调水道的作用。横刺治腰部软组织损伤、肾下垂，向肾俞方向刺 2～3 寸。直刺 1～2 寸，不宜深刺，以免伤肾，灸

7壮。②奇穴。志室（泽田）位于腰部第二、三腰椎棘之间点，左右旁开3寸处，再下量1寸之点。当膀胱经志室穴直下1寸处。用于治疗腰痛、睾丸炎、淋病。灸3～10壮。引见《针灸真髓》、《中国针灸大辞典》。

志堂 系志室之误。引见《医学入门》、《针灸学辞典》。

极泉（H1） 心经穴。位于腋下、腋窝正中两筋间、腋动脉的内侧。用于治疗气血瘀滞、血脉失调引起的心痛、咽干烦渴、胁下满痛、腋下瘰疬，以及肩臂不举、腋下肿痛、腋臭症、肩周炎、肩关节炎、肘臂挛痛。极泉有行气活血、调理血脉、止痛泌乳的作用。又是穴位诊断心肌梗死的定性穴。举臂开腋，直刺0.5～1寸。

极泉上 奇穴。位于肩前部、腋前皱襞直上2寸，稍向内2分处。即在肩前穴上5分，偏向内2分处。用于治疗肩臂痛。针2～2.5寸。引见《针灸经外奇穴图谱》、《中国针灸大辞典》。

杨白 即胆经阳白穴，系字误。引见《医学入门》、《实用针灸学》、《实用针灸辞典》。

苏醒 奇穴。位于耳垂根下缘，听敏穴（治聋4）上3分的下颌骨外后沿处。用于治疗神志不清。用指压法，医者用两手食指尖同时先按压听敏穴、指不抬再向上推移约3分、用力按压、力点向内上方，以神志清醒为度。引见《新中医》1984年第12期。

苏厥回阳方 针灸方。是由任脉关元（CV4）、气海（CV6）、神阙（CV8）、督脉百会（GV20）、水沟（GV26）、心包经内关（P6）穴组成的针灸方。用于抗休克。症见表情淡漠、面色苍白、汗出肢冷、血压下降〔收缩压在80毫米汞柱（1毫米汞柱＝133.3224帕）以下〕，如伴有呼吸微弱、唇发紫绀、脉细无力者，为气脱（亡阳）；倘伴有口渴、烦躁不安、舌质淡、脉微而数者为血脱（亡阴）。若神志不清转入昏迷、呼吸微弱、心音低钝、脉微欲绝者为气血俱脱的危证。随证加穴：血压不升者加太渊。方义：本方具有醒脑甦厥、温中回阳的作用。取水沟以醒脑清神；取内关以强心通脉；取百会以升清阳而甦厥；隔盐灸神阙、气海、关元以补元气而回阳。引见《中国针灸大辞典》。

束骨（B65）　膀胱经。（刺骨）位于足跗外侧第五跖骨小头后下方赤白肉际处，即当第五跖趾关节后上方凹陷处。用于治疗寒邪凝滞、经络不通引起的癫狂、癫痫、头痛项强、耳聋、目眩、内眦赤痛、目生云翳，以及腰膝项背下肢痛。束骨为膀胱经俞（木）穴。有祛寒散邪、疏通经气、清热散风和利湿的作用。针3～5分，灸5壮。

劳宫（P8）　心包经穴。（五里、营宫、掌中、鬼路、鬼营、鬼窟）位于掌心横纹中第二、三掌骨之间。屈指握拳时当中指尖所点处是穴。一说在"掌中央横纹动脉中，屈无名指指头着处是穴"（《太平圣惠方》）。用于治疗邪热郁闭引起的癫痫、癫狂、脏躁症、昏迷、晕厥、中暑、呕吐噫逆、口中腥臭、口舌生疮、心痛、鹅掌风、胸胁支满、吐衄便血、热病无汗、饮食不下、口干烦渴。劳宫为手厥阴经荥（火）穴，荥主身热，有醒脑开窍、回阳救逆、清心安神、清热散邪、活血止血、消肿解毒的作用。直刺3～5分，灸7壮。

声门　手针穴。位于手背、液门穴后四分之一寸。用于治疗声带诸病。直刺3～5分。引见《手针新疗法》。

声带　耳针穴。位于耳屏内侧面，内鼻与咽喉两穴之间点，用于治疗声音嘶哑、喉炎、声带疾患。针1～2分，留针30分钟。边针边令患者发"啊"的声音。引见《耳针》、《耳穴疗法》。

声带穴　耳针穴。位于耳垂2区中部，以及相当轮4的部位。用于治疗声带麻痹及其他诸疾。按耳针常规针法。引见《耳穴贴压疗法》。

声记忆区　林氏头针穴。位于顶骨结节的下方和后方，该区较广泛，可在该区交叉刺两针，用于神经性耳聋。引见《实用头针大全》。

壳后　奇穴。位于耳壳后，乳突前上方凹陷处。用于治疗头痛、牙痛、高血压病、脑炎后遗症。点穴用穴，以拇指尖向耳壳与乳突交接处按压。引见《点穴疗法》。

求进　手针穴，位于手背无名指中节前，中第与第节中线之中间点，再在折中之处。用于治疗腹中气攻上下、肋间神经痛。直刺

1分。引见《手针新疗法》。

吞咽区　头针穴。位于左右胃区下端点连线为该区。用于治疗小儿流涎、吞咽困难、舌不灵活。引见《头针疗法》。

麦粒肿　奇穴。位于背部第四、五胸椎棘突之间点，左右旁开3寸处。寻找附近有红点处是穴，如不见红点可用木梳频频刮背，红点自现。本穴实与膀胱经膏肓穴同位，所不同之处需找红点。用于治疗麦粒肿。用三棱针挑破红点，或用艾条悬灸5～10分钟。引见《验方新编》、《针灸经外奇穴图谱》、《中国针灸大辞典》。

〔丨〕

足　所指有二：①耳针穴。位于耳轮尾背面，在耳背臀穴下方约0.3厘米处。一说在耳舟隆起下端，与耳垂交界处是穴。用于治疗足踝关节痛。针1～2分，留针30分钟。②面针穴。（足点）位于胫点前下方、目外眦直下方、下颌骨上缘处。引见《耳针》、《针灸经外奇穴图谱》、《针灸大辞典》。

足1　足针穴。（失眠穴）位于足跖跟部，在外踝与内踝连线足

底之中点，当足底中线与内、外踝尖连线相交处，即足后跟部正中点。用于治疗神经衰弱、失眠、癔病、低血压、足底痛。针1～3分。引见《腧穴学概论》、《针灸大辞典》、《中国针灸大辞典》。

足2　足针穴。位于足跖部，在足针新划区第三条纵线与第五条横线的交点。用于治疗神经衰弱、失眠、癔病、癫痫。针0.5～1寸。引见《针灸经外奇穴图谱》、《中国针灸大辞典》、《针灸大辞典》。

足3　足针穴。位于足跖部，在足针新划区28与33区交界线的中点，用于治疗坐骨神经痛、腰腿痛、急性扁桃体炎、阑尾炎。针1～1.5寸。引见《针灸经外奇穴图谱》、《针灸大辞典》、《中国针灸大辞典》。

足4　足针穴。位于足跖部，在足针新划区第二条纵线与第五条横纹的交点。用于治疗失眠、黄疸型肝炎、哮喘、大脑发育不全、癔病。针0.5～1寸。引见《针灸经外奇穴图谱》、《针灸大辞典》、《中国针灸大辞典》。

足5　足针穴。位于足跖部、

在足针新划区第一条纵线与第五条横纹的交点。用于治疗痢疾、腹泄。针 1～1.5 寸。引见《针灸经外奇穴图谱》、《中国针灸大辞典》、《针灸大辞典》。

足 6 足针穴。位于足底后缘中点，直上 5 寸内旁 1 寸。用于治疗痢疾、腹泻、十二指肠溃疡。引见《经络穴位诊法》。

足 7 足针穴。位于足底后缘直上 5 寸。用于治疗哮喘，大脑发育不全。引见《经络穴位诊法》。

足 8 足针穴。位于足跖部，在足针新划区第一条纵线与第四条横纹的交点。用于治疗痢疾、腹泄、子宫炎、胆道蛔虫症。针 1～1.5 寸。引见《针灸经外奇穴图谱》、《针灸大辞典》、《中国针灸大辞典》。

足 9 足针穴。位于踇趾与第二趾间后 4 寸。用于治疗痢疾、腹泻。引见《经络穴位诊法》。

足 10 足针穴。位于足跖部，在足针新划区第三条纵线与第三条横线的交点。用于治疗腹痛，急慢性胃肠炎，痛经。针 1--1.5 寸。引见《针灸经外奇穴图谱》、《中国针灸大辞典》、《针灸大辞典》。

足 11 足针穴。位于足跖部，在足针新划区第一条纵线与第三条横线的交点。用于治疗急、慢性胃肠炎、胃痉挛。针 1 寸。引见《针灸经外奇穴图谱》、《中国针灸大辞典》、《针灸大辞典》。

足 12 足针穴。位于足底踇趾与第二趾间后 1 寸，用于治疗牙痛。引见《经络穴位诊法》。

足 13 足针穴。位于足跖部，在足针新划区第四条纵线与第三条横线的交点。用于治疗坐骨神经痛、三叉神经痛、肩痛、荨麻疹。针 0.5～1 寸。引见《针灸经外奇穴图谱》、《针灸大辞典》、《中国针灸大辞典》。

足 14 足针穴。位于足跖部，在足针新划区 9 与 14 区交界线的中点，当第二条横线、足底小趾跟后 1 寸处。用于治疗牙痛。针 0.5～1 寸。引见《针灸经外奇穴图谱》、《中国针灸大辞典》、《针灸大辞典》。

足 15 足针穴。位于足背，内外踝连线与胫骨前肌腱外侧缘之交点下 5 分两旁的凹陷处。当胃经解谿穴下 5 分两旁的凹陷处。用于治疗腰腿痛、腓肠肌痉挛、风湿性关节炎、急性腰扭伤。一足两穴透刺或向上斜刺 0.5～1 寸。引见《针灸经外奇穴图谱》、《中国针灸大辞典》、《针灸大辞典》。

足 16 足针穴。位于足内侧舟骨突起上凹陷中。用于治疗高血压病、腮腺炎、扁桃体炎。引见《经络穴位诊法》。

足 17 足针穴。位于足背，内外踝连线之中点下 2.5 寸处，当胃经解谿穴下 2.5 寸处。用于治疗心绞痛、哮喘、感冒、下颌淋巴结炎。针 1～5 分。引见《针灸经外奇穴图谱》、《针灸大辞典》、《中国针灸大辞典》。

足 18 足针穴。位于足背第一跖骨头内前凹陷中。用于治疗胸痛、胸闷、急性腰扭伤。引见《经络穴位诊法》。

足 19 足针穴。位于足胫侧，舟骨粗隆上凹陷中，即足内侧舟骨突起上凹陷中。用于治疗高血压病、流行性腮腺炎、急性扁桃体炎。针 5 分。引见《针灸经外奇穴图谱》、《中国针灸大辞典》、《针灸大辞典》。

足 20 足针穴。（一名 19 号穴）位于足背部第二、三趾跟间点至踝关节前横纹中央连线之中点，当足背二、三趾间趾蹼缘后 3 寸即陷谷与冲阳之间。用于治疗急慢性胃肠炎，胃及十二指肠溃疡，头痛，功能性子宫出血，急性中耳炎。针斜向上刺 2 寸。引见《针灸经外奇穴图谱》、《针灸大辞典》、《中国针灸大辞典》。

足 21 足针穴。位于足背第四、五跖趾关节前缘上 1 寸 2 分处。当胆经足临泣与地五会穴之间。用于治疗坐骨神经痛、腮腺炎、扁桃体炎、风湿性关节炎、脚瘫、脚气。针斜刺 0.5～1 寸。引见《针灸经外奇穴图谱》、《针灸大辞典》、《中国针灸大辞典》。

足 22 足针穴。位于足背一、二趾间后 1 寸。用于治疗扁桃体炎、腮腺炎、高血压病。引见《经络穴位诊法》。

足 23 足针穴。位于足背部第二、三趾跟间点至踝关节前横纹中央连线足背正中线，在正中线趾跟后三分之一点作一横线，再从三、四趾跟之间作与正中线相平行之纵线，纵横两线相交之点是穴。即足背三、四趾间后 2 寸处。用于治疗落枕、下颌淋巴结炎。针直刺或斜刺 1.5 寸。引见《针灸经外奇穴图谱》、《中国针灸大辞典》、《针灸大辞典》。

足 24　足针穴。位于第二趾的第二趾关节内侧赤白肉际处。用于治疗头痛、中耳炎。引见《经络穴位诊法》。

足 25　足针穴。位于足背部第一跖骨底内前凹陷中。用于治疗急性腰扭伤、胆道蛔虫症。针 1～2.5 寸。引见《针灸经外奇穴图谱》、《中国针灸大辞典》、《针灸大辞典》。

足 26　足针穴。位于足背部第一、二跖骨间隙中点与第一、二跖趾关节前方凹陷连线之中点处，当肝经太冲与行间穴连线之间。即足背第一、二趾间趾蹼缘后一寸处。用于治疗急性扁桃体炎、流行性腮腺炎、功能性子宫出血、脚气、脚瘫、腰肌劳损、高血压病。针向上斜刺 1～2 寸。引见《针灸经外奇穴图谱》、《针灸大辞典》、《中国针灸大辞典》。

足 27　足针穴。位于足大趾背上，跖趾关节背上，伸瞬长肌腱内侧缘。用于治疗急性扁桃体炎、流行性腮腺炎、湿疹、荨麻疹。针 1～5 分。引见《针灸经外奇穴图谱》、《中国针灸大辞典》、《针灸大辞典》。

足 28　足针穴。位于足内侧舟状骨突起下后凹中。用于治疗痛经、功能性子宫出血，附件炎。引见《经络穴位诊法》。

足 29　足针穴。位于足内踝高点直下 2 寸处。用于治疗功能性子宫出血，腰肌劳损。针直刺或横刺 1～3 寸。引见《针灸经外奇穴图谱》、《针灸大辞典》、《中国针灸大辞典》。

足 30　足针穴。位于足内侧舟骨粗隆下后凹陷中，即舟骨突起下后凹陷中。用于治疗痛经、功能性子宫出血、附件炎、腰肌劳损。针 1 寸。引见《针灸经外奇穴图谱》、《针灸大辞典》、《中国针灸大辞典》。

足 34　足针穴。位于足内侧第一跖骨内侧下缘，当脾经太白与公孙穴连线之间点。用于治疗癫痫、癔病、神经衰弱、急性胃炎、胃及十二指肠溃疡、腹痛。针 1～3 寸。引见《针灸经外奇穴图谱》、《中国针灸大辞典》、《针灸大辞典》。

足35 足针穴。位于小腿远端外侧,与外踝高点跟腱连线之中点直上1寸处,当膀胱经昆仑穴直上1寸处。用于治疗坐骨神经痛、头痛、腹痛、急性腰扭伤、腰肌劳损。针横刺或向上斜刺1～2寸。引见《中国针灸大辞典》、《针灸大辞典》。

足44 足针穴。位于足小趾跖侧,近侧趾节横纹之中点,即小趾第一横纹中点。用于治疗遗尿、尿频。直刺或向下斜刺3～5分。引见《针灸经外奇穴图谱》、《针灸大辞典》、《中国针灸大辞典》。

足45 足针穴。位于足跖部,在足针新划区第一条纵线与第一条横线的交点。用于治疗牙疼、急性扁桃体炎。直刺0.5～1寸。引见《针灸经外奇穴图谱》、《中国针灸大辞典》、《针灸大辞典》。

足46 足针穴。位于足第二趾背侧内侧缘,远侧趾关节处,即第二趾的第二趾关节内侧赤白肉际处。用于治疗头痛、感冒、神经衰弱、癔病、急性中耳炎、下颌淋巴结炎。点刺1～3分。引见《针灸经外奇穴图谱》、《中国针灸大辞典》、

《针灸大辞典》。

足47 足针穴。位于足第三趾背侧内侧缘,远侧趾关节处,即第三趾的第二趾关节内侧赤白肉际处。用于治疗头痛、低血压。点刺1～3分。引见《针灸经外奇穴图谱》、《中国针灸大辞典》、《针灸大辞典》。

足48 足针穴。位于足第四趾背侧内侧缘、远侧趾关节处,即第四趾的第二趾关节内侧赤白肉际处。用于治疗头痛、神经衰弱、胆道蛔虫症。点刺1～3分。引见《针灸经外奇穴图谱》、《针灸大辞典》、《中国针灸大辞典》。

足49 足针穴。位于足跖跟部,在足针新划区第二条纵线(即足底正中线)、与第九条横线的交点是穴,即足底后缘正中线直上1寸处。用于治疗感冒、头痛、上颌窦炎、鼻炎。针5分。引见《针灸经外奇穴图谱》、《中国针灸大辞典》、《针灸大辞典》。

足50 足针穴。位于足跖部,在足针新划区第一条纵线与第七条横线的交点。用于治疗三叉神经痛。针0.5～1.5寸。引见《针灸经外奇穴图谱》、《中国针灸大辞

典》、《针灸大辞典》。

足51 足针穴。位于足跖部，在足针新划区第三条纵线与第七条横线的交点。用于治疗肋间神经痛、胸痛、胸闷。直刺5分。引见《针灸经外奇穴图谱》、《中国针灸大辞典》、《针灸大辞黄》。

足心 所指有二：①耳针穴。位于对耳轮上脚、在跟与趾之间。②奇穴。位于足跖部，在第二趾尖端与足跟后缘连线之中点。当胃经涌泉穴后1寸陷中。另一说即涌泉穴。用于治疗妇女崩漏、头顶痛、头晕、癫痫、足底痛、休克（急救）、下肢痉挛、小儿搐搦、肠痛。针0.5～1寸，灸5壮。引见《针灸孔穴及其疗法便览》、《千金要方》、《幼幼新书》、《针灸大辞典》、《针灸学辞典》、《中国针灸大辞典》。

足明 奇穴。位于大腿内侧、股骨内上髁上缘稍上方、腘窝横纹上2.5寸，当脾经血海穴上5分处。用于治疗妇人月里风、膝关节炎、阴中寒、痹证。针0.5～1寸，灸3～5壮。引见《福州民间针灸经验录》、《针灸经外奇穴图谱》、《腧穴学概论》、《针灸学》（上海中医学院编）、《针灸孔穴及其疗法便览》、

《中国针灸大辞典》、《针灸大辞典》。

足罗 奇穴。位于大腿内侧股骨内上踝上方，髌骨中线上4寸。当脾经血海穴直上2寸处。用于治疗妇人月里风、下肢痉挛、月经不调、腿膝疼痛。针0.5～1寸，灸3～5壮。引见《福州民间针灸经验录》、《针灸孔穴及其疗法便览》、《中国针灸大辞典》、《针灸大辞典》、《腧穴学概论》、《针灸经外奇穴图谱》。

足点 即面针穴足。位于面颊部下颌骨上缘，目外眦直下方、在胫点下5分处。为断肢再植术的针麻穴。针1～2分、有针感后再通电。引见《针灸经外奇穴图谱》、《针灸学》（上海中医学院编）、《中国民间疗法》、《中国针灸大辞典》、《全国针刺麻醉资料汇编》。

足窍 为胆经阳交（G35）穴的别名，详见该条。引见《针灸甲乙经》、《类经图翼》、《针灸学辞典》、《中国针灸大辞典》、《针灸腧穴辞典》、《腧穴学概论》、《实用针灸学》、《中华针灸学》、《实用针灸辞典》。

足趾 鼻针穴。位于鼻翼壁

尽处之鼻底处。在第三线上、鼻翼下部相平处外侧、膝胫点下方。为断肢再植术的针麻穴。针1～2分，有针感后再通电。引见《针灸大辞典》、《中国针灸大辞典》。

足缓 手针穴。位于手背、腕横纹上涌泉与升压穴之中点。用于足缓无力、直刺3分。引见《手针新疗法》。

足踝 奇穴有二：①位于足外踝上高骨前交脉上。用于治疗小儿重舌、牙痛、转筋、十指拘挛。②位于足内踝下稍斜向前有穴。用于治疗反胃吐食、诸恶漏中冷瘜肉出。灸3～7壮。引见《类经图翼》。

足踵 奇穴。（脚后跟）位于足跟后侧正中线近下缘处，足踵聚筋上赤白肉际、女膝穴微下方。用于治疗霍乱转筋、黄疸、腰痛、寒暑诸毒。针1～2分，灸3～10壮。引见《类经图翼》、《针灸集成》、《针灸经穴图考》、《针灸腧穴图谱》、《腧穴学概论》、《中国针灸大辞典》、《针灸大辞典》、《针灸经外奇穴图谱》。

足八邪 奇穴别名，即八风穴，详见该条。引见《针灸大成》、《针灸大辞典》。

足小节 奇穴。位于足四趾中节外侧中间赤白肉际。用于治疗扭挫伤、创伤性疼痛。有疏经止痛作用。直刺2～3分。引见《针灸集锦》。

足三里（S36） 胃经穴。（三里、下三里、胃三里、下陵三里、下虚三里、下陵、中俞髎、鬼邪）位于膝下3寸，胻外廉，即在髌骨下缘、髌韧带外侧凹陷（犊鼻穴）下3寸，胫骨前嵴外1横指处。用于治疗脾胃不和、胃气失降引起的胃痛腹胀、呕吐、呃逆、噎膈、嗳气、脚气水肿、膈咽不通、心腹胀满、寒食不化，胃肠不和引起的腹痛肠鸣、霍乱、遗矢、痢疾、泄泻、肠痈、便秘、积气，心血管精神系疾患如高血压病、怔忡、心悸、气短、癫狂妄笑，中风瘫痪、耳鸣、目疾、头晕目眩、喘嗽痰多、鼻塞多涕、产后腹痛，产妇血晕，恶阻、带下，乳痈，子痫，脏躁，疔疖，小儿麻痹，消化不良，虚劳羸瘦，膝胻酸痛，过敏性疾病如荨麻疹，泌尿生殖系疾病如遗尿、小便不利。本穴为足阳明经所入为合（土）穴，为强身保健要穴，又是四总要穴和四大补穴之一。有强健脾胃、调和气血、疏通经络、调理胃肠、扶正祛邪、镇痉止痛、补虚弱、抗虚老的作用。直刺1～2寸，灸3～7壮。

足大都　为脾经大都（SP2）穴的别名，详见该条。引见《针灸学辞典》、《中国针灸大辞典》。

足上廉　为胃经上巨虚（S37）穴的别名，详见该条。引见《圣济总录》、《针灸学辞典》、《中医大辞典》、《针灸大辞典》。

足下廉　经穴别名，为胃经下巨虚（S39）穴的别名，详见该条。引见《圣济总录》、《针灸学辞典》、《中医大辞典》、《针灸大辞典》。

足五册　为奇穴足髓孔穴的别名。详见该条。引见《经穴汇解》。

足少阳　奇穴。位于足背第二趾正中线、跖趾关节上方1寸处。一说在足上第二趾本节后1寸处。用于治疗胆实、癫痫、腹中不适。针1～2分，灸随年壮。备注"左手关上阳实者、胆实也。"引见《千金翼方》、《千金要方》、《中医大辞典》、《针灸大辞典》、《中国针灸大辞典》。

足五里（Liv10）　肝经穴。（五里）位于大腿上部内侧面、耻骨联合上缘中点旁开2寸（即气冲穴）、再直下3寸，当内收长肌的内侧缘。当股三角的内侧缘、可摸到股动脉搏动。用于治疗气血瘀滞、经气不畅引起的小腹胀痛、小便不通、睾丸肿痛、阴挺、颈部瘰疬、倦怠嗜卧、遗尿、阴囊湿疹、股内侧痛。有理气活血、通调下焦作用。针1～2寸，灸3～5壮。

足太阳　奇穴。（鬼路）位于足外踝下缘后1寸凹陷中，当膀胱经昆仑穴的下方。用于治疗难产、胞衣不下、足痿无力、头痛、眩晕、脚气、踝关节炎、消渴、淋病。针3～5分，灸3～5壮。引见《备急千金要方》、《千金翼方》、《中国针灸学》、《经穴汇解》、《针灸集成》、《针灸孔穴及其疗法便览》、《腧穴学概论》、《针灸经外奇穴图谱》、《中医大辞典》、《针灸大辞典》。

足太阴　所指有二：①奇穴。位于足内踝下缘后1寸凹陷中，即当肾经太谿穴下方微前。用于治疗难产、胞衣不下、淋病、子宫痉挛、子宫内膜炎。针3～5分，灸3～5壮。②经穴别名，所指有三：一指脾经公孙（SP4）穴；二指脾经三阴交（SP6）穴；三指脾经地机（SP8）穴，详见各该条。引见《千金翼方》、《针灸腧穴索引》、《针灸经外奇穴图谱》、《针灸集成》、《中国针灸学》、《中医大辞典》、《针灸大辞典》。

足中平　奇穴。位于小腿、髌韧带外侧凹陷下4寸，即足三里穴下1寸处。用于治疗癫狂、下肢瘫痪。直刺2～3寸。引见《针灸学》（上海中医学院编）。

足中冲　奇穴。位于足第三趾趾腹前端。为奇穴气端穴之一。与心包经中冲穴相对应。用于治疗癫痫、心力衰竭、头痛。针2～3分。引见《红医针疗法》、《针灸经外奇穴图谱》、《中国针灸大辞典》。

足四白　奇穴。分前、后足四白：后足四白位于足跖正中线，从外踝高点与跟腱之间点引线，与足跖正中线交点处。前足四白位于后足四白前3寸（或4横指）处。用于治疗脱肛、夜尿、头痛、小儿惊厥、偏瘫、脑脊髓膜炎、垂足、小儿吐乳。直刺5分。引见《红医针疗法》、《针灸经外奇穴图谱》、《中国针灸大辞典》。

足阳关　为胆经膝阳关（G33）穴的别名。详见该条。引见《针灸大辞典》。

足阳明　奇穴。位于足背部足拇趾关端直上3寸处。一说在一、二趾趾缝端直上3寸处。用于治疗狂走、惊慌、半身不遂。灸百壮。引见《备急千金要方》、《千金翼方》、《针灸经外奇穴图谱》、《中医大辞典》、《针灸大辞典》、《中国针灸大辞典》。

足合谷　奇穴。位于足背、第一、二跖骨之间中点处。当肝经行间与太冲穴之间。用于治疗下肢瘫痪、麻痹、肌肉萎缩、急救。针3～5分。引见《新医疗法选编》。

足底跟　奇穴别名，即失眠穴，详见该条。引见《腧穴学概论》、《针灸经外奇穴图谱》、《针灸大辞典》。

足临泣　胆经穴。位于足背第四、五跖骨结合部的前方凹陷处，当于小指伸肌腱的外侧。用于治疗邪热壅滞引起的目外眦红肿疼痛、后头痛、头晕、目眩、瘰疬、胸胁肋痛、颈肿、马刀腋肿、胸满气喘、月经不调、带下、遗尿、乳痈、退乳、中风偏瘫、痹痛不仁、足跗肿痛、足趾挛缩。足临泣为胆经的俞（木）穴，是八脉交会穴之一，与带脉脉气相通。又是穴位诊断泌尿系结石的定位穴。有疏泻肝胆、清肝胆热、疏肝解郁、理气止痛、通调带脉、清热消肿的作用。直刺3～5分，灸3壮。

足益聪　奇穴。（聋中、聋忠、治聋5、保健）位于小腿腓侧、腓骨小头直下3寸、靠腓骨后缘。当胆经阳陵泉穴下3寸处。用于治疗耳聋、聋哑、偏瘫、腰腿痛、风湿症、肾炎、多发性神经炎、下肢麻痹、胆道蛔虫症。治腹部病（胃肠、肝胆、泌尿、生殖等内脏病）由小腿内侧取穴，贴胫骨内缘直刺3～4寸透至对侧皮下；治四肢病（偏瘫、腰腿痛、风湿症）由小腿外侧进针，沿腓骨后缘直刺3～4寸。附记：本穴小腿内侧的部位与奇穴"太阴"穴同位。引见《新医疗法汇编》、《常用新医疗法手册》、《工人医生手册》、《红医针疗法》、《针灸经外奇穴图谱》。

足窍阴（G44）　胆经穴。位于足部第四趾末节外侧、当平齐外侧趾甲角与趾腹外侧缘之间的中点处。用于治疗邪热气闭引起的偏头痛、喉痹、耳鸣耳聋、咳逆哮喘、目眩、目赤肿痛、胸胁痛、足跗肿痛、失眠多梦、五心烦热、高血压病、嗜睡。足窍阴为胆经的井（金）穴。有清肝胆热、泄热养阴、启闭开窍的作用。针1～2分，灸3壮。

足通谷　膀胱经穴。位于足外侧缘、第五跖趾关节前外侧凹陷中赤白肉际处。即足小趾外侧、本节前陷者中。用于治疗虚热上壅引起的癫狂，头项痛、头晕目眩、鼻衄、胸满哮喘。本穴系足太阳经的荥（水）穴。有清热散风、疏导经气、开清窍、除虚热的作用。直刺2～3分，灸3～5壮。引见《针灸学辞典》、《针灸大辞典》。

足厥阴　奇穴。位于拇趾背侧正中线，跖趾关节部。用于治疗消渴、卒癫。灸3壮。引见《备急千金要方》、《针灸腧穴索引》、《针灸经外奇穴图谱》、《中医大辞曲》、《针灸大辞典》、《中国针灸大辞典》。

足跟点　手针穴。位于手掌部第三、四掌骨间隙之中点。当大陵穴与胃肠点连线之中点处。用于治疗足跟痛。针2～3分，灸3～5壮。引见《常用新医疗法手册》、《针灸经外奇穴图谱》、《中国针灸大辞典》。

足踝上 奇穴。位于小腿部，在内踝及外踝上缘直上 4 寸处，一腿两穴。内侧当脾经三阴交穴直上 1 寸处；外侧当胆经阳辅穴微后方。用于治疗小儿重舌、脚转筋、膈钓、不热乳食、寻常多睡眼不开。各灸 21 壮。引见《千金翼方》、《幼幼新书》、《针灸经外奇穴图谱》、《针灸大辞典》、《中国针灸大辞典》。

足踵穴 为奇穴脚后跟的别名，详见该条。引见《千金要方》、《中医大辞典》。

足髓孔 奇穴（足五册）。手足髓孔之一。位于足外踝高点与跟腱之间凹陷中。当足外踝后 1 寸。实与膀胱经昆仑穴同位，一说即是昆仑穴。用于治疗半身不遂、脑溢血、四肢麻痹、头痛、眩晕、足跗关节炎、足肌肉萎缩。针 3～5 分，灸 7 壮。引见《中国针灸学》、《千金翼方》、《经穴汇解》、《针灸学辞典》、《针灸经外奇穴图谱》、《中医大辞典》、《针灸大辞典》。

足三里半 奇穴。位于小腿近端伸侧，髌骨中线下 3.5 寸，胫骨粗隆下缘。即外膝眼下 2 寸半、

当胃经足三里穴上半寸处。用于治疗食物中毒。用三棱针速刺放血。引见《新医疗法手册》、《针灸经外奇穴图谱》、《中国针灸大辞典》。

足之上廉 即胃经上巨虚之别名，详见该条。引见《针灸腧穴手册》、《腧穴学概论》、《实用针灸学》、《实用针灸辞典》。

足之下廉 即胃经下巨虚之别名，详见该条。引见《针灸腧穴手册》、《腧穴学概论》、《实用针灸学》、《实用针灸辞典》。

足上五里 奇穴。位于大腿外侧，股骨大转子高点下 3 寸处。即股骨大粗隆下 3 寸。用于治疗偏瘫、坐骨神经痛、小儿麻痹后遗症、胃病。针沿股骨后缘向对侧刺 4～5 寸。引见《红医针疗法》、《针灸经外奇穴图谱》、《中国针灸大辞典》。

足下五里 奇穴。位于大腿外侧正中线平腘窝横纹上 3 寸处。当胆经膝阳关穴上 3 寸。用于治疗偏瘫、坐骨神经痛、小儿麻痹后遗症、胃炎。针沿股骨后缘向对侧刺 3～4 寸。引见《红医针疗法》、《针灸经外奇穴图谱》、《中国针灸大辞典》。

足下垂点 奇穴别名，即上解溪穴，详见该条。引见《中国针灸大辞典》、《针灸学》（上海中医学院编）。

足小趾尖 即奇穴小趾尖。详见该条。引见《针灸大辞典》、《中医大辞典》。

足大趾端 奇穴。位于足大趾尖端。用于治疗便毒、穿踝疽。灸3壮。引见《外科大成》、《中医大辞典》、《针灸经外奇穴图谱》、《中国针灸大辞典》。

足少阴合 即足少阴经所入为"合"，即指肾经阴谷（K10）穴。即足少阴肾经合穴之简称。引见《中国针灸大辞典》。

足运感区 相当于旁中央小叶。头针穴。位于头顶部，由眉间至枕外粗隆高点下缘之连线中点向后移3厘米处，由此处旁开中线1厘米，与中线平行至中点之直线，为此穴区。左右计2穴区。或从前后正中线旁开1厘米，与该线平行引3厘米长的线，其起点约相当于感觉上点向后1厘米处。此线为该区。用于治疗对侧脚及下肢疼、麻木、瘫痪、急性腰扭伤、皮层性多尿、小儿夜尿症、子宫脱垂。按

头针常规针法操作。引见《头针疗法》、《针灸经外奇穴图谱》、《中医大辞典》、《中国针灸大辞典》、《针灸大辞典》、《针灸学辞典》。

足两踝尖 奇穴别名，即外踝尖与内踝尖的合称，详见各该条。引见《中医大辞典》、《针灸学辞典》、《针灸学》（上海中医学院编）、《中国针灸大辞典》。

足大趾丛毛 所指有二：①指足厥阴肝经之井穴大敦（Liv1）穴。②奇穴跗趾聚毛。详见各该条。引见《千金要方》、《针灸大辞典》、《中国针灸学》、《针灸学辞典》。

足大趾横纹 奇穴。位于足大趾背侧横纹三毛中。用于治疗卒中恶、闷热毒欲死、阴肿欲溃、癞卵疝气、大小便失禁、卒癫、鼻衄、久魇不醒。灸3~5壮。引见《千金翼方》、《类经图翼》。

足太阴所入 "所入为合"。指足太阴脾经之"合穴"即阴陵泉（SP9）穴，详见该条。引见《中国针灸大辞典》。

足太阴所出 "所出为井"是指足太阴脾经之"井穴"即隐白（SP1）穴。详见该条。引见《中国

针灸大辞典》。

足太阴所行　"所行为经"
指足太阴脾经之"经穴"即商丘
(SP5) 穴。详见该条。引见《腧穴
学概论》。

足太阴所注　"所注为俞"
指足太阴脾经之"俞穴"即太白
(SP3) 穴。详见该条。引见《中国
针灸大辞典》。

足太阴所溜　"所溜为荥"
指足太阴脾经之"荥穴"即大都
(SP2) 穴，详见该条。引见《中国
针灸大辞典》。

足太阳所入　"所入为合"
是指足太阳膀胱经之合穴，即委中
(B40) 穴，详见该条。引见《中国
针灸大辞典》。

足太阳所出　"所出为井"
是指足太阳膀胱经的井穴，即至阴
(B67) 穴，详见该条。引见《腧穴
学概论》。

足太阳所注　"所注为腧"
是指足太阳膀胱经的腧穴，即束骨
(B65) 穴，详见该条。引见《腧穴
学概论》。

足太阳所溜　"所溜为荥"
是指足太阳膀胱经的荥穴，即足通
谷 (B66) 穴，详见该条。引见《腧

穴学概论》。

足太阳所过　"所过为原"
是指足太阳膀胱经之原穴，即京骨
(B64) 穴，详见该条。引见《中国
针灸大辞典》。

足少阳所入　"所入为合"
是指足少阳胆经之合穴，即阳陵泉
(G34) 穴。详见该条。引见《中国
针灸大辞典》。

足少阳所出　"所出为井"
是指足少阳胆经之井穴，即足窍阴
(G44) 穴。详见该条。引见《腧穴
学概论》。

足少阳所过　"所过为原"
是指足少阳胆经之原穴，即丘墟
(G40) 穴，详见该条。引见《中国
针灸大辞典》。

足少阳之络　是指足少阳胆
经之络穴光明 (G37) 穴，详见该
条。引见《中国针灸大辞典》。

足少阳之俞　是指足少阳胆
经之俞穴足临泣 (G41) 穴，详见该
条。引见《中国针灸大辞典》。

足少阳之源　即指足少阳胆
经之原穴丘墟 (G40) 穴，详见该
条。引见《中国针灸大辞典》。

足少阴所入　"所入为合"
是指足少阴肾经之合穴阴谷

（K10）穴，详见该条。引见《中国针灸大辞典》。

足少阴所出　"所出为井"是指足少阴肾经之井穴涌泉（K1）穴，详见该条。引见《中国针灸大辞典》。

足少阴所注　"所注为腧"是指足少阴肾经之腧穴太溪（K3）穴，详见该条。引见《腧穴学概论》。

足少阴所溜　"所溜为荥"是指足少阴肾经之荥穴然谷（K2）穴，详见该条。引见《中国针灸大辞典》。

足第二趾上　奇穴别名，即二趾上。详见该条。引见《腧穴学概论》、《中国针灸大辞典》。

足厥阴所入　"所入为合"是指足厥阴肝经之合穴，即曲泉（Liv8）穴。详见该条。引见《中国针灸大辞典》。

足厥阴所出　"所出为井"是指足厥阴肝经之井穴，即大敦（Liv1）穴，详见该条。引见《中国针灸大辞典》。

足厥阴所注　"所注为腧"是指足厥阴肝经之腧穴，即太冲（Liv3）穴，详见该条。引见《中国针灸大辞典》。

足厥阴所溜　"所溜为荥"是指足厥阴肝经之荥穴，即行间（Liv2）穴，详见该条。引见《中国针灸大辞典》。

足厥阴之络　是指足厥阴肝经之络穴蠡沟（Liv5）穴，详见该条。引见《中国针灸大辞典》。

足厥阴之源　是指足厥阴肝经之原穴太冲（Liv3）穴。因阴经无原穴，故以输代原。引见《针灸腧穴手册》、《中国针灸大辞典》。

足下中央之脉　是指足少阴肾经之井穴涌泉（K1）穴，详见该条。引见《中国针灸大辞典》。

足大踇趾爪甲下　即奇穴大趾甲下，详见该条。引见《针灸大辞典》。

听穴　奇穴（聋穴、下聋）。位于耳前方，耳屏和耳屏间切迹之间点、与下颌小头后缘之间凹陷处。当小肠经听宫穴与胆经听会穴之间。用于治疗耳聋、耳鸣、重听、牙痛、三叉神经痛。针1～2寸，灸3～7壮。引见《常用新医疗法手册》、《工人医生手册》、《针灸经外奇穴图谱》、《针灸学》（上海中医学院编）、《中国针灸大辞典》。

听会 胆经穴（听呵、听河、耳门、后关、机关）。位于耳屏间切迹前方凹陷处，下颌骨髁状突后缘，当听宫穴直下、张口有空处。用于治疗耳内损伤气闭引起的耳聋耳鸣、聤耳流脓，以及风热之邪引起的牙痛、面痛、头痛、腮肿、口眼㖞斜。本穴有清热散风、通关开窍、祛风益聪的作用。张口直刺1～1.5寸，灸3壮。

听灵 奇穴。位于耳前方，在听穴与听会穴连线之中点。用于治疗聋哑、耳鸣。略张口、直刺1.5～2寸。引见《常用新医疗法手册》、《针灸经外奇穴图谱》、《针灸学》（上海中医学院编）、《中国针灸大辞典》。

听呵 为胆经听会（G2）穴的别名，详见该条。引见《针灸资生经》、《针灸腧穴手册》、《腧穴学概论》、《中国针灸大辞典》、《实用针灸学》、《针灸学辞典》、《实用针灸辞典》。

听河 即听呵，系字误，为胆经听会（G2）穴的别名。详见该条。引见《针灸资生经》、《针灸大全》、《针灸学辞典》、《针灸大辞典》、《针灸腧穴手册》。

听宫（SI19） 小肠经穴。（多所闻、所闻）位于耳屏与下颌关节之间、微张口呈凹陷处。即在耳屏正中前、下颌骨髁状突后缘、半张口呈凹陷处。用于治疗湿热客于手少阳、太阳经引起的聤耳、耳聋耳鸣、耳中肿痛、头痛、牙痛、下颌关节炎、口眼㖞斜、腮肿、失音、痫证。听宫为手足少阳、手太阳三脉之会。有清宣少阳、清热开窍、清头聪耳、疏经活络的作用。张口直刺，针尖微向下刺1～1.5寸，灸5壮。

听觉（听觉中枢） 方云鹏头针穴。位于耳尖上1.5厘米处。用于治疗神经性耳聋、耳鸣、头晕。引见《实用针灸大全》。

听敏 奇穴。（垂下、治聋4）位于面部、耳垂下缘根部之点。即与耳垂下缘相平之面颊处。用于治疗耳聋。针斜向对侧耳尖刺1.5～2寸，灸3～5壮。引见《常用新医疗法手册》、《新医疗法汇编》、《针灸经外奇穴图谱》、《针灸学》（上海中医学院编）、《中国针灸大辞典》。

听聪 奇穴。（治聋新8号、聋6号）位于耳前、屏间切迹前方之凹陷下 2 分处。当胆经听会穴下 2 分处。用于治疗聋哑。直刺 1.5～2 寸。引见《常用新医疗法手册》、《针灸经外奇穴图谱》、《针灸学》（上海中医学院编）。

听灵 1　奇穴。位于耳前方、耳屏与耳间切迹之间点，与下颌小头后缘之间凹陷近耳侧 2 毫米处。当听宫与听会穴之间、靠近耳侧 2 毫米处。用于治疗耳聋。针 1.5～2 寸，灸 3～5 壮。附注：本穴原名听灵，为了区别同名异位穴，故于穴名后加注脚 1。引见《针灸经外奇穴图谱》、《中国针灸大辞典》。

听灵 2　奇穴。位于耳前方、耳屏和耳屏间切迹连线之下四分之三点，近耳侧 0.2 厘米处。即在小肠经听宫与胆经听会穴连线之下四分之三点，向耳侧 0.2 厘米处。当听会与听穴之间、靠后 0.2 厘米处。用于治疗耳聋。针 1.5～2 寸。引见《新医疗法汇编》、《针灸经外奇穴图谱》、《中国针灸大辞典》。

听聋间　奇穴。位于听宫与听穴连线之中点。用于治疗耳聋。略张口直刺 1～2 寸。引见《针灸学》（上海中医学院编）。

里上　奇穴别名，即玄明穴，详见该条。引见《针灸穴位小词典》、《中国针灸大辞典》。

里外　奇穴。位于小腿外侧近端、在胃经足三里穴外侧平开 1 寸处。用于治疗小儿麻痹后遗症。具有恢复肌力的作用。直刺 1～2 寸，灸 3～7 壮。引见《常用新医疗法手册》、《针灸经外奇穴图谱》、《针灸学》（上海中医学院编）、《新针灸学讲义》（山东中医学院编）、《中国针灸大辞典》。

里内庭　所指有二：①奇穴。位于足跖部第二、三跖趾关节前方凹陷处，即足大拇趾与次趾的夹缝中，亦即与足背胃经内庭穴相对处。用于治疗五趾痛、小儿惊风、癫痫、消化不良、胃痛。针尖向足背方向刺入透向内庭穴 3～5 分，灸 3～5 壮。②泽田里内庭，也是奇穴。位于足底面，用墨汁涂于第二趾头趾腹的中央，再将趾头折曲，当跖上印墨点处是穴。用于医治和诊断伤食的名穴。在此穴施灸，如不感到热、即可知是伤食。灸壮不限，直至灸到有热感为止。引见《针灸临床治疗学》、《针灸孔穴及其疗法便览》、《千金翼方》、《腧穴学概论》、《中国针灸学》、《实用针灸学》、《针灸学》（上海中医学院编）、《中医大辞典》、《针灸学辞典》、《针灸大辞典》、《中国针灸大辞典》。

里四灵 针灸方。是由胸部两穴和背部两穴组成的针灸方。胸部是由奇穴里期门两穴组成。背部是由膀胱经膏肓（B43）两穴组成。前后共 4 穴。用于治疗赢瘦虚损。每穴各灸 3～5 壮。引见《针灸经外奇穴图谱》、《中国针灸大辞典》。

里期门 奇穴。位于胸部、胸膛窝下 2 寸，旁开 3.5 寸处。当肝经期门穴内侧 5 分处。用于治疗两胁疼痛、胸痛、肋间神经痛。斜刺 0.5～1 寸，不可深刺，灸 3～5壮。引见《针灸真髓》、《针灸经外奇穴图谱》、《常用新医疗法手册》、《中国针灸大辞典》。

呕吐方 针灸方。是由膈俞（B17）、章门（Liv13）、上脘（CV13）3 穴组成的针灸方。用于治疗各种原因引起的呕吐。本方有和胃降逆、益气止呕的作用。引见《千金要方》、《针灸处方学》。

呃逆 奇穴。（咳逆）位于胸部、乳头线上，在乳头直下第七、八肋间，在乳中穴直下方，当胆经日月穴直上 5 分处。用于治疗呃逆、胸胁痛、胸膜炎、肋间神经痛。也是穴位诊断膈肌痉挛的定性穴。斜刺 3～5 分，灸 7 壮。引见《针灸孔穴及其疗法便览》、《针灸腧穴图谱》、《针灸经外奇穴图谱》、《腧穴学概论》、《穴位诊断法》、《针灸大辞典》。

呃逆点 手针穴。（中魁）位于手背中指第二指关节横纹中点。用于治疗呃逆、胸膜炎、肋间神经痛。针 1～2 分，灸 3～7 壮。引见《针灸经外奇穴图谱》、《实用针灸学》、《中医大辞典》、《针灸大辞典》。

别穴 经穴分类名。是指经外奇穴，简称奇穴。引见《东医宝鉴》、《医学入门》、《针灸学辞典》、《针灸大辞典》。

别阳 经穴别名，所指有二：一指三焦经阳池（TE4）穴，二指胆经阳交（G35）穴。详见各该条。引见《针灸大成》、《针灸甲乙经》、《针灸学辞典》、《针灸腧穴手册》、《腧穴学概论》、《实用针灸学》、《中华针灸学》、《针灸大辞典》、《中国针灸大辞典》、《实用针灸辞典》。

员在　为膀胱经攒竹（B2）穴的别名，详见该条。引见《中国针灸大辞典》、《实用针灸学》、《实用针灸辞典》。

员柱　为膀胱经攒竹（B2）穴的别名，详见该条。引见《针灸腧穴手册》、《腧穴学概论》、《实用针灸学》、《中华针灸学》、《铜人腧穴针灸图经》、《中国针灸大辞典》、《实用针灸辞典》。

步郎　为肾经步廊（K22）穴，详见该条。引见《千金要方》、《针灸腧穴手册》、《腧穴学概论》、《实用针灸学》、《实用针灸辞典》、《针灸学辞典》、《针灸大辞典》。

步廊（K22）　肾经穴。（步郎）位于胸部、第五肋间隙中，任脉中庭穴旁开 2 寸处。用于治疗冲气上逆、壅滞胸中引起的胸胁支满、咳嗽气喘、胸痛气短、呕吐食减，以及乳痈、鼻塞不通、上臂不举、肋间神经痛。有宣肺理气、降逆止呕的作用。斜刺 5～8 分，灸 5 壮。

吻角　为胃经地仓（S4）穴的别名，详见该条。引见《针灸金方》。

男阴缝　奇穴。（鬼藏）位于阴茎根与阴囊交界处正中。即阴茎根与阴囊相交点是穴。用于治疗马黄黄疸、小儿阴囊偏坠。灸 3～5 壮。引见《千金翼方》、《经穴汇解》、《医学纲目》、《针灸经外奇穴图谱》、《针灸学辞典》、《中国针灸大辞典》。

岐伯灸　奇穴别名，即脐下穴一，详见该条。引见《太平圣惠方》、《中国针灸大辞典》。

围针穴　奇穴。位于皮肤损害四周，距疱疹约 0.5～1 寸处。用于治疗带状疱疹。围患周 1 次可针 4～8 穴，针尖可刺向疱疹中心区。引见《中国针灸大辞典》。

〔丿〕

肝　所指有三：①耳针穴。1. 位于耳甲艇的外下方，即耳甲艇的后下部，耳轮脚消失的部分上后方，即在胃穴的上后方耳甲艇边缘处。2. 位于耳背中部外侧，即在耳背脾区的外侧。用于治疗胸胁胀满、腰酸背痛、急性阑尾炎，有舒肝和胃、利筋活血的作用。前者用于急慢性肝炎、胆囊炎、眩晕、抽搐、高血压病、软组织扭挫伤、肌无力、偏瘫、出血性疾病、缺铁性贫血、肝郁气滞、胸胁胀满、行经腹痛、肠胀气、风湿病、脉管炎、胃肠病、少腹部病症、无脉症、眼科病、胆石症、胆道蛔虫症、黄疸性皮肤瘙痒症。有舒肝利胆、清肝明目、舒筋活血、调和营卫、驱风散邪、行瘀开窍的作用。"诸风掉眩，皆属于肝"，肝主筋，故用于眩晕、抽搐、脑卒中之偏瘫、肌无力、各种扭伤。肝藏血，故用于贫血、血液病、出血性疾病。肝主疏泄、其脉气留于腋下，故用于胸胁胀痛、经行腹痛、经前期紧张症、更年期综合征、月经不调、肠胀气、更年期综合症、情绪抑郁症。针1～2分，留针30分钟。②鼻针穴。位于鼻梁骨最高处，当两颧相平之鼻正中线上。与面针穴同位。③面针穴。位于鼻梁骨最高点之下方，当鼻正中线与两颧连线之交叉点，即心与脾两穴连线之中点。详见肝点。引见《耳针》、《耳郭诊断治疗学》、《针灸经外奇穴图谱》、《针灸大辞典》、《简明中国针灸》、《中国针灸大辞典》、《针灸学》（上海中医学院编）、《实用针灸学》、《耳穴挂图》。

肝区 足针穴。位于足跖部，在足针新划区第十与十一区交界线的中点。用于治疗疝痛、睾丸炎、高血压病、癫狂、高热昏迷、小儿惊风、中风不语、遗精、头痛、目赤肿痛。为足针麻醉穴。针3～5分，有针感后接电麻机。引见《针灸经外奇穴图谱》、《中国针灸大辞典》。

肝穴 手针穴。（肝点）位于手无名指掌侧近侧指节横纹之中央点。即无名指掌面第一指关节横纹上。用于治疗头痛、胸肋痛、胆道蛔虫症。针1～2分，留针十分钟。用于压揉肝穴可激活肝功能。引见《新医疗法汇编》、《针灸经外奇穴图谱》、《中国针灸大辞典》、《日本最新手疗健身法》。

肝阳 所指有二：①奇穴。位于胸部乳头直下，第七肋间隙，再向内侧1寸处。当胆经日月穴内侧1寸处。用于治疗肝痛、肝脏下垂。针8分。②耳针穴。包括肝阳1、肝阳2，亦名枕小神经达尔文结节、髋关节痛。位于耳轮结节处。用于肝气郁结、肝阳上亢、头晕、头痛、高血压病。按耳针常规针法操作。引见《实用针灸学》、《简明中国针灸》、《耳穴挂图》、《头针与耳针》、《耳穴诊断学》、《耳穴疗法》。

肝房　奇穴。位于胸部乳头直下、第七肋骨上缘处。当胃经乳根穴下1肋间，紧贴下1肋骨上缘处。用于治疗肝、胆、脾病。针斜向外侧沿肋间皮下刺1～1.5寸。引见《红医针疗法》、《针灸经外奇穴图谱》、《中国针灸大辞典》。

肝炎　奇穴。位于小腿远端内侧在内踝上缘上1.5寸（或内踝尖上2寸处）胫骨内侧缘之凹陷处，当脾经三阴交穴下1.5寸处。用于治疗肝炎、遗尿、痛经。又是穴位诊断肝炎的定性穴之一。针1～2寸，灸5壮。引见《穴位诊断法》、《常用新医疗法手册》、《针灸经外奇穴图谱》、《中国针灸大辞典》。

肝明　奇穴。位于上腹部脐上4寸，再旁开3寸处。即任脉中脘穴旁开3寸处。即在胆经日月穴内侧1寸处。用于治疗肝下垂，肝痛。也是穴位诊断肝癌定性穴之一。针3～8分。引见《穴位诊断法》、《针灸经外奇穴图谱》、《中国针灸大辞典》。

肝点　所指有三：①即面针与鼻针穴的"肝"。位于鼻正中线，与两颧高点连线之交叉点；或两眼内眦连线的中点、与鼻尖上缘正中处连线的中点。在心点之下方鼻骨下缘接鼻软骨处。即心点与脾点连线之中点。用于治疗高血压病、消化性溃疡、慢性胃炎、神经官能症。亦为胆囊切除术的针麻穴。斜刺1～2分，针麻向两侧可透胆穴，通电。②耳针穴。位于耳甲腔、在肾穴与左肝肿大区划成两等分的下二分之一段。用于治疗急、慢性肝炎，各种眼病，缺铁性贫血及其他血液病，风湿痛，神经痛，头痛，眩晕，胃气痛，胃肠充气症，胸胁痛，偏瘫，癫痫，抽筋。按耳针常规针法。③手针穴。即四缝3。二指手背、中渚后四分之一寸。用于肝之病。直刺3～5分。详见该条。引见《新医疗法汇编》、《针灸经外奇穴图谱》、《针灸学》（上海中医学院编）、《全国针刺麻醉资料汇编》、《中国针灸大辞典》、《手针新疗法》。

肝俞（B18）　膀胱经穴。（九焦之间）位于胸背部第九胸椎棘突下旁开1.5寸，当督脉筋缩穴旁开1.5寸处。用于治疗肝血不足引起的黄疸、肋痛、吐血、鼻衄、雀目、目眩、癫狂、痫证、胃痛、胁痛、脊背急痛、反折上视、青盲。本穴有舒肝利胆、清头明目、调肝养血、滋阴潜阳、和胃调气的作用。本穴既能清泄肝胆之火，又能养肝肾之阴、清湿热、调气滞，凡肝肾阴虚、肝阳上亢、肝胆湿热之见症，皆可用之。本穴用于穴位诊断肝脏疾患的定位穴。斜刺5～8分，灸7壮。

肝神 奇穴。位于右侧上腹部肋弓下缘，由剑突尖向右侧下斜沿肋弓下缘5分处1穴为上肝神穴，1.5寸处1穴为中肝神、2.5寸处1穴为下肝神，计3穴。用于治疗内耳眩晕症。针0.8～1寸，针下有阻力感时再稍加指力，有穿透薄皮样感觉。引见《针灸经外奇穴图谱》、《中国针灸大辞典》。

肝室 奇穴。位于胸部乳头直下，第八肋骨上缘处。在锁骨中线，肝房穴下1肋间，紧贴下1肋骨上缘处。用于治疗肝、胆、脾病。针法与肝房相同。引见《红医针疗法》、《针灸经外奇穴图谱》、《中国针灸大辞典》。

肝结 即奇穴胰募，详见该条。引见《红医针疗法》、《中国针灸大辞典》。

肝俞 奇穴。位于背部第九、十胸椎棘突之间点，左右旁开4寸处。当膀胱经肝俞穴外开2.5寸处。用于治疗肋间神经痛，胆、脾、胰病。针沿肋间向外斜刺1～1.5寸。引见《红医针疗法》、《针灸经外奇穴图谱》、《中国针灸大辞典》。

肝热 奇穴。（中喘、脊旁）位于胸背部第五胸椎棘突下旁开5分处，当督脉神道穴旁开5分处，平行于心俞穴。用于治疗肝炎、胆囊炎、哮喘、支气管炎、背痛、胸痛。斜刺0.5～1寸，灸3～7壮。引见《针灸经外奇穴图谱》、《针灸学》（上海中医学院编）、《中国针灸大辞典》。

肝脊 奇穴。位于背部第九胸椎棘突下旁开3分处。当督脉筋缩穴旁开3分处，与肝俞穴相平。用于治疗痉挛型瘫痪。针1～1.5寸。引见《针灸经外奇穴图谱》、《中国针灸大辞典》。

肝基 奇穴。位于右侧上腹胸膛窝下4寸3分，向右旁开3寸处。即任脉中脘穴向右开3寸，再下3分处。一说位于剑突与脐连线之中点，向右旁开3寸处。用于治疗肝炎。针3～5分，针感局部沉重，再将针上提至皮下，再向下沿皮斜刺1寸。引见《针灸经外奇穴图谱》、《中国针灸大辞典》。

肝募　所指有二：①经穴分类名，即肝经期门（Liv14）穴，详见该条。②奇穴异名，即骑竹马穴。详见该条。引见《红医针疗法》、《腧穴学概论》、《实用针灸学》、《实用针灸辞典》、《针灸经外奇穴图谱》。

肝缩　即奇穴枢边，详见该条。引见《针灸经外奇穴图谱》、《针灸学》（上海中医学院编）。

肝三针　奇穴。位于肝区背后的压痛点及其左右旁开1寸处，共3针。实为阿是穴。用于治疗肝肿大、肝区痛。斜刺0.5～1寸。引见《实用针灸学》、《针灸学》（上海中医学院编）。

肝阳1　耳针穴。位于耳轮结节上缘。用于治疗急、慢性肝炎转氨酶长期不降者，高血压病，头痛，头昏。针1～2分，留针30分钟。引见《耳针》、《针灸经外奇穴图谱》。

肝阳2　耳针穴。位于耳轮结节下缘。用于治疗急、慢性传染性肝炎。针1～2分，留针30分钟。

引见《耳针》、《耳郭诊断治疗学》、《针灸经外奇穴图谱》。

肝炎区　耳针穴。位于耳甲腔内，在胃穴与肝肿大区之间。用于治疗急、慢性肝炎。针法按耳针常规操作。引见《针灸学》（上海中医学院编）、《中国针灸大辞典》。

肝炎点　耳针穴（肝炎点1）。位于耳三角窝内，当神门穴与降压点连线的中上三分之一处。在喘点的上方稍外处。用于诊断和治疗急、慢性肝炎，胁肋胀痛，肝胆疾病。引见《耳针》、《中国针灸大辞典》、《耳穴挂图》。

肝俞上　即奇穴健明5穴。详见该条。引见《中国针灸大辞典》、《常用新医疗法手册》。

肝胆区　头针穴。（相当于额中回中部）位于额部，从发际直对瞳孔处，向下划2厘米长之直线为本区。即在胃区向前作2厘米长之直线为本区。用于右上腹季肋部疼痛，对慢性肝炎、胆系疾病有一定治疗作用。按头针常规针法。引见《头针疗法》、《中医大辞典》、《中国针灸大辞典》。

肝神穴（肋下三针）　奇穴。从剑突下靠右肋缘向下3～4

分为"安神"穴，每间隔1寸分别为"舒肝"、"解郁"，共3针。又从解郁穴稍向腹中线斜1.5寸（此线与前三穴连线成45～60度角、根据胖瘦而定）取为"胆降"穴。一般前3穴针刺2～3寸，胆降穴针刺1.5～2寸。针刺时4个穴位全取，宜早晨空腹施针为宜。用于治疗胃肠神经官能症，慢性肝炎、肝炎后综合症。引见《中国针灸》1994年第6期。

肝痛点　鼻针穴。位于鼻内、鼻前庭底部中央、皮肤与粘膜移行部、右侧相当于时钟6点，左侧取与右侧相对应之部位，距鼻前孔半厘米处。用于治疗肝炎。鼻内用新洁尔灭液消毒，针2～3分，留针10分钟可捻针一两次。引见《针灸经外奇穴图谱》、《中国针灸大辞典》。

肝炎点1　即耳针穴肝炎点，详见该条。引见《耳针》、《中国针灸大辞典》。

肝炎点2　耳针穴。位于耳甲腔内，在松肌点下2毫米、肝肿大区内侧。用于诊断肝炎。引见《耳针》。

肝肿大区　耳针穴。位于耳甲腔内、耳轮脚消失处、靠对耳轮处的上下一小区。分左右两区：①左肝肿大区，位于松肌穴的上方、下垂点穴的外侧、宽2毫米，长5毫米。②右肝肿大区，位于松肌穴与脾之间，宽2毫米、长5毫米。用于肝肿大、肝硬化诊断的参考。按耳针常规针法操作，用于肝炎、肝肿大的治疗。引见《耳针》、《针灸经外奇穴图谱》、《中国针灸大辞典》。

肝硬化区　耳针穴。位于耳甲腔内耳轮脚消失处，靠对耳轮处的上下呈一条状。即在肝肿大区正中呈一条状。用于肝硬化诊断之参考。引见《耳针》、《针灸经外奇穴图谱》。

肠山　经穴别名，即膀胱经承山（B57）穴。详见该条。引见《铜人腧穴针灸图经》、《针灸学辞典》、《针灸腧穴手册》、《腧穴学概论》、《实用针灸学》、《中华针灸学》、《实用针灸辞典》。

肠区　相当于额下回前部头针穴。位于额部从直对瞳孔之发际处向外量取前发际正中点至直对瞳孔穴二分之一的长度，向下划与正中线平行之直线长二公分为本区。即在生殖器官区向下引 2 厘米的直线。用于治疗腹泄。按头针的常规针法。引见《针刺麻醉》、《针灸经外奇穴图谱》、《中国针灸大辞典》。

肠风　奇穴。(阳刚) 位于腰部，在第二、三腰椎棘突之间点，旁开 1 寸处。即在督脉命门穴旁开 1 寸处。用于治疗肠风诸痔、诸脏器慢性病、肠风下血、肠胃出血、腰神经痛、遗精、遗尿。直刺 1～1.5 寸，灸 3～7 壮。引见《医学入门》、《针灸孔穴及其疗法便览》、《中国针灸学》、《针灸学辞典》、《腧穴学概论》、《针灸经穴图考》、《中医大辞典》、《针灸学》(上海中医学院编)、《古今医统》、《针灸大辞典》、《中国针灸大辞典》。

肠屈　经穴别名，所指有二：一指脾经腹结 (SP14) 穴；二指脾经腹哀 (SP16) 穴。详见各该条。引见《针灸腧穴手册》、《腧穴学概论》、《实用针灸学》、《实用针灸辞典》、《外台秘要》、《针灸学辞典》、《针灸大辞典》。

肠结　为脾经腹结 (SP14) 穴的别名，详见该条。引见《千金翼方》、《针灸学辞典》、《针灸腧穴手册》、《腧穴学概论》、《实用针灸学》、《中华针灸学》、《中国针灸大辞典》、《实用针灸辞典》。

肠哀　经穴别名，即脾经腹哀 (SP16) 穴，详见该条。引见《针灸腧穴手册》、《腧穴学概论》、《实用针灸学》、《针灸大辞典》、《实用针灸辞典》。

肠遗　所指有三：①奇穴。(肠绕) 位于下腹部脐下 4 寸，左右旁开 2 寸处。即在挟玉泉 (中极) 两旁，相去各 2 寸。按此与胃经归来穴同位。用于治疗大便闭塞、男女生殖器病。针 5～8 分，灸 3～7 壮。②经穴别名，即胃经归来 (S29) 穴，详见该条。③奇穴肠遗之异名，详见该条。引见《针灸集成》、《针灸孔穴及其疗法便览》、《针灸腧穴手册》、《中医大辞典》、《中国针灸大辞典》、《针灸学辞典》。

肠遗　奇穴。位于下腹部脐下 4 寸，中极穴旁开 2.5 寸。一说在侠玉泉 (中极) 穴外开 2 寸处 (《腧穴学概论》、《千金要方》)。用于治疗便秘、睾丸炎、阴茎痛、卵巢炎、赤白带下、月经不调、附件炎。直刺 1～1.5 寸，灸 3～7 壮。引见《千金翼方》、《千金要方》、《中国针灸学》、《针灸孔穴及其疗法便览》、《腧穴学概论》、《针灸集成》、《针灸腧穴图谱》、《针灸经外奇穴治疗诀》、《经穴汇解》、《中医大辞典》、《针灸学》（上海中医学院编）、《针灸学辞典》、《中国针灸大辞典》、《针灸大辞典》。

肠道 奇穴。（遗道）位于下腹部、脐下 4 寸旁开 2.5 寸，即在任脉中极穴外开 2.5 寸处。用于治疗遗溺、阴茎痛。灸随年壮或 5～7 壮。引见《腧穴学概论》、《针灸腧穴图谱》。

肠窟 为脾经腹结（SP14）穴的别名，详见该条。引见《外台秘要》、《针灸大辞典》、《临床针灸学》、《针灸腧穴手册》、《腧穴学概论》、《实用针灸学》、《中华针灸学》、《中国针灸大辞典》、《实用针灸辞典》。

肠三里 经穴别名，为大肠经手三里（LI10）穴的别名。详见该条。引见《青囊杂记》。

肘 耳针穴。（睡眠诱导点）位于耳舟的第三区，在肩与腕穴的中点，约平对耳轮下脚下缘。即在锁骨与指两穴连线之中点。用于治疗肘关节扭伤、肘部风湿、网球肘、上

臂酸痛、甲状腺功能亢进症。本穴是诊治肘部疾患和甲状腺功能亢进症的参考穴。针 1～2 分，留针 30 分钟。引见《耳针》、《针灸经外奇穴图谱》、《简明中国针灸》、《中国针灸大辞典》、《耳穴挂图》、《耳穴诊断学》、《耳穴疗法》。

肘下 奇穴。位于桡骨小头外下 1 寸处。用于治疗肘关节痛、臂痛麻木。点穴用按拔法或点法。引见《点穴疗法》。

肘内 奇穴。位于肘横纹尺侧端下 5 分处。用于治疗肘痛麻木、上肢瘫痪、昏厥。点穴用按压法或点法。引见《点穴疗法》。

肘外 奇穴。位于上肢曲池穴下 5 分处。用于治疗肘麻木、上肢瘫痪、感冒。点穴用按压法或点法。引见《点穴疗法》。

肘尖 所指有二：①奇穴。分大小：1. 肘尖（大）位于肘后部，屈肘呈 90 度，尺骨鹰嘴突起之尖端是穴。当三焦经天井穴下 1 寸处。用于瘰疬、痈疔、肠痈、霍乱。灸 3～7 壮。2. 肘尖（小）位于肘关节部肱骨内上髁之高点处。当小肠经小海穴上 5 分之前方或心经少海穴之后方。用于治疗瘰疬。灸

7壮。②经穴别名，所指有二：一指大肠经肘髎（LI12）穴；二指肝经章门（Liv3）穴，详见各该条。引见《外科大成》、《外科枢要》、《千金要方》、《备急灸法》、《疮疡经验全书》、《千金翼方》、《针灸大成》、《奇效良方》、《经穴汇解》、《针灸逢源》、《腧穴学概论》、《实用针灸学》、《中医大辞典》、《针灸学辞典》、《针灸大辞典》、《实用针灸辞典》、《中国针灸大辞典》。

肘肩　所指有二：①经穴别名，即肝经章门（Liv13）穴，详见该条。②手针穴，（又名目点）位于手背中指掌指关节骨尖中央、用于治疗目疾、失眠多梦、神经衰弱、肘肩关节痛。直刺1分许。引见《手针新疗法》。

肘俞　奇穴。位于肘关节背面，屈肘取穴在鹰嘴突起与肱骨外上髁之间的凹陷中。与大肠经曲池穴相隔一骨的突起。一说在鹰嘴突起与桡骨小头之间的凹陷中。用于治疗肘关节痛。针3～5分，灸3～5壮。引见《针灸孔穴及其疗法便览》、《针灸经外奇穴图谱》、《腧穴学概论》、《中医大辞典》、《针灸学》（上海中医学院编）、《针灸学

辞典》、《针灸大辞典》、《中国针灸大辞典》。

肘髎（LI12）　大肠经穴。（肘尖）位于上臂外侧肱骨外上髁上方肱三头肌外缘，或于曲池穴外上方1寸，肱骨边缘处。用于治疗气血阻滞，经络不通引起的肩臂胀痛、麻痹、痉挛、上肢瘫痪、瘰疬、嗜卧、肘节风痹、臂痛不举、麻木不仁、肱骨外上髁炎。有疏筋利节作用。屈肘拱手取穴，直刺0.5～1寸，灸3～7壮。

肘聊　经穴别名，即大肠经肘髎（LI12）穴，详见该条。引见《太平圣惠方》、《针灸学辞典》。

肘椎　奇穴。（夹脊）位于腰部。患者伏卧，垂肘贴身，以绳度量两肘尖连线与后正中线交点的脊柱棘突陷中是穴，再左右旁开各1寸取两穴，计3穴。此穴相当于第二、三腰椎棘突之间点，及其左右旁开1寸处。用于治疗霍乱吐泻、心腹胀痛、小腿转筋、胃痉挛、胃扩张、胃出血、胃炎、肠炎、呕吐、下痢、肠出血。针0.5～1寸，灸3～7壮，3穴一齐点燃。引见《外台秘要》、《肘后备急方》、《针灸经穴图考》、《针灸腧穴图谱》、《中

国针灸学》、《腧穴学概论》、《中医大辞典》、《中国针灸大辞典》、《针灸学辞典》、《针灸逢源》、《千金翼方》。

肘三针 针灸方。有二：①由肘窌、曲池、三里穴组成。②由曲池、三里、五里穴组成。用于治疗上肢不遂、肘臂挛痛、齿痛颊肿、腹痛、吐泻。按体针常规针法操作。引见《青囊杂记》。

肘曲泉 经穴别名，即小肠经小海（SI8）穴。详见该条。引见《临床针灸学》、《针灸腧穴手册》、《针灸大辞典》、《实用针灸学》。

肛门 耳针穴。（痔核点）位于对耳轮上脚下缘同水平相对的耳轮部，即在尿道与直肠下段连线中点的耳轮处。用于诊治肛门部位的疾患，如肛裂、肛门周围炎或脓肿、肛门瘙痒、脱肛、内外痔、肛门括约肌松弛。针1～2分。引见《针灸经外奇穴图谱》、《中国针灸大辞典》、《耳穴诊断学》、《耳穴疗法》。

肛周 奇穴。（肛门四穴）位于肛门周围，上、下、左、右（取截石位相当于时针12、6、9、3点钟的位置）距肛门缘外半寸处。计4穴。用于治疗瘫痪病人引起的大便失禁。截石位6点治脑神经疾患；3点9点治坐骨神经痛。施针前先排便或灌肠，再用热水坐浴以清洁肛周，并促进肠管排气。每次取上下或左右两穴，进针时垂直或稍向外斜刺，针3寸，针感有发热排便样感觉，进针后可大幅度捻转，得气后加电针以引起肛门收缩为度。引见《针灸经外奇穴图谱》、《中国针灸大辞典》。

肛门四穴 即奇穴肛周，详见该条。引见《针灸经外奇穴图谱》、《中国针灸大辞典》。

乳 鼻针穴。位于目内眦的内上方、当膀胱经睛明穴之上方。在鼻针的第三线上。本穴为面针与鼻针，及奇穴膺乳均为同位穴。按鼻针的常规针法。引见《针灸大辞典》、《实用针灸学》、《针灸学》（上海中医学院编）、《中国针灸大辞典》。

乳上 奇穴。位于胸部乳头直上一口寸（即患者两口角的长度为一口寸）。当胃经乳中穴上一口寸。用于治疗乳痈妬乳、肋间神经痛。灸3～5壮。引见《千金翼方》、《医经小学》、《针灸孔穴及其疗法便览》、《中国针灸大辞典》、《针灸大辞典》、《针灸学辞典》、《类经图翼》、《经穴汇解》、《中医大辞典》、《针灸经外奇穴治疗诀》、《针灸经外奇穴图谱》、《千金要方》。

乳下　奇穴。位于胸部乳头直下约 1 寸处。当胃经乳中穴下 1 寸。用于治疗小儿癖、干呕、反胃吐食、女性已达青春期一直月经未来、胃脘痛、久嗽、支气管炎、乳腺炎、乳汁分泌不足、胸膜炎、肋间神经痛。灸 3～7 壮。引见《千金要方》、《针灸资生经》、《医宗金鉴》、《世医得效方》、《针灸集成》、《针灸孔穴及其疗法便览》、《中国针灸大辞典》、《针灸大辞典》、《肘后方》、《针灸经外奇穴图谱》、《针灸学辞典》、《中医大辞典》、《经穴汇解》。

乳中（S17）　胃经穴。（当乳）位于乳头中央，当锁骨中线第四肋间。本穴只作为胸腹部取穴用的定位标志，不能针或灸。

乳突　奇穴。位于乳突后方凹陷处，胸锁乳突肌止点后缘。用于治疗脑炎后遗症、神经衰弱、头痛、呕吐、下肢瘫痪。点穴用穴，按压时向乳突方向用力，施用点压

时，颈转向对侧。引见《点穴疗法》。

乳点　所指有二：①手针穴。位于手背、中指中节与掌指关节桡侧之中间点，赤白肉际处的外侧线上。用于治疗乳部疾病。直刺 1 分许。②奇穴膺乳穴的别名，详见该条。引见《手针新疗法》、《中国针灸大辞典》。

乳泉　奇穴。所指有二：①位于背部脊旁，从胸部正中线两乳头之间点（膻中穴）向两侧（途经乳头）平开 18 寸（以前臂之长度折作12 寸）处。用于治疗缺乳症。针5～6 分，留针 30 分钟。②位于腋窝横纹前端，极泉穴前 5 分胸大肌下缘处。用于乳汁缺乏。以 3 寸毫针从胸大肌下缘斜刺，针尖向天突穴，针身从胸大肌下肋骨上通过，令乳上胸大肌有麻胀感，留针 30 分钟，每 5 分钟行针 1 次。并配少泽、膻中穴。引见《经外奇穴图谱》。

乳根　所指有二：①胃经穴。乳根（S18）（气眼、薛息）位于胸部乳头直下方，第五肋间隙，距正中线 4 寸处。当乳中穴直下 1 肋间。用于治疗气血壅滞引起的胸闷、胸痛膺肿、呃逆、干呕、咳嗽

气喘、乳痈、乳少、肋间神经痛。有宽胸理气、活血化郁、活络通乳的作用。平刺 0.5～1 寸，不可深刺，灸 5 壮。②奇穴直骨之异名，详见该条。引见《针灸大辞典》。

乳旁 奇穴。位于胸部乳头旁外侧 2 分处，当胃经乳中穴外侧 2 分处。用于治疗痰鸣咳嗽，胸闷、呕吐。用中指尖揉或按 10～15 次。引见《中医推拿学讲义》、《针灸经外奇穴图谱》、《中国针灸大辞典》。

乳海 奇穴。位于胸下部乳头直下 6 寸（相当于前臂长度的一半）。如为经产妇乳头松弛或下垂者，以第四肋间隙处为乳头定位点。用于治疗缺乳症。针 5～6 分。引见《辽宁医学》1966 年第 2 期《中国针灸大辞典》。

乳腺 耳针穴。位于对耳轮中部在胸穴的外下方。胸与腰椎同水平的连线中点为内侧乳腺；胸椎与肋胁同水平连线中点为外侧乳腺，一耳两穴。一说乳腺在胸椎穴上方的两侧，与胸椎穴呈等边三角形。另说乳腺在对耳轮的中点。一般外侧穴代表同侧乳房，内侧穴代表对侧乳房。用于治疗急性乳腺炎、缺乳、乳房肿块、乳腺导管增生、男性乳腺增殖症。按耳针常规针法。引见《耳针》、《耳穴疗法》、《耳针疗法》、《针灸经外奇穴图谱》、《微针疗法》、《中国针灸大辞典》。

乳源 奇穴。位于背部，从胸部正中线两乳头之间点（即任脉膻中穴），向两侧（途经乳头）平开 12 寸（相当于前臂之长度）处。用于治疗缺乳症。针 5～6 分、留针 30 分钟。引见《中国针灸大辞典》。

乳炎灵 奇穴。位于足三里穴直下 1.5 寸处。用于治疗急、慢性乳腺炎。用毫针刺入 2～4 寸深，强刺激，留针 30 分钟。引见《杏林妙法》。

乳面点 为奇穴医面穴异名。详见该条。

乳腺炎穴 奇穴。位于背部第六、七胸椎棘突之间点，旁开 1.5 厘米处。用于治疗急性乳腺炎。用两根 5 寸长的毫针、一根针尖从左侧穴斜向上至右侧第一胸椎旁开 1.5 厘米处；另一根针尖从右侧穴斜向上至左侧第一胸椎旁开 1.5 厘米处。留针 2～8 小时。引见《全国中草药新医疗法展览会资料选编》、《中国针灸大辞典》。

坐虎　奇穴。位于骶部、股骨大转子后凹陷直上 2 寸，再向背正中线横量 2.5 寸处。即在环跳穴直上 2 寸，向后横开 2.5 寸。用于治疗下肢瘫。针 1～1.8 寸。引见《针灸穴位小词典》、《中国针灸大辞典》、《针灸经外奇穴图谱》。

坐骨　所指有二：①奇穴。位于臀部，大转子与尾骨尖连线之中点，直下 1 寸处。用于治疗坐骨神经痛、下肢瘫痪。也是穴位诊断坐骨神经痛的定性穴。直刺 2～3 寸，针感至足。②耳针穴（原名坐骨神经）。位于对耳轮下脚内三分之二处。用于治疗坐骨神经痛。按耳针常规针法操作。引见《常用新医疗法手册》、《针灸经外奇穴图谱》、《穴位诊断法》、《简明中国针灸》、《中国针灸大辞典》。

坐结　奇穴。位于坐骨结节下缘，用于治疗下肢瘫痪遗尿、小便失禁、坐骨神经痛。点穴用穴，常用按压、按拨法，引见《点穴疗法》。

坐骨部　奇穴。位于臀部骶骨裂孔旁开 2 寸 2 分，再下 2 寸。当膀胱经白环俞与秩边穴之间点下 2 寸处。用于治疗下肢运动障碍、下肢瘫痪、小儿麻痹后遗症、坐骨神经痛。直刺 2～3 寸，针感至足。引见《针灸经外奇穴图谱》、《中国针灸大辞典》。

坐骨神经　近称坐骨。耳针穴。位于对耳轮下脚的近中点稍偏内侧处，在对耳轮下脚的前三分之二处。当臀与交感两穴之间。用于治疗坐骨神经痛、下肢麻痹、小儿麻痹后遗症、银屑病、神经性皮炎，又是诊断坐骨神经痛的参考穴。治疗坐骨神经痛时针感要直达病所，使之痛减或消失。按耳针常规针法操作。引见《耳针》、《耳穴挂图》、《耳郭诊断治疗学》、《针灸经外奇穴图谱》、《针灸大辞典》、《中国针灸大辞典》。

坐骨神经穴　所指有二：①口针穴。位于下颌左侧第一磨牙与第二磨牙之间，牙龈下方粘膜处。用于治疗坐骨神经痛。②手针穴，即坐骨神经点，详见该条。引见《微针疗法》、《手针新疗法》。

坐骨神经点　所指有三：①手针穴（坐骨神经痛点、坐骨神经穴）。位于手背第四掌指关节尺侧缘，即第四、五掌指关节间。当三焦经中渚穴的前方，半握拳取穴。

用于治疗坐骨神经痛、髋关节痛、臀部痛。直刺 3～5 分。②手针穴。位于手背小指中线，在掌指骨根上凹陷处，腰腿点 2 尺侧后四分之一寸。用于治疗坐骨神经痛。直刺 2 分许，以刺至骨为度。③神经干刺激疗法用穴。位于坐骨结节与股骨大转子连线中，内三分之一交界处。或在臀横纹与腘横纹连线之中点，当殷门穴下 1 寸处取穴。用于治疗下肢瘫痪、麻木、痛疼、坐骨神经痛。用特制专用弹拨针弹拨数下，以出现电击感为度。引见《神经干刺激疗法》、《常用新医疗法手册》、《手针新疗法》、《针灸经外奇穴图谱》、《针灸大辞典》、《中国针灸大辞典》。

坐骨结节穴　奇穴。位于坐骨棘处。用于治疗妇女外阴白斑。用维生素 B_{12} 注射液作穴位注射，深约 1.5～2 寸。与阴阜穴针刺并用。引见《上海针灸杂志》1982 年第 2 期。

坐骨神经痛点　即坐骨神经点，详见该条。引见《针灸经外奇穴图谱》、《中国针灸大辞典》。

灸疟　奇穴。位于头顶正中线，入后发际 6 寸 5 分处，当督脉百会穴后 5 分处。用于治疗疟疾。灸 21 壮。引见《千金要方》、《针灸大辞典》、《中国针灸大辞典》。

灸哮　奇穴。位于背部正中线上。以绳环颈下垂至胸骨剑突尖的鸠尾穴，然后将绳环转向背，绳之中点平喉结，绳端下垂于脊上绳头尽处是穴。此点相当于第八胸椎棘突之高点处，即督脉至阳穴下方。用于治疗哮喘、气管炎。灸 3～7 壮。引见《中国针灸学》、《针灸集成》、《腧穴学概论》、《针灸经外奇穴图谱》、《针灸聚英》、《中国针灸大辞典》、《针灸学辞典》、《针灸大辞典》。

灸痨　奇穴。位于背部正中线、第三胸椎棘突之高点，当督脉身柱穴之上方。用于治疗卒中风、癫狂、虚劳、盗汗、面黄消瘦、神疲乏力、咳嗽、咳血、关节痛。灸 3～10 壮。引见《千金要方》、《针灸孔穴及其疗法便览》、《针灸经外奇穴图谱》、《中国针灸学》、《针灸资生经》、《中医大辞典》、《针灸学辞典》、《针灸大辞典》、《中国针灸大辞典》。

灸血病　奇穴。位于骶部正中线，正对第三骶椎假棘突处。用于治疗吐血、便血、衄血、妇女血崩，及其他血病。灸 3～7 壮。引见《千金要方》、《中国针灸学》、《腧穴学概论》、《针灸经外奇穴图谱》、《针灸大辞典》、《中国针灸大辞典》、《针灸学辞典》。

灸齿痛　奇穴。(风齿痛、牙风痛) 位于前臂掌侧、以绳量中指头至掌后第一横纹，折为 4 分，取 1 分自掌横纹向上量，当绳端是穴。本穴当腕横纹上 2.5 寸，即心包经内关穴上 5 分处。穴在两筋间。本穴与抑喘穴同位。用于治疗风牙疼、哮喘、心悸、疔疮肿痛、腕肘疼不能屈伸。直刺 3～6 分，灸 3 壮。引见《千金要方》、《针灸孔穴及其疗法便览》、《针灸腧穴图谱》、《针灸学辞典》。

灸癜风　奇穴。位于手中指掌侧，远侧指节横纹之中点稍前处。当心包经中冲穴后方。即在中指末节鱼腹下缘正中之指间关节横纹稍上方。用于治疗白癜风。灸 1～3 壮。引见《千金要方》、《针灸经外奇穴图谱》、《中医大辞典》、《针灸学辞典》、《针灸人辞典》、《中国针灸大辞典》。

角上　耳针穴。(角窝上、降压点) 位于三角窝前内上方。用于治疗高血压。有平肝熄风的作用。引见《耳郭诊断治疗学》、《简明中国针灸》、《耳穴挂图》。

角内　奇穴。位于第七胸椎棘突旁开 2 寸处。用于治疗外伤性截瘫、中暑急救。点穴用穴，常用点法、按压法，引见《点穴疗法》。

角孙（TE20）　三焦经穴。(折耳、体脉) 位于头侧部、折耳向前、当耳尖正上方入发际处。用于治疗风热之邪引起的耳郭红肿、耳鸣、目赤肿痛、目翳、齿痛、龈肿、颊肿、唇燥、头项强痛、视神经炎、视网膜出血。本穴为手太阳、手足少阳之会。有清热散风、清肿化瘀、清头明目、疏风活络作用。平刺 3～5 分，灸 3 壮。

角窝上　即耳针穴角上，降压点。详见该条。引见《耳穴诊断学》、《耳穴疗法》。

角窝中　耳针穴。(肝炎点、喘点) 位于三角窝中部。用于治疗喘息。有清热平喘作用。引见《耳针》、《耳郭诊断治疗学》、《耳穴诊断学》、《耳穴疗法》。

伸肘　奇穴。所指有二：①位于上臂伸侧桡侧缘，腋后皱襞水平线下 3.5 寸。当大肠经臂臑穴下 1.5 寸。用于治疗小儿麻痹后遗症。针 1～1.5 寸。②位于肘部鹰嘴突上 3 横指稍偏尺侧。用于治疗单纯骨折后肘关节强直（屈曲型）。直刺 1～1.5 寸。引见《赤脚医生手册》（吉林）、《针灸经外奇穴图谱》、《针灸学》（上海中医学院编）。

伸指　奇穴。所指有二：①伸指（扭伤）位于前臂，取穴时稍屈肘，半握拳，掌心向内，在阳池与曲池穴的连线上四分之一与四分之三交界点。用于治疗上肢瘫痪、手指麻木、腰扭伤。直刺 0.5～1.5 寸。②伸指位于手背第二、三掌骨小头之间。引见《针刺疗法》、《新医疗法讲义》（下册）。

伸腱　奇穴。位于手（足）、患指（趾）的掌指（跖趾）关节后 1 寸伸肌腱的两侧各 1 穴。每个手足可取 10 穴。用于治疗指头炎、腱鞘炎后粘连引起的功能障碍。斜刺于肌腱下 2～3 分，每分钟捻针 120～160 次。引见《针灸经外奇穴图谱》、《中国针灸大辞典》。

利民　奇穴。位于髌骨上缘正中直上 4 寸，当奇穴四强下 5 分处。用于治疗关节痛、下肢麻痹、肌肉萎缩。直刺 1～2 寸。引见《新医疗法选编》。

利机　经穴别名，所指有三：①指膀胱经会阳（B35）穴；②指任脉石门（CV5）穴；③指任脉关元（CV4）穴。详见各该条。引见《针灸甲乙经》、《中医大辞典》、《针灸学辞典》、《针灸腧穴手册》、《腧穴学概论》、《实用针灸学》、《中华针灸学》、《中国针灸大辞典》、《实用针灸辞典》。

利眠　耳针穴。位于枕穴对面。用于失眠。引见《耳压祛痰疗法》。

利尿穴　奇穴别名，亦名利尿，即止泻穴，详见该条。引见《中医简易教材》、《实用穴位埋线疗法》、《中国针灸大辞典》。

利眼穴　耳针穴。位于耳背上与肝穴相对应处。用于眼病、近视。用王不留子贴压法。引见《耳压疗法》。

利尿止痛方　针灸方。是由任脉中极（CV3）、膀胱俞（B28）、脾经阴陵泉（SP9）、肝经行间（Liv2）、肾经太溪（K3）穴组成的针灸方。用于治疗淋证。症见排尿时茎中痛、淋沥不净，甚则尿中见血或浑浊如油膏。随症加穴：血尿加血海、三阴交，尿浊如膏加肾俞、照海，尿中有结石加委阳、然谷。方义：本病以膀胱病变为主，故取膀胱俞募中极与膀胱俞，以疏理膀胱之气机；取脾经合穴阴陵泉，以利小便，使气化复常，小便通利，其痛自止；因肝脉络阴器，故取肝经荥穴行间，以泻肝经气火而镇痛；太溪为肾经原穴，以益肾水而清其源；诸穴合用，共奏利尿止痛之效。引见《中国针灸大辞典》。

利气活血催产方　　针灸方。

是由大肠经合谷（LI4）、脾经三阴交（SP6）和备用穴督脉长强（GV1）、脾经阴陵泉（SP9）、组成的针灸方。用于人工流产，最好用于怀孕初期（停经50天内）。针灸人流较电吸安全、无副作用、损伤小、恢复快，尤对多次刮宫者更为适宜。针法：合谷用轻刺激；三阴交用强刺激，针尖向上，针感最好能达下腹部；针长强时针尖向上斜刺约3寸，针感最好达腰骶部；针阴陵泉时，针尖向上，使感应到腹股沟。上列主穴和备用穴可交替使用，每日两次，连针3天。留针30分钟，三五分钟捻针1次。方义：合谷为手阳明经的原穴，主利气；三阴交为足三阴经之交会穴，主调血；阴陵泉为足太阴经之合穴，善理下焦诸症；长强为督脉之络穴，能沟通经气；4穴合用共奏利气活血催产之效。引见《中国针灸大辞典》。

利水培元消炎方　　针灸方。

是由膀胱经肾俞（B23），膀胱俞（B28），脾经三阴交（SP6），任脉关元（CV4）组成的针灸方。用于治疗前列腺炎。随症加穴：尿频、尿急加气海、阴陵泉，性欲减退、遗精者加大赫、精宫。方义：本方具有利水培元消炎作用。取肾俞以补益肾气，膀胱俞以利膀胱之湿邪，关元、三阴交以调补三阴经气而固下元。下元得固、肾气充足，湿邪蠲除，膀胱有权，则炎消病愈。引见《中国针灸大辞典》。

利尿排石止痛方　　针灸方。

是由膀胱经肾俞（B23）、志室（B52），脾经三阴交（SP6）、阴陵泉（SP9），肾经太溪（K3）穴组成的针灸方。用于治疗肾绞痛：突然发作刀割样剧烈疼痛、阵发性、发作持续时间由几分钟至几小时、自肾区向输尿管、外生殖器、大腿内侧放射。常伴有面色苍白、出冷汗、恶心、呕吐、脉细数、甚至休克。随症加穴：石淋小便不利加关元、大敦，湿热下注小便不利加阴陵泉。方义：本方具有疏通水道、清利湿热、排石止痛的作用。肾俞、志室为肾之背俞穴，能疏泄肾气，通利水道；阴陵泉为足太阴之合穴，善理下焦湿热、利尿清热；三阴交为足三阴经之交会穴，太溪为足少阴经之）。

季肋 经穴别名，即肝经章门（Liv13）穴，详见该条。引见《针灸大全》、《针灸腧穴手册》、《腧穴学概论》、《实用针灸学》、《针灸学辞典》。

季胁 经穴别名，即肝经章门（Liv13）穴，详见该条。引见《针灸大全》、《实用针灸学》、《实用针灸辞典》、《针灸学辞典》。

季胦 经穴别名，即任脉气海（Liv13）穴，详见该条。引见《腧穴学概论》、《实用针灸学》、《中华针灸学》、《实用针灸辞典》。

鸠尾（CV15） 任脉穴。（尾翳、䯏骭、䯏骬、䯏䯏、臆前、神府、膏之原）位于上腹部正中线上胸骨剑突下 5 分处。在脐上 7 寸、

仰卧两臂上举取穴。用于治疗任督失调、膈气不利引起的心胸痛、胃痛、癫狂、痫证、惊悸、反胃、呃逆、胸满咳逆、咳嗽气喘、咽喉肿痛。鸠尾为任脉之络穴，膏之原穴。有通调任督、活络利膈、利中降逆、清心化痰的作用。向下刺 0.5～1 寸，不可灸。

鸠杞 奇穴。位于骶部正中线第一骶椎棘突下凹陷中。用于治疗妇人崩漏、白带过多。也是穴位诊断崩漏的定性穴。灸 3～7 壮。引见《腧穴学概论》、《针灸孔穴及其疗法便览》、《针灸经外奇穴图谱》、《穴位诊断法》、《针灸学》（上海中医学院编）。

鸠尾头 奇穴别名，即鸠尾骨端，详见该条。引见《针灸学辞典》、《中国针灸大辞典》。

鸠尾骨 奇穴。（鸠尾头、鸠尾骨端、镇蚓）位于鸠尾骨端下陷中。即胸骨剑突尖下缘处。当任脉中庭穴下 6 分处。用于治疗小儿囟门不合、少年房多气短、小儿疳瘦、颈漏。灸三至数十壮。引见《千金要方》、《千金翼方》、《针灸腧穴图谱》、《针灸经外奇穴图谱》、《腧穴学概论》、《医学纲目》、《针灸学辞

典》、《针灸大辞典》、《中国针灸大辞典》。

鸠尾骨端　即奇穴鸠尾骨、详见上条。

身交　奇穴。位于腹部正中线脐下3分是穴。当任脉神阙穴下3分处。另说身交位于脐下3寸，按此说与任脉关元穴同位。用于治疗妇人阴挺、白带多、二便不通、遗尿、腹水、腹胀、腹泄、肠鸣、妇女胞落颓。针5～8分，灸3～15壮。引见《千金要方》、《中国针灸学》、《经穴汇解》、《针灸孔穴及其疗法便览》、《针灸经穴图考》、《针灸经外奇穴图谱》、《腧穴学概论》、《中医大辞典》、《针灸学辞典》、《中国针灸大辞典》。

身柱（GV12）　督脉穴。（坐气、和利气、知利介、知利气、智利毛）位于胸背部正中线第三胸椎棘突下凹陷中。约与两侧肩胛冈相平。用于治疗肺气不足感受外邪引起的虚劳咳喘、癫狂、痫痫、脏躁症、瘰疬以及脊背强痛、小儿惊痫、身热谵语、神经衰弱。本穴有理气降逆、清肺平喘、扶正驱邪、清热散风、镇静安神的作用。斜向上刺1寸，灸5壮。

身八邪　针灸方。是由膀胱经风门（B12）、肺俞（B13）、胆经肩井（G21）、心包经曲泽（P3）穴，左右计8穴组成的针灸方。用于治疗疬风。针3～5分，灸3～7壮。引见《经穴汇解》、《针灸经外奇穴图谱》、《腧穴学概论》、《中国针灸大辞典》。

卵巢（男睾丸）　所指有二：①鼻针穴。位于鼻尖，肾点之两侧。针向膀胱方向斜刺。②即耳针穴卵巢2，详见该条。引见《实用针灸学》、《针灸学》（上海中医学院编）、《耳穴挂图》、《针灸大辞典》、《中国针灸大辞典》。

卵巢1　耳针穴。位于三角窝中，在子宫穴上下，即内生殖器穴上下，呈双穴，上方代表对侧卵巢、下方代表同侧卵巢。用于治疗卵巢炎、输卵管炎、不孕症、功能性子宫出血，月经不调，阴萎。也是穴位诊断卵巢疾患的参考穴。按耳针常规针法操作。

卵巢2　耳针穴。位于对耳屏底部，皮质下穴前下方、内分泌穴外上方。一说：卵巢在对耳屏尖到内侧底部为中线的里侧、靠近内分泌区。用于治疗月经不调、痛经、不育症、性功能低下、副性征发育不全。也是诊断卵巢疾病的参考穴。按耳针常规针法操作。引见《针灸大辞典》、《中国针灸大辞典》、《耳穴挂图》、《耳穴疗法》。

条口 胃经穴。(前承山)位于小腿前外侧、在犊鼻穴下 8 寸，当外膝眼与解溪穴连线之中点，或足三里穴下 5 寸处。用于治疗湿邪阻滞、气血运行不畅引起的膝胫麻木胀痛、腨痠转筋、湿痹热痛、足缓失履、两足无力、脚心发热、脚气浮肿、腹痛泄泻、肩凝不举，小腿部外经病，肩周炎。有祛湿化瘀、疏经活络的作用。直刺 1～2.5 寸，可透承山穴。灸 3～7 壮。

条山 奇穴。位于外犊鼻与解溪穴之间，距胫骨崤边缘 1 横指处。即条口透承山穴。用于腰痛、上臂不举。由条口内 5 分进针，向承山方向透刺进针 2～3 寸，边行针边让患者运动。引见《针灸金方》、《针灸》(杨易亚著)、《针灸疗法》。

体脉 经穴别名，即三焦经角孙 (TE20) 穴。详见该条。引见《腧穴学概论》、《实用针灸学》、《实用针灸辞典》。

体骨 奇穴。(髋骨)位于大腿部远端外侧，在胃经梁丘穴两傍各开 1.5 寸，两腿共 4 穴。用于治疗腿疼。灸 7 壮。引见《奇效良方》、《针灸大成》、《中医大辞典》、《针灸学辞典》。

龟尾 所指有二：① 奇穴。(尾尖)位于臀部尾骨尖端，当督脉长强穴上 5 分处。用于治疗腹泻、痢疾、便秘、脱肛。用拇指端按揉 50～100 次。②经穴别名，即督脉长强 (GV1) 穴，详见该条。引见《新医疗法手册》、《针灸腧穴手册》、《腧穴学概论》、《实用针灸学》、《中华针灸学》、《中国针灸大辞典》、《实用针灸辞典》。

龟尾长强 经穴别名，即督脉长强 (GV1) 穴，详见该条。引见《腧穴学概论》、《实用针灸辞典》。

低位 奇穴。位于背部正中线、在脊柱损伤位下两椎的下缘，如第一腰椎损伤，即在第三腰椎棘突下缘取穴。用于治疗截瘫、弛缓型瘫痪。直刺 1～2 寸，针感麻至肛门。引见《针灸经外奇穴图谱》、《针灸学》(上海中医学院编)、《中国针灸大辞典》。

低位俞 奇穴。位于背部正

中线两侧旁开 1.5 寸，即膀胱经的背俞线上。具体定位依脊柱损伤部位决定，即在低位穴旁开 1.5 寸处。如第一腰椎损伤，即在第三腰椎棘突下旁开 1.5 寸处取穴。用于治疗截瘫。针尖斜向脊柱针 1～1.5 寸。引见《针灸经外奇穴图谱》、《针灸学》（上海中医学院编）、《中国针灸大辞典》。

佗脊 即华佗夹脊穴的简称，亦即胸、腰椎部分的夹脊穴。位于背部正中线左右旁开 5 分处，从第一胸椎棘突之下起至第五腰椎棘突之下止。用于治疗神经衰弱、肺结核、支气管炎、哮喘、虚弱羸瘦、风湿性脊柱炎、腰背酸痛。胸一至胸三主治上肢疾患，胸一至胸八主治胸部疾患，胸六至腰五主治腹部疾患，腰一至腰五主治下肢疾患。向脊柱方向斜刺 0.5～1.5 寸，灸 3～7 壮。引见《针灸孔穴及其疗法便览》、《中医大辞典》、《针灸学辞典》、《针灸大辞典》、《中国针灸大辞典》。

饮郄 奇穴。位于侧胸部，乳头外 2 寸，第六、七肋间隙中，距胸骨中线 6 寸处。在脾经食窦穴下约 1 寸的肋间中。用于治疗胸腹胀满、胸胁痛、腹痛、肠鸣、肺炎、胸膜炎、肝区痛（右侧穴）、肺充血、肋间神经痛。斜刺 3～5 分，灸 3～5 壮。引见《外台秘要》、《针灸孔穴及其疗法便览》、《针灸学辞典》、《针灸腧穴图谱》、《针灸经穴图考》、《经穴汇解》、《针灸大辞典》。

邻宫 奇穴。位于下腹部在脐下 3.5 寸，再旁开 2.5 寸处，即当任脉关元穴下 5 分，再旁开 2.5 寸处。用于治疗面部痤疮。有调整肾精和内分泌腺的作用。引见《上海针灸杂志》1983 年第 2 期、《中国针灸》1990 年第 4 期。

邱墟 经穴别名，即胆经丘墟（G40）穴，详见该条。引见《腧穴学概论》。

佐泉穴 舌针穴。位于舌底、舌下系带两侧肉阜、近舌下腺导管开口处。用于治疗中风后遗症。按舌针常规针法操作。引见《微针疗法》。

含口 经穴别名，即大肠经合谷（LI4）穴，详见该条。引见《针灸大辞典》、《实用针灸学》、《实用针灸辞典》、《腧穴学概论》。

伴星 奇穴。（侠上星）位于前头部，入前发际 1 寸，正中线旁开 3 寸处。当胆经本神穴上 5 分处。用于治疗偏头痛、鼻中瘜肉、癫痫、眩晕。针 3～5 分，灸 3～7 壮。引见《千金要方》、《针灸经外奇穴治疗诀》、《针灸孔穴及其疗法便览》、《针灸学辞典》、《针灸经外奇穴图谱》、《针灸大辞典》。

延年　即年寿穴。推拿穴。详见该条。引见《针灸经外奇穴图谱》、《中国针灸大辞典》。

延庭　即年寿穴。推拿穴。详见该条。引见《中医推拿学讲义》、《中国针灸大辞典》。

迎香（LI20）　大肠经穴。（冲阳）迎香位于鼻翼外缘中点旁开，当鼻唇沟中，鼻翼旁 5 分处。用于治疗邪阻经络、局部失养引起的鼻塞、嗅觉不灵、偏风口㖞、面痒、浮肿、鼻衄，以及呃逆、喘息、胆道蛔虫症。迎香为手足阳明之会，有疏经活络、清肺热散面风、宣肺解表、通利鼻窍、交通经气的作用。是治疗鼻病的主穴。斜刺治呃逆和鼻病针尖透向鼻通穴 5～8 分。横刺治胆道蛔虫针尖透向四白穴 0.5～1 寸。

近视 1、2　耳针穴。所指有二：①近视 1 位于食道与口之间。②近视 2 位于皮质下与内分泌交界处。用于治疗近视。按耳针常规针法操作。引见《耳穴贴压疗法》。

〔丶〕

肓门　所指有二：①膀胱经穴（痞根）。肓门（B51）位于腰背部平第一腰椎棘突下旁开 3 寸。当督脉悬枢穴旁开 3 寸处。用于治疗三焦气机不畅引起的腹痛，胃脘痛、便秘、痞块、妇人乳疾、心下坚痛、腰痛、下肢瘫痪。有疏调三焦、通调胃肠、化滞消痞的作用。直刺 0.5～1.5 寸，灸 7 壮。不宜深刺，内为肾脏。②奇穴。位于脐心下 7 寸旁开 3.5 寸处。用于治疗女子久婚不育。灸 3～7 壮。引见《腧穴学概论》、《针灸大辞典》、《中国针灸大辞典》。

肓俞（K16）　肾经穴。位于腹部、脐中旁开 5 分处。即任脉神阙穴旁开半寸处。用于治疗脾肾精气不足引起的腹痛、腹胀、便秘、呕逆、泄泻、寒疝、小便淋沥、目赤眦痛、胃痉挛。本穴为足少阴、冲脉之会穴，又是穴位诊断输尿管炎和结石的定性穴。有调肠理气、滋养脾肾、降逆止呕的作用。直刺

0.5～1寸，灸5壮。

肓募 奇穴。（胃募、钱孔、舒积）位于胸部、取一绳自乳头量至脐中心的长度，截去一半，再自乳头向下直量，当绳尽处是穴。大约在第八季肋弓下一横指处。此穴当肝经期门穴下1寸处。用于治疗病后衰弱、腹中积块疼痛、萎黄病、慢性病。灸3～7壮。引见《备急千金要方》、《中国针灸学》、《针灸孔穴及其疗法便览》、《针灸集成》、《经穴汇解》、《针灸经穴图考》、《针灸经外奇穴图谱》、《腧穴学概论》、《中医大辞典》、《针灸学辞典》、《针灸大辞典》、《中国针灸大辞典》、《针灸经外奇穴治疗诀》。

肓之原 经穴分类名。肓之原是脏腑的12个原穴之一。肓之原出于脖胦。脖胦即任脉气海（CV6）穴。另指任脉关元（CV4）穴。详见十二原穴。引见《中医大辞典》、《中国针灸大辞典》、《实用针灸学》、《腧穴学概论》、《实用针灸辞典》。

兑厉 为心经神门（H7）穴的别名，详见该条。引见《针灸大辞典》、《针灸腧穴手册》。

兑冲 为心经神门（H7）穴的别名，详见该条。引见《针灸甲乙经》、《腧穴学概论》、《针灸学辞典》、《实用针灸学》、《中华针灸学》、《中国针灸大辞典》、《实用针灸辞典》。

兑骨 经穴别名。所指有四：一指督脉兑端（GV27）穴；二指心经神门（H7）穴；三指心经少府（H8）穴；四指小肠经颧髎（SI18）穴。详见各该条。引见《针灸甲乙经》、《实用针灸学》、《难经》、《中华针灸学》、《针灸腧穴手册》、《中国针灸大辞典》、《针灸学辞典》、《腧穴学概论》、《实用针灸学》、《难经》、《实用针灸辞典》。

兑端 （GV27） 督脉穴。（兑骨、兑通锐、壮骨、唇上端）位于上唇尖端，在人中沟下端皮肤与上唇粘膜之移行处。用于治疗督脉经气失调引起的癫狂、口吻抽搐、齿龈肿痛、腰脊强痛、鼻衄鼻塞、晕厥、昏迷、消渴口干、小便赤黄、口腔炎。兑端为口针穴之一，又是常用的急救穴。有疏通经络清热利湿、回阳救逆的作用。针1～2分。不灸。

兑通锐 为督脉兑端（GV27）穴的别名，详见该条。引见《腧穴学概论》、《实用针灸学》、《中华针灸学》、《实用针灸辞典》。

间上 奇穴。位于骶部，以绳自患者中指根横纹量至中指尖端，以此长度从尾骨尖直向上量，绳尽处是穴（在第二骶椎棘突上）；再将此绳之中点对准上穴，向左右平伸，两端尽处也是穴，计3穴。用于治疗痔疮、肠出血。灸3～7壮。

间外 奇穴。位于上肢间使穴向桡侧旁开五分处。用于治疗头痛、上肢瘫痪。点穴用穴，常用点法。引见《点穴疗法》。

间谷 为大肠经二间（LI2）穴，详见该条。引见《针灸甲乙经》、《针灸腧穴手册》、《腧穴学概论》、《中华针灸学》、《实用针灸学》、《中国针灸大辞典》、《针灸学辞典》、《实用针灸辞典》。

间鱼 奇穴。位于中指与无名指缝间，靠中指掌侧缘。用于治疗精神病，刺向大指的掌指关节处。针1～1.5寸。引见《手针新疗法》。

间使 心包经穴。（鬼路、鬼营）位于前臂掌侧腕横纹中央即大陵穴直上3寸，两筋间，当内关穴上1寸处。用于治疗邪热郁于心包

络引起的心痛、心悸、心悬如饥、癫狂、癫痫、发热烦燥、小儿惊风、中风昏迷，以及表里经气不和引起的胃痛、呕吐、霍乱、疟疾、腋肿、肘挛、月经不调、经闭带下、荨麻疹、风湿性心脏病、哮喘、肘臂挛痛。间使为心包经的经（金）穴，又为穴位诊断心房纤颤的定性穴。有养心安神，清热化痰，清心开窍，和胃止呕的作用。治躯干病时针斜刺向上，略偏桡侧，进针1.5～2寸，灸5壮。引见《针灸孔穴及其疗法便览》、《中国针灸大辞典》。

疗俞 奇穴。位于前臂屈侧尺侧缘，腕第二横纹上4寸处，当心经神门穴直上4寸处。一说再向内侧旁开3分之骨上。另说在患侧神门穴上方4寸处，当压迫无名指或小指觉有感应且疼痛者是穴。用于治疗疔痈、恶肿。在患侧施灸50壮，可令疼痛挫止，且有轻快之感。引见《针灸秘要》、《针灸孔穴及其疗法便览》、《针灸经外奇穴图谱》、《针灸经穴图考》、《中医大辞典》、《中国针灸大辞典》、《针灸大辞典》。

疗根 奇穴。位于背部第七胸椎棘突左右旁开5分处。另说位

于背部第三胸椎棘突下之两侧处，有一红或黑之小点是穴。如不见红点用大蒜擦之即见。用于治疗一切疔毒痈肿，患左取右，患右取左。以毫针从背部背侧向前下方斜刺5～7分，知痛为止。刺之立刻痛止，转危为安，屡用屡验。引见《针灸经穴图考》、《针灸经外奇穴图谱》、《中国针灸大辞典》。

疬肿 耳针穴。位于耳壳背面上部，耳舟后隆起上段尖端下外方。在脑顶穴下方、折耳向前时耳尖端的外下方。用于治疗各部位疬肿。针1～2分，留针30分钟。引见《耳针》、《针灸经外奇穴图谱》。

言语二区 头针穴。(相当于顶叶的角回部)位于头部、自顶骨结节后下2厘米处为起点，向后下划一与前后正中线相平行3厘米的直线，即为本区。用于治疗命名性失语（又叫健忘性失语）、失读症。针尖沿穴区斜行刺于皮下后，每分钟捻转240～260次，针感头部发热，持续捻转2～3分钟，留针5～10分钟，再捻针1～2分钟，留针5～10分钟、第三次捻针1～2分钟后即起针。引见《头针疗法》、《针灸经外奇穴图谱》、《中国针灸

大辞典》、《针灸大辞典》、《中医大辞典》。

言语三区 头针穴。(相当于颞上回后部)位于头部耳尖直上1厘米半处，向后平移4厘米之长度为本区。即在晕听区中点向后引4厘米长之水平线为本区。用于治疗感觉性失语。针法同上述言语二区。引见《头针疗法》、《中国针灸大辞典》、《针灸大辞典》。

库房 (S14) 胃经穴。位于胸部、在乳中线上第一肋间隙中、即锁骨中线第一肋间隙中。或前正中线旁开4寸的第一肋间隙中。当任脉华盖穴旁开4寸处。用于治疗胃气不降、壅滞化热引起的胸胁胀痛、咳嗽气喘、咳逆上气、胸胁支满、咳吐脓血、乳痈。本穴是穴位诊断支气管炎的定性穴。有理肺化痰、理气宽胸、清热化瘀的作用。斜刺3～5分，灸5壮。

完骨 (G12) 胆经穴。位于耳后、入发际4分。即在耳后颞骨乳突尖后下方凹陷处，与风府穴相平。用于治疗风邪犯经、经气不畅引起的头痛，耳后痛、牙痛、龈肿、颊肿引耳、口眼㖞斜、喉痹、心烦、癫痫、失眠、失语、小便黄赤、颈

项痛不得回顾。完骨为足少阳与足太阳之会穴。有清热散风、通经活络，清头明目的作用。针向下斜刺5～8分，灸7壮。

穷骨　为督脉长强（GV1）穴的别名。详见该条。引见《针灸集成》、《针灸学辞典》、《中华针灸学》、《针灸腧穴手册》、《腧穴学概论》、《实用针灸学》、《实用针灸辞典》。

沉穴　耳针穴。位于耳垂背面中点直上，对耳轮窝与耳垂交界处。相当耳垂划区第二区中心的直上部。用于治疗下陷类疾病，具有升举作用。又用于耳针麻醉，每穴注射维生素 B_1 注射液0.2毫升。在手术过程中，病人感到疼痛时注射两沉穴有较好的镇痛效果。引见《针灸经外奇穴图谱》、《耳针穴位挂图》。

沟中　奇穴。位于腹股沟中点动脉应手处。用于治疗下肢瘫痪、二便失禁、坐骨神经痛。点穴用穴，常用按压法、按拨法。引见《点穴疗法》。

谷门　为胃经天枢（S25）穴的别名，详见该条。引见《针灸甲乙经》、《针灸腧穴手册》、《腧穴学

概论》、《实用针灸学》、《实用针灸辞典》、《中国针灸大辞典》、《针灸大辞典》。

谷边　奇穴。位于尺谷穴后半寸。用于治疗颈淋巴结炎、缺盆中痛。直刺2分许。引见《手针新疗法》。

应突　奇穴。位于胸部、乳头外侧旁开2寸直下，第六、七肋骨间直下1寸处。当脾经食窦穴下2寸。即前正中线旁开6寸、第六、七肋间。用于治疗饮食不入、腹满便秘、肠鸣泄泻、肋间神经痛、胸膜炎、肺炎、肺充血。针3～4分，灸3壮。引见《外台秘要》、《经穴汇解》、《针灸孔穴及其疗法便览》、《针灸经穴图考》、《针灸腧穴图谱》、《腧穴学概论》、《针灸经外奇穴图谱》、《中医大辞典》、《针灸学辞典》、《中国针灸大辞典》、《针灸大辞典》。

启闭通便方　针灸方。是由胃经天枢（S25）、上巨虚（S37）、膀胱经大肠俞（B25），三焦经支沟（TE6）穴组成的针灸方。用于治疗便秘。随症加穴：热邪壅结者加合谷、曲池、内庭；气机郁滞者加中脘、气海、行间；气血虚弱者加脾

俞、胃俞、关元；阴冷凝结者加神阙、气海；热秘、气秘者加长强。方义：便秘原因虽多、但其大肠传导功能失常则一，故取大肠的俞、募穴即大肠俞与天枢；更配下合穴上巨虚以加强疏通大肠腑气的作用，腑气通则传导功能自能复常；支沟穴能宣通三焦气机，使三焦通、津液下而胃气和，则腑气自调；曲池、合谷、内庭泻大肠经之气，以泄其热；中脘、气海以调腑气；肝郁气滞取行间以疏肝气；脾俞、胃俞以鼓舞中气培其生化之源，使脾胃气旺、自能生气化血，此为虚秘治本之法；灸神阙、气海、可以温通下焦阳气，使阳气和煦而阴结解、则肠道自通。

启膈和胃方　针灸方。是由膀胱经膈俞（B17）、脾俞（B20）、胃俞（B21）、胃经足三里（S36）、任脉巨阙（CV14）穴组成的针灸方。用于治疗噎膈：初期每见饮食梗噎不顺、精神抑郁则病加剧，继则胸膈疼痛、大便秘结，甚至水饮难下、形瘦骨立、口燥咽干、脉象细涩。随症加穴：胸膈痞满者加膈关，气逆痰多者加膻中、丰隆穴。方义：本方具有启膈和胃作用。膈俞为血之会穴，穴位近膈部，能调气行血，起祛瘀开膈的作用。巨阙为心之募穴，内关为心包经之络穴、手少阴与手厥阴之脉皆循于胸膈，故取2穴以开胸膈之逆气；脾俞，胃俞与足三里以通调中焦胃气，使气机运化而痰淤自消。引见《中国针灸大辞典》。

补元　即胃经天枢（S25）穴的别名，详见该条。引见《腧穴学概论》、《实用针灸学》、《针灸学辞典》、《实用针灸辞典》、《医学纲目》。

补气宁心方　针灸方。是由心经神门（H7）、心包经内关（P6）、任脉气海（CV4）、关元（CV6）穴组成的针灸方。用于治疗怔忡、心胸跳动、不能自主。随症加穴：心胸跳动者加巨阙、心俞；元气亏虚者，加命门、足三里。方义：本方具有补气宁心的作用。取气海、关元以培补元气而固本；取神门、内关以镇静安神而宁心。引见《中国针灸大辞典》。

补气益血方　针灸方。是由督脉百会（GV20）、任脉气海（CV6），膀胱经膈俞（B17）、肝俞（B18）、脾俞（B20）、肾俞（B23）、大肠经合谷（LI4）、胃经足三里（S36）穴组成的针灸方。用于治疗血虚头痛，由于气血不足、症见痛势绵绵、头目昏重、神疲无力、面色欠华、喜温恶凉，每因劳累或思虑过度头痛加剧、苔薄白、脉细弱。随症加穴：头目重、心悸不宁者加内关、患门；头昏目眩者加风池、命门。方义：本方具有补气益血作用。肝藏血、脾统血、脑为髓之海、髓生于肾，故取肝脾肾的背俞穴为主；取膈俞以调养阴血、气海以生发原气；百会以升清阳；更取合谷、足三里以调阳之经腑，此为舍标从本之治法，使气血足则头痛自除。引见《中国针灸大辞典》。

补肾壮阳方 针灸方。是由膀胱经肾俞（B23）、督脉命门（GV4）、任脉关元（CV6）、脾经三阴交（SP6）穴组成的针灸方。用于治疗阳萎症见面色㿠白、阴茎不举、头晕目眩、精神萎靡、腰足酸软、舌质淡红、脉细弱。随症加穴：伴有头昏失眠者加神门、心俞；伴遗精、滑精者加气海、志室（精宫）；气血不足头晕目眩者加百会、足三里、膈俞。方义：本方具有补肾壮阳的作用。肾为水之脏，内寓真阴真阳。如肾气虚弱，则真元之气不兴而致阳萎，故取肾俞、命门、三阴交培补肾气，以振奋肾经之功能；取关元以壮真元之气，肾气作强，则其病自愈。引见《中国针灸大辞典》。

补肾固精方 针灸方。是由膀胱经志室（B52）、肾俞（B23）、肾经太溪（K3）、大赫（K12）、任脉气海（CV6）、胃经足三里（S36）穴组成的针灸方。用于治疗滑精症见不分昼夜精液自出、形体消瘦、精神不振、脉象软弱、或伴有阳萎症。随症加穴：形体瘦弱者加膏肓、百劳；久滑不止者加会阴、三阴交。方义：本方具有扶正固本、补肾固精的作用。因肾为先天之本，为生命之所系，故取肾俞、太溪、气海以调补肾气；取大赫、志室以固精关；独取足三里以益后天生化之源。如肾气足，气血旺，封藏有权，则无滑精之虞。引见《中国针灸大辞典》。

补肾调气方 针灸方。是由膀胱经三焦俞（B22）、肾俞（B23）、委阳（B39）、肾经阴谷（K10）、任脉气海（CV6）穴组成的针灸方。用于治疗尿闭。随症加穴：肾气亏虚者加关元、命门；腰腿酸软者加腰阳关、足三里。方义：本病由于肾气不足、命门火衰，当培补肾气，故取肾经合穴阴谷配肾俞，以振奋肾经气机；由于肾气不化，导致三焦气化不足，故取三焦俞及其下合穴委阳，以调理三焦气机；更取任脉气海穴，以温补下焦，调气益元。诸穴合用，以起补肾气、理三焦、通尿闭的作用。引见《中国针灸大辞典》。

补中培元熄风方　针灸方。是由任脉气海（CV6）、中脘（CV12）、胃经天枢（S25）、足三里（S36）、肝经行间（Liv2）、章门（Liv13）穴组成的针灸方。用于治疗无热惊厥（慢惊风）。随症加穴：四肢厥冷，溲清便溏者加神阙、大肠俞；项强、手足抽搐者加大椎、后溪、阳陵泉；食少吐逆者加内关、脾俞。方义：本方具有温补脾胃、培元熄风的作用。取腑会中脘配胃经合穴足三里，以培补脾胃而扶后天之本；取脾募章门配任脉之气海以温补脾阳而培元助运；取大肠募天枢灸之能祛除肠胃之虚寒助运化而治便溏；肝经之荥穴行间能疏通足厥阴之经气、熄肝风而制止抽搐，

引见《中国针灸大辞典》。

补气摄血止漏方　针灸方。是由膀胱经脾俞（B20）、任脉关元（CV6）、脾经三阴交（SP6）、隐白（SP1）、胃经足三里（S36）穴组成的针灸方。用于治疗崩漏（气虚型）。病久漏下，血色淡或暗晦、少腹冷痛，喜热饮，欲按、面色㿠白、形寒畏冷、倦怠嗜卧、胃纳减少、脉象沉细迟弱、舌苔白滑。随症加穴：少腹冷痛者加气海；胃纳减少者加中脘。方义：本方具有补气摄血止漏的作用。关元为足三阴、冲、任之会，以调补冲、任之气加强固摄而约制经血妄行；三阴交为足三阴之交会穴，有补脾统血之功，为治妇科病要穴；隐白为足太阴脉气所发、刺灸此穴，亦有健脾统血之效，为治崩漏经验效穴；取足三里、脾俞以培补中气、使中气足而能摄血。引见《中国针灸大辞典》。

补益脾肾通经方　针灸方。是由膀胱经脾俞（B20）、肾俞（B23）、任脉气海（CV6）、胃经足三里（S36）穴组成的针灸方。用于治疗血枯经闭。症见消化不良、大便溏泄、唇爪色泽不荣、头眩心悸、精神疲倦、舌质淡、脉象细涩。随

症加穴：血枯经少者加膈俞、血海；便溏者加天枢、大肠俞；头眩心悸者加百会、内关。方义：本方具有补益脾肾通经的作用。脾胃为后天之本，主消化水谷、化精微而为气血，血源充足，则经闭自通，故取足三里、脾俞以健脾胃；肾为后天之本，肾气足，则精血自充，故取肾俞、气海以补肾气。引见《中国针灸大辞典》。

〔乛〕

尾尖　即奇穴龟尾，详见该条。引见《中国针灸大辞典》。

尾骨　所指有二：①经穴别名，即督脉长强（GV1）穴，详见该条。②骨骼名，即尾骶骨，亦名尾翠骨、尾穷骨、尻骨、橛骨、穷骨。引见《实用针灸学》、《针灸学辞典》、《实用针灸辞典》。

尾闾　所指有二：①经穴别名，即督脉长强（GV1）穴，详见该条。②骨骼名，即尾骶骨。引见《针灸经穴图考》、《医宗金鉴》、《古今医统》、《临床针灸学》、《实用针灸学》、《中华针灸学》、《实用针灸辞典》、《针灸学辞典》、《中国针灸大辞典》。

尾蛆　经穴别名，即督脉长强（GV1）穴，详见该条。引见《人镜经》、《针灸学辞典》。

尾椎　耳针穴。位于对耳轮上下脚分叉处外缘，用于治疗骶椎部位诸疾。引见《微针疗法》。

尾翠　奇穴。（小儿疳瘦、小儿疳痢）位于尾骨尖端直上3寸。用于治疗小儿疳痨羸瘦、腹痛下痢、消化不良、脱肛。沿皮刺0.5～1寸，灸3～7壮。引见《太平圣惠方》、《腧穴学概论》、《经穴汇解》、《经穴治疗学》、《针灸学辞典》、《中国针灸大辞典》。

尾翳　经穴别名，即任脉鸠尾（CV15）穴，详见该条。引见《针灸甲乙经》、《腧穴学概论》、《中华针灸学》、《实用针灸学》、《针灸学辞典》、《实用针灸辞典》、《中国针灸大辞典》。

尾穷骨　所指有三：①奇穴。位于臀裂下端、尾骨尖上1寸处及其两旁各开1寸处，计3穴。用于治疗腰卒痛、腰痛不能俯仰、骶骨神经痛、肛门诸肌痉挛、便秘、痔疮、淋病、尿闭。灸3～7壮。②经穴别名，指督脉长强（GV1）穴。详见该条。③骨骼名、即尾骨。引见《千金要方》、《针灸集成》、《针灸孔穴及其疗法便览》、《针灸腧穴图谱》、《腧穴学概论》、《针灸经外奇穴图谱》、《针灸学辞典》、《中国针灸大辞典》、《针灸大辞典》。

尾骨旁　奇穴。位于会阴部，在任脉会阴穴下 5 分处。用于治疗截瘫引起的二便失禁。直刺 2～3 寸。引见《针灸学》（上海中医学院编）。

尾蛆骨　经穴别名，指督脉长强（GV1）穴，详见该条。引见《针灸大辞典》、《实用针灸学》、《实用针灸辞典》。

尾翠骨　经穴别名，即督脉长强（GV1）穴，详见该条。引见《针灸经穴图考》、《实用针灸学》、《实用针灸辞典》、《中国针灸大辞典》。

尾骨下空　经穴别名，即督脉长强（GV1）穴，详见该条。引见《针灸大辞典》、《针灸腧穴手册》、《实用针灸学》、《实用针灸辞典》。

尾骨上刺　奇穴。位于尾骨尖上 1 寸处。为赤医针常用的辅穴之一。与尾穷骨用于治疗小儿麻痹后遗症，便秘、遗尿症、遗精、尿闭、尿崩症、脱肛。针 0.5～1 寸。引见《临床教材》（上册）。

尾骨痛点　即手针穴脊柱点，详见该条。引见《针灸经外奇穴图谱》、《中国针灸大辞典》。

尿胞　所指有二：①经穴别名，即任脉曲骨（CV2）穴。②奇穴屈骨端的异名。详见各该条。引见《圣济总录》、《经穴汇解》、《针灸学辞典》、《中国针灸大辞典》、《针灸腧穴手册》、《腧穴学概论》、《实用针灸学》、《中华针灸学》、《实用针灸辞典》。

尿道　耳针穴。所指有二：①尿道 1 位于对耳轮下脚下缘同水平的耳轮处。在直肠上方，即与膀胱穴同水平的耳轮部。用于治疗遗尿、尿频、尿急、尿痛、尿潴留、尿路感染。②尿道 2 位于耳三角窝部，在子宫穴内侧、直肠下段 2 的上方。近耳轮内侧缘。用于治疗尿路诸症。也是诊断尿道疾患的参考穴。按耳针常规针法操作。引见《耳针》、《耳针疗法》、《耳部信息诊断法》、《耳郭诊断治疗学》、《实用耳穴诊治学手册》、《针灸学》（上海中医学院编）、《简明中国针灸》、《中国针灸大辞典》。

尿血穴　奇穴。位于背部正中线左右旁开各 5 寸，与第七胸椎棘突平高。当背部肩胛骨下下角处。一说位于第七胸椎棘突下旁开 5 寸处，当肩胛下角外 5 分处。此穴与奇穴银口位置接近。用于治疗小儿尿血。又为穴位诊断血尿的定性穴。灸随年壮。斜刺 0.5～1 寸。引见《穴位诊断法》、《千金要方》、《针灸经外奇穴图谱》、《针灸学辞典》、《中国针灸大辞典》。

尿道点　手针穴。位于手掌面，食指中间指节下横纹中点。用于治疗尿道疾患，下腹小肠疾患。按手针常规针法操作。引见《观手识人》。

驱疝穴　奇穴。位于下腹部前正中线脐下 4 寸，再平开 3.5 寸处。当任脉中极穴左右旁开 3.5 寸处。用于治疗疝气。针刺以得气为度，勿过深。引见《针灸金方》。

驱虫刺激点　奇穴别名，即颈中穴，详见该条。引见《常用新医疗法手册》、《中国针灸大辞典》。

灵台（GV10）　督脉穴。（肺底）位于后正中线第六胸椎棘突下凹陷处。用于治疗毒热壅滞于上焦引起的疔疮、咳嗽气喘、风冷久嗽，喘不得卧，项强、身热以及腰脊强痛、胸痛引背、胆道蛔虫。本穴有清热化痰解毒作用。向上斜刺 0.5～1 寸，灸 5 壮。

灵宝　奇穴。位于大腿上外侧腘窝横纹外侧端直上 6 寸处。当奇穴阴委一穴上 5 寸处。用于治疗癫狂、下肢瘫痪。本穴为过梁针之一。屈膝直刺 3～5 寸。引见《腧穴学概论》、《常用新医疗法手册》、《针灸经外奇穴图谱》、《针灸孔穴及其疗法便览》、《针灸大辞典》、《中国针灸大辞典》。

灵虚　即肾经灵墟（K24）穴，详见该条。引见《腧穴学概论》。

灵道（H4）　心经穴。位于腕掌横纹尺侧端，当尺侧腕屈肌腱之桡侧，即神门穴上 1.5 寸处。用于治疗心经血脉滞涩引起的心痛悲恐、寒热瘰疬、暴瘖不言、癔病、癫狂、以及肘臂振挛、臂外廉尺神经痛。灵道为心经的经（金）穴，又是穴位诊断冠心病心绞痛的定性穴，是治疗心脏病和癔病的主穴。有通经络、宁神志、行气活血、宁心醒神的作用。直刺 0.5～1 寸。

灵墟（K24）　肾经穴。（灵

虚、灵墙）位于前胸部、在前正中线旁开2寸第三肋间隙中。当任脉旁开2寸第三肋间隙中。用于治疗冲气上逆、壅滞于胸引起的胸胁支满、咳嗽气喘、呕吐不食、乳痈寒热。有宣肺理气、宽胸降逆、止呕平喘、清热消肿的作用。针3～5分，不可深刺。灸3～5壮。

灵墙　经穴别名，即肾经灵墟（K24）穴，详见该条。灵墙系灵墟之误。引见《千金要方》、《针灸学辞典》、《针灸大辞典》、《针灸腧穴手册》、《腧穴学概论》、《实用针灸学》、《实用针灸辞典》。

附分（B41）　膀胱经穴。位于第二胸椎棘突下旁开3寸，当肩胛骨脊柱缘处。用于治疗风湿、风寒之邪客于肌肤经络所致之肩背拘急、颈项强痛不得回顾、肘臂麻木不仁。有清热散风、疏散风寒、舒筋活络的作用。斜刺5～8分，灸7壮。

附阳　经穴别名，即膀胱经跗阳（B59）穴，详见该条。引见《针灸学辞典》、《腧穴学概论》、《实用针灸辞典》、《针灸大辞典》。

附件　别名附件炎点。耳针穴。位于耳三角窝内、子宫穴的外下方。附件炎点在内生殖器与盆腔连线的中上三分之一交界处。用于治疗附件炎、痛经。针1～2分，留针30分钟。引见《针灸学》（上海中医学院编）、《中国针灸大辞典》、《微针疗法》、《耳穴疗法》。

附件炎点　即耳针穴附件，详见该条。引见《微针疗法》。

附加运动区　林氏头针穴。位于运动前区的中心，可在运动前区中间一针的两侧各刺1针。用于治疗小儿脑性瘫痪、颅脑外伤后遗症、神经性耳聋等。引见《实用头针大全》。

阿是穴　穴位分类名。是指按压痛点取穴。是"以痛为腧"的取穴方法。又称不定穴、天应穴、百劳穴。引见《针灸学辞典》。

纹上　奇穴。位于肘横纹尺侧端上1寸、肱二头肌肌腱尺侧。用于治疗上肢瘫痪、头痛、高血压病。点穴用穴，常用点法、按压法。引见《点穴疗法》。

纯阳　经穴别名。即大肠经商阳（LI1）穴。详见该条。

忌穴　指某一时日不能施行针灸的穴位。古代有针灸择日、择时之说、某日、某时或某部忌针灸。

引见《千金翼方》、《针灸学辞典》。

八　画

〔一〕

环上　奇穴。所指有二：①位于臀部外上方。在尾骶骨至大转子连线的中点上2寸处为环中穴，再向外上5分处为环上穴。用于治疗阴挺。直刺4～6寸、针尖向宫体方向刺入。②环上位于环跳穴上1寸处，用于治疗坐骨神经痛、腰痛、下肢瘫痪。点穴用穴，常用点法、按压法、按拨法。引见《点穴疗法》《新医药学杂志》1975年第11期。

环门　奇穴。（提肛、承肛）位于肛门中央两侧的赤白肉际分界处。当截石位时钟三点与九点处。用于治疗脱肛、痔核。针1.5寸。引见《针灸经外奇穴图谱》、《中国针灸大辞典》。

环冈　奇穴。（环岗、团岗）位于骶部第一骶椎棘突旁开1.5寸、当小肠俞穴下2寸横纹间。用于治疗二便不通、腹痛、腰痛。针5～8分，灸7壮。引见《千金要方》、《针灸集成》、《腧穴学概论》、《针灸经外奇穴图谱》、《中医大辞典》、

《针灸学辞典》、《针灸大辞典》。

环中　奇穴。位于臀部，先定出尾骨尖与大转子连线的中点、以此中点与骶骨裂孔连线之中点处。一说当环跳与腰俞穴连线之中点。用于治疗坐骨神经痛、腰腿痛。直刺2～3寸、灸7壮。引见《中国针灸学》、《腧穴学概论》、《针灸学》。

环边　奇穴。位于髋部、肩胛骨脊柱缘线向下与髂骨嵴上缘相交处（即生边穴），再向外开3寸处，恰当髂脊最高点边缘，按之酸痛处是穴。用于治疗腰痛、偏瘫、髋关节炎、下肢麻痹。针斜向前下方刺2寸、针感盆腔和下肢酸麻胀。引见《红医针疗法》、《针灸经外奇穴图谱》、《中国针灸大辞典》。

环岗　即奇穴环冈、详见该条。引见《针灸大辞典》。

环点　奇穴。位于髂嵴上缘。用于治疗腰痛。以指垂直点按十次。引见《实用点穴疗法》。

环谷　经穴别名，所指有二：①胆经环跳（G30）穴；②任脉神阙（CV8）穴、即脐中穴。详见各该条。引见《中国针灸大辞典》、《太素》、《经穴汇解》、《针灸腧穴手册》、《腧穴学概论》、《实用针灸辞

典》、《针灸学辞典》、《针灸大辞典》。

环骨　经穴别名、即胆经环跳穴、详见该条。引见《针灸大辞典》。

环跃　奇穴。位于第五腰椎棘突至股骨大转子连线与髂前上棘至尾骨连线的交点处。用于下肢瘫痪。直刺 2～2.5 寸。引见《针灸学》（上海中医学院编）。

环铫　经穴别名，即胆经环跳（G30）穴，详见该条。引见《千金翼方》、《千金要方》、《针灸学辞典》、《腧穴学概论》。

环跳（G30）　胆经穴。（分中、环谷、环铫、枢中、枢合中、髌骨、髋骨、髋骨、髀厌、髀枢、钚铫）位于股骨大转子最高点与骶骨裂孔连线的外三分之一与内三分之二交点处。取穴时应侧卧，伸下腿，屈上腿，当股骨大转子后上方之凹陷处。另法：术者拇指指关节横纹压在大转子上、指尖向脊柱、拇指尖到达处是穴。用于治疗风湿之邪引起的下肢痹痛、腰胯痛、膝胫痛、下肢瘫痪、痔疮、带下、湿痹不仁、遍身风疹、荨麻疹、坐骨神经痛。环跳为足少阳与足太阳之

会穴。有通经活络驱风散寒、强健腰腿的作用。直刺 2～3 寸，灸 5 壮、治髋关节及周围软组织疾病。斜刺针尖向生殖器方向，针 2～3.5 寸治坐骨神经痛。（上海中医学院编）《针灸学辞典》、《中医大辞典》、《针灸大辞典》、《中国针灸大辞典》。

环跳 1　奇穴。位于臀部，从臀裂上 2 横指至股骨大转子高点，近大转子三分之一点内上 1 寸处是穴。即在胆经环跳穴内上 1 寸处。用于治疗小儿麻痹后遗症、坐骨神经痛、腿痛。直刺 3～4 寸，针感麻至足。引见《针灸经外奇穴图谱》、《中国针灸大辞典》。

环跳 2　奇穴。位于臀部，从臀裂上 2 横指至大转子高点分为 3 等份，中外三分之一点内上 1 寸之点，再向下方 1 寸 2 分处是穴。当环跳 1 内稍下方 1 寸 2 分处。用于治疗遗尿、尿崩症、糖尿病、尿潴留、膀胱炎、通经。针稍向上刺 3～4 寸、针感至会阴或龟头处。引见《中国针灸大辞典》。

直立　奇穴。位于大腿屈侧、腘窝横纹中点直上 4 寸 5 分，偏内侧 5 分处。当膀胱经委中穴直上 4

寸5分、偏内侧5分处。一说"委中直上4寸5分"为本穴。用于治疗小儿麻痹后遗症，腿细无力、发凉跛行、下肢瘫痪。直刺1～3寸，灸5壮。引见《针灸学》（上海中医学院编）、《针灸经外奇穴图谱》、《实用针灸学》、《常用新医疗法手册》、《中国针灸大辞典》。

直耳 经穴别名，即胆经本神（G13）穴、详见该条。引见《针灸甲乙经》、《会元针灸学》、《中国针灸大辞典》。

直阳 经穴别名，即膀胱经承筋（B56）穴，详见该条。引见《针灸腧穴手册》、《临床针灸学》、《针灸大辞典》、《针灸甲乙经》、《中国针灸大辞典》、《实用针灸辞典》。

直肠 所指有二：①耳针穴。（直肠下段）位于近屏上切迹的耳轮处，即与大肠穴同一水平的耳轮部。本穴是指直肠下段1。用于治疗内外痔、脱肛、大便失禁、肠炎腹泄、便秘、里急后重。按耳针常规针法操作。②经穴别名，即膀胱经承筋（B56）穴。详见该条。引见《针灸甲乙经》、《临床针灸学》、《耳郭诊断治疗学》、《中国针灸大辞典》、《针灸大辞典》、《针灸学辞典》、《耳穴疗法》、《耳穴诊断学》、《耳穴挂图》、《针灸腧穴手册》、《腧穴学概论》、《实用针灸学》、《中华针灸学》、《实用针灸辞典》。

直骨 奇穴。（乳根）位于乳头直下1横指处当第五肋间处，如经产妇乳头下垂者，按第四肋间隙为乳中穴的定位点。本穴即当乳中穴下1横指处。用于治疗小儿温痫、伤寒咳逆、久咳、支气管炎。引见《千金要方》、《世医得效方》、《针灸集成》、《中国针灸学》、《针灸经外奇穴图谱》、《中医大辞典》、《腧穴学概论》、《经穴汇解》、《针灸腧穴图谱》、《针灸大辞典》、《针灸学辞典》。

直肠上段 耳针穴。位于三角窝的内上角处，即在降压点的内侧，新外生殖器穴的上方。用于治疗结肠功能紊乱。针1～2分。引见《针灸学》（上海中医学院编）、《中国针灸大辞典》。

直肠下段 耳针穴。包括直肠下段1与2，直肠下段，详见各条。

直肠下段1 耳针穴。（直肠、直肠下段）位于大肠穴同水平的耳轮部。用于治疗内外痔、肛裂、脱肛、里急后重、腹泄、便秘。针1～2分，留针半小时。引见《耳针》、《耳针疗法》、《耳郭诊断治疗学》、《针灸经外奇穴图谱》、《针灸学》（上海中医学院编）、《耳穴挂图》。

直肠下段2　耳针穴。直肠下段位于三角窝的内下角处。用于治疗内外痔、脱肛、腹泄、便秘。按耳针常规针法。引见《耳针》、《针灸学》（上海中医学院编）、《中国针灸大辞典》。

顶　耳针穴。位于耳壳前面，对耳屏边缘上三分之一外侧面的软骨边缘处，向下方约 0.15 厘米处。即在枕穴下方约 0.15 厘米处、太阳穴的外侧。在太阳与枕穴之间的下方。用于诊断和治疗头昏、头晕、头顶痛。针 1～2 分，留针半小时。引见《针灸经外奇穴图谱》、《耳针》、《针灸学》（上海中医学院编）、《耳穴疗法》、《中国针灸大辞典》。

顶上　奇穴别名，即健膝穴，详见该条。引见《常用新医疗法手册》、《中国针灸大辞典》。

顶门　经穴别名，即督脉囟会（GV22）穴，详见该条。引见《玉龙经》、《腧穴学概论》、《实用针灸学》、《实用针灸辞典》、《针灸学辞典》、《针灸大辞典》、《中国针灸大辞典》。

顶天　奇穴。位于后头部，入后发际 1 寸、正中线旁开 5 分处。当督脉风府穴旁开 5 分处。用于治疗癫狂。针 0.5～1 寸。引见《针灸经外奇穴图谱》、《中国针灸大辞典》。

顶穴　奇穴。位于臀部，患者取俯卧位，从患侧髂前上棘到第五腰椎连线之中点，为起点引 1 垂线、再向下找 1 点、使之联成 1 等边三角形，三角的中心点是本穴。大约在秩边穴上 2 寸处。用于治疗坐骨神经痛、梨状肌综合症。用 5～7 寸毫针直刺，得气后针尖向环跳穴方向透刺，此时针感强烈直达小腿和足趾。引见《中国针灸》1990 年5 期。

顶椎　奇穴。（项椎）位于颈后正中线第七颈椎之高点上。即在大椎穴的微上方。用于治疗消渴、多尿。灸 3～7 壮。引见《腧穴学概论》、《千金要方》、《针灸经外奇穴图谱》、《中国针灸大辞典》、《针灸大辞典》。

顶上回毛 奇穴。（顶上旋毛、头旋、螺纹）位于头顶回发中点。此穴脱肛、癫痫、痔出血。于回毛中心灸3～7壮。引见《千金要方》、《太平圣惠方》、《经外奇穴汇编》、《针灸大辞典》、《中国针灸大辞典》、《针灸学辞典》、《针灸经外奇穴图谱》。

顶上旋毛 奇穴别名，即顶上回毛，详见该条。引见《千金要方》、《经外奇穴汇编》、《针灸学辞典》。

青亚 奇穴。位于臀部、股骨大转子后侧凹陷直下3寸，向背正中线横量2分处。当胆经环跳穴直下3寸向后横开2分处。用于治疗结核性脑膜炎后遗症引起的下肢瘫痪。针2～3寸，针感麻至足。引见《针灸穴位小词典》、《针灸经外奇穴图谱》、《中国针灸大辞典》。

青灵（H2） 心经穴。（青灵泉）位于上臂前内侧、平腋前纹头下6寸，当肱二头肌内侧沟处。举臂取穴，在少海与极泉的连线上，少海穴上3寸、肱二头肌的尺侧缘。用于治疗气血瘀滞、血脉失调引起的头痛振寒、目黄胁痛、以及肩臂腋下肿痛不能举臂。本穴有调理血脉、行气活血的作用。直刺0.5～1寸，灸5壮。

青昊 经穴别名。即三焦经清冷渊（TE11）穴。详见该条。引见《针灸经穴图考》、《针灸腧穴手册》、《中国针灸大辞典》、《针灸大辞典》、《腧穴学概论》、《中华针灸学》、《实用针灸学》、《实用针灸辞典》、《西方子明堂灸经》、《针灸学辞典》。

青灵泉 经穴别名，即心经青灵（H2）穴，详见该条。引见《医学入门》、《腧穴学概论》、《实用针灸学》、《实用针灸辞典》、《针灸学辞典》、《针灸大辞典》。

枕 耳针穴。（晕点）位于对耳屏外侧面的后上方。用于治疗头晕、头痛、哮喘、癫痫、神经衰弱、抽搐、项强、角弓反张、牙关紧闭、落枕、失眠、各种疼痛；特别是头痛最常用，尚有较好的预防和治疗晕船、晕车作用。枕穴是耳针中大穴之一，治疗范围较广，具有镇静止痛，安神熄风，解痉止抽、止咳平喘，及抗休克的作用。枕穴又是诊断头晕、头痛的参考穴。治疗头痛多用斜刺透太阳及额穴。针1～2分，留针半小时。引见《耳针》、

《耳郭诊断治疗学》、《针灸经外奇穴图谱》、《简明中国针灸》、《耳穴挂图》、《针灸学》（上海中医学院编）、《针灸大辞典》、《中国针灸大辞典》、《耳穴疗法》、《耳穴诊断学》。

枕骨　经穴别名，即胆经头窍阴（G11）穴，详见该条。引见《针灸腧穴手册》、《针灸学辞典》、《中国针灸大辞典》、《腧穴学概论》、《中华针灸学》、《实用针灸学》、《针灸大辞典》、《针灸大成》、《实用针灸辞典》。

枕小神经　耳针穴。位于耳壳前面，当耳轮结节上缘内侧约0.2厘米处的耳轮内侧缘。用于治疗脑血管痉挛、脑血栓形成、脑外伤后遗症、半身麻木、头痛头晕、神经官能症引起的头部麻木、胃肠神经官能症、癔病性瘫痪、癫狂、癫痫、面肌痉挛、内耳眩晕症、枕神经痛、耳大神经痛、三叉神经痛、偏头痛。本穴有镇静止痛作用。针1～2分，留针半小时。引见《耳针》、《针灸经外奇穴图谱》、《耳穴疗法》、《耳穴挂图》、《针灸大辞典》。

枕大神经点　奇穴。（神经干刺激疗法用穴）位于后头部、在耳后两乳头的连线与后正中线相交点旁开1.5寸处。用于治疗枕大神经痛、后头痛。用弹拨针直刺5～8分，向左右方向拨动针体，在后枕部可出现触电感。引见《神经干刺激疗法》。

松弛　奇穴。位于足背第二、三跖骨小头之后缘凹陷、近第二跖骨小头后缘处。当胃经内庭与陷谷穴连线中点稍内、与肾经涌泉穴相对处。用于阑尾切除术（松弛腹肌与止痛）。针向足跟方向斜刺1～1.5寸，针感麻至足趾尖。引见《针灸经外奇穴图谱》、《中国针灸大辞典》。

松痛　奇穴。位于鼻部，在鼻骨之下缘，鼻唇沟上端尽处之上内方0.3厘米处。当鼻通穴之上内方。用于腹部手术指压麻醉。术前在该穴按摩15～20分处。引见《针灸经外奇穴图谱》、《中国针灸大辞典》。

松肌点　耳针穴。（松肌、肌松点）位于耳甲艇、耳轮脚消失部分的后方、直对耳轮脚之点。当胃穴的外侧。为胆囊切除术的针麻穴。针尖向耳轮脚方向刺3～5分。引见《针灸经外奇穴图谱》、《中国针灸大辞典》、《针刺麻醉》。

枢中 经穴别名，即胆经环跳（G30）穴，详见该条。引见《针灸腧穴手册》、《腧穴学概论》、《实用针灸辞典》、《针灸大辞典》。

枢边 奇穴。（肝缩）位于背部第十胸椎棘突下旁开 1 寸处，即当督脉中枢穴左右旁开 1 寸处。用于治疗肝胆疾患、肝炎、胆囊炎、黄疸、胸膜炎是治疗肋间神经痛的特效穴。又用于穴位诊断急性黄疸性肝炎定性穴之一。斜刺 5 分至 1 寸，灸 3～7 壮。引见《腧穴学概论》、《针灸孔穴及其疗法便览》、《针灸经外奇穴图谱》、《穴位诊断法》、《针灸学》（上海中医学院编）、《中国针灸大辞典》、《针灸大辞典》、《最新针灸疗法》。

枢合中 经穴别名，即胆经环跳（G30）穴，详见该条。引见《针灸大辞典》、《针灸腧穴手册》、《腧穴学概论》、《实用针灸辞典》。

抬肩 奇穴。所指有二：①位于肩部，在肩峰前方直下 1.5 寸处。即在大肠经肩髃穴前方 1.5 寸处。②位于肩胛岗外侧端下缘。用于治疗小儿麻痹后遗症、上肢瘫痪、上肢抬举困难、肩臂痛等。亦

用于点穴治疗上肢疾患。针 1～2 寸，灸 3～5 壮。或以指垂直点按 10 次。引见《常用新医疗法手册》、《中医临床新编》、《针灸经外奇穴图谱》、《中国针灸大辞典》、《实用点穴疗法》。

抬腿 奇穴。（抬腿点）其部位有二：①位于大腿伸侧近端，髂前上棘直下 2 寸。一说在大腿前面，腹股沟韧带下 1.5 寸，股动脉搏动处外开 4 分处。②位于髌骨上缘（鹤顶穴）上 4 横指。用于治疗小儿麻痹后遗症、下肢瘫痪。针 1～1.5 寸。引见《赤脚医生手册》（吉林版）、《针灸经外奇穴图谱》、《中国针灸大辞典》。

抬腿点 奇穴。详见上述抬腿条。

拔牙一至五穴 奇穴。所指有五：①拔牙一穴。位于面部，颧弓下缘，下关穴近处。按之有酸麻感。②拔牙二穴。位于面部颧突下缘，颧髎穴附近，按之有酸麻感。以上两穴用于止上牙痛、麻醉上牙。先找准穴位，用中指或食指向内上方用力按压之。③拔牙三穴。位于面颊部，下颌骨下颌角前上方 1.5 厘米处。一说位于耳垂下端到下颌

角连线的中点后缘、按之有较重的酸麻感。为拔下颌后牙、下颌前牙的指压麻醉穴。指压方向，垂直骨面。④拔牙四穴。位于面颊部、下颌骨升支后缘内侧、下颌角上方1.5厘米处，相当于下颌角与耳垂连线的中点、下颌骨的后内缘。一说位于下颌角处的咬肌前缘或中部，即当颊车穴附近、按之有酸麻感。用于指压麻醉拔出下牙或止下牙痛。⑤拔牙五穴。位于手背第二掌骨上、中三分之一点桡侧缘。即当大肠经合谷穴的上外方。用于上颌窦根治术、面部清创缝合术的指压麻醉穴。于术前2～3分钟开始按摩穴位、手术开始可加大压力、以出现明显酸、麻、胀为度。引见《针灸经外奇穴图谱》、《中国针灸大辞典》。

拔牙麻醉点 1　耳针穴。（牙痛点）位于耳垂前面、耳垂一区的外下角。为拔上牙的针麻穴、可用于止上牙痛，亦可用于治疗牙周炎、低血压。针1～2分或利用耳夹加压该穴位。引见《耳针疗法》、《针灸经外奇穴图谱》、《中国针灸大辞典》、《耳穴挂图》。

拔牙麻醉点 2　耳针穴。（垂前、神经衰弱点）位于耳垂前面，即在耳垂四区的外下角。为拔下牙针麻穴，可用于止下牙痛、亦可用于治疗神经衰弱。针1～2分，留针半小时，或用耳夹法。引见《耳针》、《针灸经外奇穴图谱》、《中国针灸大辞典》、《耳穴挂图》。

革门　奇穴。位于股外侧，风市与新建（在髂骨外侧、股骨大转子与髂前上棘之间的凹陷处）穴连线之中点。用于治疗偏瘫，股部肌肉痉挛、疼痛、萎缩，肝区痛，下腹部痛，全身倦怠。针2～5分。引见《新针灸学》。

革命　奇穴。位于腹股沟中点处。用于治疗小儿麻痹后遗症。针3～5分，针感麻至耻骨联合部。引见《陕西新医药》1972年第2期、《针灸经外奇穴图谱》。

奇穴　腧穴分类名，即经外奇穴的简称。以十四经穴为"常"、"奇"是对"常"相对而言。即十四经穴以外的穴位统称奇穴。引见《千金要方》、《奇穴良方》、《针灸大辞典》。

奇点　耳针穴。位于耳轮脚消失处、相当于胃区的前缘。用于治疗神经痛、上肢痉挛、高血压病、忧郁症。按耳针常规针法。引见《耳穴疗法》。

奇俞 奇穴别名，即椎杼穴，详见该条。引见《广东中医》1960年第6期，《黑龙江医刊》1960年第8期。《中国针灸大辞典》。

奇三穴 奇穴。位于足底部，有肾经涌泉穴后2.5寸，相当足底后三分之一中间稍偏内侧。用于治疗小儿吐泻、急性肠胃炎。针1.5寸。引见《针灸金方》。

奇功穴 奇穴。位于小腿部。按患者拇指和小指间的距离，从两踝间沿胫骨前嵴向上量取（成人约为14厘米）并向外侧旁开0.5厘米处。男取左女取右侧腿。用于治疗急性腰扭伤。针1.5～2寸，针感胀麻向上传至腰部痛处，留针5分钟，提插捻转二三次，取针后，令患者活动腰部。引见《河南中医》1989年第9期。《中国医学文摘》（中医）1989年第3期。

转手 经穴别名，即小肠经养老（SI6）穴，详见该条。引见《外台秘要》、《青囊杂记》。

转谷 奇穴。位于胸部、腋前皱襞直下，第三、四肋骨间、腋前线上。一说在腋前旁第二肋间、举臂取之。用于治疗胸胁支满、食谷不化、呕吐，肋间神经痛、胸膜炎。针3～5分，灸5壮。引见《外台秘要》、《经穴汇解》、《针灸经穴图考》、《针灸经外奇穴图谱》、《中医大辞典》、《针灸学辞典》、《针灸孔穴及其疗法便览》、《针灸大辞典》。

转胎点 耳针穴。位于三角窝内生殖器内侧、近耳轮内侧缘，当新尿道的上方。引见《耳穴贴压疗法》。

板门 奇穴。（肵门、版门）位于手掌部、腕掌侧横纹中点直前5分处，当心包经大陵穴直下5分处，或在奇穴内阳池上5分处。另一部位位于手掌大鱼际处，当第一掌指关节横纹中点向后5分处，即大指节下5分，当肺经鱼际穴向掌心1寸处。用于治疗气促、气攻、气吼、气痛、哮喘、牙痛、喉痹咽肿、身热头痛、乳娥、吐胀，且多用于小肠、三焦、肺经的疾病。针3～5分，灸3～7壮。推拿：从腕横纹推向肵门主泻；从肵门推向腕横纹主吐。引见《经穴汇解》、《针灸孔穴及其疗法便览》、《针灸经外奇穴图谱》、《中医大辞典》、《新医疗法汇编》、《针灸大辞典》、《针灸学辞典》、《中国针灸大辞典》。

林白 奇穴。位于小腿远端伸侧、内外踝连线与胫骨前肌腱外缘之交点上4分处。当胃经解溪穴上4分处。用于治疗下肢瘫痪。针3～5分，针感麻至趾。引见《针灸穴位小辞典》、《针灸经外奇穴图谱》、《中国针灸大辞典》。

拥政 奇穴别名，即上溪穴，详见该条。引见《新医疗法汇编》、《中国针灸大辞典》。

担肩 奇穴。位于肩部的后面，肩峰与第七颈椎棘突连线之中点后下1寸3分。当三焦经天髎穴稍后方陷中。用于治疗肩挑负重压伤（担疮）。针5分，留针15分钟，每5分钟捻转手法1次。引见《江苏中医》1964年第6期。

势头 奇穴别名，即阴茎头，详见该条。引见《针灸大辞典》、《中国针灸大辞典》、《针灸学辞典》。

荐强 奇穴。位于骶部骶骨管裂孔两侧旁开2.5寸之点下5分处。当督脉腰俞穴旁开2.5寸再直下5分处。用于治疗外伤性截瘫。针3～4寸，针感麻至尿道及肛门，有时传至下肢。引见《全国中草药新医疗法展览会资料选编》、《中国针灸大辞典》、《针灸经外奇穴图谱》。

垃墟 经穴别名，即胆经丘墟（G40）穴，详见该条。引见《腧穴学概论》。

或中 经穴别名，即肾经或中（K26）穴，盖因形近系字误，详见该条。引见《千金要方》、《针灸学辞典》、《腧穴学概论》、《实用针灸学》、《实用针灸辞典》。

郁中 所指有二：①奇穴。位于耳前两边上下各1穴，即耳轮棘前缘1穴，耳垂下缘相平处1穴。左右计4穴。用于治疗哮吼。灸3～5壮。②耳针穴。即上耳根。详见该条。引见《经穴汇解》、《针灸学辞典》、《中国针灸大辞典》、《耳穴挂图》。

表四灵 奇穴。位于腹部脐上1寸，两侧旁开2寸处两穴；脐下2寸，两侧旁开2寸两穴；计4穴。实由胃经之滑肉门和大巨两穴组成的针灸方。用于治疗肺炎。灸3～5壮。引见《针灸真髓》、《针灸经外奇穴图谱》、《中国针灸大辞典》。

矶肺点 耳针穴。位于耳甲

腔内，有两点：①心与胃两穴连线的上中三分之一交界处为上矽肺点。②由上矽肺点向下引一条垂线，再从下结核点引一水平线、两线相交之点为下矽肺点。用于诊断和治疗矽肺。引见《耳针》。

轮 1～6　耳针穴。（扁桃体 2、扁桃体 3、三扁桃效）位于耳轮上。自耳轮结节下缘至耳垂正中线的下缘划分为 5 等分，共 6 个点，由上而下依次为轮 1、轮 2、轮 3、轮 4、轮 5、轮 6。用于治疗扁桃体炎，上呼吸道感染、发热、高血压病。有清热止痛，平肝熄风的作用。按耳针常规针法。引见《耳穴挂图》、《中国针灸大辞典》、《简明中国针灸》、《耳穴诊断学》、《耳穴疗法》、《针灸学》（上海中医学院编）。

欧海氏点　奇穴。位于第三、四颈椎之间，旁开 1～1.5 寸、左右各 1 穴。用于治疗便秘、眼疾、失眠、偏头痛、神经官能症。用食、中指向上点按 5 次。引见《实用点穴疗法》。

拇指节横纹　奇穴。位于拇指掌面指关节横纹中央。用于角膜云翳、斑翳。灸 3～5 壮。引见《针灸学》（上海中医学院编）。

〔丨〕

肾　所指有二：①耳针穴。（A）位于耳甲艇内、对耳轮上下脚分叉处下方。即在对耳轮下脚起始部下缘、直上对三角窝的盆腔穴。用于治疗各种慢性虚弱性、虚寒性、虚损性疾病。医治肾炎、肾盂肾炎、膀胱炎、尿道炎、遗精、阳萎、早泄、尿频、尿急、尿潴留、遗尿症、耳鸣、耳聋、听力减退、月经不调、白带增多、牙齿松动、牙龈出血、腰痛、哮喘、头痛、头昏、失眠、多梦、斑秃、脱发、食欲不振、慢性腹泄。本穴有益肾壮阳、益精补脑填髓、强腰脊、壮筋骨、利水道，聪耳明目的作用。本穴是耳针中大穴之一，治病范围较广。又是诊断肾系疾病、神经衰弱、骨骼疾患的参考穴。（B）位于耳背下部。用于治疗头痛、失眠、眩晕。②面针穴。（肾点）位于颊部，外眼角直下，颧骨下缘处，当鼻翼的水平线与太阳穴直下垂线的交叉处。穴在大肠点的外方。③别名肾点鼻针穴。位于鼻的尖端，与督脉的素窌穴同位。脾穴与前阴、生殖器穴连线的中点。用于治疗肾炎。针 1～

2分。引见《耳穴挂图》、《简明中国针灸》、《中国针灸大辞典》、《针灸学》（上海中医学院编）、《耳针》、《耳郭诊断治疗学》、《针灸经外奇穴图谱》。

肾区　足针穴。位于足跖部，在足跖新划区第十一与第十二两区交界线的中点。用于治疗疝痛、睾丸炎、高血压病、高热昏迷、小儿惊风、中风不语、咳嗽、胁痛、小便癃闭、遗精、牙痛、骨槽风、头痛、目赤肿痛。又为足针麻醉穴，针3～5分，如作针麻时，当有针感后接电麻机。引见《针灸经外奇穴图谱》、《中国针灸大辞典》。

肾水　奇穴。位于男性下腹部，阴茎根中点直上2寸2分，旁开2寸处。即在耻骨联合上缘中点，上1寸旁开2寸处。用于治疗小儿腹股沟疝。针1～2分。引见《针灸经外奇穴图谱》、《中国针灸大辞典》。

肾气　经穴别名，（肾气穴）即脾经大横（SP15）穴，详见该条。引见《医学纲目》、《针灸腧穴手册》、《腧穴学概论》、《中华针灸学》、《实用针灸学》、《针灸学辞典》、《中国针灸大辞典》、《实用针灸辞典》。

肾穴　手针穴。（肾点、夜尿点、遗尿点、尿频点、夜尿点一号）位于手小指掌侧，远侧指节横纹之中点。用于治疗夜尿症，尿频，尿闭，血尿，牙痛，耳鸣，耳聋，腹泄，腹胀，便秘，腰腿痛，昏迷，慢性附件炎，盆腔炎。针1～2分，留针10分钟。引见《新医疗法汇编》、《常用新医疗法手册》、《针灸经外奇穴图谱》、《中国针灸大辞典》、《中医大辞典》。

肾系　奇穴。位于大腿伸侧髂前上棘与髌底连线上，髌骨中线上6寸。即当胃经伏兔穴下1寸处。用于治疗消渴小便频数，下肢瘫痪。也是穴位诊断糖尿病的定性穴。直刺1.5～2寸，灸3～7壮。引见《备急千金要方》、《经穴汇解》、《针灸经外奇穴图谱》、《穴位诊断法》、《针灸学辞典》、《针灸学》（上海中医学院编）、《中国针灸大辞典》、《针灸大辞典》。

肾炎　奇穴。（肾炎穴）位于腰部，在第二、三腰椎棘突之间点上1寸，左右旁开1.5寸处。即在膀胱经肾俞穴直上1寸处。用于治疗急性肾小球肾炎。针3～5分。引见《内科急症》、《针灸经外奇穴图谱》、《中国针灸大辞典》。

肾胞 耳针穴。位于耳背耳甲腔后隆起下部的耳壳边缘近耳根处。即在胃肠与阳合穴连线的上中三分之一交界处。用于治疗哮喘、腹泄、神经衰弱、月经不调、缺乳。针1～2分，留针半小时。引见《耳针》、《耳针疗法》、《针灸经外奇穴图谱》、《针灸大辞典》。

肾俞 （B23） 膀胱经穴。（高盖、精宫、少阴俞）位于腰部第二腰椎棘突下旁开1.5寸。当督脉命门穴旁开1.5寸处。用于治疗肾阳虚损引起的腰痛、遗尿、遗精、阳萎、尿频、尿闭、肾炎水肿、耳聋、耳鸣、痛经、月经不调、赤白带下、乳少、喘咳少气、洞泄不化、腰膝痠痛、目昏。本穴有益肾固精、清热利尿、利湿消肿、滋补肾阴、强肾健脑、明目益聪的作用。也是穴位诊断肾系疾患的定位穴。直刺斜向椎体针1.5～2寸，灸3～7壮。

肾点 所指有三：①面针穴，详见肾条。②鼻针穴，详见肾条。③手针穴，所指有三：1. 夜尿点。2. 腰腿点。3. 手背、外劳宫后四分之一寸，食指中指岐骨缘。用于治疗腰腿痛、肾疾，直刺3～5分。引见《医学纲目》、《手针新疗法》、《针灸学辞典》、《中国针灸大辞典》。

肾热 别名定喘奇穴。位于背部、第七、八胸椎棘突之间点，左右旁开5分处。当督脉至阳穴左右旁开5分处。用于治疗肾炎、尿路感染。斜刺0.5～1寸，隔蒜灸3～7壮。引见《新医疗法汇编》、《针灸经外奇穴图谱》、《实用针灸学》、《针灸学》（上海中医学院编）、《中国针灸大辞典》。

肾脊 奇穴。（命门夹脊）位于腰部，在第二、三腰椎棘突之间点，左右旁开3分处。当督脉命门穴左右旁开3分处。用于治疗下肢瘫痪，腰痛。针1.5寸，灸3～7壮。引见《新医疗法汇编》、《中国针灸大辞典》、《实用针灸学》、《针灸学》（上海中医学院编）。

肾募 经穴分类名，即胆经京门（G25）穴，详见该条。引见《针灸大辞典》、《腧穴学概论》、《实用针灸学》、《中华针灸学》、《实用针灸辞典》。

肾筋 奇穴。位于骶髂关节上缘。用于治疗腰痛。以指向上方点按8次。引见《实用点穴疗法》。

肾新　奇穴。位于腰部，第二腰椎棘突下，左右旁开 2 寸处。当膀胱经肾俞穴外开 5 分处。用于治疗风湿性心脏病。向锥体方向进针 1.5～2 寸。引见《针灸学》（上海中医学院编）。

肾上腺　耳针穴。（下屏尖）位于耳屏下部隆起的尖端。一说在耳屏外侧面，如耳屏有两个隆起，则在下边 1 个隆起处稍偏外侧；如耳屏呈单峰状（无耳屏上结节时）则在其下缘稍偏外侧。本穴是耳针中大穴之一，治疗范围颇广，常用于治疗各种炎症，过敏性休克、皮炎、风湿性关节炎，低血压，无脉症，脉管炎，毛细血管出血，哮喘，呼吸困难，高热，低烧，眩晕，下颌淋巴结炎，腮腺炎，各种痛症，听力减退，皮肤病。本穴有调节肾上腺和肾上腺皮质激素的功能，有近似肾上腺皮质激素的作用，能增加人体的应激能力。具有抗过敏，抗风湿，抗休克，消炎止痛，解热祛风，调节血管，血压和兴奋呼吸中枢的作用。也是诊断癌症的参考穴。引见《耳针》、《微针疗法》、《耳郭诊断治疗学》、《针灸经外奇穴图谱》、《耳穴挂图》、《中国针灸大

辞典》、《针灸大辞典》。

肾炎穴　奇穴别名，详见肾炎条。

肾炎点　耳针穴。位于耳舟下部，当锁骨穴下外方，偏耳轮处。一说在肩关节、锁骨两穴外缘中点。用于治疗肾小球肾炎、肾盂肾炎。也是诊断肾小球肾炎的参考穴。针 1～2 分，留针半小时。引见《耳针》、《微针疗法》、《针灸经外奇穴图谱》、《耳穴挂图》、《中国针灸大辞典》、《针灸大辞典》。

肾点 1　面针穴。（肾）位于面颊部，当鼻翼水平线与太阳穴直下垂线的交点是穴。为子宫或输卵管手术的针麻穴。针 1～2 分，有针感时再通电。参见肾条。引见《全国针刺麻醉资料汇编》、《中国针灸大辞典》。

肾疾点　鼻针穴。位于鼻内鼻前庭外侧壁，皮肤与粘膜移行部，右侧相当于时钟 3 点，左侧与右侧相对应之部位，距鼻前孔半厘米处。用于治疗遗精、遗尿。针法：取仰卧位，头稍低，使鼻部抬高、穴位用新洁尔灭液常规消毒，针 2～3 分，留针 10 分钟，捻针一、二次，起针后以棉球按压针孔，以防出

血。引见《针灸经外奇穴图谱》、《中国针灸大辞典》。

肾廉泉　奇穴。（舌廉泉）位于舌下两脉近舌根处。用于舌下肿痛，咳嗽，上气胸痛，疠疾。以三棱针点刺出血。引见《陕西中医》1984年第5期。

肾俞五十七穴　经穴分类名，即水俞五十七穴。是指治疗水病的57个主要经穴。详见水俞五十七穴条中。引见《针灸大辞典》。

明中　奇穴别名，即见阳4穴，详见该条。引见《常用新医疗法手册》、《中国针灸大辞典》。

明光　经穴别名，即膀胱经攒竹（B2）穴，详见该条。引见《针灸甲乙经》、《中华针灸学》、《针灸腧穴手册》、《腧穴学概论》、《中国针灸大辞典》、《实用针灸辞典》、《针灸学辞典》。

明眼　别名鬼当。奇穴。位于拇指指关节横纹尺侧端。实与手针穴眼痛点同位。用于治疗夜盲、结膜炎、扁桃体炎、小儿胃肠病。针1～2分。引见《针灸穴位挂图说明》、《针灸学》（上海中医学院编）。

明堂　所指有二：①奇穴。位于头顶部正中线，入后发际约7.5

分是穴。当哑门与风府穴之间点。用于治疗头风、鼻塞多涕、衄血、后头神经痛、精神病。针3～5分，勿过深以免伤及脑干，灸3壮。②经穴别名，即督脉上星（GV23）穴，详见该条。引见《太平圣惠方》、《针灸大全》、《经穴汇解》、《针灸集成》、《针灸腧穴手册》、《腧穴学概论》、《实用针灸学》、《中华针灸学》、《中医大辞典》、《针灸学辞典》、《针灸大辞典》、《中国针灸大辞典》。

虎口　所指有二：①奇穴。（大都）位于手背部大指与食指之间指蹼正中点。手握拳当第一、二掌骨小头高点连线之中点处。即在大肠经合谷穴桡侧之前方赤白肉际处。用于治疗小儿唇紧、烦热、小儿呕吐，发热无汗，咳嗽粘痰不易咳出、头痛、眩晕、牙痛、失眠、盗汗、乳娥、消化不良、肩胛、手背痛、心痛、咽喉肿痛。直刺3～5分，灸7壮。②经穴别名，即大肠经合谷（LI4）穴，详见该条。引见《千金要方》、《千金翼方》、《针灸甲乙经》、《经穴汇解》、《神应经》、《针灸集成》、《针灸经外奇穴图谱》、《针灸孔穴及其疗法便览》、《腧穴学概论》、《中医大辞典》、《针灸腧穴手册》、《实用针灸学》、《针灸学辞典》、《中国针灸大辞典》、《针灸大辞典》、《类经图翼》、《中华针灸学》、《实用针灸辞典》。

虎边　奇穴。位于手背部第二掌骨桡侧缘、第二掌骨中点稍前方，距掌指关节约1.5寸处。半握拳当大肠经合谷穴与三间穴连线之中点。用于治疗癫狂、癫痫、癔病。直刺5分，或向后溪穴透刺2～3寸。引见《新医疗法汇编》、《针灸经外奇穴图谱》、《实用针灸学》、《针灸学》（上海中医学院编）、《中国针灸大辞典》。

虎金寸　奇穴。位于手背拇指掌指关节之中点。即在拇指本节指背前横纹中。用于治疗指部扭伤、风湿性关节炎。针1～3分，灸3～5壮。引见《针灸经外奇穴图谱》、《针灸穴位小词典》、《中国针灸大辞典》。

昆仑　所指有二：①膀胱经穴。昆仑（B60）（上昆仑、下昆仑、厥阳）位于足部，外踝尖与跟腱后缘连线之中点凹陷处。用于治疗风热湿邪引起的头痛项强、目眩、鼻衄、肩臂痛、腰尻痛、足跟肿痛、

小儿痫证、小儿瘫痪、难产，胞衣不下、下肢麻痹、坐骨神经痛。本穴为膀胱经之经（火）穴，有祛风通络，疏筋利节，健腰、开窍利咽的作用。直刺可透太溪针0.5～1寸，灸7壮。斜刺针尖向上透向跗阳穴针1～2寸治甲状腺肿。②泽田派昆仑穴。位于外踝的右下5分处。用手指可触到线状的筋疙瘩，而感到最为疼痛的地方。用于治疗坐骨神经痛，足关节炎，偻麻质斯（风湿），五更泻有特效，水性腹泻亦有效。针0.5～1寸，灸5壮。③经穴别名，即任脉关元（CV4）穴，详见该条。引见《针灸临床治疗学》、《腧穴学概论》、《实用针灸学》、《实用针灸辞典》。

忠阳　奇穴。位于背部，第五胸椎棘突下凹陷两侧旁开1横指。当督脉神道穴微上方两侧约1横指。用于治疗哮喘、糖尿病。直刺0.5～1寸，针尖可达椎体横突，用捻转提插手法使针感沿脊柱放散，上达肩下至尾骨。引见《简易新针刺手册》、《中国针灸大辞典》。

昌阳　经穴别名，即肾经复溜（K7）穴，详见该条。引见《针灸甲乙经》、《针灸腧穴手册》、《中

国针灸大辞典》、《腧穴学概论》、《针灸学辞典》、《实用针灸学》、《中华针灸学》、《实用针灸辞典》。

岩池 奇穴。位于颞部,从颞骨乳突高点划一平线,与发际相交之点。用于治疗青光眼,高血压病,眩晕。是穴位诊断青光眼的定性穴。直刺 2 寸,稍偏向后,灸 5 壮。引见《常用新医疗法手册》、《针灸经外奇穴图谱》、《穴位诊断法》、《针灸学》(上海中医学院编)、《中国针灸大辞典》。

岭上 经穴别名,即督脉百会 (GV20) 穴,详见该条。引见《针灸大辞典》、《实用针灸辞典》。

岭上天满 经穴别名,即督脉百会 (GV20) 穴,详见该条。引见《实用针灸辞典》。

尚骨 经穴别名,即大肠经肩髃 (LI15) 穴,详见该条。引见《针灸学辞典》、《临床针灸学》、《针灸腧穴手册》。

呼吸 所指有二:①耳针穴。位于耳三角窝底边中点。在便秘点与坐骨神经两穴之间。用于抢救呼吸衰竭休克。有升血压作用。针 1～2 分,留针半小时。②奇穴。位于胸锁乳突肌外缘与颈静脉交点下约 3 分处。用于治疗呼吸停止、呼吸肌麻痹、膈肌痉挛。直刺 0.5～1 寸。抢救时用电脉冲刺激,使出现胸腹式呼吸为准。引见《耳针》、《针灸经外奇穴图谱》、《针灸学》(上海中医学院编)。

呼循 别名呼吸、循环中枢。方云鹏头针式。位于枕外粗隆尖下 5 厘米,再左右旁开 4 厘米处。用于治疗心肺疾患,咳喘,呼吸困难,心动过速,高血压病。引见《实用头针大全》。

齿牙 经穴别名,即胃经颊车 (S6) 穴,详见该条。引见《神灸经纶》、《青囊杂记》、《针灸学辞典》、《针灸大辞典》。

固气回阳方 针灸方。是由督脉百会 (GV20),任脉关元 (CV4),神阙 (CV8) 穴组成的针灸方。用于治疗类似中风、突然仆倒、不省人事,但无口眼歪斜及半身不遂。随症加穴:若因虚中,则先有气虚血亏之证,而见面色苍白,四肢厥冷,脉微弱者,加内关、太渊,气海穴;若因寒中,则先有四肢厥逆,腹痛吐泻,加中脘、气海、天枢穴。方义:本方具有固气回阳的作用。百会又名三阳五会,灸之能升阳醒脑；神阙又名气舍，隔盐灸，能温中散寒；关元又名丹田，功能温补下元，回阳固脱。引见《中国针灸大辞典》。

〔丿〕

鱼上　奇穴别名，即头光明穴，详见该条。引见《新医疗法汇编》、《中国针灸大辞典》。

鱼下　奇穴别名，即上明穴，详见该条。引见《常用新医疗法手册》、《针灸学》(上海中医学院编)。

鱼竹　奇穴别名，即脑静穴。详见该条。引见《经外奇穴汇编》、《针灸经外奇穴图谱》。

鱼际（L10）　肺经穴。位于手掌大鱼际部，在第一掌指关节后，掌骨中点赤白肉际处。用于治疗邪气阻滞、经气不畅引起的发热无汗、伤风头痛、咳嗽咯血、胸痛支满、心痹哮喘、心烦气短、咽喉肿痛、喉痹失音、乳娥、虚热、小儿疳疾、妇女乳痈、胃逆吐泻、消渴、肘挛。本穴为肺手太阴经之荥（火）穴，有通调肺气、清肺热、利咽喉、和胃止血的作用。直刺或向掌心斜刺0.5～1寸，灸5壮。

鱼肠　经穴别名，即膀胱经承山（B57）穴，详见该条。引见《循经考穴编》、《针灸学辞典》、《中医大辞典》。

鱼尾　所指有二：①奇穴。(内瞳子窌) 位于眼外眦外方约1分处。在目外小眦横纹尽处。当胆经瞳子窌穴稍内方。一说在目外眦角微上，当瞳子窌穴稍上处。用于治疗一切目疾、目旋、口眼㖞斜、面肌痉挛、偏正头痛、齿龈炎。针2～3分，或向鱼腰方向沿皮刺。②经穴别名有二：一指胆经瞳子窌（G1）穴；二指督脉长强（GV1）穴。详见各该条。引见《银海精微》、《太平圣惠方》、《扁鹊神应针灸玉龙经》、《针灸经外奇穴治疗诀》、《针灸孔穴及其疗法便览》、《经穴汇解》、《中医大辞典》、《针灸经外奇穴图谱》、《腧穴学概论》、《针灸学》(上海中医学院编)、《针灸学辞典》、《针灸大辞典》、《中国针灸大辞典》、《针灸逢源》、《类经图翼》。

附注：为了与原鱼尾穴相区别，故于穴后加注脚1。

鱼骨　经穴别名，即督脉长强（GV1）穴，详见该条。引见《实用针灸学》。

鱼腰　所指有三：①奇穴。

（眉中、光明、印堂）位于头面部，眉弓中心点，眉毛中心凹陷处，正视时当瞳孔直上处。当胆经阳白穴下1寸处。与《银海精微》书之光明穴同位，但《腧穴学概论》指出，光明穴在鱼腰穴稍上眉毛之上缘处。用于治疗目赤肿痛、眼睑下垂、目生翳膜、眼睑缘炎、眼肌麻痹、面神经麻痹、眶上神经痛、近视、偏正头痛。横刺0.5～1寸，可透攒竹或丝竹空。②经穴别名，即膀胱经承山（B57）穴，《针方六集》为鱼腹之误。详见该条。③奇穴别名。《东医宝鉴》误作印堂的别名，详见《针灸学辞典》。引见《针灸大成》、《医经小学》、《奇效良方》、《中国针灸学》、《针灸孔穴及其疗法便览》、《东医宝鉴》、《银海精微》、《腧穴学概论》、《中国针灸大辞典》、《针方六集》、《针灸学辞典》、《针灸大辞典》、《实用针灸学》、《实用针灸辞典》。

鱼腹 所指有二：①奇穴。位于手掌鱼际部第一掌骨掌侧之中点，当肺经鱼际穴的内前方。用于治疗支气管哮喘发作期（效果好）、肺结核、肠结核。针3～5分，灸3～7壮。②经穴别名，即膀胱经承

山（B57）穴，详见该条。引见《针灸甲乙经》、《太平圣惠方》、《新医疗法汇编》、《针灸经外奇穴图谱》、《针灸腧穴手册》、《腧穴学概论》、《实用针灸学》、《中华针灸学》、《中医大辞典》、《针灸学辞典》、《中国针灸大辞典》、《循经考穴编》、《实用针灸辞典》、《针灸大辞典》。

鱼尾1 奇穴。位于眼区、眉外端与目外眦连线之中点外方三分处。当瞳子髎与丝竹空之间。即颞颥穴外方3分处。用于治疗目赤肿痛，急性泪腺炎，急性结膜炎，角膜炎，巩膜炎，麦粒肿，头痛。针沿皮向外横刺2～3分，不灸。引见《太平圣惠方》、《扁鹊神应针灸玉龙经》、《针灸经外奇穴治疗诀》、《中国针灸大辞典》。

鱼际点 手针穴。（扁桃体点）位于手掌面第一掌骨尺侧中点。用于治疗扁桃体炎、喉炎。按手常规针法操作。引见《中国针灸大辞典》、《针灸大辞典》。

鱼腰下 奇穴别名，即上明穴。详见该条。引见《常用新医疗法手册》、《中国针灸大辞典》、《针灸大辞典》。

鱼腹山 经穴别名，即鱼

腹，为膀胱经承山（B57）穴的别名，详见该条。引见《太平圣惠方》、《针灸学辞典》）。

鱼尾长强 经穴别名，即督脉长强（GV1）穴。详见该条。引见《腧穴学概论》、《实用针灸学》。

委上 所指有二：①奇穴别名，即上合阳穴，详见该条。②奇穴，位于委中穴直上 1 寸处。用于下肢瘫痪、腰腿痛、膝关节痛。点穴用、按压法、按拔法或点法。引见《点穴疗法》《常用新医疗法手册》、《中国针灸大辞典》。

委下 奇穴。（腓肠）位于小腿后部，腘横纹中点直下 4 寸，向外旁开 1.5 寸。用于治疗小儿麻痹后遗症、膝关节过伸后弓、腓肠肌萎缩。直刺 1～3 寸。引见《针刺疗法》、《针灸学》（上海中医学院编）。

委中（B40） 膀胱经穴。（中郄、郄中、血郄、曲䐐内、委中央、腿凹）位于膝关节后面、腘窝横纹之中点。用于治疗风湿热毒引起的腰脊强痛、髋关节活动不利、下肢痿痹、腘筋挛急、腹痛吐泻、项部疖肿、痈疽发背。委中为足太阳合（土）穴。又是四总要穴之一，是治疗腰背部的主穴。有清热解毒，

散风除湿、疏筋利节、泻暑热，止吐泻，利腰膝的作用。直刺 1～1.5 寸，不宜灸，可点刺静脉出血。

委阳（B39） 膀胱经穴。（郄阳）位于膝关节后面，腘横纹中点外开 1 寸，股二头肌腱内缘。当膀胱经委中穴之外寸许，并可委曲而取之，内为阴，外为阳，故名委阳。另说委阳在委中穴外开 2 寸。用于治疗下焦气机不利引起的尿闭或小便淋沥、胸满腋肿、腹胀气滞、腰脊强痛、膝筋拘挛、下肢痿厥不仁、膀胱炎、肾炎。委阳为足太阳经之别络，三焦经之下合穴即手少阳之辅俞。有通调下焦，疏筋利节，调水道，利膀胱的作用。直刺 1～1.5 寸。

委委 奇穴。位于大腿屈侧正中线，腘横纹中点直上 4 寸。当膀胱经委中穴直上 4 寸处。用于治疗下肢瘫痪。直刺 1～2 寸，针感麻至足。引见《针灸穴位小词典》、《针灸经外奇穴图谱》、《中国针灸大辞典》。

委中央 经穴别名，即膀胱经委中（B40）穴，详见该条。引见《针灸学辞典》、《针灸腧穴手册》、《腧穴学概论》、《实用针灸学》、《中

华针灸学》、《实用针灸辞典》、《针灸大辞典》。

委承间 奇穴。位于委中与承山穴连线之中点。用于治疗头痛、发冷、发热、寒热往来（疟疾），与合谷穴同用。用三棱针刺出血，发病前 1 小时针刺。引见《针灸金方》。

委中丁字刺 针灸方。是由膀胱经委阳（B39）、委中（B40），肝经曲泉（Liv8）穴组成的针灸方。用于治疗下肢瘫痪，小儿麻痹后遗症，小腿麻木。一针从委阳穴进针横透至曲泉穴，另一针委中直刺，针感麻至足。引见《红医针疗法》、《针灸经外奇穴图谱》、《中国针灸大辞典》。

郄上 所指有二：①奇穴。（止红）位于前臂屈侧正中线上，肘横纹中点直下 4 寸。当心包经曲泽穴下 4 寸，或当心包经郄门穴上 3 寸，故名郄上。用于治疗乳腺炎、胸膜炎、心悸、心脏瓣膜病。也是穴位诊断心脏瓣膜病的定性穴。直刺1～2寸。②针灸术语，系指腘上或委中直上。引见《针刺疗法》、《穴位诊断法》、《实用针灸学》、《针灸学》（上海中医学院编）、《常用新

医疗法手册》、《中国针灸大辞典》。

郄下 针灸术语，指的是腘下或委中直下。引见《针灸学辞典》。

郄门 所指有二：①心包经郄门（P4）穴，位于前臂掌侧，腕横纹中点直上 5 寸，两筋间。当心包经大陵穴直上 5 寸处。在大陵与曲泽穴的连线上，在掌长肌腱与桡侧腕屈肌腱之间。用于治疗气血瘀滞，经络不畅引起的心痛、心悸、胸部胀满、或淤而化热引起的衄血、呕血、五心烦热、神气不足、以及癫疾痫病、膈肌痉挛，上肢内侧疔疮。郄门为手厥阴之郄穴，是灸治疗疮的要穴。有宁心安神，理气宽膈，通络止血，降逆除烦，清热解毒的作用。直刺 0.8～1.2 寸，灸3～7 壮。②奇穴。是指泽田郄门，位于前臂屈侧正中线，肘横纹下 5寸，或腕横纹上 7 寸。当心包经郄门穴上 2 寸处。用于治疗心脏瓣膜障碍、肋膜炎。针3～5分，灸3～7壮。引见《针灸真髓》、《针灸经外奇穴图谱》、《针灸大辞典》、《中国针灸大辞典》。

郄中 所指有二：①经穴别名，即膀胱经委中（B40）穴，详见

该条。②针灸术语，系指腘窝正中，即指委中穴。引见《针灸学辞典》、《针灸腧穴手册》《腧穴学概论》、《实用针灸学》、《中华针灸学》、《实用针灸辞典》、《针灸大辞典》。

郄穴　经穴分类名。郄是间隙的意思、经脉之气深聚之处的穴位称郄穴。十二经脉和奇经八脉中的阴跷、阳跷、阴维、阳维在四肢部位各有 1 郄穴，共计 16 个郄穴，详见十六郄穴。大多分布于四肢肘、膝以下部位、临床多用于诊治急性病症，或本经所属脏腑的顽固性疾病。引见《针灸甲乙经》、《针灸学辞典》、《针灸大辞典》、《中国针灸大辞典》。

郄阳　经穴别名，即膀胱经委阳（B39）穴，详见该条。引见《针灸学辞典》、《针灸甲乙经》。

侠下　奇穴别名，即下侠白，详见该条。引见《临床皮肤科杂志》1981 年第 1 期，《中国针灸大辞典》。

侠白（L4）　肺经穴。（夹白）位于上臂前外侧，平腋前纹头下 4 寸，在肱二头肌外侧沟处。当天府穴下 1 寸，尺泽穴上 5 寸。用于治疗肺气不畅、心血瘀阻引起的咳逆气短、胸中烦满、胸痹心痛、心悸干呕、胃痛，以及上臂内侧痛或前外侧痛、赤白汗斑。侠白系手太阴肺经之经别，散于胸中。有调理肺气、平喘宁心，理心血的作用。直刺 1～1.5 寸，灸 3～5 壮。

侠脊　奇穴别名，即夹脊穴，详见该条。引见《华佗别传》、《针灸集成》、《中国针灸学》、《针灸学辞典》、《中国针灸大辞典》、《针灸大辞典》。

侠溪（G43）　胆经穴。（夹溪）位于足背第四、五趾缝间，趾蹼缘上 5 分处。即第四、五跖趾关节间与第四趾蹼缘的中点处。用于治疗邪热气闭引起的目外眦赤痛，头胀目眩，颊肿颔痛，耳鸣耳聋，胸胁支满，乳痈、经闭，以及足背肿痛，足心发热，足趾抽筋，高血压病，偏头痛，乳腺炎，肋间神经痛。侠溪为足少阳之荥（水）穴，有清肝胆热，疏经活络，疏肝泻热，启闭开窍的作用。斜刺 3～5 分，灸 3～7 壮。

侠上星　奇穴别名，即伴星穴，详见该条。引见《千金要方》、《针灸学辞典》、《针灸大辞典》。

侠玉泉　奇穴别名，即子宫

穴，详见该条。引见《针灸大辞典》、《针灸学辞典》、《中国针灸大辞典》。

侠承浆 奇穴别名，即夹承浆穴，详见该条。引见《千金要方》、《中医大辞典》、《针灸学辞典》。

供血不足沟 即耳针穴冠心沟的别名，详见该条。引见《耳穴疗法》、《耳郭诊断治疗学》。

命门 所指有五：①督脉命门（GV4）穴（竹杖、精宫、属累、累属）位于腰部后正中线，第二腰椎棘突下凹陷中。用于治疗肾阳虚衰引起的遗精、阳萎、腰痛、久泻，以及月经不调、痛经、带下、痔血、脱肛、腰脊强痛、小儿惊厥、瘰疬、遗尿、水肿、神经衰弱、腰骶痛、耳鸣、头痛、身热如火汗不出。本穴有益肾壮阳作用，是治疗命门火衰之腰膝冷痛，阳萎遗精的常用穴。向上斜刺0.5～1寸，灸7壮。②手针穴。别名夜尿点2号。位于手小指掌侧近端指节横纹之中点，用于治疗腰腿疼、睾丸炎、附件炎、夜尿症。针1～2分。③耳针穴，位于耳三角窝内，在盆腔穴下方，用于治疗肾虚腰痛及命门大衰之疾，有

补肾壮阳作用。④经穴别名，所指有二：一指任脉关元（CV4）穴，二指任脉石门（CV5）穴，详见各该条。⑤奇穴。（别名命门穴）位于腰部，第二腰椎棘突旁开5分处。用于治疗一切小儿病、久泻脱肛、遗尿症针3～5分，灸7壮。注：本位与泽田命门穴同位。引见《临床针灸治疗学》、《腧穴学概论》、《针灸甲乙经》、《中华针灸学》、《新医疗法汇编》、《耳压祛痰疗法》、《实用针灸学》、《实用针灸辞典》、《中国针灸大辞典》。

命门（手） 即手针穴夜尿点二号（命门点），或奇穴四缝4。详见命门条。或四缝穴。引见《新医疗法汇编》、《手针新疗法》、《中国针灸大辞典》。

命门穴 指奇穴命门，与泽田派命门穴同位，详见命门条。引见《针灸临床治疗学》、《中国针灸大辞典》。

命门夹脊 奇穴。（肾脊）位于腰部第二、三棘突之间点，左右旁开3分处。当督脉命门穴旁开3分处。一说，在命门穴旁开2～4分处；另说在命门穴旁开5分处。用于治疗下肢瘫痪、腰痛、脊椎炎、脊

旁韧带炎、遗精、阳萎、早泄、尿血、消渴、月经不调、带下、腹泻、肠鸣、耳聋、目昏、失眠、两胁痛。直刺1.5～2寸。引见《新医疗法汇编》、《实用针灸学》、《针灸学》（上海中医学院编）、《中国针灸大辞典》。

命关　所指有三：①奇穴。（食窦）位于侧胸部，以中脘穴至乳中穴之线为1边向外作1等边三角形，其外下角是穴。用于治疗一切脾病、妇人产后腹胀水肿、胃痛反酸，不思食，食不化。此穴属脾，能接脾脏真气，治36种脾病。灸5～100壮。另说命关位于乳头直下，平脐上4寸之交点。用于小便不通、气喘不卧、吐食翻胃、胁痛不止、大便失禁、休息痢。②小儿诊断、按摩用穴。位于手食指末节掌侧横纹部。用于中医儿科诊断、望诊部位或推拿用。③经穴别名，即脾经食窦（SP17）穴，详见该条。引见《针灸大成》、《针灸学辞典》、《扁鹊心书》、《针灸孔穴及其疗法便览》、《针灸经外奇穴图谱》、《中医大辞典》、《针灸学辞典》、《中国针灸大辞典》、《针灸大辞典》、《针灸腧穴手册》、《腧穴学概论》、《中华针灸

学》、《实用针灸学》、《实用针灸辞典》。

命蒂　经穴别名，即任脉神阙（CV8）穴，详见该条。引见《腧穴学概论》、《实用针灸学》、《实用针灸辞典》。

金门　所指有三：（1）膀胱经金门（B63）穴，别名关梁、梁关，位于足外踝下，即在足外踝前下方，当骰骨外侧凹陷处。当第五跖骨粗隆后方凹陷处。用于治疗气血瘀滞，膀胱经与督脉，阳维脉之间经气不通引起的癫痫、晕厥、小儿惊风、腰痛、下肢痹痛、膝胫酸痛不能久立、外踝痛、牙痛、头前痛、霍乱转筋。金门为足太阳之郄穴，阳维脉之所生，片状暗灰色区或黑色混浊区，压之退色。引见《耳穴挂图》、《耳针》。有清热散风之作用。针3～5分，灸3～5壮。（2）奇穴有二：①金门（瘰疬）位于前臂屈侧正中线，腕横纹上3.5寸，掌长肌与桡侧屈腕肌之间。当心包经间使穴上5分处。用于瘰疬。针5～7分，灸3～5壮。②金门位于男性会阴部，阴囊与肛门之中点是穴。本穴实与任脉之会阴穴同位，只是主治不同。用于治疗小儿暴痫、腹

满短气转鸣、先灸肺募、次灸本穴 3
壮。（3）经穴别名，即任脉会阴
（CV1）穴，详见该条。引见《千金
要方》、《外科大成》、《针灸孔穴及
其疗法便览》、《针灸经外奇穴图
谱》、《经穴汇解》、《针灸学辞典》、
《针灸腧穴手册》、《腧穴学概论》、
《实用针灸学》、《中华针灸学》、《中
国针灸大辞典》、《实用针灸辞典》。

金河 奇穴。位于下腹部，脐
下 1.5 寸，再旁开 5 分处。当任脉
气海穴旁开 5 分处。用于治疗小儿
腹股沟疝。针 4～8 分，针感麻至耻
骨联合部。引见《针灸经外奇穴图
谱》、《中国针灸大辞典》。

金钟 奇穴。位于鼻中膈正
中。用于昏迷急救，有醒脑开窍作
用。针刺 2 分，或以拇指代针掐穴 3
下。引见《常见急症针灸处方手
册》。

金鼎 奇穴。位于尺泽与曲
泽之间再下 3 分处。用于昏迷急
救。有开通肺窍，回苏作用。一
手拿住病人手臂，一手拇指按下
该穴五下。引见《常见急症针灸
处方手册》。

金津玉液 别名津窍。奇穴。
现为口针穴之一。位于口内舌下系

带两侧的静脉上，左名金津，右称
玉液，总称金津玉液。用于治疗舌
卒肿、舌炎、重舌肿痛、舌强、口
疮、扁桃体炎、语瘖喉痹、消渴、
呕吐、腹泻、失语症、绞肠痧、漏
经。针 2～3 分，或用三棱针点刺出
血。引见《备急千金要方》、《针灸
大成》、《世医得效方》、《类经图
翼》、《医经小学》、《针灸经外奇穴
治疗诀》、《腧穴学概论》、《中医大
辞典》、《针灸学辞典》、《针灸大辞
典》、《中国针灸大辞典》、《微针疗
法》。

制高 奇穴。位于背部正中
线，具体位置依据损伤部位而定，
此穴位于伤位上两椎上缘。如第一
腰椎损伤，此穴应在第十一胸椎棘
突上缘取穴。用于治疗弛缓型瘫
痪，截瘫。针 1～2 寸。引见《针
灸经外奇穴图谱》、《中国针灸大辞
典》。

制喘 即奇穴小儿疳痢，详
见该条。引见《哈尔滨中医》1964
年第 6 期。《针灸学辞典》、《中国针
灸大辞典》。

制狂区 头针穴。位于头枕
部正中线上，从枕外粗隆至第二颈
椎棘突之一段正中线为该区。用于

控制精神狂躁。沿头皮斜下刺之至第二颈椎、每分钟捻转 200 次左右，留针 10 分钟再捻针 1 次起针。引见《针灸经外奇穴图谱》、《中国针灸大辞典》。

制高俞 奇穴。（高位俞）位于背部正中线，左右旁开 1.5 寸。具体定位根据损伤脊柱部位而定。此穴在伤位上两椎上缘向两侧旁开 1.5 寸处。用于治疗截瘫。针编）、《中国针灸大辞典》。

制蛔镇痛利胆方 针灸方。是由胃经四白（S2），足三里（S36），胆经阳陵泉（G34）、丘墟（G40），大肠经迎香（L120），脾经公孙（SP4）穴组成的针灸方。用于治疗胆道蛔虫症。随症加穴：胆绞痛加巨阙、大敦各灸 3～7 壮；恶心呕吐加中脘、内关。方义：迎香、四白为手、足阳明经分布于面部的腧穴，两穴透刺具有镇痛、镇静之效是治疗胆道蛔虫症的经验效穴；取胃经合穴三里、脾经络穴公孙、以健脾和胃；取胆经合穴阳陵泉、原穴丘墟以利胆镇痛。诸穴合用、以起安蛔镇痛、利胆和胃之功。引见《中国针灸大辞典》。

周谷 经穴别名，即大肠经二间（LI2）穴，详见该条。引见《针灸腧穴手册》、《腧穴学概论》、《实用针灸学》、《实用针灸辞典》。

周荣（SP20） 脾经穴。（周营）位于胸部第二肋间隙中，距正中线 6 寸处。用于治疗脾肺经气不接，脾肺不和引起的胸胁支满，咳嗽气喘，饮食不下，肋间神经痛、胸膜炎、肺脓疡、支气管扩张。本穴有通经接气、宽胸理气、升清降浊的作用。斜刺 3～5 分，不宜深刺，灸 3～5 壮。

周营 经穴别名，即脾经周荣（SP20）穴，详见该条。引见《针灸腧穴手册》、《腧穴学概论》、《实用针灸学》、《实用针灸辞典》。

和窌 即三焦经耳和窌，因窌与"髎"同，现多通用。详见该条。引见《中国针灸大辞典》。

和髎 经穴别名，即三焦经耳和窌（TE22）穴，详见该条。引见《针灸腧穴手册》、《中国针灸大辞典》。

和利气 经穴别名，即督脉身柱（GV12）穴，详见该条。引见《临床针灸学》、《针灸大辞典》。

和胃止呕方 针灸方。是由任脉中脘（CV12）、心包经内关

（P6）、胃经足三里（S36）、脾经公孙（SP4）组成的针灸方。用于治疗因寒热诸邪及痰饮、食积、肝气等因素所导致的胃气不和而造成的呕吐。随症加穴：热吐加合谷、内庭；寒吐加上脘、胃俞；痰饮加膻中、丰隆；食积加下脘、璇玑；肝气上逆加阳陵泉、太冲；中虚者加脾俞、章门；热吐不止加金津玉液或劳宫。方义：本方具有和胃止呕的作用。中脘、胃俞是俞募相配、加合穴三里，共起通降胃气之功；内关为心包之络穴，又为阴维交会穴，手厥阴经脉下膈络三焦，阴维主一身之里，故有宣通上中二焦气机的作用；公孙属脾经，又为冲脉交会穴，脾与胃相表里，故取以和中焦而平冲逆之气；上脘当胃之上部，灸之以温胃散寒；内庭、合谷泻手足阳明经之经气以达泄热之目的；丰隆运脾胃之气；膻中调一身之气，使气行而痰化；璇玑、下脘导气机而化宿食；阳陵泉、太冲并用泻肝胆之经气，以平肝木之横逆；脾俞、章门为俞募相合，用以调补脾气，使中气得振，运化有权，水谷得以消磨，升降恢复常度。引见《中国针灸大辞典》。

和胃止痛方 针灸方。是由胃经梁门（S21）、天枢（S25）、足三里（S36）、心包经内关（P6），任脉中脘（CV12）穴组成的针灸方。用于治疗胃及十二指肠溃疡急性穿孔。随证加穴：腹痛者加内庭，甚则加里内庭；呕吐加公孙、劳宫。方义：本方具有和胃止痛的作用，只能治标。取胃之募穴中脘配胃之经穴梁门以和胃止痛；取大肠之募穴天枢配胃之合穴足三里以疏调肠胃之功能；独取心包经之络穴内关以宽胸利膈，强心升压。引见《中国针灸大辞典》。

和胃降逆方 针灸方。是由任脉气海（CV6），中脘（CV12），膀胱经脾俞（B20）、胃俞（B21），肝经章门（Liv13），胃经足三里（S36），和奇穴中魁穴组成的针灸方。用于治疗反胃症见饮食入胃后，隔一、二小时辄复吐出，甚至朝食暮吐。多因脾胃虚寒，真火衰微所致。随症加穴：胃痛吐逆加里内庭；反胃不止加劳宫。方义：本方具有和胃降逆的作用。取中脘与胃俞、章门与脾俞，以俞募相配，施以轻刺重灸，以起健脾和胃，温中散寒之效；取气海、足三里以理气宽中，和胃降逆；更取中魁奇穴以调胃气而镇吐。引见《中国针灸大辞典》。

和胃舒膈方　针灸方。是由任脉膻中（CV17）、膀胱经膈俞（B17）、心包经内关（P6）、胃经足三里（S36）、肝经太冲（Liv3）穴组成的针灸方。用于治疗呃逆。多由邪积中阻或暴怒气逆、胃膈气逆不宣所致。症见呃忒连续、声短而频。如发作不止者针之甚效。随症加穴：呃逆不止者可加巨阙、迎香或加听宫以指针治之。方义：血会膈俞、气会膻中两穴相配，功能行气活血，宽胸利膈；内关为心包经之络穴，加胃经的合穴足三里、肝经原穴太冲，三者同用，具有疏肝和胃、舒膈降逆的作用。引见《中国针灸大辞典》。

和中理气止呕方　针灸方。是由任脉中脘（CV12），心包经内关（P6）、脾经公孙（SP4）穴组成的针灸方。用于治疗妊娠呕吐。症见恶心，呕吐，不能进食，甚则呕出胃液、胆汁。肝胃之火上逆者，伴有胸闷胁痛，嗳气叹息等症；痰湿中阻者，伴有胸满胃呆，口淡无味，舌苔白腻，或兼心悸气短等症。

随症加穴：肝胃之火上逆者，加太冲，内庭；痰湿中阻者，加脾俞、丰隆。方义：本方具有和中利气、降逆止呕的作用。中脘是胃之募穴，腑会能和胃降逆；心包与三焦相表里，取手厥阴之络穴内关，能宽胸利膈；脾与胃相表里，取足太阴之络穴公孙，以健运中州而止呕。引见《中国针灸大辞典》。

季胁　经穴别名，即肝经章门（Liv13）穴，详见该条。引见《针灸大全》、《针灸学辞典》、《中国针灸大辞典》。

知利气　经穴别名，即督脉身柱（GV12）穴，详见该条。引见《实用针灸学》、《实用针灸辞典》。

知利介　经穴别名，即督脉身柱（GV12）穴，详见该条。引见《实用针灸学》、《腧穴学概论》、《实用针灸辞典》、《针灸大辞典》。

所闻　经穴别名，即小肠经听宫（SI19）穴，详见该条。引见《穴位救伤秘方》。

肿瘤 1　耳针穴。位于耳屏外侧面，平行肾上腺之耳软骨边缘处。用于诊断肿瘤参考穴。引见《耳穴挂图》。

肿瘤 2　耳针穴。位于耳轮

下部，当轮 4 与轮 5 连线的上 2 分之一段中点。另说，位于对耳轮下脚，当腘窝与臀连线的中点偏外处。用于肿瘤诊断参考穴。引见《耳穴挂图》、《耳部信息诊断法》。

肿瘤 3 耳针穴。位于耳郭背面，在耳轮下部，当轮 4 与轮 5 连线的上二分之一段中点之下 0.2 厘米处。即当前面肿瘤 2 穴下 0.2cm 处。用于诊断肿瘤参考穴。引见《耳穴挂图》。

肿瘤特异区 即耳针穴肿瘤特异区 1，详见下条。

肿瘤特异区 1 耳针穴。(肿瘤特异区) 位于耳轮下部，当胃与轮屏切迹连线延长至耳轮交点与轮 6 连线的上三分之二处。用于诊断恶性肿瘤重要参考穴，治疗肿瘤有止痛作用。引见《耳穴挂图》、《中国针灸大辞典》。

肿瘤特异区 2 耳针穴。位于耳轮中部，当轮 1 与轮 3 连线的上三分之二处。用于诊断恶性肿瘤 (消化道) 参考穴。

肿瘤特异区 3 耳针穴。位于耳背面，与耳前的肿瘤特异区 1 相对。用于诊断恶性肿瘤参考穴。引见《耳穴挂图》。

股 面针穴。(股点) 位于颊部，翳风穴前、耳垂下 5 分。当耳垂与下颌角连线的上中三分之一交界处。为股骨颈三刃钉内固定术的针麻穴。针 1~2 分，有针感后再通电。引见《全国针刺麻醉资料汇编》、《针灸经外奇穴图谱》、《针灸学》(上海中医学院编)、《中国民间疗法》、《中国针灸大辞典》、《实用针灸学》。

股中 奇穴。位于腹股沟中点与髌骨内上缘连线之中点。用于治疗下肢瘫痪、小便失禁、遗尿、坐骨神经痛。点穴用穴，常用点法、按压法。引见《点穴疗法》。

股内 所指有三：①奇穴。位于腹股沟中点下 6 寸。用于治疗小儿麻痹后遗症各类型瘫痪，针 2~3 寸。②奇穴。位于股骨内髁上缘直上 3 寸处。用于治疗下肢瘫痪，二便失禁、遗尿、阳萎、遗精。点穴用按压法，按拔法。③奇穴别名，即解剪穴，曾用名股沟下。位于后血海穴上 4 寸，用于治疗脑性瘫痪引起的剪刀腿。直刺 1~3 寸。引见《点穴疗法》、《针灸学》(上海中医学院编)、《实用针灸学》。

股外 奇穴。位于股中穴外

开 2.5 寸处。用于治疗下肢瘫痪、小便失禁，遗尿、坐骨神经痛。点穴用穴，常用点法，按压法。引见《点穴疗法》。

股后　奇穴。位于浮郄直上 4 寸处。用于治疗坐骨神经痛，下肢瘫痪，膝关节痛。点穴用按压法，按拔法。引见《点穴疗法》。

股关　耳针穴（股关节）。位于三角窝下缘，对下轮下脚上缘，与坐骨神经、臀穴构成三角形。用于治疗多发性淋巴结肿大，下肢疼痛，腹股沟动脉狭窄和痉挛所致之下肢无脉症，睾丸、附睾丸炎。也是耳穴诊断股、髋、臀部疾患的参考穴。按耳针常规针法操作。引见《耳针疗法》、《针灸经外奇穴图谱》、《针灸学辞典》、《针灸大辞典》、《中国针灸大辞典》。

股里　面针穴。位于口旁，在口角外 5 分处，当上下唇吻合处。当胃经地仓穴外 1 分处。为腹股沟疝修补术的针麻穴。按常规针麻穴的针法操作。引见《全国针刺麻醉资料汇编》、《针灸经外奇穴图谱》、《针灸学》（上海中医学院编）、《中国民间疗法》。

股侧　手针穴。位于手背小指桡侧，赤白肉际外侧线上，再沿线至指缝端（第四、五指指缝端）端前四分之一寸处。用于治疗内股酸痛、腹股沟淋巴结炎。直刺 1 分许。引见《手针新疗法》。

股前　奇穴。位于股骨上端，髂前上棘下 6 寸 5 分处。用于治疗下肢瘫痪，膝关节痛。点穴用穴，常用点法、按压法、按拔法。引见《点穴疗法》。

股点　所指有二：①手针穴。位于手背小指中节中线与掌指关节之中点。用于治疗前股酸痛。直刺 1 分许。②面针穴股点，详见该条。引见《手针新疗法》、《全国针麻资料汇编》、《中国针灸大辞典》。

股内收　奇穴。位于大腿前内侧近端，耻骨结节稍下方，内收大肌内侧缘，顶点稍下方。用于治疗小儿麻痹后遗症，可增强股内侧肌群的肌力。针 0.5～1 寸，针感麻至膝。引见《针灸经外奇穴图谱》、《中国针灸大辞典》。

股关节　耳针穴别名，即股关穴，详见该条。引见《耳针疗法》、《针灸经外奇穴图谱》。

股沟下　奇穴别名，即股内穴，详见该条。引见《针灸学》（上海中医学院编)。

股神经点 奇穴。为神经干刺激疗法用穴。位于腹股沟韧带下1寸,股动脉外缘。用于治疗下肢疼痛、瘫痪、屈髋伸膝抬腿障碍。按上述定位摸得股动脉的搏动后紧贴股动脉外缘用特制弹拨针进针1寸左右,由外向内搏动针体,当刺激股神经时出现大腿肌肉跳动和下肢出现触电感。引见《神经干刺激疗法》。

股外侧皮神经点 奇穴。为神经干刺激疗法用穴。位于髂前上棘内侧缘下1寸。用于治疗股外侧皮神经炎、疼痛、麻木。直刺0.5~1寸,左右方向拨动针体,当刺激到股外侧皮神经时大腿外侧出现触电感。引见《神经干刺激疗法》。

胁肋 所指有二:①手针穴。位于手背、中指中节尺侧赤白肉际处。用于治疗胁肋痛,直刺2分许。②耳针穴。位于胸椎穴外侧缘近耳舟处。用于治疗胁肋痛。按耳针常规针法操作。引见《耳穴疗法》、《手针新疗法》。

胁侧 手针穴。位于手背、乳点后半寸,用于治疗胁肋痛、腋窝痛、淋巴结炎。直刺1分许。引见《手针新疗法》。

胁窌 经穴别名,即肝经章门(Liv13)穴,详见该条。引见《针灸甲乙经》、《腧穴学概论》、《实用针灸学》、《针灸学辞典》、《针灸大辞典》。

胁堂 奇穴。位于胸侧部、腋中线上,腋窝下2寸处。当胆经渊液穴斜向前上1寸处,举臂取之。用于治疗胸胁支满、噫哕喘逆、目黄、腹胀、肝病、心内膜炎、胸膜炎、肋间神经痛、膈肌痉挛。针3~5分,灸3~5壮。引见《外台秘要》《太平圣惠方》、《针灸孔穴及其疗法便览》、《针灸经外奇穴图谱》、《腧穴学概论》、《类经图翼》、《千金翼方》、《针灸经穴图考》、《针灸学辞典》、《针灸大辞典》、《中国针灸大辞典》。

肱中 奇穴。(练忠)位于上臂屈侧正中线,腋前皱襞下4.5寸处。当心包经天泉穴下2.5寸。即肱二头肌的中央。用于治疗上肢瘫痪,抬肩困难,腕下垂。直刺1~3寸,针感麻至肘或手。引见《常用新医疗法手册》、《针灸经外奇穴图谱》、《中国针灸大辞典》。

胈门　奇穴别名，即板门穴。推拿穴一般多用胈门的字样。详见该条。"胈"为板字的传误。引见《针灸学辞典》、《中国针灸大辞典》、《针灸大辞典》。

肍肘　奇穴别名，即斗肘穴，详见该条。

肢麻　奇穴。位于上臂腋窝之中点下1寸，肱二头肌之尺侧缘。用于治疗上肢瘫痪、臂痛、麻木、目昏、头痛、高血压病。用拇指按压法。引见《点穴疗法》。

胅门　即奇穴板门之异名，详见该条。引见《针灸经外奇穴图谱》、《中国针灸大辞典》。

秉风（SI12）　小肠经穴。（肩解）位于肩后，肩胛岗上窝之中央、天宗穴直上、举臂时有凹陷处。即肩胛骨岗下窝的中央直上、肩胛岗上缘的凹陷中。当巨骨穴与曲垣穴之间点。用于治疗风湿客于经络引起的肩臂及肩胛疼痛、上肢酸麻、臂不能举。秉风为手三阳和足少阳之会穴，有疏筋利节的作用。直刺0.5～1寸，灸3～5壮。

贫血灵　奇穴。位于骶骨部、第五骶椎上。即在尾骶骨上四横指处、玉田穴下三分处。用于治疗气血亏损、贫血。灸3～7壮。引见《针灸孔穴及其疗法便览》、《针灸腧穴图谱》、《腧穴学概论》、《针灸经外奇穴图谱》、《中国针灸大辞典》、《针灸大辞典》。

〔丶〕

钚铫　经穴别名，即胆经环跳（G30）穴，详见该条。引见《腧穴学概论》、《千金要方》、《中国针灸大辞典》。

肩　所指有二：①耳针穴。别名阑尾2。位于耳舟的第四区。与屏上切迹同水平的耳舟内，在肩关节与肘之间。用于治疗肩关节周围炎、肩部扭伤，落枕、风湿性肩关节炎、肩关节痛及功能障碍，胆石症（针右肩）、无脉症。针1～2分，留针半小时。②面针穴。位于颧部，当目外眦直下方，颧骨上缘处，大肠穴的上方。引见《耳针》《耳郭诊断治疗学》、《针灸学》（上海中医学院编）、《耳穴挂图》、《针灸学辞典》、《中国针灸大辞典》、《针灸大辞典》、《耳穴诊断学》、《耳穴疗法》。

肩上　奇穴。位于背部第一胸椎棘突左右旁开1.5寸，当膀胱经大杼穴的上方。用于治疗漏肩风、肩背痛与麻木、肩凝症、牙痛、咽喉炎。针4～6分，灸3～7壮。引见《针灸孔穴及其疗法便览》、《经穴汇解》、《针灸腧穴图谱》、《腧穴学概论》、《针灸经外奇穴图谱》、《针灸大辞典》、《中国针灸大辞典》。

肩井　所指有二：①胆经穴。肩井（G21）（肩解、膊井）位于肩部第七颈椎棘突与肩峰连线之中点。当督脉大椎穴与大肠经肩髃穴连线之中点。用于治疗风湿引起的颈项强痛、肩背痛、臂重不举、落枕、瘰疬，以及风湿引起的乳痈。气滞经气不畅引起的难产、胞衣不下、功能性子宫出血。肩井为手足少阳、足阳明、阳维四脉之会，有散风祛湿、清热止痛、理气降痰、通经活络、豁痰开窍的作用。直刺0.5～1寸，不宜深刺，以免伤肺造成气胸。②经穴别名，即大肠经肩髃（LI15）穴。详见该条。引见《针灸学辞典》。

肩中　经穴别名，即小肠经肩中俞（SI15）穴，详见该条。引见《针灸大辞典》。

肩内　奇穴。位于举臂穴向内旁开1寸处。用于治疗臂痛、麻木、向外按压；治腹痛向内按压。引见《点穴疗法》。

肩外　经穴别名；即小肠经肩外俞（SI14）穴，详见该条。引见《针灸腧穴手册》、《针灸大辞典》。

肩头　奇穴。（肩尖）位于肩后部，肩锁关节上际之凹陷中。当大肠经肩髃穴内上方。用于治疗肩臂痛、肩凝症、上肢麻痹或疼痛、三角肌麻痹、肩关节运动障碍、瘿气、瘰疬、癣。针4～6分，灸3～7壮。引见《备急千金要方》、《针灸孔穴及其疗法便览》、《经穴汇解》、《针灸经外奇穴图谱》、《针灸腧穴图谱》、《腧穴学概论》、《针灸学辞典》、《针灸大辞典》、《中国针灸大辞典》。

肩贞　小肠经穴。位于肩关节后下方，垂肩合腋即上臂内收时，当腋后纹头直上1寸处。用于治疗风湿之邪客于经络、气血壅滞不畅引起的肩臂酸痛、手臂不举、耳鸣齿痛、发热恶寒、风痹、瘰疬、腋臭多汗。本穴有散风除湿、化瘀通络、疏筋利节的作用。直刺1.5～2寸，灸7壮。

肩尖 所指有二：①经穴别名，即大肠经肩髃（L115）穴，详见该条。②奇穴别名，所指有二：一指肩头穴；二指肩颈穴。详见各该条。引见《外科枢要》、《针灸腧穴手册》、《实用针灸学》、《实用针灸辞典》、《针灸学辞典》、《针灸经外奇穴图谱》、《千金要方》、《中国针灸大辞典》、《针灸大辞典》、《针灸孔穴及其疗法便览》。

肩后 所指有二：①奇穴。位于肩后部，在腋后皱襞头上1.5寸处，当小肠经肩贞穴上5分处。另一说在腋后纹上2寸。用于治疗肩关节痛不能前举，肩周炎、上肢瘫痪。直刺1～2寸。②手针穴。位于手背，食指掌指关节尖后桡侧骨缘半寸。用于治疗肩部、肩尖后痛、手不能举、直刺1分许。引见《实用针灸学》、《中医大辞典》、《点穴疗法》、《手针新疗法》。

肩角 奇穴。位于肩胛骨下角处。用于治疗耳肿痛、外耳道炎、中耳炎。用三棱针点刺出血、每天1次。引见《实用针灸学》。

肩俞 奇穴。位于肩前部，肩峰关节与肩胛骨喙突内侧凹陷连线中点。当肩髃穴与云门穴连线的中点。用于治疗肩臂痛不举。直刺0.5～1寸，灸3～5壮。引见《腧穴学概论》、《针灸腧穴图谱》、《针灸学辞典》、《针灸大辞典》。

肩前 奇穴。（肩内陵）位于肩前部、腋前皱襞直上1寸处。一说在腋前皱襞头上1.5寸。另一说，在腋前纹上2寸。目前公认的定位方法是腋前皱襞顶端与肩髃穴连线的中点。在心经极泉穴直上1.5寸。用于治疗肩臂内侧痛、臂不能举，上肢瘫痪，肩关节周围炎。直刺1～1.5寸。引见《中医临床新编》、《中医大辞典》、《腧穴学》、《实用针灸学》、《针灸经外奇穴图谱》、《针灸大辞典》、《中国针灸大辞典》。

肩点 所指有三：①手针穴。（肩痛点）位于食指、指掌关节桡侧赤白肉际处。本穴与奇穴三门穴同位。用于治疗肩痛等肩部疾患。②面针穴。位于颧骨上缘，目外眦直下相交之点。用于肩部手术针麻。③奇穴。位于肩胛曲骨下两骨之间，当肩髎穴后凹陷中。用于治疗手指生疗。针5～7分，向臂臑方向刺。引见《实用针灸学》、《中国针灸大辞典》、《针灸学辞典》、《针灸大辞典》)。

肩骨 经穴别名，即大肠经肩髃（LI15）穴，详见该条。引见《针灸大辞典》、《针灸腧穴手册》、《腧穴学概论》、《实用针灸学》、《实用针灸辞典》。

肩柱 奇穴别名，即肩柱骨穴，详见该条。引见《针灸集成》、《针灸学辞典》。

肩背 所指有二：①耳针穴，位于颈椎穴外侧缘近耳舟处。用于治疗肩臂痛。按耳针常规针法操作。②奇穴。位于侧颈部、锁骨上窝中央上约2寸，斜方肌上缘中部、当胃经缺盆穴上约2寸，在肩井穴前1寸。用于治疗肩背神经痛、肩胛风湿症、项背部肌肉挛痛、肩凝症、落枕、颈椎病、半身不遂。为芒针用穴、针斜向下刺直达陶道或身柱穴3～4寸，针尖向后下方，注意勿伤肺尖。引见《芒针疗法》、《耳穴疗法》、《针灸经外奇穴图谱》、《腧穴学概论》、《针灸腧穴图谱》、《针灸大辞典》、《中国针灸大辞典》。

肩根 奇穴。位于肩前下部，腋前皱襞直上1寸，再外开1寸处。用于治疗上肢瘫痪，小儿麻痹，上

肢麻木，末稍神经炎，肩肘关节痛。针向外侧刺3～4寸。引见《红医针疗法》、《针灸经外奇穴图谱》、《中国针灸大辞典》。

肩峰 所指有二：①指奇穴肩柱骨，②指大肠经肩髃（LI15）穴，此两穴部位相近，肩柱骨在肩髃穴的微上方。两穴均在肩峰之高点。引见《中国针灸大辞典》、《针灸大辞典》。

肩窌 即三焦经肩髎（TE14）穴，"窌"同"髎"。详见该条。

肩偏 经穴别名，即大肠经肩髃（LI15）穴，详见该条。引见《千金要方》、《中国针灸大辞典》。

肩颈 奇穴。（肩尖）位于肩部，肩锁关节凹陷中。当大肠经肩髃穴内上外方。用于治疗皮癣、牙痛、三角肌麻痹、肩关节抬举不利、上臂麻痹或疼痛。针4～6分，灸3～7壮。引见《千金要方》、《中国针灸大辞典》。

肩聊 经穴别名，即三焦经肩髎（TE14）穴，详见该条。引见《太平圣惠方》、《针灸学辞典》。

肩痛 耳针穴。（肩疼）位于耳舟，在肩穴的内下方，腋下穴下

方，肩关节穴的内上方。用于诊断和治疗肩关节周围炎、肩背痛。引见《耳针》、《耳穴挂图》、《针灸大辞典》、《中国针灸大辞典》。

肩解　经穴别名，所指有二：一指胆经肩井（G21）穴；二指小肠经秉风（SI12）穴，详见各该条。引见《中医大辞典》、《中国针灸大辞典》。

肩缝　奇穴。位于肩部、三角肌上部之中点内侧约1寸凹陷中，即在大肠经肩髃穴内侧约1寸凹陷中，举臂取穴。按此定位与肩窌穴相近。用于治疗肩关节周围炎、上肢麻痹、上肢肿痛。有疏筋利节的作用。直刺1～1.5寸。引见《针灸集锦》。

肩髃（LI15）　大肠经穴。（中肩井、中肩中、尚骨、恒骨、肩尖、肩骨、肩核骨、肩偏、肩井、肩峰、扁骨、扁肩、偏骨、偏肩、偏尖、禺页骨、颙肩，）位于肩端两骨间，即三角肌上部之中点。上臂平举时，肩部出现两个凹陷，前方的凹陷是肩髃穴。用于治疗邪阻经络，气血瘀结引起的肩臂挛痛、半身不遂、风热瘾疹、瘰疬瘿气、高血压病、多汗症、荨麻疹。此穴为手阳明、少阳、

阳跷之会穴，主泻四肢之热。本穴有通利关节、消痰散结、疏风活络、调和气血、理气化痰的作用。直刺2～3寸，灸7壮。

肩髎（TE14）　三焦经穴。（肩窌、肩聊、中肩井）位于肩端臑上、斜举臂取之。即在三角肌上部、上臂外展平举时，在肩后即肩峰突起后端之下方凹陷处，即当肩髎穴后寸许之凹陷中。或当肩髃与臑俞穴之中央。用于治疗风湿或劳损引起的肩重不举、臂痛、中风偏瘫、荨麻疹。本穴有散风湿、利关节的作用。直刺1～1.5寸，灸5壮。肩髎透极泉（条口透承山）治疗肩关节炎时，臂外展、沿肩峰与肱骨大结节之间，对准极泉穴直刺1.5～2寸。

肩三针　针灸方。有3方：一方是由大肠经肩髃、奇穴肩前、肩后3穴组成的针灸方；二方是由大肠经肩髃穴，小肠经肩贞穴、和奇穴肩前组成的针灸方。三方是由肩髃、肩髎、肩前穴组成。用于治疗肩背痛、肩凝症（冻结肩）、上肢麻木、瘫痪。针肩髃穴沿三角肌向内下方斜刺1～3寸。其余两穴各针1寸。引见《针灸经外奇穴图

谱》、《中医大辞典》、《中医简易教材》、《中国针灸大辞典》、《针灸大辞典》、《针灸学基础》。

肩中俞 （SI15） 小肠经穴。(肩中) 位于肩后部第七颈椎棘突下即督脉大椎穴旁开 2 寸处，当肩井穴与大椎穴连线的中点。用于治疗风寒湿邪阻滞经络引起的肩臂疼痛、颈项强痛、以及风寒外束营卫不和引起的咳喘、身寒发热、目视不明。本穴有宣肺解表、疏经活络的作用。直刺 0.5～1 寸，灸 3～5 壮。

肩内俞 奇穴。位于肩前部肩峰与肩胛喙突内侧凹陷连线之中点下 1 寸。当肩髃穴与云门穴连线之中点直下 1 寸处。用于治疗肩臂痛不举。针 3～7 分，灸 3～5 壮。引见《针灸腧穴图谱》、《腧穴学概论》、《中医大辞典》、《针灸学辞典》、《中国针灸大辞典》、《针灸大辞典》。

肩内陵 所指有二：①奇穴。位于肩前部，腋前皱襞上方肩锁关节内侧凹陷与腋前皱襞连线之中点。用于治疗上臂内侧痛。针 3～5 分，灸 5～7 壮。②奇穴别名，即肩前穴，详见该条。引见《针灸经外奇穴图谱》、《针灸大辞典》、《中国针灸大辞典》。

肩内髃 奇穴。位于胸部上外方、肩胛骨喙突内侧凹陷下 1 寸 6 分，再向外开 5 分之陷中。当肺经中府穴外侧 5 分处。用于治疗肩臂痛不能转身。针 3～5 分，灸 3～7 壮。引见《针灸经外奇穴图谱》、《经外奇穴汇编》、《中医大辞典》、《中国针灸大辞典》、《针灸大辞典》。

肩外俞 （SI14） 小肠经穴。(肩外) 位于肩背部第一胸椎棘突下旁开 3 寸处。当肩胛岗上方之冈上窝内。用于治疗风寒湿邪阻滞经络引起的肩背疼痛、肘臂冷痛、颈项强痛、落枕。有散寒祛湿，疏经通络的作用。直刺 0.5～1 寸，灸 3～5 壮。

肩关节 耳针穴。位于耳舟第五区下部，当肩穴与锁骨穴的中点处。用于治疗肩关节周围炎、风湿性肩关节炎、肩关节扭伤。也是诊断肩关节疾患的参考穴。按耳针常规针法。引见《耳针》、《耳穴挂图》、《针灸经外奇穴图谱》、《针灸学辞典》、《中国针灸大辞典》、《针灸大辞典》。

肩柱骨　奇穴。(肩柱)位于肩部肩胛骨肩峰之高点处。在大肠经肩髃穴微上方。另一说在肩头穴微上方。用于治疗肩臂痛、手不能举、上肢瘫痪、牙神经痛、卒中恶、瘰疬。针3～5分，灸3～7壮。引见《外台秘要》、《奇效良方》、《针灸大成》、《针灸孔穴及其疗法便览》、《针灸逢源》、《针灸集成》、《经穴汇解》、《腧穴学概论》、《针灸经外奇穴图谱》、《中医大辞典》、《针灸学辞典》、《针灸大辞典》、《中国针灸大辞典》。

肩陵穴　奇穴。位于下肢，在脾经阴陵泉下约八九分处。用于治疗肩周炎。针2～3寸，左病取右，右病取左，用缪刺法，边捻针边进行患侧肩部活动。引见《辽宁中医》1984年第12期。

肩核骨　经穴别名，即大肠经肩髃(LI15)穴，详见该条。引见《实用针灸学》、《实用针灸辞典》。

肩痛1　奇穴。位于肩部肩胛骨内上角上方的斜方肌处。当胆经肩井穴下方约1.5寸处。用于治疗肩臂痛。针3～5分，针感麻、酸至肩。引见《新医疗法手册》、《中国针灸大辞典》。

肩痛2　奇穴。位于肩部肩胛岗上窝、近内侧端，内上角的下方与肩胛岗之间。当小肠经曲垣穴稍外侧。用于治疗肩臂痛。针0.5～1寸。引见《新医疗法手册》、《中国针灸大辞典》。

肩痛3　奇穴。位于肩部肩胛骨近脊柱缘处、肩胛骨下角直上方、下角与肩胛岗连线的上四分之一点。当小肠经天宗穴斜上内方。用于治疗肩臂痛。针0.5～1寸。引见《新医疗法手册》、《中国针灸大辞典》。

肩痛4　奇穴。位于肩部肩胛骨近脊柱缘处，肩胛骨下角直上方，下角与肩胛岗连线之中心点。当小肠经天宗穴斜下内方。用于治疗肩臂痛。针0.5～1寸。引见《新医疗法手册》、《中国针灸大辞典》。

肩痛5　奇穴。位于肩部、肩胛骨下角稍上方约1寸处。用于治疗肩臂痛。针0.5～1寸。引见《新医疗法手册》、《中国针灸大辞典》。

肩痛点　所指有二：①奇穴。位于肩胛部、肩胛骨腋窝缘(即外缘)之中点处。当小肠经肩贞穴的内侧。用于治疗肩痛，上肢瘫痪，肩关节及周围软组织疾患。针5～8分，灸7壮。②手针穴肩点亦称肩痛点，详见该条。引见《常用新医疗法手册》、《针灸经外奇穴图谱》、《针灸学》（上海中医学院编）。

肩凝方 针灸方。是由大肠经肩髃（LI15）、小肠经肩贞（SI9）、三焦经肩髎（TE14）、和经外奇穴腋缝针4穴组成的针灸方。用于治疗肩部疾患。有祛风活络，舒筋止痛的作用。针刺方法参见各该条。引见《金针王乐亭》。

肩髃下 奇穴别名，即三角肌穴，详见该条。引见《常用新医疗法手册》、《中国针灸大辞典》。

治肝 奇穴。位于上腹部，乳头直下肋弓缘下2分处。当任脉中脘穴旁开4寸处，胆经日月穴下方。用于治疗肝、胆、胰、脾病。针1.5～2寸。肝病针右腹，脾病针左腹。引见《红医针疗法》、《中国针灸大辞典》。

治便 奇穴。位于尾骶部，尾骨尖旁开5分。用于治疗大小便失禁。针2～3寸，针感酸、胀至尿道。对已经进行过手术的和隐性腰骶椎裂合并尿、便失禁者加用次髎和秩边穴。引见《针灸经外奇穴图谱》、《中国针灸大辞典》。

治疮 奇穴。位于肩部背侧，直对上臂伸侧正中线、肩峰下2寸。当三焦经臑会穴上1寸处。用于治疗疮、疖、痈。针0.5～1寸，针感麻、酸至肘。引见《针灸经外奇穴图谱》、《中国针灸大辞典》。

治痒 奇穴。位于上臂外侧近端，肩峰直下、与腋前皱襞相平处。当大肠经臂臑穴上2寸处。用于治疗湿疹、荨麻疹、过敏性皮炎。针0.5～1寸，针感麻、酸至肘。引见《中医杂志》1960年第7期。《针灸经外奇穴图谱》、《中国针灸大辞典》。

治喘 奇穴别名，即定喘穴。位于大椎穴旁开1.5厘米处。详见该条。引见《针灸学》（上海中医学院编）、《针灸学辞典》。

治瘫 奇穴别名，即上溪穴，详见该条。引见《新医疗法汇编》、《中国针灸大辞典》。

治近1 即耳针穴防近视、详见该条。引见《中国针灸》1987年第6期、《针灸大辞典》。

治近2 耳针穴。（新眼、新眼1、新眼点）位于耳甲腔、耳轮脚下缘处，食道与贲门穴之间点稍下方。用于治疗近视。按耳针常规针法操作。引见《耳针》、《针灸经外奇穴图谱》、《中国针灸大辞典》。

治近 3 耳针穴。位于耳部三角窝中心点。用于治疗青少年近视。引见《中国针灸》1987 年第6 期。

治疗痈 奇穴。位于肩头后侧端，在肱三头肌外侧头隆起与三角肌隆起之间的陷窝内。当肩窌穴与肘尖的连线上。坐位取穴，两臂下垂，曲肘，掌心向上，在肩峰下一中指处（同身寸、位于三角肌缘、相当或近于臑会穴）以手压之有痠麻感处。用于治疗全身疮疖痈肿、疔毒、瘰疬，凡未化脓者均可获痊愈，已化脓者无效。直刺 0.5～1寸。先针患侧，后针对侧，留针 1～2 小时，留针期间要捻针数次，可在此穴上 1 寸处再扎一针。上肢配曲池、下肢配附阳、头面、颈、乳配肩井。引见《中医杂志》1960 年7 月号。按：该穴原无名，是编者根据主治而命名的。

治转筋 奇穴。（脾脉）位于足内踝上缘，直对内踝高点之凹陷中。用于治疗腓肠肌痉挛、俗称腿肚转筋、腰痛、关节痛、恶疮溃烂。

灸 7～14 壮。引见《福州民间针灸经验录》、《中国针灸学》、《针灸学》（上海中医学院编）、《中国针灸大辞典》、《针灸大辞典》。

治脑 1 奇穴。位于颈后，项部正中线第二、三颈椎棘突之间点。用于治疗大脑发育障碍。针 3～5分。引见《针灸经外奇穴图谱》、《中国针灸大辞典》。

治脑 2 奇穴。位于颈后，项部正中线第三、四颈椎棘突之间点。用于治疗大脑发育障碍。针 3～5分。引见《针灸经外奇穴图谱》、《中国针灸大辞典》。

治脑 3 奇穴。位于颈后，项部正中线第四、五颈椎棘突之间点。用于治疗大脑发育障碍。针 3～5分。引见《针灸经外奇穴图谱》、《中国针灸大辞典》。

治脑 4 奇穴别名，即一光穴，详见该条。引见《新医疗法手册》、《中国针灸大辞典》。

治脑 5 别名崇骨。奇穴。位于颈后、项部正中线第六、七颈椎棘突之间点。用于治疗大脑发育障碍。直刺 1～1.5 寸，当病人有触电样或抖动时应立即出针。引见《针灸经外奇穴图谱》（续集）。

治疹毒 奇穴。位于三角肌下端，肘尖上 9 寸处。相当于大肠经臂臑穴上 2 寸处。用于治疗下肢溃疡，湿疹，荨麻疹、过敏性皮炎、皮肤瘙痒。针直刺 3～5 寸，沿肱骨后缘刺入，留针时间越长效果越好。一般针后出汗，只针患侧穴位、少数上肢配膏肓、下肢配曲泉。引见《中医杂志》1960 年第 7 期。按：原文无穴名，此名系编者拟定。

治聋 1 奇穴别名，即后听宫穴。详见该条。引见《新医疗法汇编》、《工人医生手册》、《中国针灸大辞典》、《针灸经外奇穴图谱》。

治聋 2 奇穴别名，即后听会穴。详见该条。引见《新医疗法汇编》、《常用新医疗法手册》、《中国针灸大辞典》、《工人医生手册》。

治聋 3 奇穴别名，即上聋穴。详见该条。引见《新医疗法汇编》、《中国针灸大辞典》。

治聋 4 奇穴别名，即听敏穴，详见该条。引见《新医疗法汇编》、《中国针灸大辞典》。

治聋 5 奇穴别名，即足益聪穴，详见该条。引见《新医疗法汇编》、《中国针灸大辞典》。

治鼻 1 奇穴。位于面鼻部，鼻翼向外最隆突之点，旁开 3 分。当大肠经迎香穴内侧 2 分处。用于治疗慢性鼻炎、过敏性鼻炎。针自迎香穴内侧鼻翼旁开 1 厘米垂直进针，向内侧平行前进至梨状孔、越过其边缘，再向上进针至下鼻甲前端粘膜下。引见《针灸经外奇穴图谱》、《中国针灸大辞典》。

治鼻 2 奇穴。位于鼻腔、中鼻道的中段处。用于治疗慢性鼻炎、过敏性鼻炎。在鼻镜窥视下，自中鼻中段进针向后上外方向深刺、进针约 5 分。引见《针灸经外奇穴图谱》、《中国针灸大辞典》。

治鼻 3 奇穴。位于颧部、颧骨体与颧骨弓交界下缘处。用于治疗慢性鼻炎，过敏性鼻炎。直刺 2～2.5 寸，达蝶腭神经节。引见《针灸经外奇穴图谱》、《中国针灸大辞典》。

治瘫 1 奇穴。位于肩前部、肩锁关节、锁骨外侧头下方凹陷处。当大肠经肩髃穴之前内侧。用于治疗高血压致脑中风引起的瘫痪，肩关节及周围软组织疾病。直刺 2～3 寸，灸 3～5 壮。引见《新医疗法汇编》、《针灸经外奇穴图谱》、《针灸学》（上海中医学院编）、

《中国针灸大辞典》。

治瘫 2 奇穴别名，即三角肌穴，详见该条。引见《常用新医疗法手册》、《中国针灸大辞典》。

治瘫 3 奇穴别名，即手逆注穴，详见该条。引见《常用新医疗法手册》、《中国针灸大辞典》。

治瘫 4 奇穴别名，即健膝穴，详见该条。引见《常用新医疗法手册》、《中国针灸大辞典》。

治瘫 5 奇穴。(健胃、阑尾)位于小腿腓侧、髌骨中线下 6 寸，胫骨与腓骨之间。当胃经足三里穴下 2 寸处。用于治疗瘫痪所致抬腿困难、足下垂、胃下垂、阑尾炎、消化系疾患。直刺 1.5～2 寸，灸 3～7 壮。引见《实用针灸学》、《针灸经外奇穴图谱》、《针灸学》(上海中医学院编)《新医疗法汇编》、《中国针灸大辞典》。

治瘫 6 奇穴。位于小腿腓侧、髌骨中线下 6 寸 5 分，胫、腓骨之间。当胃经足三里下 3.5 寸。用于治疗纠正足外翻、下肢瘫痪。引见《新医疗法汇编》、《针灸学》(上海中医学院编)、《中国针灸大辞典》。

治瘫 7 奇穴别名，即上溪穴，详见该条。引见《新医疗法汇编》、《中国针灸大辞典》。

治瘫 8 奇穴别名，(亦名解剪 1) 即后血海穴，详见该条。引见《新医疗法汇编》、《中国针灸大辞典》。

治瘫 9 奇穴。(解剪、解剪 2) 位于大腿外侧面、腘窝横纹上 6 寸。当脾经血海穴后平开 1.5 寸之点，即后血海穴直上 4 寸处。用于治疗小儿麻痹后遗症，下肢瘫痪而致之剪刀脚。直刺 1～3 寸。引见《实用针灸学》、《常用新医疗法手册》、《新医疗法汇编》、《中国针灸大辞典》、《针灸经外奇穴图谱》、《针灸学》(上海中医学院编)。

治肝十七术 针灸方。是由胃九灵术 (由任脉巨阙 CV14、中脘 CV12、下脘 CV10 穴，胃经梁门 S21，强壮穴即大肠经上廉 LI9 穴，和奇穴保健位于小腿胫骨粗隆下 3 寸，胫骨前嵴外开 3 寸，计 9 穴)和肾经七穴 (肾经右肓俞 K16、商曲 K17、阴都 K19、幽门 K21)和奇穴治肝穴 (位于胸部乳头直下肋弓缘下 2 分。)组成的针灸方。用于治疗急、慢性肝炎，肝硬化，脾肿大。针刺方法参见各该条要求，脾大针左侧的治肝穴，无脾大者只针右侧治肝穴。引见《红医针疗法》、《针灸经外奇穴图谱》、《中国针灸大辞典》。

治聋新 1 号　奇穴别名，即后听穴，详见该条。引见《常用新医疗法手册》、《中国针灸大辞典》。

治聋新 2 号　奇穴。（聋8、翳明下）位于颞部、胸锁乳突肌停止部、颞骨乳突下凹陷直下 5 分处。即当翳明穴下 5 分处。用于治疗耳聋。针斜向耳垂部刺 2 寸左右。引见《常用新医疗法手册》、《实用针灸学》、《针灸经外奇穴图谱》、《中国针灸大辞典》。

治聋新 3 号　奇穴。位于下颌角后，胸锁乳突肌前缘。相当于小肠经天容穴处。用于治疗耳聋。直刺 0.5～1 寸。引见《针灸学》（上海中医学院编）。

治聋新 4 号　奇穴别名，即池前穴，详见该条。引见《常用新医疗法手册》、《中国针灸大辞典》。

治聋新 5 号　奇穴。（止痛穴、容后）位于颈部、下颌角后方、耳垂后方之凹陷直下 1.5 寸处。即当三焦经翳风穴直下 1.5 寸处。在小肠经天容穴后方故名容后。用于治疗耳聋、头痛、牙痛。针 0.5～1 寸。引见《常用新医疗法手册》、《新医疗法汇编》、《针灸经外奇穴图谱》、《针灸学》（上海中医学院编）、《中国针灸大辞典》。

治聋新 6 号　奇穴。（络上）位于前臂伸侧正中线、腕背横纹中点直上 5 寸处。当三焦经阳池穴直上 5 寸或在三阳络穴上 1 寸故名络上。用于治疗上肢麻痹、瘫痪、耳聋、关节痛。直刺 1～2 寸，灸 5 壮。引见《常用新医疗法手册》、《针灸经外奇穴图谱》、《针灸学》（上海中医学院编）。

治聋新 7 号　奇穴别名，即后聪穴，详见该条。引见《常用新医疗法手册》、《中国针灸大辞典》。

治聋新 8 号　奇穴别名，即听聪穴，详见该条。引见《常用新医疗法手册》、《针灸经外奇穴图谱》。

治脑纵线要穴　针灸方。位于项背部正中线、入后发际 5 分处 1 穴；第二、三颈椎棘突之间点 1 穴；第三、四，第四、五，第五、六，第六、七颈椎棘突之间点各 1 穴；第七颈椎与第一胸椎棘突之间点，第一、二胸椎棘突之间点各 1

穴，计8穴。即哑门穴，大椎穴，陶道穴和治脑1、2、3、4、5穴。用于治疗大脑发育障碍。针3～5分。引见《红医针疗法》、《针灸经外奇穴图谱》、《中国针灸大辞典》。

泻肝清肺方 针灸方。是由肺经尺泽（L5）、膀胱经肺俞（B13）、胆经阳陵泉（G34）、肝经太冲（Liv3）4穴组成的针灸方。用于治疗肝火炼肺症见咳嗽胁肋引痛、气逆作咳，痰少而稠，面赤咽干，苔黄少津，脉象弦数。随证加穴：烦渴咽干加鱼际、照海，咳嗽胁痛加支沟、丘墟。方义：肺俞乃肺之背俞，取其泻热而调肺气；尺泽属水，水为金子，故泻尺泽以清肺热；阳陵泉为胆之合穴，太冲为肝之原穴，原合并用以泻肝胆两经之气火，俾气泻火平，则肺无炼伤之虞。引见《中国针灸大辞典》。

泻热开闭方 针灸方。是由督脉百会（GV20）、水沟（GV26）、心包经曲泽（P3）、中冲（P9），心经神门（H7）、膀胱经委中（B40）6穴组成的针灸方。用于治疗中暑。随症加穴：四肢抽搐加后溪、曲池、阳陵泉、承山；高热加十宣、曲池、合谷、大椎，或劳宫。方义：暑为热邪，易犯心包，导致清窍闭塞，神志昏迷，故取百会，水沟以开上焦清窍；泻神门以泻手少阴之热；点刺曲泽、委中络脉以泻血分之热；取中冲以振奋心主之机能；诸穴合用、共奏泻热开闭恢复神志之功。引见《中国针灸大辞典》。

泪孔 经穴别名，即膀胱经睛明（B1）穴，详见该条。引见《针灸学辞典》、《针灸甲乙经》、《针灸腧穴手册》、《腧穴学概论》、《实用针灸学》、《中华针灸学》、《中国针灸大辞典》、《实用针灸辞典》。

泪空 经穴别名，即膀胱经睛明（B1）穴，详见该条。引见《针灸聚英》、《腧穴学概论》、《针灸学辞典》、《中国针灸大辞典》。

泪腔 经穴别名，即膀胱经睛明（B1）穴，详见该条。引见《实用针灸学》、《实用针灸辞典》。

定志 奇穴。位于背部第七颈椎棘突下，左右旁开2.5寸。即督脉大椎穴旁开2.5寸处。用于治疗癫狂、癫痫、痴呆。又是穴位诊断癫痫的定性穴。针0.5～1寸，针感麻至肩。引见《针灸经外奇穴图谱》、《中国针灸大辞典》。

定神 奇穴。位于鼻下人中

沟中下三分之一交点处。当督脉水沟穴之下方。用于治疗癫狂、癫痫、癔病、痛经。针尖斜向上内方刺入1～1.5寸。引见《新医疗法汇编》、《针灸经外奇穴图谱》、《中国针灸大辞典》、《新医疗法手册》。

定晕 奇穴。位于后头部，枕骨下际项部肌肉隆起外缘的凹陷处，当入后发际正中直上1寸相平处。当胆经风池穴直上1寸处。用于眩晕。针斜刺1～1.2寸，同时捻转两针，针感达头顶部。引见《针灸经外奇穴图谱》、《中国针灸大辞典》。

定喘 奇穴。(喘息、治喘)位于颈后部第七颈椎与第一胸椎棘突之间点左右旁开5分处。即当督脉大椎穴旁开5分处。另一说在大椎穴旁开1寸处，用于治疗哮喘、气管炎、上肢瘫痪、麻痹、头颈强痛、落枕、头后部痛、背脊痛、风疹、荨麻疹。针尖斜向脊柱方向刺0.5～1寸，灸3～7壮。引见《常用新医疗法手册》、《针灸集锦》、《腧穴学概论》、《中医大辞典》、《针灸学辞典》、《针灸学》（上海中医学院编）、《经外奇穴表解》、《新针灸学讲义》、《针灸大辞典》、《中国针灸大辞典》。

定喘 1 奇穴。位于颈后部第七颈椎棘突左右旁开2寸处。当督脉大椎穴上方5分。左右旁开2寸处。用于治疗咳嗽、哮喘。针5～8分，针感麻至肩部。引见《新医疗法汇编》、《针灸经外奇穴图谱》、《中国针灸大辞典》。

定惊点 手针穴。位于手掌侧，大小鱼际交接处中点。用于治疗高热引起的惊厥。按手针常规针法操作。引见《实用针灸学》、《中医大辞典》、《针灸大辞典》、《中国针灸大辞典》。

定晕苏厥方 针灸方。是由督脉百会（GV20）、水沟（GV26）、心包经内关（P6）、胃经足三里（S36）穴组成的针灸方。用于治疗晕针症见面色苍白、多汗、心慌、头晕、眼花、胸闷、四肢厥冷、脉沉细，甚则唇甲青紫、神志昏迷、仆倒于地。随症加穴：心悸多汗加阴郄、后溪，肢冷脉微加太渊、气海、关元，神志昏迷加合谷、涌泉、神门穴。方义：本方具有定晕苏厥作用。取督脉水沟以通阳醒脑，开窍清神，取内关以宽胸利膈，强心升压，百会又名三阳五会取之以升阳定晕，醒脑苏厥，更取足阳明之合穴足三里以和胃调气，共奏定晕苏厥作用。引见《中国针灸大辞典》。

定喘七灵术 针灸方。是由督脉腰俞（GV2）、腰阳关（GV3）穴，和两穴之间的腰、骶椎棘突间共7穴所组成的针灸方。用于治疗气管炎、支气管喘息、风湿性腰痛。选用2寸毫针共7支，第一针由腰俞穴进针先直刺，然后将针提起，向上沿皮斜刺，第二针依上法在棘突间向上沿皮斜刺，如此法共7针，针3～5分，每针必须由两椎骨之间进针，直刺3～5分，捻转提插，然后将针提起向上沿皮斜刺。引见《红医针疗法》、《针灸经外奇穴图谱》、《中国针灸大辞典》。

泽下 奇穴。位于前臂屈侧桡侧缘肘横纹下2寸，当肺经尺泽穴下2寸两筋间，与手三里相对应，是泽田先生的独创穴，为治疗痔疾的要穴。用于治疗痔疾、牙痛、手臂疗疮、前臂痛。直刺1～1.5寸，可直透手三里穴，灸3～7壮。引见《针灸真髓》、《腧穴学概论》、《针灸经外奇穴图谱》、《针灸经外奇穴治疗诀》、《针灸学》（上海中医学院编）、《针灸大辞典》、《针灸孔穴及其疗法便览》。

泽中 所指有二：①奇穴。位于上肢肘屈侧的肘横纹上，肱骨内外上髁连线之中点。当曲泽与尺泽穴之间，故名泽中穴。用于治疗大骨节病、肘关节痛强直。针3～5分，针感麻至腕部。②奇穴。别名喉感、喉干。位于前臂屈侧正中线，肘横纹中点下2寸处。当心包经曲泽穴下2寸处。一说位于肘横纹下两横指尺桡骨间。用于治疗风湿性心脏病、心动过速、急性气管炎、喉头干燥、喉头发痒、喉痹咽肿、乳娥、支气管哮喘、淋巴结结核。针0.5～1寸，针感麻至腕。引见《中华医学杂志》1962年第4期，《吉林卫生》1959年第4期《针灸经外奇穴图谱》、《红医针疗法》、《中国针灸大辞典》。

泽田 奇穴。位于前臂伸侧桡侧线、肘横纹平线下1寸处。当大肠经曲池穴下1寸。用于治疗发热、牛皮癣、过敏性鼻炎。针1～1.5寸，针感麻至腕。引见《针灸经外奇穴图谱》、《中国针灸大辞典》。

泽前 奇穴。位于前臂屈侧，肘横纹近外侧下1寸，正对中指。

当尺泽穴斜向内侧前下 1 寸处，直
对中指。用于治疗上肢麻痹，前臂
痉挛、上膊痛不举、甲状腺肿大。
直刺 1～1.5 寸，灸 3～5 壮。引见
《中国针灸学》、《针灸孔穴及其疗法
便览》、《针灸经外奇穴治疗诀》、
《针灸经外奇穴图谱》、《针灸学辞
典》、《中国针灸大辞典》、《针灸大
辞典》、《中医大辞典》。

泽田五里 奇穴。位于大腿
内侧面中央部，平髌骨中线直上 8
寸 5 分处。用于治疗白内障、绿内
障、近视。针 5～8 分，灸 3～5 壮。
引见《奇穴治百病》。

泽田合谷 奇穴。位于桡骨
茎突即内髁下方的凹陷中，阳溪穴
的稍下方，触及动脉处。用于治疗
虹膜炎、角膜炎、结膜炎、视力减
退、眼底出血、血压亢进。引见
《针灸临床治疗学》。

泽田京门 奇穴。位于腰背
部，第二腰椎棘突下旁开 3 寸处，
大体相当于志室穴部位。用于治疗
泌尿生殖系疾病，胆石症，腰痛，
坐骨神经痛，肾脏疾患。引见《针
灸临床治疗学》、《针灸经外奇穴图
谱》。

泽田上天柱 奇穴别名，即

上天柱穴，详见该条。引见《临床
针灸治疗学》、《针灸学》（上海中医
学院编）。

府上 奇穴。位于后发际正中
直上 1.5 寸处。用于治疗神经衰弱、
失眠、头痛、四肢共济失调、脑炎
后遗症。点穴用手指按压向前额方
向用力。引见《点穴疗法》。

府会 经穴分类名，即腑会
中脘穴。中脘是胃之募穴，胃主纳，
为六腑之首，故为腑会。临床多用
于胃肠方面的病症，可参见八会穴
条。引见《针灸学辞典》。

府舍（SP13） 脾经穴。位
于下腹部耻骨联合上缘中点上 7
分、左右旁开 3.5 寸处。当脾经腹
结下 3 寸。另说在腹结下 2 寸；还
有说在腹正中线旁 4 寸及 4 寸 5 分
者。用于治疗气滞血瘀引起的腹满
积聚、痞块疝气、腹股沟淋巴结
炎、附件炎、阑尾炎、少腹痛。府
舍系足太阴、足厥阴经和阴维脉之
会穴。有温经活血、调中益气、消
积散瘀的作用。针 0.5～1 寸，
可灸。

府俞 是指六腑诸阳经的
井、荥、俞、原、经、合各穴。府
俞双侧共有 72 穴，单侧为 36 穴。

引见《针灸学辞典》。

府中俞　经穴别名，即肺经中府（L1）穴，详见该条。引见《针灸大全》、《腧穴学概论》、《实用针灸学》、《中华针灸学》、《针灸学辞典》、《针灸大成》、《中国针灸大辞典》、《实用针灸辞典》。

注布　奇穴注市之误。详见该条。引见《针灸集成》、《针灸学辞典》。

注市　奇穴。（注布、疰市、旁停、旁庭、旁廷）位于胸侧部腋中线上，在腋窝直下方，第七、八肋间处。用于治疗疰、胸胁支满、腹胀痛，又治诸气神良、胸膜炎、腹膜炎。也是穴位诊断急性腹膜炎定性穴之一。斜刺或平刺5～8分，灸3～7壮。引见《备急千金要方》《外台秘要》、《针灸集成》、《腧穴学概论》、《针灸经穴图考》、《经穴汇解》、《针灸经外奇穴图谱》、《中医大辞典》、《穴位诊断法》、《针灸大辞典》、《针灸学辞典》、《中国针灸大辞典》。

注夏　奇穴。位于手掌侧大鱼际间，当第二掌骨桡侧缘之中点，恰于手背大肠经合谷穴相对应。用于治疗夏令食欲不振、消化不良吐泻、小儿注夏，虚损羸瘦。针3～5分，可直透手背之合谷穴，灸3～7壮。引见《类经图翼》、《针灸经外奇穴图谱》、《针灸学辞典》、《中国针灸大辞典》、《针灸大辞典》。

疟门　别名中都。奇穴。位于手背第三、四掌指关节前缘，中指与无名指指蹼缘稍后、赤白肉际处。用于治疗疟疾、疔疮、眼病。针向手掌方向，斜刺1～1.5寸。备注：①治疗疟疾应于发作前1～2小时针刺。②本穴与奇穴中都同位。引见《针灸经外奇穴图谱》、《中医大辞典》、《针灸学》（上海中医学院编）、《中国针灸大辞典》。

疟区　耳针穴。位于耳甲腔内，在肺与贲门穴连线之中点向外延伸约0.4厘米的1个区域。用于诊断和防治疟疾。引见《耳针》。

疟疾　奇穴别名，即八椎下穴，详见该条。引见《针灸学辞典》、《中国针灸大辞典》。

疟疾点　手针穴。位于第一掌骨与腕关节结合处，大鱼际桡侧缘。一说本穴与肺经鱼际穴同位。用于治疗疟疾。按手针常规针法操作。参见疟门条。引见《实用针灸

学》、《针灸经外奇穴图谱》、《中医
大辞典》、《针灸大辞典》。

夜光　经穴别名，即膀胱经攒
竹（B2）穴。详见该条。引见《针
灸甲乙经》、《针灸学辞典》、《针灸
腧穴手册》、《腧穴学概论》《中华针
灸学》、《实用针灸学》、《中国针灸
大辞典》、《实用针灸辞典》。

夜尿　所指有二：①奇穴。
位于下腹部，耻骨联合上缘上凹陷
直上5分，旁开1寸处。当任脉曲
骨上5分旁开1寸处。另说位于
耻骨上1厘米，旁开1厘米处。用
于治疗遗尿症、尿失禁。是治疗遗
尿的特效穴。又是穴位诊断尿失禁
的定性穴。针斜刺1～1.5寸。②奇
穴。（夜尿穴、夜尿点）位于小腿远
端伸侧，内踝上缘上4寸，胫骨前
嵴外侧5分处。当脾经三阴交穴水
平线、胫骨前嵴外侧5分。用于治
疗夜尿。针1～1.5寸，针感足背
麻。引见《针灸经外奇穴图谱》《针
灸学》（上海中医学院编）、《穴位诊
断法》、《中国针灸大辞典》、《最新
针灸疗法》。

夜静　奇穴。位于足小趾末
节趾横纹外侧端。用于治疗夜尿
症、夜盲、眼球胀痛。紧贴骨缘直

刺2分左右。引见《红医针疗法》、
《针灸经外奇穴图谱》、《中国针灸
大辞典》。

夜尿穴　即奇穴夜尿，指小
腿部的夜尿。此穴也称夜尿点。详
见该条。引见《针灸经外奇穴图
谱》、《中国针灸大辞典》。

夜尿点　所指有二：①手针
穴。1.夜尿点一号（肾穴、肾点、
遗尿点、尿频点）位于手小指掌面
远端指节横纹中点处。用于治疗夜
尿症、尿频。2.夜尿点二号（命门、
命门点）位于手小指掌面近端指节
横纹中点处。用于生殖系病、泌尿
道感染。一般先针夜尿点一号，当
一号疗效欠佳时改用二号穴。3.夜
尿点，位于手内侧面小指和无名指
末节之间的关节横纹中点处。按手
针常规针法操作。②奇穴。夜尿穴
亦称夜尿点。详见该条。引见《实
用针灸学》、《中医大辞典》、《新
医疗法讲义》（下册）、《针灸大辞
典》《中国针灸大辞典》、《最新针灸
疗法》。

夜尿点一号、二号　即手
针穴夜尿点，详见该条。引见《新
医疗法讲义》（下册）。

卒谷　经穴别名，即胆经卒

谷（G8）穴，此系日人称呼，详见该条。

卒癫 奇穴。位于阴茎头上方正中线，阴茎头冠状沟与包皮之移行部。另说，其位置应在阴茎根部上凹陷处。用于治疗卒癫、脑溢血、脑贫血、心肌麻痹。灸3壮，得小便通即差。引见《千金要方》《针灸经外奇穴图谱》、《经穴治疗学》、《针灸学辞典》、《针灸大辞典》、《中国针灸大辞典》。

卒腹痛 奇穴。位于腹中部，在脐中上下左右各5分处是穴。当任脉神阙穴上下各5分两穴，另两穴与肾经肓俞穴同位。用于治疗小儿卒患腹痛，肚皮青黑。并鸠尾骨下1寸，共5穴，各灸3壮。引见《千金要方》、《中医大辞典》、《针灸经外奇穴图谱》、《针灸大辞典》、《中国针灸大辞典》。

泥丸宫 经穴别名，即督脉百会（GV20）穴，详见该条。引见《普济本事方》、《针灸学辞典》《中国针灸大辞典》、《针灸腧穴手册》、《腧穴学概论》、《中华针灸学》、《实用针灸辞典》。

河口 奇穴。位于手背腕横纹桡侧端鼻烟窝中。实与大肠经阳溪穴同位。用于治疗狂走惊痫。灸50壮。引见《千金要方》、《类经图翼》、《经穴汇解》、《针灸集成》《针灸经穴图考》、《针灸经外奇穴图谱》、《腧穴学概论》《中医大辞典》、《针灸学辞典》、《中国针灸大辞典》。

河车路 经穴别名，即督脉长强（GV1）穴，详见该条。引见《针灸经穴图考》、《中国针灸大辞典》、《中华针灸学》、《实用针灸辞典》、《针灸腧穴手册》、《腧穴学概论》、《实用针灸学》。

京门（G25） 胆经穴。（气府、气俞、肾募）位于侧腰部，在第十二肋骨游离端之下际，横平第一腰椎棘突。另说一头齐神阙，一头齐命门、两头折中是穴。用于治疗肾气淤滞影响肝木不能条达引起的腹胀肠鸣，洞泄腹痛，水道不利，寒热膜胀，腰胁髀痛，肾炎尿黄。京门为肾之募穴，有温补肾阳、通利下焦、通调水道、舒筋活络、活血化瘀、疏调胆木的作用。针5～8分，不能深刺，灸5壮。

京骨（B64） 膀胱经穴。（大骨）位于足部，外侧缘，第五跖骨粗隆前下方凹陷赤白肉际处。用于治疗风湿之邪引起的癫痫狂走、头痛项强、内眦赤烂、腰痛如折、髀不可屈、膝痛足挛、小儿惊痫、心痛心悸、鼻衄、目眩。京骨为足太阳经之原穴，有清热散风，通经活络，宁心安神，清脑明目，疏通心脉的作用。针尖向内下方斜刺0.5～1寸，灸3～5壮。

京门穴　奇穴。位于腰部第二、三腰椎棘突之间点，两侧旁开各3寸。与泽田京门和膀胱经志室穴同位。用于治疗肾炎、颧颥部有些秃、眉毛簿。针3～9分，灸3～10壮。引见《针灸真髓》、《中国针灸大辞典》。

视区　头针穴。位于头部，下起自枕外粗隆水平线，向上划旁开正中线1厘米的两条4厘米长的平行线。即在枕外隆凸旁开一厘米处向上平行前后正中线各引一条4厘米长的直线。相当于枕叶内侧面纹状区皮层。用于治疗皮层性失明、视网膜炎、脑炎后遗症、内耳眩晕症、重症肌无力。按头针常规针法，每分钟捻转240～260次，留针半小时，共行针3次后起针。引见《头针疗法》、《针灸经外奇穴图谱》、《中医大辞典》、《中国针灸大辞典》、《针灸学辞典》、《针灸大辞典》。

视明　奇穴别名，即见阳穴，详见该条。引见《常用新医疗法手册》、《中国针灸大辞典》。

视觉　别名视觉中枢。方云鹏头针穴。在枕外粗隆尖上2厘米左右各旁开1厘米处是穴。用于治疗视觉障碍、眼病。引见《实用头针大全》。

迷走　奇穴。位于锁骨内侧，胸锁关节交界处，近小三角凹陷正中处。用于治疗心动过速，心脏性喘息，心律不齐。直刺5分左右。引见《穴位注射疗法》。

迷根　耳针穴。即耳迷根。详见该条。引见《耳穴挂图》、《针灸大辞典》、《针灸学辞典》、《中国针灸大辞典》。

迷走穴　耳针穴。位于对耳轮下脚内侧下方。用于治疗心肌病。按耳针常规针法操作。引见《耳穴贴压疗法》。

沱头　经穴别名，即大肠经温溜（LI7）穴，详见该条。引见《腧穴学概论》。

空穴　即孔穴。引见《针灸学辞典》。

郎阴　奇穴。位于臀部，平第二骶椎棘突两旁3寸处。实与膀胱经胞肓穴同位。用于治疗吐血不止、食不消、腹坚急二便闭、腰神经痛、股神经痛。针1～2.5寸，灸3～5壮。引见《针灸腧穴图谱》、《针灸孔穴及其疗法便览》、《针灸经外奇穴图谱》、《中国针灸大辞典》。

宗谷　手针穴。位于手背、落枕穴后四分之一寸。用于治疗面部浮肿及水病、善噫、胸痞、胁痛。直刺3～5分。引见《手针新疗法》。

育门　奇穴。位于腹股沟下，腹部正中线脐心下7寸，再旁开3.5寸处。用于治疗妇人久不生育。灸3～7壮。引见《针灸孔穴及其疗法便览》、《经外奇穴治疗诀》、《针灸经外奇穴图谱》。

试新　手针穴。位于手背，中指中节骨节后尺侧凹陷处，中线与赤白肉际外侧线之中间点。用于治疗肢端麻木、循环不畅。直刺一分许。引见《手针新疗法》。

盲肠穴　奇穴。位于右下腹部，在髂前上棘与脐孔连线的中点处。当胃经外陵穴与脾经腹结穴之间点。用于治疗肠痈、腹泻。针直

刺1～1.5寸，灸3～50壮。引见《腧穴学概论》、《针灸经外奇穴图谱》、《针灸学辞典》、《针灸大辞典》、《中国针灸大辞典》。

疝气穴　所指有二：①奇穴。位于脐下3寸，即任脉关元穴，再向患侧旁开3.5寸处。用于治疗疝痛。只取患侧直刺0.5～1.5寸。②奇穴别名，即三角灸。详见该条。引见《针灸集成》、《针灸学辞典》、《针灸金方》、《中国针灸大辞典》、《针灸大辞典》。

房室结穴　耳针穴。位于耳舟下方内侧，和耳轮内侧，相当于耳轮下脚水平处。用于治疗心房、心室、房室结有关心脏病。按耳针常规针法操作。引见《耳穴贴压疗法》。

炉底三针　足针穴。位于足跖部，由外踝高点与跟腱之间点引线与足跖正中线之交点前1.5寸（或2横指）1穴，左右旁开5分各1穴，计3穴。用于治疗高热，头痛，耳鸣，胃痛，肝、脾痛，便秘，鼓肠，肠炎，痢疾，腹水，浮肿，乳腺炎，瘫痪。针1～1.5寸。引见《红医针疗法》、《针灸经外奇穴图谱》、《中国针灸大辞典》。

〔乛〕

承山（B57）　膀胱经穴。（内桱、玉柱、伤山、肠山、肉柱、鱼腹、鱼腰、鱼肠、鱼腹山）位于小腿后部，中部"人"字缝之凹陷处。俗称腨肠下分肉间陷中。即腓肠肌肌腹下两肌腹的交角处。当委中穴直下8寸或外踝尖上8寸处。用于治疗寒湿客于经络引起的腰痛腿肚转筋、膝痛，坐骨神经痛，下肢麻痹、瘫痪，以及大肠热毒淤滞引起的痔疾、便血、便秘、脱肛。本穴有散寒除湿、消瘀解毒、疏筋活络，调理肠腑的作用。承山偏于治小腿转筋及肛门病症。直刺1～2.5分，灸7壮。

承下　奇穴。位于承山穴下1.5寸处。用于治疗下肢瘫痪、腰腿痛。点穴用穴，常用点法，按压法，按拨法。引见《点穴疗法》。

承光（B6）　膀胱经穴。位于前发际正中直上2.5寸，旁开1.5寸处。另说在头正中线入前发际3寸再旁开1.5寸；一说入前发际2寸，再旁开1.5寸。用于治疗风热客于表引起的头痛、目眩、鼻塞、口㖞、热病无汗、呕吐、心烦。本穴有清头散风的作用。针3～5分，不可灸。

承扶（B36）　膀胱经穴。（扶承、承扶皮部、内郄、肉郄、皮部、皮郄、阴关）位于大腿后部正中线、臀横纹中点处。用于治疗毒邪淤滞于大肠引起的痔疾，大便难、阴胞有寒、小便不利，以及腰脊臀部疼痛、尻椎中痛、坐骨神经痛、下肢瘫痪。本穴有舒筋活络、化淤解毒，通便止痛，散风祛湿的作用。直刺2～3寸，不宜灸。

承灵（G18）　胆经穴。位于头顶部，当瞳孔直上入发际4寸5分处。一说入发际5寸；另说入发际3.5寸。用于治疗风热之邪引起的头风头痛、目痛、眩晕、恶风寒、鼻塞、鼻衄、喘息不通。本穴为足少阳、阳维脉之会穴。有清热散风作用。沿皮刺3～5分，灸5壮。

承间　奇穴。位于小腿屈侧正中线，腘窝横纹中点下6寸处。当膀胱经承山与承筋穴之间。用于治疗小儿麻痹后遗症（能恢复肌力）。针2～3寸，灸3～7壮。引见《常用新医疗法手册》、《针灸大辞典》、《针灸经外奇穴图谱》、《中国针灸大辞典》)。

承肛　奇穴。位于肛门左右侧旁开各约1厘米处。用于治疗痔核。引见《辽宁医学杂志》1959年第3期、《中国针灸大辞典》、《针灸经外奇穴图谱》。

承泣（S1）　胃经穴。（面窌、面髎、溪穴、谿穴、鼷穴、鼠穴、羕泣）位于瞳孔直下的眶下缘处。当眼球与眶下缘之间取穴。用于治疗风热之邪引起的目赤肿痛冷风流泪、眼睑眲动，以及气血不足引起的夜盲、色盲、青盲、口眼喎斜、近视、远视、斜视、散光、白内障、视神经炎、视网膜炎、视神经萎缩。承泣为足阳明、阳跷、任脉之会穴，有疏风活络、清热明目、清脑开窍的作用。针刺时一手固定眼球，一手持针，针尖沿眶下壁平直缓慢刺入1～1.5寸。治疗近视可横刺透向内眦角的睛明穴处。

承命　所指有二：①奇穴。位于小腿远端内侧，内踝上缘上2.5寸，跟腱前缘处。当肾经太溪穴直上3寸处。用于治疗狂邪惊痫、癫痫，下肢浮肿。直刺0.5～1寸，灸7壮。②经穴别名，即脾经三阴交（SP6）穴，详见该条。引见《千金

要方》、《经穴汇解》、《类经图翼》、《针灸集成》、《针灸经穴图考》、《针灸腧穴手册》、《腧穴学概论》、《实用针灸学》、《中华针灸学》、《针灸孔穴及其疗法便览》、《中医大辞典》、《针灸学辞典》、《中国针灸大辞典》、《针灸大辞典》、《实用针灸辞典》。

承浆（CV24）　任脉穴。（悬浆、垂浆、重浆、天池、鬼市）位于颐前唇下，当颏唇沟正中之凹陷处。用于治疗任脉与手足阳明经之间经气不畅引起的口喎眼斜，面肿口噤，龈肿牙痛，口疮流涎，以及任督失调引起的口干暴瘖、消渴喜饮、癔病失语、癫狂、癫痫。承浆为任、督、手足阳明之会穴，又是针麻要穴之一，具有较强的镇静、镇痛作用，又是治疗精神神经疾患常用要穴之一。本穴有散风通络、祛风清热、疏调任督、醒神开窍的作用。斜刺2～3分，灸3～5壮。

承筋（B56）　膀胱经穴。（腨肠、踹肠、真肠、直肠、直阳）位于小腿后部，腘窝横纹中点直下5寸处，当合阳穴与承山穴连线之中点。正当腓肠肌肌腹之中央。用

于治疗风湿客于经络引起的腿痛转筋、膝痠重、下肢麻痹、腰背拘急，以及大肠毒热淤滞引起的痔疾、便秘、鼻衄。本穴有祛风除湿、疏筋利节、消淤解毒的作用。主一切筋病。直刺1～2寸，灸3壮。

承满（S20）　胃经穴。位于上腹部脐上5寸，旁开2寸处。当任脉上脘穴旁开2寸处。用于治疗饮食积滞、胃气不降引起的纳呆、胃痛、腹胀肠鸣、呕吐泄泻、肋下坚痛、吐血吞酸、气逆上喘。左承满是穴位诊断胃穿孔定性穴之一。本穴有和胃理气，消积化滞的作用。直刺0.5～1寸，灸7壮。

承踪　奇穴。位于小腿屈侧，外踝与跟腱之间点直上4寸，向后开1寸。当膀胱经昆仑穴上4寸，后开1寸。用于治疗足跖痛。针0.5～1寸，针感麻至外踝。引见《针灸发微》、《针灸经外奇穴图谱》、《中国针灸大辞典》。

承山下　奇穴。位于小腿后侧正中线，腘窝横纹中点下7寸6分，当膀胱经承山穴下6分处。用于治疗外伤性截瘫，手足癣。针1～2寸，针感麻至足跟。引见《针灸经外奇穴图谱》。

承扶皮部　经穴别名，即膀胱经承扶（B36）穴，详见该条。引见《腧穴学概论》、《实用针灸学》、《实用针灸辞典》。

经中　奇穴。（阴都）位于下腹部脐下1.5寸，正中线左右旁开3寸处。当任脉气海穴两侧旁开3寸处。用于治疗二便不通，五淋，赤白带下，月经不调，肠炎，腹膜炎。直刺1～1.5寸，灸3～5壮。引见《针灸集成》、《针灸孔穴及其疗法便览》、《针灸经外奇穴治疗诀》、《针灸经外奇穴图谱》、《中医大辞典》、《针灸学辞典》、《针灸大辞典》、《中国针灸大辞典》。

经六　奇穴。（经门之六穴）位于背部第九胸椎棘突之高点两侧各5分处两穴，此两穴上下各5分处又4穴，计6穴。用于治疗肺痨虚弱、喘息、久咳。各灸15壮。引见《医学入门》、《中国针灸学》、《针灸经外奇穴图谱》、《针灸大辞典》、《中国针灸大辞典》。

经穴　针灸分类名。①十四经穴之简称。②五输穴之一。"所行所经"意指此处脉气通行，有如通畅的水流迅速经过，故名经穴。经穴多分布于腕、踝关节附近及臂、胫部。临床多用于治疗咳喘寒热。引见《针灸学辞典》、《针灸大辞典》。

经始　经穴别名，即心经少冲（H9）穴，详见该条。引见《针灸甲乙经》、《针灸学辞典》、《针灸大辞典》、《针灸腧穴手册》、《腧穴学概论》、《实用针灸学》、《中国针灸大辞典》、《实用针灸辞典》。

经渠（L8）　肺经穴。位于前臂掌侧，桡骨茎突内缘与桡动脉之间陷中，腕横纹上1寸处。用于治疗邪气阻肺气机不畅引起的发热无汗、咳喘胸痛、咽喉肿痛、胃脘痛、呕吐，以及手腕痛无力、掌热。经渠为手太阴肺经的经（金）穴，有疏调肺气的作用。直刺3～5分，应避开动脉。

经门四花　奇穴别名，即四花穴，详见该条。引见《医学入门》、《经穴汇解》、《针灸学辞典》、《中医大辞典》、《中国针灸大辞典》。

经门之六穴　奇穴别名，即经六穴，详见该条。引见《医学入门》、《针灸大辞典》、《中国针灸大辞典》。

经门六之灸　针灸方。是由四花（膈俞、胆俞）穴，再加厥阴俞组成的针灸成方。用于治疗体质虚弱、喘息、痨瘵。针5～7分，灸7～10壮。引见《腧穴学概论》。

降压　所指有二：①手针穴。位于手背宗谷后四分之一寸处。用于治疗高血压病，直刺3～5分。②奇穴。位于足背部，踇趾腓侧爪甲角1分处，与第一跖骨间隙中点连线之间点。当太敦与太冲穴连线之中点。用于治疗高血压病针1寸，可采用透天凉手法。引见《针灸经外奇穴图谱》、《手针新疗法》、《实用针灸学》、《中国针灸大辞典》。

降压沟　耳针穴。（耳背沟、下脚沟）。位于耳壳背面，在对耳轮上下脚及对耳轮主干，在耳背面呈"Y"字形的凹陷沟部，分为上、中、下三段。用于治疗血压高、皮肤瘙痒症和诊断高低血压的参考穴。若降压沟上段和升压点同时出现阳性反应，可能是低血压；若降压沟下段和升压点，降压点同时出现阳性反应，可能是高血压。本穴有平肝降逆利皮肤的作用。可用三棱针点刺放血，或用毫针横刺1～2分。引见《耳针》、《耳穴疗法》、《耳郭诊断治疗学》、《耳穴诊断学》、《耳穴挂图》、《针灸经外奇穴图谱》、《简明中国针灸》、《针灸学辞典》、《针灸大辞典》、《中国针灸大辞典》。

降压点 所指有二：①耳针穴（角窝上）位于耳三角窝的内上角、或前上方、即在耳轮与对耳轮上脚末端交界处的下缘三角窝内。用于治疗高血压病。又是诊断血压高低的参考穴，按耳针常规针法操作。②手针穴。位于手背中指掌指关节伸直位凹陷处中点。另一穴位于手背拇指、食指掌骨贴近岐骨缘，在后合谷穴后 2 分许。用于降压。直刺许。两穴均用于治疗高血压病。引见《耳针疗法》、《耳穴挂图》、《手针新疗法》、《观手识人》、《针灸经外奇穴图谱》。

降率点 即耳针穴心脏点，详见该条。引见《耳针》、《耳穴挂图》。

降压点下 耳针穴。位于近对耳轮上下脚的交叉处的三角窝内，当肝炎点与神门穴之间。用于高血压病。按耳针常规针法操作。引见《耳针疗法》、《针灸经外奇穴图谱》。

降血压点 鼻针穴。位于鼻中隔小柱正中线上三分之一交界处。当平行于鼻孔之高点，在止端点的上方。用于治疗高血压病。直刺 2～3 分。引见《针灸经外奇穴图谱》、《中国针灸大辞典》。

降压点 1、2 耳针穴：降压点 1 位于三角窝内的内上角。降压点 2 位于三角窝的中心点的外上方，神门穴的上方。用于诊治高低血压、有双相调节作用。按耳针常规针法操作。引见《耳针穴位挂图》。

屈骨 经穴别名，即任脉曲骨（CV2）穴，详见该条。引见《针灸腧穴手册》、《针灸经穴图考》、《中国针灸大辞典》、《千金要方》、《针灸学辞典》。

屈阳委 奇穴别名，即屈委阳，详见该条。引见《腧穴学概论》、《中国针灸大辞典》。

屈肘穴 奇穴。位于肘横纹上 4 寸。屈肘位在大肠经曲池穴上 4 寸处。用于治疗小儿麻痹后遗症。针 1～2 寸。引见《赤脚医生手册》（吉林）。

屈委阳 奇穴。（屈阳委）位于上肢肘关节部，肘横纹之外方，肱骨外上髁内方凹陷中。屈肘时与

大肠经曲池穴同位。用于治疗癫狂
躁动不安，为过梁针穴之一，直刺
4～5寸。引见《腧穴学概论》、《针
灸孔穴及其疗法便览》、《针灸经外
奇穴图谱》、《实用针灸学》、《中国
针灸大辞典》。

屈骨端 奇穴。（横骨、尿
胞）位于阴上，耻骨联合中点处。
用于治疗失精、五脏虚竭、尿频、
尿闭、遗尿、腹中胀满、泄泻。斜
刺3～5分，灸3～7壮。引见《针
灸学辞典》、《千金要方》。

退热 耳针穴。位于耳壳背
面，耳舟后隆起之上段。折耳向前，
耳舟隆起尖端至耳舟隆起下段与耳
垂交界处，折为10等份，上十分之
一点是穴。即在脑顶与中枢两穴连
线的上中三分之一交界处。用于治
疗高热、感冒头痛。针1～2分，留
针半小时。引见《耳针》、《耳针疗
法》、《针灸经外奇穴图谱》。

退热点 手针穴。位于手背、
中指桡侧指蹼处。用于治疗发热、
目疾。针2～3分，灸3～7壮。引
见《新医疗法手册》、《实用针灸
学》、《中医大辞典》、《中国针灸大
辞典》。

退蛔 奇穴。位于右侧肋弓

下缘，从正中线开始沿右侧肋弓下
缘6分处为1穴。依次沿肋弓下
缘，向右下方每隔6分为1穴，计
4穴。用于治疗胆道蛔虫症。针
3～5分，用泻法留针半小时。引
见《针灸经外奇穴图谱》、《中国针
灸大辞典》。

始光 经穴别名，即膀胱经
攒竹（B2）穴，详见该条。引见
《针灸甲乙经》、《针灸学辞典》、《针
灸大辞典》、《中国针灸大辞典》、
《针灸腧穴手册》、《腧穴学概论》、
《实用针灸学》、《中华针灸学》、《实
用针灸辞典》。

始素 奇穴。位于胸侧部，
腋窝正中线稍前方，腋窝下2寸
处，当胆经渊腋穴直上约1寸骨陷
中。按此定位与奇穴肋堂位同。用
于治疗胁下支满、腰痛引腹、筋
挛、阴气上缩、肋间神经痛。斜刺
3～5分，灸7壮。引见《外台秘
要》、《针灸经穴图考》、《针灸腧穴
图谱》、《针灸孔穴及其疗法便览》、
《腧穴学概论》、《针灸经外奇穴图
谱》、《中医大辞典》、《针灸学辞
典》、《针灸大辞典》、《中国针灸大
辞典》。

建里（CV11） 任脉穴。位

于上腹前正中线脐上 3 寸处。用于
治疗胃气失降、肠胃不和引起的胃
痛、呕吐、腹胀、肠鸣、食欲不振、
腹痛泄泻、水肿。本穴有和中理气、
消积化滞、调理肠胃的作用。直刺
1～2 寸，灸 3～5 壮。

建胃 奇穴别名，即治瘫 5
穴，详见该条。引见《新医疗法汇
编》、《中国针灸大辞典》。

孤穴 孔穴分类名，是指位
于正中线的单穴及非正中线左右单
侧的穴位，例如左腹结、右溃疡点
等，单刺 1 个或 1 侧的穴位，称谓
孤穴。引见《千金翼方》、《针灸学
辞典》。

组穴 是指两个以上的穴位
组合应用而另立新名者。如四关穴，
是由合谷、太冲组成的。引见《针
灸学辞典》。

练忠 奇穴别名，即肱中穴，
详见该条。引见《常用新医疗法手
册》、《中国针灸大辞典》。

居髎（G29） 胆经穴。位
于髂前上棘与股骨大转子之最高点
连线之中点处。当章门穴下 3 寸 3
分，髂骨上凹陷处。用于治疗风湿
引起的腰胯痠痛，下肢痹痛，及阳
跷脉与胆经之间经气失调引起的下
肢瘫痪、足痿。以及冲脉与胆经之
间经气失调引起的疝气。本穴系足
少阳与阳跷脉之会穴，有清热利湿、
疏筋利节、强健腰腿、祛风除湿、
通调经气的作用。直刺 1～1.5 寸，
灸 3～5 壮。

九 画

〔一〕

面王 经穴别名，即督脉素髎
（GV24）穴，详见该条。引见《针
灸甲乙经》、《腧穴学概论》、《实用
针灸学》、《中华针灸学》、《针灸学
辞典》、《针灸大辞典》、《实用针灸
辞典》、《中国针灸大辞典》。

面玉 即面王之误，系督脉
素髎穴之别名。详见该条。引见
《外台秘要》、《针灸学辞典》、《针灸
大辞典》。

面正 即面王之误，为素髎
穴之别名，详见该条。引见《铜人
腧穴针灸图经》、《针灸大辞典》、
《针灸学辞典》、《针灸腧穴手册》、
《腧穴学概论》、《实用针灸学》、《中
华针灸学》、《实用针灸辞典》。

面岩 奇穴。位于面部鼻翼
之凸出处平行两侧，上直对眶下缘

外四分之一与内四分之三的交界点。当小肠经颧髎穴内方。用于头面部疗疮。直刺3～5分。引见《刺疗捷法》、《针灸经外奇穴图谱》、《中医大辞典》、《针灸学辞典》、《中国针灸大辞典》。

面窌 经穴别名，即胃经承泣（S1）穴，详见该条。引见《针灸甲乙经》、《针灸腧穴手册》、《腧穴学概论》、《中华针灸学》、《实用针灸学》、《实用针灸辞典》、《针灸学辞典》、《中国针灸大辞典》。

面颊 耳针穴（面颊区）。位于耳垂前面五、六区交界线周围，穴区呈卵形倾斜。即在眼穴与内耳穴之间一卵圆区。用于治疗面神经炎、三叉神经痛、痤疮、扁平疣、面肌痉挛、腮腺炎、咽峡炎，也是诊断面部疾病的参考穴。按耳针常规针法操作。引见《耳针》、《耳穴挂图》、《针灸经外奇穴图谱》、《简明中国针灸》、《针灸学辞典》、《针灸大辞典》、《中国针灸大辞典》。

面髎 经穴别名，即胃经承泣（S1）穴，详见该条。引见《针灸大辞典》。

面八邪 针灸方，是由承光（B6）、攒竹（B2）、口禾髎（LI19）、人迎（S9）组成。另说是以承泣穴代替承光穴。用于治疗疬风。砭刺出血。引见《经穴汇解》、《腧穴学概论》、《针灸经外奇穴图谱》、《中国针灸大辞典》。

面上点 手针穴。位于手背，心点平线后四分之一处。（心点稍偏、不在指缝线上，人的心脏也偏于左胸）。用于治疗面部疾患，腹中不适，第三、四、五指麻木。直刺1～5分。引见《手针新疗法》。

面颊区 即耳针穴面颊，详见上条。

面五轮穴 杵针穴。位于：①前发际上从神庭穴到左右头维穴，下从两眉之间印堂穴至左右眉梢为火轮，属心。②上从印堂穴，下到鼻准，两旁从攒竹穴到内眼角，从内眼角环行到迎香穴为土轮，属脾。③从人中到迎香，从迎香下行到地仓至颏部为水轮属肾。④左颧部为木轮属肝。右颧部属金轮属肺。主治各所属的五脏疾病外，还能治面部诸疾。以杵针点叩、开阖、运转。引见《杵针治疗学》。

面神经点 奇穴。位于耳垂至屏间切迹连线中点与颞浅动脉之间。用于治疗面瘫、面肌痉挛，本穴为神经干刺激疗法用穴，用特制的弹拔针直刺2～3分，上下方向拔动针体，当面部出现肌肉抽动即可出针。引见《神经干刺激疗法》。

面骷骨空　经穴别名，即胃经四白（S2）穴，详见该条。引见《素问·气府论》、《针灸学基础》。

项肌　奇穴。位于项部，患者取坐位，头稍低，用食指按压后颈部双侧项肌时，1侧肌张力降低处。用于穴位诊断神经衰弱的参考穴。引自《穴位诊断法》。

项背　鼻针穴。（项背点）位于鼻针第三线，在膀胱经睛明穴下方，即目内眦的内侧下方，乳穴的下方。按鼻针常规针法操作。引见《针灸学辞典》、《针灸大辞典》、《中国针灸大辞典》。

项根　奇穴。位于颈部第六颈椎棘突旁开3寸，按之有凹陷处。用于治疗落枕、颈椎肥大、项颈强痛，肩背痛，上肢瘫痪。斜刺1～1.5寸，灸3～5壮。引自《新针灸学》。

项椎　奇穴别名，即顶椎穴，详见该条。引见《针灸大辞典》、《腧穴学概论》、《中国针灸大辞典》。

项强　奇穴。（外劳宫、外劳宫1、落枕穴）位于手背部第二、三掌骨小头后方之凹陷处。即食指中指本节间后陷凹处，约当奇穴一扇门后1寸处。也是上八邪奇穴之一。用于治疗项强、落枕、肩背痛、手麻、腰扭伤、头痛、偏头痛、咽喉肿痛。直刺0.5～1寸。引见《经外奇穴汇编》、《针灸经外奇穴图谱》、《实用针灸学》、《针灸学》（上海中医学院编）、《针灸大辞典》、《针灸学辞典》、《中国针灸大辞典》。

项背点　所指有二：①奇穴别名，即升麻穴，详见该条。②鼻针穴项背，详见该条。此两者异名同位。引见《针灸大辞典》、《中国针灸大辞典》。

牵正　奇穴。位于面部，耳垂前0.5～1寸。与耳垂前之中点相平，当胃经下关穴之下前方。用于治疗口眼歪斜，口舌生疮，口腔溃疡，腮腺炎。针向前斜刺0.5～1寸，针感麻至颊，灸3壮。治面瘫配温溜穴。牵正是穴位诊断口腔溃疡的定性穴。引见《常用新医疗法手册》、《针灸学》（上海中医学院编）、《针灸经外奇穴图谱》、《中医大辞典》、《针灸大辞典》。

牵正 1　奇穴。位于面颊部下颌结节前方凹陷与口角外四分连线的中点，即胃经颊车与地仓穴连线之中点。用于治疗面神经麻痹，针2～3分。引见《针灸经外奇穴图谱》、《中国针灸大辞典》。

牵正方　针灸方。是由胃经四白（S2）、地仓（S4）、大迎（S5）、颊车（S6），大肠经合谷（LI4），小肠经颧髎（SI18），胆经阳白（G14），督脉水沟（GV26），任脉承浆（CV24）穴组成的针灸方。用于治疗口眼㖞斜。此方有通经活络、祛风牵正作用。引自《金针王乐亭》。

牵正透刺方　针灸方。是由阳白（G14）透鱼腰（奇）、攒竹（B2）、透丝竹空（TE23）、四白（S2）、透承泣（S1）、风池（G20）透风府（GV16）、太阳（奇）透颧髎（SI18）、口禾髎（LI19）、透巨髎（S3）、地仓（S4）、透颊车（S6）穴组成的针灸方。用于治疗日久重症面神经麻痹。本方有通经活络、祛风牵正的作用。引自《金针王乐亭》。

指　耳针穴。（阑尾1）位于耳舟的顶端。将耳舟分为6等分区，自上而下，第一区为指。即耳轮结节以上的耳舟部，耳轮下缘处。用于治疗甲沟炎、手指疼痛或麻木、指关节扭伤、指冻伤、指关节活动障碍。也是诊断指部疾患的参考穴。按耳针常规针法。引见《耳穴疗法》、《耳穴诊断学》、《简明中国针灸》、《针灸学辞典》、《针灸大辞典》、《中国针灸大辞典》。

指根　所指有二：①奇穴。（下四缝、四横纹）。位于手指二、三、四、五第三节近掌处，即二、三、四、五指掌横纹中点处。1手4穴。用于治疗手部疔痈、腹痛、呕吐、发热，针3分，针尖斜刺向手掌方向，灸5～7壮。或用三棱针点刺出血，对疔疮初起刺之尤效。②奇穴。位于手掌面第二掌指关节横纹桡侧端。用于治疗脑炎后遗症、神经衰弱，失眠，头痛。点穴用按压法，向尺侧拨动。引见《点穴疗法》、《治疗汇要》、《针灸经外奇穴图谱》、《腧穴学概论》、《针灸经穴图考》、《针灸经外奇穴治疗诀》、《针灸学辞典》、《针灸大辞典》《中国针灸大辞典》。

指钲　手针穴。位于手背、食

指中节与第一节尺侧之中间点，赤白肉际的外侧线上。用于治疗五劳七伤、四肢虚弱、惊恐、七情气郁、指痛。直刺1分许。引见《手针新疗法》。

指掌 奇穴。位于手掌部中指与无名指之间的指蹼缘稍后，即第三、四掌指关节前方，近中指侧。用于治疗癫狂、癎病、失眠、记忆力减退。向鱼际方向进针一至二寸，针感酸、麻至指。引见《新医疗法汇编》、《针灸经外奇穴图谱》、《实用针灸学》、《针灸学》（上海中医学院编）、《中国针灸大辞典》。

指甲根 奇穴。位于各手指甲根部，即在每一指甲根、甲皱前部取穴。此为武功穴之一。用于治疗头晕、恶心、外感发烧、休克急救，上肢瘫痪、麻木。用拇、食指对捏手指末节，用拇指尖在穴位处切掐。引见《临床实用点穴疗法》。

指关节 奇穴。位于食、中、环、小指的近侧和远侧指间关节之掌面横纹处。用指掐各个穴位3～5次，使局部有痛、热感。为武功穴之一。用于治疗上肢瘫痪、麻木、头晕、恶心、外感发烧及休克急救。引见《临床实用点穴疗法》。

威宁 奇穴别名，即威灵穴，详见上条。引见《针灸学辞典》。

威灵 奇穴。（威宁）位于大指和次指本节之下际，即在虎口下两旁歧骨间有园ease处。即第二、三掌骨骨间隙后缘，腕背横纹与掌骨小头连线之中点凹陷处。当大肠经合谷穴的尺侧。另说在腕背横纹的尺侧端。一说在手背第二掌骨基底部的桡侧。一说在手背二、三掌骨间、约与外劳宫相平处。用于治疗头痛、耳鸣、急惊风、手不能屈伸、卒死。针3～5分，可灸。引见《腧穴学概论》、《中医大辞典》、《针灸学辞典》、《中国针灸大辞典》。

荨麻疹区 即耳针风溪穴，详见该条。引见《针灸大辞典》。

荨麻疹点 即耳针穴风溪，详见该条。引见《耳穴挂图》、《耳廓诊断治疗学》、《中国针灸大辞典》。

研子 奇穴。（研子骨、砚子骨）位于手腕部尺侧缘、尺骨茎突之高点。即俗称研子骨尖上。位于心经与小肠经前臂循行经路之间，约于心经阴郄穴相平。用于治疗豌豆疮。灸3壮，男左女右。引见《千金要方》、《类经图翼》、《针灸经外奇穴图谱》、《中医大辞典》、《针灸孔穴及其疗法便览》、《针灸学辞典》、《中国针灸大辞典》。

研子骨　即奇穴研子的全称，现代医学称尺骨茎突，其高点称研子骨尖上，详见上条。

带脉（G26）　胆经穴。位于侧腰部腋中线上，在第十一肋游离端稍下方。当肝经章门穴直下1寸8分与脐相平处。当章门穴与髂嵴之间的中点处。用于治疗带脉与胆经之间经气失调引起的月经不调、经闭、腹痛、赤白带下、小腹急痛、胁痛引背、里急后重、膀胱炎、附件炎、盆腔炎、子宫内膜炎。此穴为足少阳、带脉之会、是穴诊子宫疾病定性穴之一。有通经活络、清热利湿，调经止带和调理带脉的作用。直刺1～1.5寸，灸5～7壮。

带脉穴　所指有二：①指胆经足临泣（G41）穴，为八脉穴之一，"临泣通带脉"。②指带脉所属腧穴，交会穴：如五枢、维道、带脉。引见《针灸甲乙经》、《针经指南》、《针灸学辞典》。

砚子骨　即研子奇穴，详见该条。

挟脊　奇穴别名，即夹脊穴，详见该条。引见《针灸学辞典》。

挟玉泉　奇穴别名，即子宫穴，详见该条。引见《实用针灸学》。

荥穴　经穴分类名，五输穴之一。"所溜为荥"意指脉气流经此处，有如泉水已成小流。"水溢为荥"、"病变于色者取之荥"、"荥主身热"说明荥穴常应用于发热等病。引见《难经·六十八难》、《针灸学辞典》。

荥卫四穴　奇穴。位于骶部，一、二、三、四骶后孔外侧各2寸处。用于治疗大小便不利，欲作腹痛。灸百壮。引见《千金要方》、《医学纲目》、《针灸学辞典》。

柱侧　奇穴。（肺热）位于背部第三胸椎棘突下旁开5分处。当督脉身柱穴旁开5分处故名柱侧。用于治疗胸腹久痛不愈，腰背痛、肺痨、咳喘、肺炎。针0.5～1寸，灸7壮。引见《新医疗法汇编》、《针灸经外奇穴图谱》、《腧穴学概论》、《针灸孔穴及其疗法便览》、《针灸大辞典》、《中国针灸大辞典》。

挺腰　奇穴。位于腰部第三腰椎棘突下，旁开3寸处。当膀胱经气海俞外开 1.5 寸处。用于治疗腰痛、腰扭伤、腰肌劳损，慢性腰腿痛。针向脊柱方向刺 2～3 寸。引见《针灸经外奇穴图谱》、《针灸学》（上海中医学院编）、《中国针灸大辞典》。

持枢 经穴别名，即任脉关元（CV4）穴，详见该条。引见《腧穴学概论》、《实用针灸学》、《实用针灸辞典》。

刺骨 经穴别名，即膀胱经束骨（B65）穴，详见该条。引见《针灸大辞典》、《针灸腧穴手册》、《腧穴学概论》、《实用针灸辞典》、《实用针灸学》。

贲门 耳针穴。位于耳甲腔内，在耳轮脚下方，后三分之一处。在口与胃二穴之间。用于诊治贲门部疾病，如贲门痉挛，恶心呕吐，胸部不适，胃纳不佳，噎膈反胃，嗳气，胃痛，神经性呕吐。按耳针常规针法。引见《耳穴挂图》、《针灸大辞典》、《中国针灸大辞典》、《针灸学辞典》。

草鞋带穴 经穴别名，即胃经解溪（S41）穴，详见该条。引见《针灸学辞典》、《中医大辞典》。

〔丨〕

背 面针穴。（听宫）位于耳屏前方，当耳屏内侧与下颌关节之间。用于针麻，针 3～5 分，按面针麻醉常规针法操作。引见《针灸学》（上海中医学院编）、《针灸经外奇穴图谱》、《针灸学辞典》、《中国针灸大辞典》、《针灸大辞典》。

背介 经穴别名，即督脉腰俞（GV2）穴，详见该条。引见《实用针灸学》、《实用针灸辞典》。

背穴 奇穴。位于背部正中线，第六胸椎棘突高点为主穴；第五胸椎棘突高点为次穴，主次计两穴。用于治疗疗毒、疮疖、神经性皮炎、牛皮癣、荨麻疹、颈淋巴结核、背痛、胃痛、小腹胀痛、偏头痛、腰痛、关节痛、坐骨神经痛、高血压病、低血压病、气管炎、哮喘、脑震荡后遗症、神经官能症、精神分裂症、癫痫、产后抽搐、偏瘫、遗精、阳萎。用 2 寸长特制粗针（直径 1～1.2 毫米）先针次穴，进皮后不推针，接着针主穴，进皮后斜刺 1.5 寸左右，然后再推进次穴针，进针 1 寸左右，但两针不要穿透，留针半小时。针感病人脊柱有烧灼感觉。

引见《新医疗法汇编》、《针灸经外奇穴图谱》、《中国针灸大辞典》。

背点　奇穴。(背) 位于面颊部,颊部中央外后方1寸处。平行于口角线与鬓角前际向下垂直线的交点处。用于治疗腰痛。针3～5分。引见《新医疗法汇编》、《针灸经外奇穴图谱》、《中国针灸大辞典》。

背俞　经穴别名,所指有三:一种说法单指膀胱经大杼(B11)穴;二指膀胱经心俞(B15)穴;三指膀胱经风门(B12)穴。引见《腧穴学概论》、《中医大辞典》、《针灸腧穴手册》、《腧穴学概论》、《实用针灸学》、《中华针灸学》、《实用针灸辞典》。

背监　奇穴。位于背正中线第七颈椎棘突之高点微下方,当督脉大椎穴的微上方。用于治疗疟疾。待疟将发前,急以艾灸之21壮。引见《寿世保元》、《腧穴学概论》《针灸经外奇穴图谱》、《中国针灸大辞典》、《针灸大辞典》。

背脊　耳针穴。位于耳舟后隆起偏外侧处,平上背穴。用于治疗腰背、肩部疼痛、坐骨神经痛。针1～2分,留针半小时。引见《耳针疗法》、《耳针》、《针灸经外奇穴图谱》。

背解　经穴别名,即督脉腰俞(GV2)穴,详见该条。引见《针灸甲乙经》、《针灸学辞典》、《中国针灸大辞典》、《针灸腧穴手册》、《腧穴学概论》、《中华针灸学》、《实用针灸辞典》、《中医大辞典》、《实用针灸学》。

背缝　奇穴。位于肩胛部腋后纹头直上、与第四胸椎棘突相平处。即在肩端骨直下,后腋缝尖上、当膏肓穴水平线上约5分处。用于治疗肩背疼痛。直刺0.5～1寸,灸3～7壮。引见《针灸经外奇穴治疗诀》、《腧穴学概论》、《针灸大辞典》、《中医大辞典》。

背鲜　经穴别名,即督脉腰俞(GV2)穴,详见该条。引见《实用针灸学》、《实用针灸辞典》、《腧穴学概论》。

背臑　即大肠经臂臑(LI14)穴,背为臂系字误。引见《皇帝内经太素》、《针灸学辞典》。

背三针　针灸方。有二:① 位于背脊正中线的督脉上,第一针由长强穴透至命门;第二针由命门穴透达至阳;第三针由全阳穴透至大椎穴。计三针。用于治疗小儿麻痹及脑炎后遗症，大脑发育不全、多发性神经根炎。用26号毫针进针后提插三五次，然后将针抽至皮下约半厘米、再将针向左右分别行针，与脊椎均呈30度夹角。隔日1次，15次为1疗程。②位于督脉大椎穴1穴，及其两旁各5分的定喘穴各1穴，计3针。用于上呼吸道感染、发烧、咳嗽、气喘。针1～1.5寸。定喘穴由两侧向脊柱方向斜刺，大椎穴微向上斜刺。引见《辽宁中医杂志》1982年第12期，《中医简易教材》、《中国针灸大辞典》、《针灸经外奇穴图谱》、《针灸新知识辞典》。

背阳关　经穴别名，即督脉腰阳关（GV2）穴，详见该条。引见《针灸大全》、《罗遗编》、《中医大辞典》、《针灸学辞典》。

背俞穴　经穴分类名。（背腧穴）一指五脏的背俞穴如心、肝、脾、肺、肾5个俞穴；二指五脏六腑再加心包和三焦的背俞穴计12穴（表11）；三指大杼或风门穴。引见《腧穴学概论》、《针灸资生经》、《中医大辞典》、《针灸学辞典》。

表11　十二背俞穴表

心	肝	脾	肺	肾	胆	小肠	胃	大肠	膀胱	心包	三焦
心俞	肝俞	脾俞	肺俞	肾俞	胆俞	小肠俞	胃俞	大肠俞	膀胱俞	厥阴俞	三焦俞

背腧穴　即背俞穴，详见该条。引见《中医大辞典》。

背胛中间　奇穴。位于背部肩胛骨中央凹陷处。即在肩胛骨冈下窝处，当肩胛骨外、上、下三角之中心点。当小肠经天宗穴直上方。用于治疗癫狂。直刺3～5分，灸3～7壮。引见《肘后备急方》、《备急千金要方》、《针灸经外奇穴图谱》、《腧穴学概论》、《经穴汇解》、《针灸腧穴图谱》、《中医大辞典》、《针灸学辞典》、《针灸大辞典》、《中国针灸大辞典》。

背部五柱　针灸方。（背部

之五柱）位于背部正中线4穴，即由督脉之陶道、身柱、大椎、和奇穴无名，及膀胱经的风门两穴组成的针灸方。计5个穴名，6个穴位。用于治疗咳嗽。针3～5分，灸3～7壮。引见《针灸经外奇穴图谱》、《中国针灸大辞典》、《针灸大辞典》。

背特异区　耳针穴。位于耳垂背面，相当于轮4至轮6的弧线区域内。用于肿瘤止痛，也是诊断癌肿的参考穴。引见《耳针》。

背疼1、2　耳针穴。背疼1位于耳舟后隆起，即在耳舟隆起尖端至耳舟隆起下端之中点，偏内侧，当背疼2的内上方。背疼2位于耳舟后隆起的脊柱与背脊两穴之中点，折耳向前，耳舟隆起尖端至耳舟隆起下端与耳垂交界处折为5等份，在上五分之三点偏外侧。用于治疗腰背肩部痛。也是诊断背部疾患的参考穴。针法多用背疼2透至背疼1，针感要求有冷、热、酸、麻、胀或疼痛突然大减或消失的感觉。引见《耳针》。

背部之五柱　即背部五柱，详见该条。引见《针灸大辞典》、《针灸经外奇穴图谱》、《中国针灸大辞典》。

胃　所指有四：①耳针穴。（幽门、胃1、下垂点）位于耳轮脚末端的周围或耳轮脚尾部消失处。若耳轮脚延伸到对耳轮不消失者，则取从外耳道口上方之耳轮脚部位至对耳轮内缘之间的外三分之二处。用于诊治胃部疾患，胃痉挛，胃炎，胃溃疡，胃下垂，幽门痉挛，恶心呕吐，胃肠神经官能症，消化不良，内耳眩晕症，晕船，晕车，缺铁性贫血，神经衰弱，失眠，癔病，癫狂，癫痫，牙痛、前额头痛，脑炎及脑震荡后遗症。有和胃益脾，补中安神作用。按耳针常规针法，治呕吐针尖刺向贲门穴，治溃疡针尖向十二指肠穴。②面针穴。（胃点）在鼻翼中央偏上方，目内眦直下，鼻尖上缘之两侧，当脾穴两旁，胆穴直下，两线交叉处。③鼻针穴。位于第二线上，脾穴之外侧，胆穴直下处。④推拿穴。位于拇指近端指节的腹面。引见《耳针》、《耳穴挂图》、《耳穴诊断学》、《耳廓诊断治疗学》、《耳针疗法》、《针灸经外奇穴图谱》、《针灸学》（上海中医学院编）、《针灸大辞典》、《针灸学辞典》、《中国针灸大辞典》。

胃2　耳针穴。位于耳屏外侧中点处。用于耳压治疗胆结石取穴之一。选用王不留籽或磁珠均可。引见《陕西中医》1986年第7期。

胃上　奇穴。一说：位于脐上2寸，旁开1寸处。当任脉下脘穴旁开1寸处。另说：位于脐下3寸关元穴旁开4寸处。用于治疗胃下垂、腹胀、腹泄、肠麻痹。针沿皮向脐中或向天枢方向横刺2～3寸，灸3～7壮。引见《针灸经外奇穴图谱》、《针灸学》（上海中医学院编）、《实用穴位埋线疗法》。

胃仓　（B50）　膀胱经穴。位于第十二胸椎棘突下，旁开3寸处。当胃俞穴外侧1.5寸。用于治疗脾胃虚弱引起的腹胀、胃脘痛、便秘、水肿、小儿食积、以及脊背痛、恶寒。有理气和中、消积化滞、调胃气的作用。斜刺5～8分，不可深刺，灸3～7壮。

胃区　头针穴。位于头前部，以瞳孔直上的发际为起点，向后与正中线平行作2厘米长的直线为胃区，相当于额中回前部。用于治疗胃。

胃乐　奇穴。位于腹部脐上1.2寸，旁开4寸处。当脾经大横穴上1.2寸。或腹哀穴下1.8寸。用于治疗胃痛。针1～1.5寸，灸5～10壮。引见《常用新医疗法手册》、《针灸经外奇穴图谱》、《中国针灸大辞典》。

胃肠　耳针穴。位于耳郭后面，耳轮脚后沟下支中点，珠形隆起下方。即在耳甲隆起中部稍下的耳壳根缘。用于治疗胃炎、肠炎、胃肠功能紊乱、消化不良。按耳针常规针法操作。引见《耳针》、《耳针疗法》、《针灸经外奇穴图谱》、《针灸大辞典》。

胃点　所指有二：①手针穴，位于手背，心包点后四分之一寸处。用于治疗胃之诸病。直刺3～5分。②面针穴。（胃）位于鼻翼中央偏上方、目内眦直下、鼻尖上缘之两侧。当脾点两旁，胆点直下，两线交叉处。与鼻针胃同位。用于治疗高血压病、神经官能症、胆道蛔虫症、慢性胃炎、消化性溃疡、阑尾炎。为胃次全切除术，阑尾切除术，子宫输卵管手术时针麻用。按面针麻醉常规针法。引见《中国民间疗法》、《针灸经外奇穴图谱》、

《全国针刺麻醉资料汇编》、《手针新疗法》。

胃俞（B21）　　膀胱经穴。位于第十二胸椎棘突下，旁开1.5寸处。用于治疗胃气不足引起的胃脘痛、腹胀、肠鸣、胃寒、吐逆、口吐清水，不思饮食，或多食不胖，胃下垂，以及胸胁痛，脊背痛，虚劳，经闭，失眠。本穴有滋养胃阴，振奋胃阳，健脾助运，调中益气，化湿消滞，暖胃祛寒的作用。针0.5～1寸，灸3～7壮。

胃热　　奇穴。位于背部第四、五胸椎棘突之间点，旁开5分，当膀胱经厥阴俞内侧1寸处。用于治疗胃炎、齿龈肿痛。针0.5～1寸，灸3～7壮。引见《新医疗法汇编》、《针灸经外奇穴图谱》、《中国针灸大辞典》。

胃海　　奇穴。位于背部第十二胸椎棘突右侧旁开3寸处。当膀胱经胃仓穴之上方。只单侧1穴。另说在第十二胸椎棘突两旁4横指处。用于治疗胃气痛、腰背痛、腹痛、泄泻。针3～5分。引见《江苏中医》1960年第3期、《针灸腧穴图谱》、《中国针灸大辞典》。

胃脘　　经穴别名，所指有二：①指任脉上脘（CV13）穴。②指任脉中脘（CV12）穴。详见各该条。引见《针灸聚英》、《类经图翼》、《针灸腧穴手册》、《腧穴学概论》、《实用针灸学》、《中华针灸学》、《中国针灸大辞典》、《中医大辞典》、《针灸学辞典》、《千金要方》、《针灸大辞典》、《实用针灸辞典》。

胃维　　经穴别名，即胃经地仓（S4）穴。详见上条。引见《外台秘要》、《中医大辞典》、《针灸学辞典》、《中国针灸大辞典》、《实用针灸辞典》、《针灸腧穴手册》、《腧穴学概论》、《实用针灸学》。

胃募　　所指有三：①奇穴。位于背部第十二胸椎与第一腰椎棘突之间点，左右旁开1寸处，当膀胱经胃俞穴内侧5分处。用于治疗胃炎、胃下垂、胃溃疡、胃痉挛、膈肌痉挛、小儿消化不良、腰背痛、肥大性脊柱炎、眼病。斜刺5～8分。②经穴分类名，胃募，即任脉中脘（CV12）穴，详见该条。③奇穴别名，即肓募穴，详见该条。引见《红医针疗法》、《针灸经外奇穴图谱》、《中国针灸大辞典》、《腧穴学概论》、《实用针灸学》、《中华针灸学》、《实用针灸辞典》。

胃舒 奇穴。位于腰部第二腰椎棘突高点旁开 4 寸 5 分。当第十二肋骨和骶棘肌交界处。用于治疗胃痛、胃痉挛、胃溃疡。针 1～2.5 寸，灸 3～7 壮。引见《常用新医疗法手册》、《中国针灸大辞典》。

胃管 经穴别名，即任脉中脘（CV12）穴，详见该条。引见《千金要方》、《腧穴学概论》、《实用针灸学》、《中华针灸学》、《实用针灸辞典》、《针灸学辞典》、《针灸大辞典》。

胃上 1 奇穴别名，即升胃穴，详见该条。引见《新医疗法汇编》、《针灸学简编》、《针灸经外奇穴图谱》。

胃三里 经穴别名，即胃经足三里（S36）穴，详见该条。引见《青囊杂记》。

胃下俞 即奇穴胃管下俞 3 穴的异名。引见《千金翼方》、《针灸学辞典》、《针灸大辞典》。

胃肠线 耳针穴。位于耳郭背面，对耳轮后沟的最上端，三角窝后隆起的外侧为一短线状。用于治疗胃肠疾患，如胃肠炎，腹泻等。引见《耳针》、《针灸大辞典》。

胃肠点 所指有二：①手针穴。位于手背、小肠点后四分之一寸处。用于治疗腹痛气攻、噫气不除。直刺 3～5 分。②手针穴（胃肠痛点）。位于手掌部第三、第四掌骨间隙之中点与腕横纹中点连线之中点处。当心包经劳宫与大陵穴连线之中点。用于治疗急、慢性胃肠炎，溃疡病，消化不良，胆道蛔虫症。针 2～3 分，灸 3～5 壮。引见《常用新医疗法手册》、《手针新疗法》、《针灸经外奇穴图谱》、《针灸大辞典》、《中国针灸大辞典》。

胃底穴 奇穴。位于胃小弯下 2 寸，旁开腹部正中线 2 寸处。用于治疗胃下垂、胃胀痛、呃逆、大便溏泄。直刺 2 寸。注：针刺此穴首先必须作 X 线钡餐透视或拍片之后确定胃小弯的位置，然后才能针刺治疗。引见《针刺疗法》、《实用针灸学》。

胃九灵术 针灸方。是由任脉下脘（CV10）、中脘（CV12）、巨阙（CV14），胃经梁门（S21），奇穴强壮（位于大肠经曲池穴下 3 寸，实与上廉穴同位）、保健（位于小腿、胫骨粗隆下 3 寸、胫骨前嵴外开 3 寸）穴，组成的针灸方。计

6穴9针。用于治疗急、慢性胃炎、肠炎、痢疾、胃痉挛。按各穴常规针法，强壮穴针5～8分；保健穴针0.5～1寸。引见《红医针疗法》、《针灸经外奇穴图谱》、《中国针灸大辞典》。

胃之大络　即虚里穴。位于左乳下，其动应衣，即心尖搏动处。一般不用于针刺只供诊断用。引见《针灸学辞典》、《中国针灸大辞典》。

胃下垂穴　奇穴。位于上腹部脐上3寸，旁开3寸处。当胃经关门穴旁开1寸处。用于治疗胃下垂。针斜向脐部透刺3～4寸，针感全腹有向上抽动感。引见《中国针灸大辞典》。

胃脘下俞　即奇穴胃管下俞，详见该条。引见《针灸经外奇穴图谱》、《针灸大辞典》。

胃管下俞　奇穴。（胃下俞、胃脘下俞、胃管下俞三穴、八俞、胰俞、膵俞）位于第八胸椎棘突下1穴，及其旁开1寸5各1穴，计3穴。当督脉至阳穴1穴，膀胱经膈俞穴各1穴。用于治疗消渴、咽喉干燥、腹痛呕逆，胃痛呕吐，肋间神经痛，胸膜炎，支气管炎。也是

穴位诊断糖尿病昏迷、急性胰腺炎的定位穴。针0.5～1寸，灸3～7壮。注：若仅取左右两穴称为膵俞。引见《千金要方》、《腧穴学概论》、《针灸孔穴及其疗法便览》、《针灸经外奇穴图谱》、《穴位诊断》、《针灸学》（上海中医学院编）、《十四经腧穴学》、《针灸学辞典》、《针灸大辞典》、《中华针灸学》、《中医大辞典》、《中国针灸大辞典》。

胃病六之灸　针灸方。即六之灸，详见该条。引见《针灸经外奇穴图谱》、《中国针灸大辞典》。

胃溃疡十一术　针灸方。是由胃九灵术与肾经肓俞（K16）穴组成的针灸方。共计7穴11针。用于治疗胃、十二指肠溃疡。十二指肠溃疡再加天枢穴。按各穴常规针法。引见《红医针疗法》、《针灸经外奇穴图谱》、《中国针灸大辞典》。

胃管下俞三穴　即奇穴胃管下俞，详见该条。引见《腧穴学概论》、《针灸大辞典》。

哑门　所指有二：①督脉穴。哑门（GV15）（舌横、舌厌、舌根、舌肿、庆舌、横舌、横骨、喑门、瘖门、痓门。）位于头后正中线入后发

际上 5 分之凹陷中。当第一、二颈椎棘突之间的凹陷中。用于治疗外风引动内风引起的癫、狂、痫症、中风舌强不语、暴暗，聋哑、头痛以及脑性瘫痪，大脑发育不全，癔病。哑门入系舌本，为督脉，阳维之会穴，有通经络、开神窍、止痉熄风、清热散风，化痰开音的作用。直刺 0.5～1 寸，不可深刺，针尖应略向下方向刺，不能向内上方斜刺，不易提插，捻转。本穴又是穴位诊断脑血管痉挛的定性穴。②耳针穴。位于耳屏内侧面的中心点。耳屏上结节与耳屏游离缘之间。用于治疗聋哑。针 1～2 分。引见《耳针疗法》。

哑穴　奇穴。位于颈前，颈后左右两侧共 4 穴。颈前两穴位于胃经人迎与水突穴之间，稍向外斜 2 分许，胸锁乳突肌前缘，深部有颈总动脉，以手触之有搏动感。直刺 1～2 寸。颈后两穴位于胆经风池穴上 4 分，枕骨下际，胸锁乳突肌停止部，胆经脑空穴之直下方是穴。斜刺针尖向前下方针 1～1.5 寸。用于治疗先、后天聋哑，声带疾病。针时应避开动脉。引见《针灸腧穴图谱》。

哑奇　奇穴。位于下颌与结喉连线的中点。用于治疗癔病性失语，脑血管或脑炎后失语，语言障碍。直刺 5～7 分。引见《临床针灸新编》。

哑点　奇穴。（哑门新穴）位于颈外侧部，下颌角下方，胸锁乳突肌前缘凹陷中。当小肠经天窗穴之前方。两穴与胸锁乳突肌相隔。用于治疗聋哑，扁桃体炎、喉炎。针 0.5～1 寸，针感麻至胸部。针时用手把胸锁乳突肌向外推移。引见《新医疗法汇编》、《针灸经外奇穴图谱》、《实用针灸学》、《中国针灸大辞典》。

哑鸣　奇穴。位于胆经风池穴前 1 寸处。用于治疗聋哑，咽喉炎，是治疗耳鸣的特效穴。针向鼻尖方向斜刺 1～1.5 寸。引见《最新针灸疗法》、《针灸学》（上海中医学院编）、《腧穴学概论》、《针灸经外奇穴图谱》、《中国针灸大辞典》。

哑旁　奇穴。位于后发际正中直上 1.5 寸，再旁开 5 分处。用于治疗失眠、头痛、神经衰弱，四肢共济失调，脑炎后遗症。点穴用扣压法。引见《点穴疗法》。

哑 1～4 穴　奇穴。哑 1 位

于后正中线第二、三颈椎棘突间，即哑门穴下 1 寸；哑 2 位于哑门穴下 2 寸；哑 3 位于哑 2 左右旁开各 5 分；哑 4 位于大椎穴上 1 寸。共 4 穴 5 针。哑 3 穴直刺 2～2.5 寸，其余穴直刺 1.5～2 寸。用于颈椎病的治疗。针刺用强刺激手法，不留针，每天 1 次，每次 1 穴，4 穴交替使用，7 次为 1 疗程。引见《陕西中医》1988 年第 5 期。

咳逆　奇穴别名，即呃逆穴，详见该条。引见《针灸大辞典》。

咳喘　耳针穴。位于耳壳背面、中腹穴的外上方、上腹穴的外下方、三者形成一等边三角形，本穴当三角形的外角。即在耳背、耳舟隆起下段。折耳向前，耳舟隆起尖端至下端与耳垂交界处，折为等份，下五分之一点是穴。用于治疗咳喘、气管炎、百日咳、小叶性肺炎。按耳针常规针法操作。引见《耳针》、《耳针疗法》、《针灸经外奇穴图谱》、《针灸大辞典》。

咳喘点　手针穴。位于手掌面食指掌指关节尺侧缘。用于治疗支气管炎、哮喘、神经性头痛。针 3～5 分。引见《常用新医疗法手册》、《针灸经外奇穴图谱》、《实用

针灸学》、《中医大辞典》、《中国针灸大辞典》。

咳嗽穴　奇穴。(脊骨解中)位于背部正中线，与乳头平高之脊骨上。可取 1 绳或软尺从患者两乳头环背 1 周，前后高度要相平，当绳与脊柱相交处是穴。此穴在第六胸椎棘突下凹陷中，与督脉灵台穴同位。用于治疗肺痨咳嗽、喘逆、肋间神经痛。灸 5～7 壮。引见《千金要方》、《针灸孔穴及其疗法便览》、《腧穴学概论》、《针灸经外奇穴图谱》、《针灸学辞典》。

咽门　耳针穴。位于耳壳背面、耳甲隆起上部之上缘，当上背与中背两穴之中点。用于治疗咽喉炎、扁桃体炎、甲状腺肿、神经性呕吐、按耳针常规针法，针 1～2 分，留针半小时。引见《耳针》、《耳针疗法》、《针灸经外奇穴图谱》。

咽喉　所指有三：①耳针穴。咽喉 1 位于耳屏内侧面上二分之一处。屏尖穴内侧，与外耳道口相对，与耳屏上结节相平。咽喉 2，位于耳甲腔内上方，当口穴与食道穴之间。用丁治疗咽炎、喉炎、声音嘶哑、失音、失语、急性扁桃体

炎、悬壅垂水肿、支气管炎、支气管哮喘。本穴有清热利咽作用，为耳鼻喉科手术针麻穴，也是诊断咽喉疾患的参考穴。按耳针常规针法操作。②面针穴。位于首面与肺穴连线之中点（首面位于眉心至前发际正中连线的中、下三分之一交界处；肺穴位于两眉头连线之中点，即与印堂穴同位）。③鼻针穴。位于鼻针第一线、头面与肺两穴之间。即与面针穴同位。引见《耳针》、《耳穴挂图》、《针灸经外奇穴图谱》、《针灸大辞典》、《中国针灸大辞典》。

咽喉点 所指有二：①手针穴。（咽喉牙痛点、咽喉痛点）位于手背、中指、掌指关节尺侧缘，即三、四掌指关节间靠近第三掌指关节处。与手掌部的牙痛穴相对应。用于治疗咽喉痛、牙痛、三叉神经痛、急性扁桃体炎。按手针常规针法。②鼻针穴。位于鼻内、鼻前庭内侧壁皮肤与粘膜移行部，右侧相当于时钟 7 点，左侧相当于时钟 5 点，距前鼻孔 0.5 厘米处。用于咽喉炎。按鼻内常规针法消毒后针之。引见《实用针灸学》、《针灸经外奇穴图谱》、《针灸学》（上海中医学院

编）、《中医大辞典》、《中国针灸大辞典》、《观手识人》。

咽喉痛点 即手针穴咽喉痛点，详见上条。引见《观手识人》。

咽喉，牙痛点 即手针穴咽喉点，详见该条。引见《实用针灸学》。

骨会 经穴分类名，即膀胱经大杼（B11）穴，详见该条。引见《中医大辞典》、《针灸学辞典》。

骨空 所指有二：①尻骨空，即指骶后孔，为八髎穴所在。②臂骨空，即指尺桡骨之间，为三阳络所在。引见《针灸学辞典》。

骨骶 经穴别名，即督脉长强（GV1）穴，详见该条。引见《腧穴学概论》、《实用针灸学》、《中华针灸学》、《实用针灸辞典》、《中医大辞典》。

思枕 经穴别名，即督脉风府（GV16）穴，详见该条。引见《实用针灸学》、《实用针灸辞典》。

思堂 经穴别名，即督脉上星（GV23）穴。详见该条。引见《实用针灸学》、《针灸腧穴手册》、《实用针灸辞典》。

临泣 经穴别名，所指有二：①在头部者称头临泣（G15）或目

临泣（别名）。②在足部者称足临泣（G41），两穴同属胆经。引见《中医大辞典》、《圣济总录》、《针灸资生经》、《针灸学辞典》。

星状　奇穴。位于颈前正中线旁开1.5寸，环状软骨下缘与胸锁关节上缘之间。当水突与气舍穴之间的颈上交感神经星状神经节。用于治疗中心性视网膜炎。针3～5分，针感喉部酸、麻，传导至同侧胸腹部、有时达到眶部或下肢。不留针。引见《浙江中医杂志》1966年第3期。《针灸经外奇穴图谱》、《中国针灸大辞典》。

咬肌　奇穴。位于口部，口角直约5分。用于治疗口腔粘膜溃疡，面神经麻痹，面肌痉挛。针向颊唇沟正中点沿皮下透刺，针感下颊及下唇麻木。引见《红医针疗法》、《针灸经外奇穴图谱》、《中国针灸大辞典》。

战瘫　奇穴。位于腰部第二腰椎棘突旁开2.5寸。当膀胱经肾俞穴外开1寸微上。用于治疗截瘫、弛缓型瘫痪。针向下斜刺3～4寸。引见《针灸经外奇穴图谱》、《针灸学》（上海中医学院编）、《中国针灸大辞典》。

虾蟆　奇穴别名，即夺命穴，详见该条。引见《针灸学辞典》、《针灸大辞典》、《中国针灸大辞典》。

点穴　所指有二：①用手按压穴位。②指在人体上点定穴位。引见《针灸资生经》、《保生秘要》、《针灸学辞典》。

哮喘新穴　手针穴。位于掌面第四、五掌指关节间。相当于手相学太阳丘与水星丘之间。用于治疗哮喘。按手针常规针法操作。引见《微针疗法》、《观手识人》。

哮点1、2　耳针穴。哮点1即感冒点，详见该条。哮点2，位于耳舟下端的正中点。用于哮喘和癫痫。引见《耳压祛痰疗法》。

〔丿〕

肺　所指有三：（1）耳针穴，所指有二：①（肺点、肺结核点、肺气肿点）位于耳甲腔中心凹陷处周围，即心穴上下周围。用于治疗肺痨、咳喘、肺炎、气管炎、鼻炎、感冒、牛皮癣、神经性皮炎、带状疱疹、荨麻疹、痤疮、皮肤瘙痒、扁平疣、口疮、咽炎、盗汗、多汗、声嘶、便秘。有运行气血、通利小便、补虚清热，利于皮毛之功能。是耳针麻醉，切皮时镇痛的主穴，也是诊断肺系疾病，皮肤病的参考穴。也是戒烟酒的要穴。按耳针常规针法操作。②位于耳背中部内侧。现称耳背肺，位于耳背脾的耳根侧，用于治疗咳喘、发热、消化系病、皮肤瘙痒症。有补肺定喘、清热、利皮毛的作用。(2) 面针穴。位于两眉内侧端连线的中点，当印堂奇穴的部位。(3) 鼻针穴。位于两眉头之间点，即与印堂穴或面针穴同位，即在鼻针第一线上，两眉头之间。按鼻针常规针法操作。引见《耳针》、《耳郭诊断治疗学》、《耳穴挂图》、《针灸学》（上海中医学院编）、《针灸学辞典》、《针灸大辞典》、《中国针灸大辞典》。

肺门　奇穴。位于胸部正中线旁开 1 寸，与胸骨柄、体联结部相平处。一二肋软骨附着处之间的凹陷内是穴，指压有酸痛感。用于治疗气管炎、支气管哮喘、肺结核、肋间神经痛，心力衰竭。沿皮下向外横刺 1～1.5 寸。引见《红医针疗法》、《针灸经外奇穴图谱》。

肺区　足针穴。位于足跖部，按足针新划区位于十五与十六两区

交界线的中点。用于治疗咳嗽、胁痛。亦为足针麻醉穴，针 3～5 分，有针感后再接电麻机，诱导 10 分钟，即可手术。引见《针灸经外奇穴图谱》。

肺平　耳针穴。位于耳壳背面，在耳轮尾的背面、腰痛穴内上方、平耳轮脚后沟的末端。即在耳舟隆起下段，折耳向前，耳舟隆起尖端至下端，与耳垂交界处折成 4 等分，在下四分之一点偏内侧。用于治疗哮喘、气管炎、百日咳、皮肤瘙痒症。针 1～2 分，留针半小时。引见《耳针》、《针灸经外奇穴图谱》、《针灸大辞典》。

肺穴　手针穴。所指有二：① (肺点) 位于手无名指掌面、远侧指节横纹之中点。用于治疗呼吸系疾病，咳喘、肺心病、鼻炎、荨麻疹、呕吐、上呼吸道及肺部感染、痰多。针 1～2 分，用泻法，留针半小时。②位于手背、食指掌骨近骨缘桡侧中间点。用于治疗肺之诸疾，哮喘、针 1 寸许。引见《新医疗法汇编》、《手针新疗法》、《针灸经外奇穴图谱》、《实用针灸学》。

肺底　经穴别名，所指有二：①指督脉至阳（GV9）穴；②

指督脉灵台（GV10）穴，详见各该条。引见《循经考穴编》、《针灸学辞典》、《中医大辞典》、《针灸腧穴手册》、《腧穴学概论》、《实用针灸学》、《实用针灸辞典》。

肺点　所指有三：①耳针穴。位于耳甲腔内，下肺外缘中点。在垂体穴的后方。主治同肺穴。按耳针常规针法操作。②面针与鼻针穴的肺点均在两眉头之间与印堂穴同位。③手针穴的肺点、亦称肺穴，详见该条。引见《耳针》、《实用针灸学》、《针灸大辞典》、《中国针灸大辞典》、《耳穴挂图》。

肺俞（B13）　膀胱经穴。（三焦之间）位于胸背部第三胸椎棘突下，旁开1.5寸处。当督脉身柱穴旁开1.5寸处。用于治疗肺气不足引起的咳喘、咳血、肺痨、肺痿、骨蒸潮热、自汗、盗汗、以及皮肤瘙痒、呕吐、泄泻、呃逆、疳积、消渴、黄疸。有养阴清肺、益气止喘、疏风散热、宣肺理气的作用。又是穴位诊断呼吸系疾病的定位穴。斜刺5～8分，不可深刺；灸3～5壮。

肺热　奇穴别名，即柱侧穴，详见该条。引见《针灸经外奇穴图谱》、《中国针灸大辞典》。

肺募　所指有二：①奇穴。位于背部第三胸椎棘突下，旁开1寸处。当膀胱经肺俞穴内5分处。用于治疗小儿暴痫、肠鸣腹满、上气咳嗽、气管炎、哮喘、胸膜炎、癔病、肥大性脊柱炎、肩背痛、眼病。斜刺0.5～1寸。②经穴分类名，即肺经中府（L1）穴，为脏腑募穴之一，十四经穴之首，详见该条。引见《千金要方》、《针灸大成》、《针灸腧穴索引》、《红医针疗法》、《针灸经外奇穴图谱》、《实用针灸学》、《中华针灸学》、《腧穴学概论》、《针灸学辞典》、《针灸大辞典》、《中国针灸大辞典》、《实用针灸辞典》。

肺中府　经穴别名，即肺经中府（L1）穴，详见该条。

肺中俞　经穴别名，即肺经中府（L1）穴，详见该条。

肺气肿　耳针穴。位于耳甲腔内，垂体穴的前下方。用于治疗肺气肿、气喘病、胸闷。按耳针常规针法。引见《针灸学》（上海中医学院编）、《耳穴挂图》、《中国针灸大辞典》。

肺外侧　耳针穴。位于耳甲腔内，在肺穴的外侧，结核点的上方。主治及功用均同肺穴，详见结核点。按耳针常规针法操作。引见《耳针》、《耳针穴位挂图》、《中国针灸大辞典》。

脉会 经穴分类名，即肺经太渊（L9）穴，详见该条。引见《中医大辞典》。

脉根 奇穴。位于十九椎即第二骶椎棘突旁开3寸，再向下5分处。用于治疗血栓闭塞性脉管炎。也是穴位诊断脉管炎的定性穴。直刺3～5寸。引见《穴位诊断法》、《针灸经外奇穴图谱》、《针灸学》（上海中医学院编）、《中国针灸大辞典》。

胆 所指有三：①鼻针穴。位于第二线，在肝点外侧，内眼角直下处。②面针穴。位于鼻梁骨外缘偏下方，当肝点的两旁，目内眦直下方。③耳针穴。（左为胰、右为胆）位于耳甲艇内，在肝肾两穴之间（肾与左肝肿大区划成2等分的上二分之一段）耳甲艇边缘处。用于治疗胆囊炎、胰腺炎、糖尿病、胆石症、胆道蛔虫症、黄疸性肝炎、胁肋胀满疼痛、耳聋、耳鸣、多梦、偏头痛、颈项强直。按耳针常规针法。引见《针灸学》（上海中医学院编）、《耳针》、

《针灸经外奇穴图谱》、《针灸大辞典》、《中国针灸大辞典》。

胆区 足针穴。位于足跖部，在足针新划区、当十三与十四区交界线的中点。用于治疗高血压病、高热昏迷、小儿惊风、咳嗽、胁痛、耳鸣。又为足针麻醉穴，针3～5分，有针感后，接电麻机，诱导10分钟左右，病人鼻尖，手掌部潮湿，出汗，流涕，胫骨前肌肌腱由紧张变松弛即可施术。引见《针灸经外奇穴图谱》、《中国针灸大辞典》。

胆降 奇穴。位于右侧上腹，由剑突尖下斜沿右肋弓下缘下1.5寸处，再直下2寸处。相当于肝神第二穴直下2寸处。用于治疗食少纳呆，腹胀便溏，嗳气上逆，胸胁串痛。针1.5～2寸，引见《山东医刊》1965年第2期、《针灸经外奇穴图谱》、《中国针灸大辞典》。

胆点 即面针穴胆、与鼻针穴胆同位，为胆囊造瘘术之针麻穴。引见《全国针刺麻醉资料汇编》、《针灸经外奇穴图谱》。

胆俞 膀胱经穴。位于背部第十胸椎棘突下，左右旁开1.5寸处。当督脉中枢穴旁开1.5寸处。

用于治疗肝胆湿热、胆气横逆引起的黄疸、口苦、呕吐、目黄肋痛、骨蒸潮热、翻胃吐食、胸腹胀满、惊悸、头痛、振寒，以及肝炎，胆囊炎、胃炎、胆道蛔虫症。也是穴位诊断胆道疾患的定位穴。又是四花穴之一，有清泄肝胆邪热，和胃理气宽膈、利胆解郁的作用。斜刺5～8分，不可深刺，灸7壮。

胆俞 奇穴。位于背部、第十、十一胸椎棘突之间点，左右旁开各4寸处。当膀胱经胆俞穴2.5寸处。用于治疗肋间神经痛、胆、胰、脾病。针沿肋间向外斜刺1～1.5寸。引见《红医针疗法》、《针灸经外奇穴图谱》、《中国针灸大辞典》。

胆道 耳针穴。位于右耳胰胆与十二指肠两穴之间。用于治疗胆道各种疾患。有抗炎、调整胆道功能作用。按耳针常规针法操作。引见《耳穴疗法》。

胆募 所指有二：①经穴别名，胆经辄筋（G23）穴。②经穴分类名，胆募即胆经日月（G—24）穴，详见各该条。引见《针灸大成》、《中国针灸大辞典》、《实用针灸辞典》、《针灸腧穴手册》、《实用针灸学》。

胆管 耳针穴。位于耳甲艇内，当胰胆穴与肝穴之中间。用于治疗胆管结石症。按耳针常规针法操作。引见《耳穴挂图》。

胆点 鼻针麻穴。位于鼻梁骨外缘偏下方，从眼内眦向下划1垂线，从颧骨高点划1平横线，两线交点处是穴。用于治疗高血压病，消化性溃疡，慢性胃炎、胆道蛔虫症。亦为胆囊切除术的针麻穴。针1～2分，有针感时接电麻机。引见《新医疗法汇编》、《中国针灸大辞典》。

胆囊穴 即奇穴胆囊点，详见上条。

胆囊点 所指有二：①奇穴。（胆囊穴）位于小腿外侧，腓骨小头前下缘凹陷处，再直下1～2寸敏感点处。当胆经阳陵泉穴直下1～2寸处。用于治疗胆道疾病、急性胆囊炎、胆道感染、胆道蛔虫、胆石症、胆囊切除后胆绞痛、胸胁痛、腰腿痛、下肢瘫痪、口眼歪斜。也是穴诊胆道疾患定性穴之一。针1～2寸，灸5壮。②奇穴。位于右上腹部脐上3寸，向右侧旁开3寸，当任脉建里穴右侧旁开3寸处。直刺1～1.5寸。引见《赤脚医生手册》(吉林)、《针灸经外奇穴图谱》、《腧穴学概论》、《针灸学》(上海中医学院编)、《实用针灸学》、《针灸学讲义》(长春中医学院编)、《穴位诊断法》、《中国针灸大辞典》、《实用针灸辞典》、《针灸大辞典》、《针灸学辞典》。

胛内 奇穴。位于第五胸椎棘突下旁开2寸处。用于治疗外伤性截瘫及中暑急救。为点穴用穴，常用点法、按压法、按拔法。引见《点穴疗法》。

胛角 奇穴。位于胸背部，在肩胛下角内侧缘，即肩胛内下角与第七胸椎平齐处。用于治疗外伤性截瘫及中暑急救。点穴用按压法或点法。引见《点穴疗法》。

胛缝 奇穴。位于背部，即肩胛骨脊柱缘(内缘)近上、下角处。即在肩胛骨上角内上方1穴，肩胛骨下角内侧1穴。左右共4穴。用于治疗肩背痛连胛、肩臂风湿痛。针3分，灸3～5壮。引见《针灸集成》、《医学纲目》、《腧穴学概论》、《针灸经外奇穴图谱》、《针灸经外奇穴治疗诀》《针灸孔穴及其疗法便览》、《针灸大辞典》、《中国针灸大辞典》、《针灸学辞典》。

胞门 所指有三：(1)奇穴。单指关元左旁2寸处。(2)手针穴，位于手背，胆点后四分之一寸处。用于生殖系疾病，直刺3～5分。(3)经穴别名，所指有二：①任脉关元(CV4)穴，②肾经气穴(K13)穴，详见各该条。引见《千金翼方》、《腧穴学概论》、《实用针灸学》、《中华针灸学》、《手针新疗法》、《针灸甲乙经》、《实用针灸辞典》、《中国针灸大辞典》。

胞肓 膀胱经穴。(包肓)位于第二骶椎棘突下旁开3寸。用于治疗膀胱气化无权引起的肠鸣、腹胀、二便不利，阴肿以及腰脊痛。直刺1～1.5寸，灸7壮。

胞门子户 所指有二：①经穴别名，即肾经气穴(K13)。详见该条。②奇穴。位于下腹部脐下3寸，旁开2寸处，即任脉关元穴旁开2寸处。左为胞门，右为子户。与水道穴同位。用于治疗腹中积聚、久不受孕，胞衣不下，输卵管阻塞，难产。直刺0.5～1寸，灸50壮。引见《千金要方》、《针灸集成》、《千金翼方》、《扁鹊心书》、《中国针灸学》、《针灸资生经》、《针灸孔穴及其疗法便览》、《中国针灸大辞典》、《针灸学辞典》、《针灸大辞典》、《实用针灸辞典》。

胫　面针穴。（胫点）位于颊部，在下颌角之前方、下颌骨上缘处。当膝膑下 5 分处。为小腿部手术针麻穴。针 1～2 分，有针感后再通电。《中国民间疗法》、《针灸经外奇穴图谱》、《全国针刺麻醉资料汇编》、《中国针灸大辞典》。

胫下　奇穴。位于小腿伸侧远端，胫骨前嵴向外开 1 寸，踝关节前横纹中点直上 7 寸。当解溪穴直上 3 寸，胫骨外缘旁开 1 寸。用于治疗小儿麻痹后遗症、足下垂、下肢瘫痪。针 0.5～1.5 寸，针感麻至踝关节。引见《常用新医疗法手册》、《针灸经外奇穴图谱》、《针灸学》（上海中医学院编）。

胫中　奇穴。位于腓肠肌肌腹之内侧。与腓中呈水平处。用于治疗腰腿痛、下肢瘫痪、膝关节痛。点穴用穴，常用按压，按拔时由内向外用力，亦可用点法。引见《点穴疗法》。

胫点　即面针穴胫，详见该点。引见《全国针刺麻醉资料汇编》、《中国针灸大辞典》。

胫神经点　奇穴。为神经干刺激疗法用穴。位于腘窝中点下 2 寸，当膀胱经合阳（B55）穴同位。用于治疗下肢瘫痪（足跖屈内转障碍、足趾屈曲障碍）、痉挛性瘫痪（小腿后肌群张力增高）。直刺 1.5～2 寸，左右方向拔动针体、当刺激到胫神经时，小腿后肌群跳动和触电感。引自《神经干刺激疗法》。

食仓　奇穴。（血门）位于腹上部正中线，脐上 4 寸，左右旁开各 3 寸。当任脉中脘穴两侧各 3 寸处。另说，位于中脘穴旁开 1.5 寸处。用于治疗一切脾胃病，妇人腹中血块，急性胃炎，胃痉挛，食欲减退，消化不良。针 1～1.5 寸，灸 5 壮。引见《医经小学》、《中国针灸学》、《针灸孔穴及其疗法便览》、《针灸经外奇穴图谱》、《膏肓灸法》、《针灸学》（上海中医学院编）、《针灸经外奇穴治疗诀》、《腧穴学概论》、《中国针灸大辞典》、《针灸学辞典》、《针灸大辞典》、《实用针灸辞典》。

食吕　经穴别名，即肾经阴都（K19）穴。详见该条。引见《腧穴学概论》、《实用针灸学》、《实用针灸辞典》。

食关 奇穴。所指有二：①位于腹上部脐上 3 寸，再旁开 1 寸处。当任脉建里穴旁开 1 寸处。②位于脐上 4 寸，旁开 1 寸 3 分，当任脉中脘穴旁开 1.5 寸处。用于治疗噎膈反胃，饮食不化，胃气痛，胃痉挛，脾胃病，肠炎，胃炎。又是穴位诊断消化不良的定性穴。直刺 1～1.5 寸。引见《医经小学》、《针灸经外奇穴图谱》、《腧穴学概论》、《穴位诊断法》、《针灸学》（上海中医学院编）、《针灸学辞典》、《中国针灸大辞典》、《针灸大辞典》、《实用针灸辞典》。

食宫 经穴别名，即肾经阴都（K19）穴，详见该条。引见《针灸腧穴手册》、《腧穴学概论》、《实用针灸学》、《中华针灸学》、《针灸大辞典》、《针灸甲乙经》、《中国针灸大辞典》、《实用针灸辞典》。

食基 奇穴。（掌 1）位于手食指近掌端第一节掌面正中。用于治疗哮喘。用白胡椒埋入该穴中。引见《针灸防治哮喘》。

食道 耳针穴。位于耳轮脚下缘，口、胃之间的中、内三分之一交界处的耳甲腔部。用于诊断和治疗食道诸疾患，如食道炎、食道痉挛性狭窄、呕吐恶心、呼吸不畅、胸闷、癔病球、官能性喉梗、噎膈、癔病性吞咽困难。有疏利食道作用。针 1～2 分，留针半小时。引见《耳针》、《耳穴疗法》、《耳针疗法》、《针灸经外奇穴图谱》、《耳穴挂图》、《针灸学辞典》、《中国针灸大辞典》、《针灸大辞典》、《实用针灸辞典》。

食窦 所指有二：①脾经穴。食窦（SP17）位于胸部第五肋间隙中，当胸部正中线中庭穴旁开 6 寸处。用于治疗肝脾不和，三焦开阖失常引起的胸胁支满，噫气翻胃，腹胀水肿、咳嗽痰饮，食积，尿闭，胸膜炎，肋间神经痛。有宽胸理气，疏泄三焦，健脾和胃的作用。斜刺 5～8 分，不可深刺，灸 5 壮。②奇穴别名，即命关穴，详见该条。引见《针灸大辞典》、《中国针灸大辞典》、《针灸学辞典》。

食伤名灸 奇穴。（里内庭）位于足底趾侧缘第二跖趾关节处。即在足大趾与次趾的内侧，当胃经内庭穴相对处的足底面。用于治疗嗳腐痞满，腹痛、呕吐。伤食灸此穴能立即消食，如初灸不觉得热，是伤食的缘故。灸 30 壮。引见《经外奇穴汇编》、《针灸真髓》、《针灸经外奇穴图谱》、《针灸大辞典》、《中国针灸大辞典》。

食管下俞　奇穴。位于背部第八胸椎棘突下旁开 1 寸处。为穴位诊断食道炎的定位穴。引见《穴位诊断法》。

泉门　奇穴。（龙门）位于女性外阴部，阴唇前联合近耻骨下际处。用于治疗妇人绝嗣不生，月经不调，闭经，漏赤白。灸 5～10 壮。引见《备急千金要方》、《经穴图考》、《中国针灸大辞典》、《针灸大辞典》、《针灸学辞典》。

泉中　奇穴。位于足跗部第二趾尖端至足跟之连线中点后 5 分。当肾经涌泉穴下 1.5 寸处。用于治疗精神病、癫病、上肢痉挛、狂躁。斜刺 3～5 分，针感麻至趾尖。引见《中国针灸大辞典》。

泉阴　奇穴。（泉隆）位于腹股沟部，从腹部正中线左右旁开 3 寸处。即耻骨软骨结合部旁开 3 寸处，或横骨旁 3 寸，用于治疗男阴卵偏大、睾丸炎、癫病。针 0.5～1 寸，灸 3～7 壮。引见《类经图翼》、《针灸孔穴及其疗法便览》、《针灸大辞典》、《备急千金要方》、《中国针灸大辞典》。

泉顶　奇穴。位于足跗部第二趾尖端至足跟连线前五分之二点再向前 1 寸处。当肾经涌泉穴前 1 寸处。用于治疗癫病、精神病、下肢痉挛、心肌亢进、狂躁。斜刺 3～5 分，针感麻酸至趾。引见《中国针灸大辞典》。

泉液　经穴别名，即胆经渊腋（G22）穴。详见该条。引见《针灸大成》、《针灸聚英》、《千金要方》、《针灸学辞典》、《针灸腧穴手册》、《腧穴学概论》、《实用针灸学》、《中国针灸大辞典》。

泉隆　奇穴别名，即泉阴穴，详见该条。引见《针灸大辞典》。

泉腋　经穴别名，即胆经渊腋（G22）穴，详见该条。引见《备急千金要方》、《针灸大辞典》、《实用针灸辞典》、《腧穴学概论》、《中华针灸学》。

泉跟　奇穴。位于足跗部第二趾尖端至足跟之连线中点后 1.5 寸。当泉中穴下 1 寸处。用于治疗精神病、癫病、狂躁、下肢痉挛。斜刺 3～5 分。针感麻、酸至趾。引见《中国针灸大辞典》。

泉生足 奇穴。位于跟腱正中，跟骨上缘上横纹之中点处。用于治疗难产、腰痛、食道痉挛、脑疾患、呕吐、吞酸。针1～2分，灸3～5壮。引见《中国针灸学》、《针灸孔穴及其疗法便览》、《备急千金要方》、《针灸学辞典》、《中国针灸大辞典》、《针灸大辞典》。

垂下 奇穴别名，即听敏穴，详见该条。引见《常用新医疗法手册》、《新医疗法汇编》、《中国针灸大辞典》。

垂手 经穴别名，即胆经风市（G31）穴，详见该条。引见《针灸大辞典》、《医学原始》、《针灸学辞典》、《针灸腧穴手册》、《实用针灸辞典》。

垂体 耳针穴。位于对耳屏内壁的底部。用于治疗侏儒症，肢端肥大症，尿崩症，及休克的急救，有调节脑垂体机能的作用。按耳针常规针法操作。引见《中国针灸大辞典》、《针灸学》（上海中医学院编）。

垂前 耳针穴。（神经衰弱点、拔牙麻醉点）位于耳垂4区中央。用于治疗神经衰弱、牙痛、有交济水火，宁心安神的作用。引见

《耳穴挂图》、《耳郭诊断治疗学》、《耳穴疗法》、《耳穴诊断学》。

垂矩 奇穴别名，即中矩穴。详见该条。引见《医心方》、《中国针灸大辞典》、《针灸学辞典》、《针灸大辞典》。

垂根 奇穴。位于耳垂根部，于耳垂下取穴。用于治疗面神经麻痹，头痛，牙痛。点穴用穴，常用点法或按压法向下颌骨方向用力。引见《点穴疗法》、《临床实用点穴疗法》。

垂浆 经穴别名，即任脉承浆（CV24）穴，详见该条。引见《圣济总录》、《腧穴学概论》、《实用针灸学》、《中华针灸学》、《中国针灸大辞典》、《针灸学辞典》、《实用针灸辞典》。

重口 奇穴别名，即上合谷穴。详见该条。引见《新医疗法汇编》、《针灸穴位小词典》、《新医疗法手册》、《中国针灸大辞典》。

重肾 奇穴。位于足内踝前缘前5分直下。足胫侧下缘向足跗移行部。当肾经照海穴下5分再向前5分处。用于治疗小儿腹股沟疝。针3～5分，针感麻至趾。引见《针灸经外奇穴图谱》、《中国针灸

大辞典》。

重海　奇穴。位于臀部股骨大转子后侧凹陷直上 3 寸，再向背正中线横量 2 分。当胆经环跳穴直上 3 寸，向后横开 2 分。用于治疗下肢瘫痪。针 2.5～3 寸，针感麻至足。引见《针灸穴位小词典》、《针灸经外奇穴图谱》、《中国针灸大辞典》。

重浆　经穴别名，即任脉承浆（CV24）穴，详见该条。引见《圣济总录》、《腧穴学概论》、《实用针灸学》、《实用针灸辞典》、《中国针灸大辞典》。

盆腔穴　所指有二：①耳针穴。（腰痛点、盆腔炎点）位于三角窝内，外侧角，对耳轮上下脚分叉处稍下方。用于治疗盆腔炎、附件炎、痛经、月经不调、下腹痛、腹胀、前列腺炎、下肢部疼痛。是诊断盆腔炎、附件炎的参考穴。按耳针常规针法操作。②奇穴。位于腰部第五腰椎棘突下缘，左右旁开 3 分处。用于肛门、会阴部止痛，对下腹肌、腹膜有松弛作用。针 2.5～3 寸。引见《耳穴诊断学》、《耳郭诊断治疗学》、《耳穴挂图》、《耳穴疗法》、《微针疗法》、《观手识人》、

《中国针灸大辞典》、《针灸学辞典》、《针灸大辞典》、《实用针灸辞典》、《针灸经外奇穴图谱》。

盆腔炎点　即耳针穴盆腔，详见上条。

盆腔刺激点　奇穴。位于臀部第四骶椎棘突下方凹陷下 0.5 厘米，旁开 3 寸处。当膀胱经秩边穴下 0.5 厘米处。用于治疗二便失禁，尿潴留，直刺 3 寸，针稍偏向内侧，针感会阴部抽、胀。引见《针灸经外奇穴图谱》、《中国针灸大辞典》。

复白　经穴别名，即肾经复溜（K7）穴，详见该条。引见《针灸大辞典》。

复行　奇穴别名，即上风市穴，详见该条。引自《针灸学》（上海中医学院编）。

复音　耳针穴。位于耳甲腔内，在心与气管之间。用于治疗功能性失语。针 1～8 分。快速进针、大幅度捻转，同时令患者喊"啊"的声音，留针半小时，一般 1 次即痊愈。引自《黑龙江中医药》1988年第 5 期。

复留　经穴别名，即肾经复溜（K7）穴，详见该条。引见《针

灸学辞典》、《腧穴学概论》、《实用针灸辞典》。

复溜 肾经穴。（伏白、伏日、伏臼、复白、复留、外命、外俞、昌阳、冒阳、胃阳、吕阳）位于内踝尖与跟腱前缘处。《医学入门》等定本穴于交信之后，《针灸聚英》等定本穴于交信之前，其说不一，今从前说，《中医大辞典》。足内踝上2寸筋骨陷中，前傍骨是复溜，后旁筋是交信，两穴只有一筋之隔。《针灸大成》。用于治疗肾气不足，水湿泛滥引起的水肿腹胀、肠鸣腹泻、自汗盗汗、热病无汗、汗出不止、脉细，以及腿肿、足痿、癃闭、消渴、虚劳、遗精、肾炎、睾丸炎、功能性子宫出血、尿路感染、白带过多、腰腿痛、善怒多言、口噪舌干。复溜为肾经的经（金）穴。有滋阴补肾，清热利湿，益肾固表，利湿消肿的作用。直刺0.5～1寸，灸5壮。

复合穴 凡由两个或两个以上的穴位联合应用于某种疾病，而另立新名者，称复合穴。如四关、四花等。引见《针灸大辞典》。

便毒 奇穴。位于前臂屈侧正中线，腕横纹上4寸，掌长肌腱

与桡侧腕屈肌腱之间。或以患者中指之长度，从腕横纹向上量，中指尖到达处是穴。当心包经郄门（泽田）穴下1寸处。也是穴位诊断肛周脓肿的定性穴。用于治疗便毒。针0.5～1寸，灸3壮。引见《外科大成》、《针灸经外奇穴图谱》、《穴位诊断法》、《中医大辞典》、《针灸学辞典》、《针灸大辞典》、《中国针灸大辞典》。

便秘点 耳针穴。位于三角窝内近下缘处，当对耳轮下脚中点上缘，即坐骨神经穴的上方，一说在附件穴的下方；一说便秘点与坐骨、交感呈等边三角形的对耳轮下角的上缘处。用于治疗便秘、大便干结、痔疮出血。针1～2分钟，留针半小时。引见《耳针》、《耳穴挂图》、《针灸经外奇穴图谱》、《微针疗法》、《中国针灸大辞典》、《针灸大辞典》、《针灸学辞典》、《实用针灸辞典》、《耳穴疗法》。

急脉 （Liv12） 肝经穴。（羊矢）位于耻骨联合下缘，前正中线旁开2.5寸，当腹股沟股动脉处，故名急脉。用于治疗局部经气虚衰引起的少腹痛，疝气、阴挺、月经不调、阴茎痛、腿痛。有舒肝理

气的作用。直刺5～8分，应避开动脉；灸5壮。

急救点　手针穴。位于手掌面，中指尖，距指甲缘2分许。用于昏迷急救。针1～2分，用泻法。引见《实用针灸学》、《中医大辞典》。

俞门　经穴别名，即任脉石门（CV5）穴，详见该条。引见《腧穴学概论》、《实用针灸学》、《实用针灸辞典》。

俞穴　俞与"输"、"腧"通，泛指所有腧穴。又专指背俞穴。详见各条。引见《针灸学辞典》。

俞府　肾经穴。（输府、腧府）位于锁骨下缘距正中线2寸处，当锁骨与第一肋间的凹陷处，深部适对肺尖。用于治疗冲气上逆，壅滞于胸，肺气不宣引起的咳逆上、常咳久喘、胸痛中满、喘不得息，以及胸膜炎、肋间神经痛、呕吐、纳呆。俞府穴有宣肺理气、降逆化痰的作用。斜刺3～5分，不宜深刺；灸5壮。

独会　奇穴别名，即独阴穴，详见该条。引见《针灸学辞典》。

独阴　奇穴。（独会）位于足底第二趾节横纹之中点。用于治疗卒心痛、难产、死胎、胎衣不下、月经不调、小肠疝气、妇人干哕、呕吐、积聚。针2分。灸3壮。引见《针灸大成》、《中国针灸学》、《针灸大辞典》、《针灸学辞典》。

剑门　奇穴。位于尺骨环状关节面，指尖掐得的凹陷处。取穴时以屈肘俯掌旋前位，在尺骨小头的凸出处（在小指与无名指的指缝直上）做点穴记号，然后以旋后位举手到胸、记号变换了位置、而记号所在处是剑门穴，此谓"腕转剑门开"。用于治疗晕厥、虚脱、腕关节与指关节痛，发热汗不出、黄疸、小儿搐搦、三叉神经痛。直刺2～3分，灸5壮。引自《新针灸学》（朱连著）。

剑巨　奇穴。位于前臂屈侧正中线，腕横纹上3寸2分，当掌长肌腱与桡侧腕屈肌腱之间。在心包经间使穴上2分处。用于治疗马刀、坚硬如石、痛引颈项者。直刺0.5～1寸，灸3～5壮。引见《外科大成》、《经穴汇解》、《针灸经外奇穴图谱》、《针灸学辞典》、《针灸大辞典》。

透从　奇穴。位于上臂屈侧，尺侧线，腋前皱襞直下2寸，当心经极泉穴下 2 寸处。用于治疗痉挛型瘫痪（颈椎损伤）。针 2～3 寸，以达对侧皮下为准，针感麻至手。引自《针灸经外奇穴图谱》。

保健　奇穴别名，即足益聪穴，详见该条。引见《新医疗法汇编》、《工人医生手册》、《中国针灸大辞典》。

信号　方云鹏头针穴（信号中枢）、从耳尖至枕外粗隆上 3 厘米处画 1 连线，其中点是穴。用于感觉性失语，癫痫，理解力减退。引见《实用头针大全》。

倒象　方云鹏头针穴（运动中枢）。位于从眉顶枕线的中点向后 1.25 厘米处作为 1 个点，从眉耳枕线的中点向前 1.25 厘米处再向上画 1 直线，在其 4 厘米处取 1 个点，两点的连线即相当于中央沟。倒象的位置是在连线前约 0.75 厘米处，相当于中央前回（运动中枢）在头皮上的投影处。用于治疗对侧肢体运动障碍。引见《实用头针大全》。

倒脏　方云鹏头针穴。（感觉中枢）位于相当于中央后回（感觉中枢）在头皮上的投影处。用于治疗内脏疾病和对侧肢体感觉障碍。

引见《实用头针大全》。

冠心沟　耳穴之一。（供血不足沟）位于耳垂部，自屏间切迹下至耳垂 8 区（扁桃体）的一条耳折痕。为心脏冠状动脉或大脑动脉供血不足及心律不齐诊断的特定穴位。引见《耳穴疗法》、《微针疗法》、《耳穴诊断治疗学》、《针灸新知识辞典》。

〔丶〕

神门　所指有三：①心经穴。神门（H7）（兑骨、兑厉、兑冲、中都、锐中、阴池）位于掌后腕横纹尺侧端，豆状骨（兑骨）下，当尺侧腕屈肌腱之桡侧缘凹陷中。用于治疗气血不和、心经功能失调引起的心痛、心烦、怔忡、惊悸、不寐、善忘、狂痫、痴呆、喉痹失音，以及胁痛、腕关节痛、掌中热。神门为手少阴输（土），心经之原穴。又是穴位诊断低血压的定性穴。有行气活血、清心定神、宁心通络、调理气血的作用。直刺 3～5 分，灸 3 壮。②耳针穴。位于三角窝的上缘，对耳轮上脚下缘的中、外三分之一交界处。用于治疗神经精神系统多种疾病如神经官能症，精神分裂症、癫痫、高血压、头昏、头晕、烦燥不安、干咳、过敏性哮喘，各种原因引起的疼痛、腹泻、瘙痒症。本穴有调节大脑皮层兴奋和抑制作用，还有镇静、止痛、止痒、安神、清热、降气、镇咳、平喘的作用。是耳针中最常用的大穴之一，是耳针麻醉的主穴之一，也是诊断人体某处疼痛及神经衰弱的参考穴。③奇穴。（泽田派神门）位于腕部，手掌向上时，在尺骨茎突的下方的凹陷中。用于治疗神经衰弱，精神病、狭心症的名灸穴，对于便秘亦有良效。引见《针灸临床治疗学》、《耳针》、《耳郭诊断治疗学》、《穴位诊断法》、《针灸大辞典》、《简明中国针灸》、《中国针灸大辞典》。

神光　经穴别名，所指有二：①指胆经日月（G24）穴。②指胆经辄筋（G23）穴。详见各该条。引见《针灸甲乙经》、《千金要方》、《针灸大成》、《针灸学基础》、《针灸腧穴手册》、《实用针灸学》、《针灸学辞典》、《实用针灸辞典》、《中国针灸大辞典》。

神府　所指有二：①奇穴。位于腹上部正中线、胸膛窝下3分处。当任脉中庭穴下3分。即胸骨

剑突正中取之。用于治疗心痛暴绞欲死，冠心病或狭心症所致之心绞痛。沿皮刺3～5分，灸3～5壮。②经穴别名，即任脉鸠尾（CV15）穴，详见该条。引见《千金要方》、《腧穴学概论》、《针灸经外奇穴图谱》、《针灸腧穴图谱》、《中国针灸大辞典》、《针灸学辞典》、《实用针灸学》、《中华针灸学》、《实用针灸辞典》。

神宗　经穴别名，即督脉脊中（GV6）穴，详见该条。引见《针灸腧穴手册》、《腧穴学概论》、《中华针灸学》、《太平圣惠方》、《针灸学辞典》、《中国针灸大辞典》、《实用针灸辞典》。

神庭（GV24）　督脉穴。（天庭、天门、大天心、上天心、发原、发际）位于头部正中线入前发际5分处。用于治疗邪热上壅引起的癫痫、惊悸、狂走，不得安寝、头痛眩晕、鼻渊、流涕。神庭为足太阳、阳明，督脉之会穴。此穴深部两侧适对大脑两半球额叶之前部，精神联合中枢位于其内，故有治疗心神错乱等精神病的作用。并有清头、散风、明目、宁心、安神的作用。平刺5～8分，灸5壮。

神封（K23） 肾经穴。位于胸部第四肋间隙、前正中线旁开2寸处。当任脉膻中穴旁开2寸处。即在膻中与乳中穴连线之中点处。用于治疗冲气上逆、壅滞胸中引起的逆气，胸胁支满，咳嗽气喘，乳痈寒热，呕吐不食，肋间神经痛。有宣肺理气、宁心安神、宽胸利膈、降逆止呕、和胃止痛的作用。斜刺5～8分，不可深刺，灸5壮。

神堂 所指有二：①膀胱经穴。神堂（B44）位于背部第五胸椎棘突下旁开3寸。当督脉神道穴旁开3寸，即在膀胱经心俞穴外开1.5寸处。用于治疗经气郁滞引起的脊背强痛和心气虚弱引起的气喘、咳嗽、心悸、胸胀满痛。本穴有宁心安神、清肺理气、和益心气、疏经络的作用。也是穴位诊断心血管疾病的定位穴。斜刺0.5～1寸，灸3～7壮。②经穴别名，即督脉上星（GV23）穴。详见该条。引见《穴位诊断法》、《针灸学辞典》、《针灸腧穴手册》、《腧穴学概论》、《针灸大辞典》、《实用针灸学》、《中国针灸大辞典》、《中华针灸学》、《针灸聚英》、《实用针灸辞典》。

神授 奇穴。位于前臂伸面桡侧线腕背横纹上5寸5分。当大肠经阳溪穴上5寸5分，即在温溜穴上5分处。用于治疗牙痛。针0.5～1寸，灸14壮。引见《经穴汇解》、《针灸学辞典》、《针灸大辞典》。

神道（GV11） 督脉穴。（脏俞、脏腧、藏俞、壮俞、冲道）位于后正中线第五胸椎棘突下凹陷处。用于治疗心气虚衰引起的健忘、惊悸、精神恍惚、神经衰弱、悲愁、咳嗽气喘，小儿瘛疭，以及脊背强痛，肋间神经痛。也是穴位诊断神经衰弱的定性穴。有养心安神、清热熄风、宁心化痰的作用。向上斜刺0.5～1寸，灸3～7壮。

神智 耳针穴。位于耳背部，耳壳软骨与颞骨移行部之上四分之一与下四分之三交界处。恰当三角窝隆起与耳甲之间所形成的凹窝是穴。用于治疗神经衰弱、神经官能症、癫狂、癫痫、高热、高血压病、低血压、呕吐、耳鸣、脑膜炎、脑炎。针斜向内下刺0.5～1寸。引见《红医针疗法》、《针灸经外奇穴图谱》、《中国针灸大辞典》。

神阙（CV8） 任脉穴。

（气舍、气合、脐中、命蒂、维会、六宫、环谷）位于腹部脐窝正中。用于治疗元气虚衰引起的腹痛、肠鸣、水肿、臌胀、泄泻脱肛、中风脱症、中风尸厥、休克。本穴有培元固本，温阳固脱，回阳救逆，健运脾阳，和胃理肠，开窍复苏的作用。本穴为回阳救逆的主要灸穴。隔盐灸或隔姜灸，7～100 壮，禁针。

神聪 奇穴别名，即奇穴四神聪，详见该条。引见《针灸经外奇穴图谱》、《中国针灸大辞典》。

神藏 （K25） 肾经穴。位于胸部，前正中线旁开 2 寸，第二肋间隙中，当任脉紫宫穴旁开 2 寸处。用于治疗冲气上逆引起的胸痛烦满、咳嗽气喘、呕吐恶食、胸膜炎、肋间神经痛。本穴有宣肺理气、宽胸降逆、平喘止吐的作用。斜刺或平刺5～8分，可灸。

神门 1 耳针穴。位于三角窝外侧角，对耳轮上、下脚交叉处的顶点。用于治疗近视眼、耳压法。引见《耳压疗法》。

神门 2 耳针穴。位于神门 1 外侧旁开 1 分处。用于治疗近视眼。用耳压法。引见《耳压疗法》。

神应穴 孔穴分类名，即阿是穴的别名，详见天应穴。引见《针灸学辞典》、《中国针灸大辞典》。

神经点 耳针穴。位于耳屏内侧正中点，咽喉穴之下。本穴可使迷走神经兴奋，使腺体分泌增加，排痰增多。引见《耳压祛痰疗法》。

神根穴 所指有二：①奇穴。位于患侧足背、肝经太冲与行间穴之间点。用于治疗中风偏瘫。用 3 寸毫针斜刺透用涌泉穴直达足心。②舌针穴。位于舌底、舌下系带根部凹陷中。用于治疗高血压病、脑血栓。按舌针常规针法。引见《微针疗法》、《中医杂志》1992 年第 5 期。

神聪四穴 奇穴别名，即四神聪穴，详见该条。引见《针灸经外奇穴图谱》、《中国针灸大辞典》。

神经点 1 耳针穴。位于对耳屏内壁，兴奋点穴后下方。用于治疗面神经麻痹，动眼神经麻痹，重症肌无力。按耳针常规针法操作。引见《耳部信息诊断法》、《中国针灸大辞典》。

神经点 2 耳针穴。位于对

耳屏内壁兴奋点的外方。主治同神经点1。按耳针常规针法操作。引见《耳部信息诊断法》、《耳针穴位挂图》。

神经丛点 即耳针穴。交感点，详见该条。引见《耳穴疗法》。

神经衰弱区 耳针穴。位于颈椎与枕、顶两穴之间。用于治疗神经衰弱。本区有安神定志，醒脑的作用。按耳针常规针法操作。引见《耳穴疗法》。

神经衰弱点 耳针穴。（现改为垂前、曾用名拔牙麻醉点2）位于耳垂前面，耳垂4区内。用于治疗神经衰弱、失眠、牙痛。亦为拔牙用针麻穴。按耳针常规针法操作。引见《耳针疗法》、《耳郭诊断治疗学》、《针灸经外奇穴图谱》、《耳穴挂图》、《耳针穴位挂图》、《中国针灸大辞典》、《微针疗法》。

神经官能症点 耳针穴。（现改为耳中、包括支点、膈）位于耳轮脚上有一凹陷处。在膈穴外方，在支点穴外上方。用于治疗神经官能症、呃逆、荨麻疹、皮肤瘙痒、小儿遗尿症。按耳针常规针法操作。引见《耳针》、《耳穴挂图》、《耳针穴位挂图》、《中国针灸大辞典》、《针灸学辞典》。

前关 所指有二：①经穴别名，即胆经瞳子髎（G1）穴，②奇穴别名，即太阳穴。详见各该条。引见《千金要方》、《太平圣惠方》《中医大辞典》、《针灸学基础》、《针灸腧穴手册》、《腧穴学概论》、《实用针灸学》、《中华针灸学》、《实用针灸辞典》、《针灸学辞典》、《中国针灸大辞典》、《针灸大辞典》。

前阴 所指有二：①鼻针穴。（外生殖器、鼻柱）位于鼻针第一线上，鼻中隔下端尽处，当督脉水沟穴之上。为剖腹产、子宫切除、腹股沟疝修补、输卵管切除术的针麻穴。针斜刺1～2分，当有针感时通电诱导之。②指龙门奇穴的别名，详见该条。引见《全国针刺麻醉资料汇编》、《针灸经外奇穴图谱》、《针灸大辞典》、《中国针灸大辞典》。

前谷（SI2） 小肠经穴。位于手小指尺侧第五掌指关节前下方之凹陷处。握拳时，当掌指关节前之横纹头赤白肉际处。用于治疗心经郁热，兼有外感引起的头痛、鼻塞、耳鸣耳聋、咳而胸满、热病无汗、喉痹舌肿、疟腮、面颊肿痛、目痛生翳、产后无乳、乳痈、以及前臂酸痛，手指麻木。前谷为小肠经的荥（水）穴，有清热疏风解表的作用。针2～3分，灸3壮。

前进 奇穴。位于大腿外侧正中线，胆经风市穴上2.5寸。当腘窝横纹上8寸5分水平线。用于治疗小儿麻痹后遗症、下肢瘫痪、麻痹、疼痛、腿细无力、发凉、跛行、腿痛。直刺1～3寸，灸3～7壮。引见《常用新医疗法手册》、《实用针灸学》、《针灸经外奇穴图谱》、《针灸学》（上海中医学院编）、《中医临床新编》、《中国针灸大辞典》。

前顶（GV2） 督脉穴。（头鹤顶）位于前发际正中直上3.5寸。当百会穴前1.5寸处。用于治疗督脉失调引起的癫疾、头顶痛、目眩、鼻渊、水肿、小儿惊风、脑中风所致之半身不遂。本穴有疏调督脉，清头散风之作用。平刺5～8分，灸3壮。

前牙痛 耳针穴。位于耳垂6区，内耳外侧。用于治疗前牙痛。按耳针常规针法操作。引见《耳穴贴压疗法》。

前风市 奇穴。位于大腿外侧正中线前方2寸，腘窝横纹上6寸处。当胆经风市穴前2寸处。用于治疗下肢瘫痪，抬腿无力。直刺1～3寸，针感酸、麻至膝，灸5～7壮。引见《常用新医疗法手册》、《实用针灸学》、《针灸经外奇穴图谱》、《中国针灸大辞典》。

前头点 手针穴。（一号穴、前头痛点）位于手食指背侧近端第一指间关节桡侧缘赤白肉际处。用于治疗胃肠痛、阑尾炎、膝关节痛、踝及趾关节扭伤、前头痛。按手针常规针法操作。引见《常用新医疗法手册》、《实用针灸学》、《针灸经外奇穴图谱》、《中医大辞典》、《微针疗法》、《新医疗法汇编》、《中国针灸大辞典》。

前发际 奇穴别名，即发际穴之一，详见发际条。引见《针灸大辞典》、《中国针灸大辞典》。

前承山 所指有二：①奇穴。位于小腿伸侧正中线，胫骨前嵴上、外踝上缘上8寸处。正对小腿屈侧之承山（B57）穴。用于治疗小儿角弓反张，急惊、抽搐。灸3～4壮。②经穴别名，即胃经条口（S38）穴，详见该条。引见《经穴汇解》、《针灸腧穴图谱》、《针灸腧穴手册》、《腧穴学概论》、《针灸经外奇穴图谱》、《针灸大辞典》、《中国针灸大辞典》、《针灸学辞典》、《实用针灸辞典》。

前会阴　所指有二：①奇穴。位于外阴部，女性位于阴唇前联合上5分处，男性位于阴茎根上5分处。用于治疗头痛、腰痛、一切痛症、急性胃炎、肩关节炎、子宫脱垂、胃下垂、睾丸肿大、风湿性关节炎。针1～1.5寸。针感男性阴茎抽、胀，女性外阴酸、麻。②指奇穴龙门的异名，详见该条。引见《哈尔滨中医》1961年第9期，《针灸经外奇穴图谱》、《中国针灸大辞典》。

前曲泽　奇穴。位于上臂屈侧，肘横纹正中直下1寸处，当心包经曲泽穴下寸处。用于穴位诊断甲状腺功能亢进症的定性穴。引自《穴位诊断法》。

前列腺　耳针穴。（现改为艇角）位于耳甲艇内上角处。在对耳轮下脚的下缘与耳轮交界之间。用于治疗前列腺炎、尿路感染、性功能障碍、遗精、早泄。亦是诊断前列腺疾患和性功能障碍的参考穴。按耳针常规针法。引见《耳穴挂图》、《耳针》、《耳郭诊断治疗学》、《针灸经外奇穴图谱》、《微针疗法》、《针灸大辞典》、《中国针灸大辞典》。

前肩髃　奇穴。（髃前）位于肩部肩峰向内平开1寸处。当大肠经肩髃穴向内平开1寸处。用于治疗肩关节痛，肩臂痛不能上举。针6～8分，灸3～7壮。引见《针灸孔穴及其疗法便览》、《针灸腧穴图谱》、《针灸经外奇穴图谱》、《中国针灸大辞典》、《针灸大辞典》。

前抬肩　奇穴。位于肩部，肩锁关节前面、锁骨头前内下方之凹陷处。用于治疗肩关节炎、抬肩障碍、上臂不举、偏瘫。针法：正坐，双手扶膝，针向三角肌方向刺2～3寸。引见《红医针疗法》、《针灸经外奇穴图谱》、《中国针灸大辞典》。

前神聪　奇穴。位于头部正中线与两耳尖连线之交点向前1寸处。当督脉百会穴前1寸处。即四神聪穴之一。用于治疗头痛、眩晕、健忘、失眠、中风、癫痫、脑贫血、神经衰弱。针2～3分，灸3壮。引见《类经图翼》、《腧穴学概论》、《针灸经外奇穴图谱》、《中医大辞典》、《针灸学辞典》、《针灸孔穴及其疗法便览》、《针灸大辞典》。

前章门　经穴别名，即脾经冲门（SP12）穴，详见该条。引见《针灸腧穴手册》、《腧穴学概论》、《实用针灸学》、《实用针灸辞典》。

前棘下　奇穴。位于髂前下棘下 2.5 寸处。用于治疗下肢瘫痪、膝关节痛。点穴用按压法或点法。引见《点穴疗法》。

前腹膜　耳针穴。（现改为艇中、包括脐中、腹水、醉点、前腹膜、后腹膜）位于耳甲艇中央、在脐周穴下方、大小肠两穴的上方、呈弧形线状。用于腹膜炎、腹痛、腹胀、胆道蛔虫病、腮腺炎的治疗及腹部手术的针麻穴。按耳针及其麻醉常规针法操作。引见《耳针》、《针灸经外奇穴图谱》、《耳穴挂图》、《针灸大辞典》。

前臂中　奇穴别名，即手逆注穴，详见该条。引见《腧穴学概论》、《中国针灸大辞典》。

前臂穴　口针穴。位于上颌左侧尖牙与第一双尖牙之间口腔前庭粘膜处。用于治疗前臂肿痛，小儿麻痹症。斜刺或平刺 3～5 分，进针后加强患肢活动。引见《河北中医》1985 年第 5 期，《微针疗法》。

前头百会　经穴别名，即督脉囟门（GV22）穴，详见该条。引见《实用针灸学》、《实用针灸辞典》。

前头痛点　即手针穴前头点，详见该条。引见《针灸经外奇穴图谱》、《中国针灸大辞典》。

前后神聪　即奇穴四神聪的一部分，即在百会前后各 1 寸处共两穴。主治针法及引证均同前神聪穴，详见该条。

前后隐珠　奇穴。位于足跖部，在肾经涌泉穴前后各 5 分处，各 1 穴，1 足计两穴。用于治疗腿部疔疮，下肢痉挛、跖神经痛、心悸亢进、高血压病、小儿搐搦、头痛、眩晕及用于急救。引见《针灸孔穴及其疗法便览》、《针灸经外奇穴治疗诀》、《针灸经外奇穴图谱》、《针灸学》（上海中医学院编）、《针灸大辞典》、《中国针灸大辞典》。

前列腺炎特定穴　奇穴。位于会阴穴至肛门的中点。用于治疗慢性前列腺炎。用 28 号毫针直刺 1.5 寸～2 寸，得气后小幅度提插 2～3 次后，留针 20 分钟出针，每天 1 次，10 次为 1 疗程。引见《浙江中医杂志》1988 年第 6 期。

逆注 经穴别名，即大肠经温溜（LI7）穴，详见该条。引见《针灸腧穴手册》、《腧穴学概论》、《实用针灸学》、《中华针灸学》、《实用针灸辞典》、《中国针灸大辞典》。

追风针 奇穴。位于大腿部，胆经风市穴下 2 寸，与中渎穴同位。用于治疗股外侧皮神经炎，髋关节酸痛麻木发凉。用长针向上斜刺 7 寸左右。引见《红医针疗法》、《针灸经外奇穴图谱》。

扁肩 经穴别名，即大肠经肩髃（LI15）穴，详见该条。引见《腧穴学概论》、《实用针灸学》、《实用针灸辞典》。

扁骨 经穴别名，所指有二：①扁髃（LI15）穴、②肩窌（TE14）穴，详见各该条。引见《太平圣惠方》、《针灸资生经》、《外台秘要》、《针灸聚英》、《实用针灸学》、《实用针灸辞典》、《针灸大辞典》、《中国针灸大辞典》。

扁桃 即奇穴扁桃体炎，详见该条。

扁桃安 即奇穴扁桃体，详见上条。

扁桃体 奇穴。（扁桃、扁桃腺、扁桃安、发音、东风）。本穴别名较多，定位稍有差异，如东风穴位于下颌角后 5 分，直刺 1 寸；扁桃体位于下颌角内下 5 分，向上斜刺 1 寸；扁桃腺、扁桃安、发音穴均于下颌角直下 5 分处，当胃经颊车穴下 1 横指处。用于治疗急慢性喉炎、咽炎、扁桃体炎、颈淋巴结肿大、下颌关节炎。直刺 0.2～0.3 寸。引见《经外奇穴图谱》。

扁桃腺 ①即奇穴扁桃体，详见该条。声音嘶哑、腮腺炎。针向上斜刺 2 寸，针感喉部发麻、热。②耳针穴，（扁桃体 4），详见扁桃体 4。引见《新医疗法汇编》、《临床教材》、《针灸经外奇穴图谱》、《针灸学》（上海中医学院编）、《中国针灸大辞典》、《耳穴诊断学》、《耳穴疗法》。

扁桃体 1 耳针穴。（耳尖）位于耳尖稍后方的耳轮部。以耳垂前面 8 区中央即扁桃体 4 为基点，向上引 1 条直线，把耳分成两半，此线与耳轮上部相交处为扁桃体 1 穴。用于治疗发热、高血压病、急性结膜炎、麦粒肿、扁桃体炎、咽炎、喉炎。有清利咽喉作用。按耳针常规针法操作。引见《耳穴挂图》、《针灸大辞典》、《中国针灸大辞典》。

扁桃体 2 耳针穴。位于扁桃体1与扁桃体4两穴之间弧线的中点正面耳轮部，即当近肩穴处的耳轮部，即当耳轮脚的延长线与耳轮交点处。主治、针法及引证均同扁桃体1。

扁桃体 3 耳针穴。位于扁桃体2与扁桃体4两穴之间弧线的中点耳轮正面，即当耳轮尾处的耳轮部。主治、针法及引证均同扁桃体1。

扁桃体 4 耳针穴。（扁桃体穴）位于耳垂前面8区的中央。耳垂划区：从屏间切迹底部起，划三条水平方向的平行线，把整个耳垂划成三等分，再作垂直方向的两条平行线，把整个耳垂划成9等分，自上而下，自左而右，自外向内分别划为1～9区。主治、针法及引证均同扁桃体1，详见该条。

扁桃体穴 所指有二：①指耳针穴，即扁桃体4，详见该条。②指手针穴，即扁桃体点，详见该条。引见《微钋疗法》、《耳郭诊断治疗学》。

扁桃体点 手针穴。（鱼际点）位于手掌鱼际部，第一掌骨尺侧中点。用于治疗扁桃体炎、喉炎。针3～5分，针感麻至拇指。引见《新医疗法手册》、《实用针灸学》、《针灸经外奇穴图谱》、《中医大辞典》、《中国针灸大辞典》。

扁桃体痛点 奇穴。位于拇指甲床后正中。用于治疗急性扁桃体炎。按手针常规针法操作。引自《临床教材》上册。

扁桃体（手） 即手针穴扁桃体点（鱼际点），详见该条。引见《中国针灸大辞典》。

浮白（G10） 胆经穴。位于耳根上缘向后入发际横量1寸处。即在耳后乳突的后上方，当天冲与头窍阴穴的弧形连线的中点处。用于治疗风气闭于经脉引起的头痛、目痛、耳鸣耳聋、瘿气。浮白为足少阳、太阳之会，有清热散风疏气的作用。平刺0.5～1寸，灸3壮。

浮郄（B38） 膀胱经穴。位于大腿后面，下部靠外侧，腘窝横纹中点上1寸的水平，当委阳穴直上1寸处。用于治疗寒湿邪客于经络，瘀结不畅引起的臀股麻木、小腹热结、便秘、霍乱转筋、股外筋急、髀枢不仁、下肢外侧麻痹、膀胱炎、急性胃肠炎，有化瘀通经、疏筋利节作用。直刺1～2寸，灸7壮。

浮肿九灵术 针灸方。是由任脉中极（CV3）、关元（CV4）、水分（CV5）、肝经行间（Liv2）、太冲（Liv3）、胃经水道（S28）、脾经三阴交（SP6）组成的针灸方。用于治疗肾性水肿。针法、定位详见各条。唯独行间向上斜刺透太冲。引见《红医针疗法》、《中国针灸大辞典》。

洪池 推拿穴。（曲泽）位于肘横纹中点处，当心包经曲泽穴的桡侧。用于治疗气血不和。用拇指推按3～5次。引见《小儿推拿》、《中医推拿学讲义》。

洪音 奇穴。位于颈部，喉结旁开5分，即甲状软骨切迹上凹陷两侧旁开5分处，当任脉廉泉穴左右旁开5分处。用于治疗急、慢性喉炎、声带疾病、声音嘶哑、喉部刺痒发紧、咳嗽多痰。针2～3分。引见《针灸经外奇穴图谱》、《针灸学》（上海中医学院编）、《中国针灸大辞典》。

首面 奇穴别名，即头面穴。也是面针与鼻针同位穴，但头面与首面定位不同，头面靠上，首面靠下。详见该条。

首窍阴 经穴别名，即胆经头窍阴（G11）穴，详见该条。引见《圣济总录》、《针灸学辞典》、《针灸大辞典》。

穿鼻 奇穴别名，即上迎香穴，详见该条。引见《刺疗捷法》、《针灸学辞典》、《针灸大辞典》。

穿心针 奇穴。实为任脉中脘（CV12）穴。只是针法与主治不同，用于治疗胃痉挛、幽门梗阻、胃肠功能紊乱。用毫针由中脘进针，刺抵脊柱前面。病人仰卧、屈膝、张口、快速破皮，然后乘呼气之机向下点刺，阶段进针，脊柱触电感。引见《红医针疗法》、《针灸经外奇穴图谱》。

穿甲针 针灸方。是由三焦经天井（TE10）清冷渊（TE11）、消泺（TE12）穴组成的针灸方。用于治疗上肢瘫痪、麻木、抬肩障碍、小儿麻痹后遗症、肩肘关节痛。从天井穴进针向上斜刺，经清冷渊，透达消泺穴上方。针感酸、麻上传至肩、下传至手。引见《红医针疗法》、《中国针灸大辞典》。

语门穴 舌针穴。位于舌体腹侧。用于治疗中风中枢性失语。令患者张口、将舌头牵出唇外，用右手持28号3寸毫针、沿瘫侧舌体肌层顺舌静脉走行，由舌头向舌根方向平刺2.5寸，行强刺激手法，当患者咽喉部出现发热感觉，并用力拽舌或喊出"啊"字时起针。两天针1次，6次为1疗程。引见《中国针灸》1988年6期。

语言形成区 林氏头针穴。位于声记忆区的下方，乳突的后方刺3厘米长。用于治疗神经性耳聋。引见《实用头针大全》。

祛痰术 针灸方。是由任脉鸠尾（CV15），中庭（CV16）、膻中（CV17）、玉堂（CV18）、紫宫（CV19）、华盖（CV20）、璇玑（CV21）计7穴组成的针灸方。用于治疗气管炎、支气管喘息、肺结核、胸痛、癔病、癫痫、心力衰竭、低血压、心动过速。由鸠尾穴进针，沿皮下透刺，上达璇玑穴。针感麻、胀向两侧胸部放散。引见《红医针疗法》、《中国针灸大辞典》。

祛风疏经方 针灸方。是由胃经头维（S8）、大肠经合谷（LI4）、胆经风池（G20）、督脉百会（GV20）组成的针灸方。用于治疗头风头痛（由于风袭经络、症见发时痛势阵作、如锥如刺、痛有定处，甚则头皮肿起成块）。随症加穴：巅顶痛者加脑空、行间；前头痛加上星、合谷、后溪；偏头痛加太阳、外关、侠溪；后头痛加后顶、后溪、昆仑。方义：本病由于风袭经络为患、故取头维搜风通络，以治阳明头额之风；风池祛风止痛、以驱少阳偏头、颈项之风；百会为厥阴肝脉之会，取之以平熄巅顶之风；因头为诸阳之会，面为阳明之乡，头面有疾，故取合谷以除头面之风。诸穴合用共奏祛风疏经镇痛之效。引见《中国针灸大辞典》。

祛风通络方 针灸方。是由胆经阳白（G14）、风池（G20），胃经四白（S2）、地仓（S4）、肝经太冲（Liv3）、大肠经合谷（LI4）、膀胱经攒竹（B2）穴组成的针灸方。用于治疗面瘫（起病突然，每在睡眠醒来时发现1侧面部板滞、麻木、瘫痪、不能蹙额、皱眉、露齿、鼓腮、口角向健侧歪斜、露睛、闭目不合、流泪、患侧鼻唇沟变浅或消失，少数病人在初起时在耳后、耳下疼痛，重者出现舌前三分之一味觉丧失或听觉过敏）。随症加穴：鼻唇沟平坦者加迎香或巨窌；人中沟歪斜者加水沟；颏唇沟歪斜者加承浆或夹承浆；乳突部疼痛加翳风。方义：本方具有祛风通络作用。风池、翳风同属少阳、有疏解风邪之效，翳风可祛风止痛用于耳后乳突部痛；阳白、四白、攒竹、地仓有疏调经气的效能。采用透穴法，以加强经气之通调，如地仓透颊车。合谷、太冲为循经远端取穴，两穴对头面之疾最为有效。引见《中国针灸大辞典》。

祛寒调经方 针灸方。是由任脉气海（CV6），脾经血海（SP10），胃经天枢（S25）、归来（S29）穴组成的针灸方。用于治疗月经后期而至、甚至四五十天才行经1次、经色淡晦、形寒喜热，脉迟、舌淡。随症加穴：脾胃虚寒者加中脘、足三里，三阴交；血虚者加脾俞、膈俞。方义：本方具有祛寒调经作用。盖阳明多气多血，故刺灸天枢、归来以温经散寒；取气海、血海以理气和血。寒邪得除、气血调和、则经水始可应期而至。引见《中国针灸大辞典》。

祛瘀生新方 针灸方。用阿是穴治鸡眼。用火针直刺鸡眼中心，以断其根。轻者1针1周可愈，重者1周后再施针1次两周痊愈。或用大艾炷直接灸患处5～7壮，每天1次，10次左右鸡眼组织坏死，脱落而愈。引见《中国针灸大辞典》。

祛风清热利湿方 针灸方。是由围针穴、三焦经外关（TE5）、大肠经曲池（LI11）、脾经三阴交（SP6）、肝经太冲（Liv3）穴组成的针灸方。用于治疗带状泡疹（发病前局部有感觉过敏和神经痛的征象，可伴有轻度恶寒发热、全身不适，二三天局部出现不规则的小红疹，继则变为小水疱，疱疹呈带状在躯干或四肢的某一侧、不对称、沿神经分布区发疹、常有明显的分界线、局部红润灼热、奇痒或剧疼、常致彻夜难眠、兼有口干苦、便秘、尿黄、舌质红、苔黄腻）。随症加穴：疱疹在头面者加合谷、内庭；疱疹在腰以上加支沟、内关；疱疹在腰以下加血海、阴陵泉。方义：本方具有祛风热利湿的作用。本病多由风、热、湿邪郁于肌肤所致。盖"诸痒皆属于风"故取三焦经之络穴外关以祛三焦之风热；取手阳明之合穴曲池以清阳明之郁热；太冲为肝经之原穴、针而泻之以清肝胆之郁火；取三阴交为肝、脾、肾三经之交会穴，以疏调足三阴之经气，而起健脾清热利湿之效。独用围针以环状透刺，藉其疏通局部经气调和气血而奏消炎、镇痛、止痒之功。注：围针穴，即位于皮肤损害的四周，跟疱疹约 0.5～1 寸处，为 4～8 穴；针尖刺向疱疹中心区、呈 25°角针刺。引见《中国针灸大辞典》。

祛痰生新通经方　针灸方。是由任脉中极（CV3）、大肠经合谷（LI4）、脾经血海（SP10）、三阴交（SP6），肝经行间（Liv2）穴组成的针灸方。用于治疗血滞经闭、月经停止、少腹胀痛、伴有烦热、胸闷、重症腹部出现癥瘕、大便燥结，皮肤甲错、口干、舌质暗红或有紫点，脉象沉弦而涩。随症加穴：血滞者加气冲、地机、曲泉；烦热胸闷加内关，照海。方义：本方具有退热舒郁、祛痰生新、活血通经的作用。中极能理冲任调下焦、血海为脾经腧穴，行间为肝经之荥穴，两穴同用以疏肝调

脾而奏退热，行瘀、化滞之效；合谷善理气分之郁热，三阴交善蠲血分之瘀滞，两穴合用可使气血下行而达活血通经之目的。引见《中国针灸大辞典》。

宣肺止哮方　针灸方。是由任脉中脘（CV12）、膻中（CV17）、天突（CV22），肺经列缺（L7），胃经丰隆（S40），膀胱经肺俞（Bl3）穴组成的针灸方。用于治疗寒哮（症见痰液清稀，色白质粘、胸膈满闷、面色晦滞、口不渴，脉浮紧，苔白滑）。随症加穴，胸膈满闷加内关，膈俞；痰液清稀量多加脾俞、章门、足三里。方义：本方具有宣肺理气、健脾化痰、利咽止哮的功用。盖膻中主一身之气，配肺俞、列缺以宣通肺气；天突利咽喉而调肺系；中脘、丰隆以调和脾胃两经之气，使脾气散精，水液不致凝阻为痰，是治本之法。引见《中国针灸大辞典》。

宣肺清热方　针灸方。是由肺经尺泽（L5）、鱼际（L10），大肠经合谷（LI4）、曲池（LI11），三焦经外关（TE5），督脉大椎（GV14）穴组成的针灸方。用于治疗风热感冒（因风热袭肺，症见鼻

干咽痛，咳嗽痰稠，汗出发热恶风，头胀痛，口渴欲饮，脉浮数，舌苔薄而微黄）。随症加穴：喉痛者加少商、照海；痰多者加丰隆。方义：本方以宣散风热，清肃肺气为主。督脉为阳脉之海，主一身之阳气，大椎为其经输，又系六阳之会，故借以表散阳邪而解热；合谷、曲池为手阳明原穴，两穴并用，具有清肺气，退邪热的功用；鱼际为肺经荥穴，用以清肃肺气、宣散风热，以镇咳止咽痛；尺泽为肺之合穴，针刺用泻法，以泄肺脏之邪热；外关为手少阳之络，通于阳维，用以疏散在表之阳邪、祛风解热。6穴同用，共奏宣散风热、清肃肺气之效。引见《中国针灸大辞典》。

宣肺散寒方 针灸方。是由膀胱经风门（B12）、肺俞（B13）、胆经风池（G20）、肺经列缺（L7）、大肠经合谷（LI4）穴组成的针灸方。用于治疗风寒感冒（因寒束肤表，症见鼻流清涕、表实无汗、喉痒咳嗽、吐痰清稀、恶寒发热、四肢酸楚、脉浮而紧、舌苔薄白）。随症加穴：头痛加太阳；鼻塞加迎香；喉痒加天突；无汗加大杼。方义：本方以祛风寒表邪为主。肺与皮毛相表里、寒邪束表，取肺经的络穴列缺与本脏肺俞、以宣肺而止咳；太阳主一身之表，所以取风门疏调太阳经气，散风寒解表郁，以治发热恶寒、头痛肢楚；阳维主阳主表，所以取足少阳阳维会穴风池以疏解表邪，而止头痛祛寒热；肺与大肠相表里，故取阳明原穴合谷以祛邪解表。5穴合用，共起散风寒，宣肺气之效。引见《中国针灸大辞典》。

宣肺解表方 针灸方。是由肺经列缺（L7）、膀胱经肺俞（B13）、大肠经合谷（LI4）穴组成的针灸方。用于治疗风寒咳嗽（咳嗽喉痒、痰涎稀薄色白、头痛发热、形寒无汗，脉浮紧、苔薄白）。随症加穴：喉痒加天突；头痛加风池；形寒无汗加大杼、风门。方义：肺主皮毛、司一身之表，故宜浅刺；手阳明与手太阴相为表里、取其络穴列缺、原穴合谷，更加肺俞3穴合用，以加强宣肺解表的作用，使肺气通调，清肃有权、邪无所依，咳嗽自愈。引见《中国针灸大辞典》。

宣肺散寒定喘方 针灸方。是由肺经列缺（L7）、任脉膻中（CV17）、膀胱经风门（B12）、肺俞（B13）、和经外奇穴气喘共5穴组成的针灸方。用于寒喘：因于治疗风寒者，症见咳嗽，咯吐稀痰，形寒无汗，头痛、口不渴、脉浮紧、苔薄白。随症加穴：风寒头痛者加风池，过敏性哮喘加刺四缝奇穴；胸闷气逆加内关、丰隆。方义：本方具有宣肺散寒、理气定喘的作用。取列缺以宣通手太阴经气；风门以疏通足太阳经气。因肺主皮毛、太阳主一身之表，使从表解，肺气自能通降；膻中、肺俞并能调肺顺气；气喘穴是治喘的有效奇穴。五穴同用，共奏治喘之效。引见《中国针灸大辞典》。

活络通瘀 奇穴。位于前臂背侧，在腕背侧横纹中点直上1寸，伸指肌腱两侧处2穴，当三焦经阳池穴直上1寸处的伸指肌腱两侧处各1穴，两手共4穴。用于治疗扭挫伤。针3～5分。引见《实用针灸学》。

活血温经方 针灸方。主方为阿是穴。用于治疗局部冻伤。即在冻伤周围进行点刺，再用艾条灸之。随症加穴；如手臂冻伤可加合谷、八邪、阳池；足背冻伤可取昆仑、行间、足临泣。方义：本方具有活血温经作用，取阿是穴针而灸之，以活血通络，温经散寒，止痛止痒，促进康复。引见《中国针灸大辞典》。

活血舒筋方 针灸方。是由督脉大椎（GV14），小肠经后溪（SI3）、胆经悬钟（G39）穴组成的针灸方。用于治疗落枕（症见起床后颈项强直，不能左右转侧或回顾，颈部酸楚疼痛，并可向同侧肩部及上臂扩散，或兼有头痛怕冷症状。一般3～5天即缓解，但易反复发作，检查时发现局部肌肉痉挛、有压痛、但不红肿）。随症加穴：颈部强直疼痛者加大杼，列缺；项强痛不能回顾者加落枕、阿是穴。方义：本方具有活血舒筋的作用。大椎隶属于督脉，为手、足三阳和督脉七脉之会，刺之能激发诸阳经气、通阳活血；后溪为八脉交会穴之一，通于督脉、针之能舒筋通络；悬钟又名绝骨、为足三阳之络，又系髓会，主疗骨病，善理颈项强痛，3穴合用，共奏其效。引见《中国针灸大辞典》。

活血通络祛风方 针灸方。是由大肠经合谷（LI4）、曲池（LI11），脾经三阴交（SP6）、血海

（SP10），和阿是穴组成的针灸方。用于治疗神经性皮炎。症见局部奇痒，抓后呈丘疹状，日久皮肤呈苔藓样变。可因情绪波动或郁闷急躁时，症状加重，常反复发作，缠绵难愈。随症加穴：奇痒者加止痒穴、风市；血燥风生者，加膈俞、百虫窝；苔藓样病变加阿是穴；牛皮癣久治难愈者加耳后静脉瘀血1～3滴。方义：本方具有活血通络、祛风止痒的作用。取合谷配三阴交以行气活血、和营通络、曲池配血海以疏风止痒，清热凉血；独取阿是穴叩刺拔罐，以祛血分之郁热，而除皮肤之风邪。引见《中国针灸大辞典》。

活血散瘀通络方 针灸方。上肢取大肠经合谷（LI4）透小肠经后溪（SI3）；三焦经外关（TE5）透心包经内关（P6）；大肠经曲池（LI11）透心经少海（H3）穴。下肢取胆经阳陵泉（G34）透脾经阴陵泉（SP9）；胆经悬钟（G39）透脾经三阴交（SP6）穴。用于治疗血栓闭塞性脉管炎。症见常由1侧下肢开始肢端冷麻、皮肤苍白或发紫，呈间歇性跛行（即走一段路后，觉腓肠肌麻木，抽痛，休息后可减轻，若再行走，痛麻又作），逐渐发展为肌肉萎缩，神经痛，最后肢端皮肤变黑，坏死溃烂而脱落。痛疼日夜不停，夜间尤甚，病人常屈膝抱足使肢体下垂，并有怕冷感。如果肢端坏死兼有感染可有全身发烧等症状。检查时足背趺阳脉，胫后太溪脉，腘、股等动脉搏动减弱或消失；抬高患肢时颜色变为苍白、下垂时变为青紫色或紫红色，并可呈斑点状。倘伴有静脉炎，则皮肤表面可出现红色条索状肿块，兼有压痛，并可摸到结节。脉象濡细或沉紧，苔薄白或厚腻，舌质嫩胖，晚期有感染时，脉多弦数而苔黄。随症加穴：上肢疼痛，手指麻木发冷者加颈6至胸3夹脊穴，八邪；下肢趾端冷麻、皮肤苍白或发紫者加腰1～3夹脊穴、下焦俞、八风、气端。方义：本方具有活血散瘀通络的作用。取合谷、曲池、外关深刺透穴，以通调手阳明、少阳经气而行气活血；取筋会阳陵、髓会绝骨深刺透穴，以疏导足少阳经气而舒筋、散瘀、通络。引见《中国针灸大辞典》。

活血散瘀消痔方 针灸方。是由膀胱经会阳（B35）、承山

（B57），督脉长强（GV1）组成的针灸方。用于治疗痔疮、痔核。内痔指在肛门内齿状线以上者。外痔生于肛门外在齿状线以下者。生于肛内脱出的痔核如不及时复位，易因嵌顿，出现肿胀、溃烂、坏死，称为绞窄性内痔。外痔一般无疼痛，若痔外静脉有血栓形成也会发生疼痛和肿胀，称为血栓性外痔；倘因感染肿胀流黄水而搔痒称炎性外痔。混合痔是指齿线上下均有的。随症加穴：痔出血加二白、三阴交；痔漏加命门、肾俞；内痔脱肛者加上仙（十七椎下）、百会。方义：本方具有活血、散瘀、消痔作用。会阳、长强位于肛门附近，取之以活血散瘀；承山属足太阳膀胱经，其经别下尻5寸，别入肛，取之以疏导经气，清热、凉血、止血、消痔。引见《中国针灸大辞典》。

活血镇痛健跗方 针灸方。是由膀胱经申脉（B62）、金门（B63）、肾经太溪（K3），及阿是穴组成的针灸方。用于治疗跗痛。跗骨头下灼痛，有时可至小腿或足背，跗骨头的背跗两面都有压痛。跟底痛、行走或站立时跟底疼痛，随症加穴：痛及小腿或足背者加承山、

昆仑；足跟痛甚者加仆参。方义：本方具有活血镇痛健跗的作用。申脉为阳跷脉所生，是八脉交会穴之一，通于阳跷，促进足跟跷健；金门为足太阳膀胱经之郄穴，又为阳维脉之别属、刺之可以活血通络，宣痹镇痛；太溪为肾经之原穴，盖肾主骨，针灸可温补肾气、强健筋骨；更取阿是穴以直入病所，舒筋活血，宣痹通络，散瘀镇痛。引见《中国针灸大辞典》。

闾上 奇穴。位于骶部，约于第二骶椎棘突水平线上，横排3穴。以绳量中指尖端至指根横纹之长度，将此长度从尾闾骨处向上量，尽处是穴。复将此绳对折得出中点，其中点正对上穴，向两旁平伸，绳尽处亦是穴，共计3穴。即位于尾骨尖端直上1中指处1穴，此穴左右旁开半中指长度处各1穴，计3穴。用于治疗痔疮、肠风下血。灸3～7壮。引见《针灸孔穴及其疗法便览》、《针灸大成》、《针灸经外奇穴治疗诀》、《中医大辞典》、《针灸学辞典》、《针灸大辞典》、《针灸经外奇穴图谱》、《腧穴学概论》。

闾尾 经穴别名，即督脉长

强（GV1）穴，详见该条。

阁门 奇穴。(阃门)位于男性腹股沟部，平阴茎根，当耻骨下缘中点，前正中线左右旁开3寸处。用于治疗竖痃疝气，气上攻心，阴汗、阴囊红肿。针1～1.5寸，灸3～5壮。引见《玉龙经》、《类经图翼》、《针灸经外奇穴图谱》、《中医大辞典》、《针灸学辞典》、《针灸大辞典》、《中国针灸大辞典》。

举阳 奇穴。位于臀部，秩边穴与环跳穴连线之中点。用于治疗阳萎，用5寸毫针向对侧耻骨联合部位刺入，待阴茎根部有麻胀抽痛感觉后，留针半小时。引见《广西中医药》1991年第5期。

举臂 奇穴。位于肩部前方，肩峰前下方直下3.5寸，肱二头肌之起点处。当大肠经肩髃穴前下方约3.5寸。在抬肩穴下2寸。用于治疗上肢瘫痪、麻木、疼痛、肩周炎、小儿麻痹后遗症。直刺1～3寸，灸3～5壮。引见《常用新医疗法手册》、《针灸经外奇穴图谱》、《实用针灸学》、《针灸学》(上海中医学院编)、《中国针灸大辞典》。

旅俞 经穴别名，即膀胱经中膂俞（B29）穴，详见该条。引见《腧穴学概论》。

亭头 奇穴。位于下腹部脐下4寸5分，正中线左右旁开5分处。当肾经大赫穴下5分处。用于治疗子宫脱垂。直刺0.5～1寸。引见《经外奇穴汇编》、《针灸经外奇穴图谱》、《针灸学辞典》、《针灸大辞典》、《中国针灸大辞典》。

音响 奇穴。位于锁骨上二横指、气管与胸锁乳突肌之间。用于治疗声带麻痹，慢性咽炎。直刺1寸左右。引见《新医疗法讲义》(下册)。

恒骨 经穴别名，即大肠经肩髃（L115）穴，详见该条。引自《腧穴学概论》。

津窍 奇穴别名，一指舌下廉泉穴，二指舌下的金津玉液穴。为分泌津液的孔道，故称津窍。引见《中国针灸大辞典》。

浊浴 奇穴。位于胸背部、在第十、十一胸椎棘突之间点水平，旁开后正中线2.5寸处。当督脉中枢穴左右旁开2.5寸处。用于治疗肝病、癥病、食欲不振、口苦、腹满、多惊恐、胆实热，针5分，灸3壮。引见《千金要方》、《腧穴学概论》、《针灸孔穴及其疗法便览》、《中国针灸学》、《针灸学》（上海中医学院编）、《中医大辞典》、《针灸学辞典》、《针灸大辞典》、《中国针灸大辞典》。

宫颈　耳针穴。位于三角窝中，在内生殖器与盆腔连线的中内三分之一处。用于治疗宫颈炎、阴道炎。按耳针常规针法操作。引见《耳穴疗法》。

宫墙　奇穴别名，即后听宫穴，详见该条。引见《针灸治验录》、《常用新医疗法手册》、《针灸经外奇穴图谱》、《中国针灸大辞典》。

客王　经穴别名，即胆经上关（G3）穴，详见该条。引见《实用针灸学》、《实用针灸辞典》。

客主　经穴别名，即上关（G3）穴，详见该条。引见《实用针灸学》、《实用针灸辞典》、《针灸大全》、《中医大辞典》、《中华针灸学》、《腧穴学概论》、《针灸学辞典》、《针灸大辞典》、《针灸腧穴手册》。

客主人　即胆经上关（G3）穴的别名，详见该条。引见《针灸甲乙经》、《医经理解》、《腧穴学概

论》、《实用针灸学》、《实用针灸辞典》、《中国针灸大辞典》。

类穴　孔穴分类名，在十四经中，按照特殊性质和作用另加组合的穴。类穴的种类较多如背俞穴，募穴，原穴，下合穴，郄穴、络穴、交会穴等。一个类穴可以单属于其中的一类，也可以同属几类，如中脘穴，是募穴、又是八会穴、也是交会穴。类穴的主治，针对性较强，如募穴偏于主治六腑病，背俞穴偏于主治五脏病，郄穴偏于治疗急性病，络穴偏于治疗表里经病。引见《针灸新知识辞典》。

说话　方云鹏头针穴。（语言中枢）位于眉中与耳尖连线的中点。用于治疗运动性失语（习惯于用右手者取左侧穴）。引见《实用头针大全》。

说话区　头针穴。位于面区、相当于运动区下五分之二。用于治疗运动性失语症。从眉中点与耳尖连线中点向下刺。按头针常规针法。引见《头针疗法》。

〔フ〕

眉中　所指有二：①奇穴别名，即鱼腰穴。位于眉体的中心点，

当阳白穴下 1 寸处。用于治疗眉棱骨痛，眶上神经痛。平刺 3～5 分。②经穴别名，即膀胱经攒竹（B2）穴，详见该条。引见《腧穴学概论》、《针灸经外奇穴图谱》、《东医宝鉴》、《针灸孔穴及其疗法便览》、《针灸学》（上海中医学院编）、《实用针灸学》、《实用针灸辞典》。

眉心　奇穴别名，所指有二：①印堂穴，②鱼腰穴，详见各该条。引见《小儿推拿》、《穴位救伤秘方》。

眉头　经穴别名，即膀胱经攒竹（B2）穴，详见该条。引见《腧穴学概论》、《实用针灸学》、《实用针灸辞典》。

眉本　经穴别名，即膀胱经攒竹（B2）穴，详见该条。引见《针灸腧穴手册》、《腧穴学概论》、《实用针灸学》、《实用针灸辞典》。

眉冲（B3）　膀胱经穴。（小竹）位于眉毛内侧端，即眉头攒竹穴或眶上切迹处，直上入前发际 5 分处。用于治疗风热痰邪引起的头痛、眩晕、鼻塞、痫症、项强、目赤。有散风通络，清头明目的作用。平刺 3～5 分。

眉梢　经穴别名，即三焦经

丝竹空（TE23）穴。详见该条。引见《实用针灸辞典》。

屈骨　经穴别名，所指有二：①任脉曲骨（CV2）穴，②肾经横骨（K11）穴，详见各该条。引见《千金要方》、《腧穴学概论》、《实用针灸学》、《实用针灸辞典》、《针灸学辞典》。

屈骨端　经穴别名，即肾经横骨（K11）穴。详见该条。引见《经穴汇解》、《针灸学辞典》、《腧穴学概论》、《实用针灸学》、《中华针灸学》、《实用针灸辞典》。

屏上　耳针穴。位于屏上切迹近耳轮部。用于耳病、眩晕。有滋肾水、潜阳的作用。按耳针常规针法操作。引见《简明中国针灸》。

屏尖　耳针穴。（珠顶、渴点、上屏尖）位于耳屏上面 1 个隆起处。如耳屏只有 1 个隆起则在隆起的上缘。即在耳屏上结节外侧面。用于治疗原因不明的低热（无名低烧）及牙痛。针刺放血有退热、消炎、止痛、降压作用。引见《耳郭诊断治疗学》、《耳穴疗法》、《耳穴诊断学》、《耳穴挂图》、《中国针灸大辞典》。

屏间　即耳针穴内分泌。位

于耳甲腔底部，屏间切迹内，用于治疗皮肤病、阳萎、月经不调、更年期综合症等内分泌功能紊乱病症。按耳针常规针法。引见《简明中国针灸》、《耳穴疗法》、《耳穴诊断学》。

屏翳　经穴别名，即任脉会阴（CV1）穴，详见该条。引见《针灸甲乙经》、《针灸学辞典》、《中国针灸大辞典》、《针灸腧穴手册》、《腧穴学概论》、《实用针灸学》、《实用针灸辞典》。

络上　奇穴。位于前臂伸侧正中线，腕横纹上 5 寸，尺桡骨之间。当三焦经三阳络穴上 1 寸处，故名络上。用于治疗上肢麻痹、瘫痪、关节痛、耳聋。直刺 1～2 寸，灸 3～5 壮。引见《常用新医疗法手册》、《针灸经外奇穴图谱》、《针灸学》（上海中医学院编）、《中国针灸大辞典》。

络穴　经穴分类名。十五络脉各有 1 穴，总为十五络穴。以后又加上胃之大络虚里、为十六络穴。其中十二经的络穴，有沟通表里两经气血的作用，临床用于表病及里，里病及表和表里同病的见证；任脉、督脉及脾之大络穴，有通调躯干前、后、侧各部气血的作用，临床可用于腹、背和胁部的病症。十五络穴详见表 12。引见《针灸学辞典》。

表 12　十五络穴表

上肢络穴		下肢络穴		躯干络穴
里	表	里	表	
手太阴 列缺	手阳明 偏历	足太阴 公孙	足阳明 丰隆	任脉络 鸠尾
手少阴 通里	手太阳 支正	足少阴 大钟	足太阳 飞扬	督脉络 长强
手厥阴 内关	手少阳 外关	足厥阴 蠡沟	足少阳 光明	脾之大络 大包

络却（B8） 膀胱经穴。（络缺、络郄、胳却、脑盖、强阳）位于头正中线入前发际5寸5分，再旁开1.5寸处。当督脉百会穴后5分，再旁开1.5寸处。此穴定位《针灸甲乙经》、《千金要方》、《针灸集成》其说不一。用于治疗邪气客于半表半里，经气不畅引起的头晕耳鸣、目视不清、癫狂、瘈疭作用。沿皮刺3～5分，灸3壮。

络郄 经穴别名。即膀胱经络却（B8）穴，详见该条。引见《医学入门》、《针灸学辞典》、《实用针灸学》、《实用针灸辞典》。

络俞 指浮络的穴，用于出血。"夏刺络俞，见血而止"。"夏气在孙络"，此络俞即孙络之俞也。引见《素问》、《类经》、《针灸学辞典》。

络缺 经穴别名。即膀胱经络却（B8）穴，详见该条。引见《实用针灸学》、《实用针灸辞典》。

结肠 耳针穴。（血基点）位于耳甲艇尖端中央，大肠与膀胱两穴之间。一说血基点位于艇角与大肠穴之间。用于治疗结肠炎，结肠溃疡，血吸虫病引起的腹泻、下消化道出血。又因用于诊断血吸虫病的符合率达90%左右，故有人称之为血基点。有抗炎、抗过敏、止泻作用。按耳针常规针法操作。引见《耳针》、《耳穴疗法》、《针灸大辞典》。

结肠1 耳针穴。位于耳甲艇大肠穴与膀胱穴之间。用于治疗过敏性结肠炎，结肠溃疡，下消化道出血、血吸虫性肠炎。按耳针常规针法操作。引见《中国针灸大辞典》。

结肠2 耳针穴。位于耳甲艇内，阑尾穴与输尿管穴之间，靠近下方的阑尾穴处。用于治疗过敏性结肠炎，结肠溃疡，下消化道出血、血吸虫病引起的腹泄。按耳针常规针法操作。引见《中国针灸大辞典》。

结节内 耳针穴别名，即风溪穴。位于耳舟，指、腕两穴之间。用于治疗荨麻疹，皮肤瘙痒症，过敏性鼻炎。引见《耳穴挂图》、《中国简明针灸》。

结石区 耳针穴。位于对耳轮上部，当由盆腔穴连线至肾穴，由肾连线至腹，再由腹连线至盆腔穴之三角形区内。用于诊断肾结石。引见《耳穴挂图》。

结核 1　奇穴别名，即结核穴。详见该条。

结核穴　奇穴。(结核1、结核点1) 位于背部第七颈椎棘突下，旁开3.5寸。当督脉大椎穴旁开3.5寸。用于治疗肺结核及肺外结核。针0.5～1寸。也是穴位诊断肺结核、肺门淋巴结结核、子宫结核的定性穴之一。引见《实用针灸学》、《针灸学》(上海中医学院编)、《中医大辞典》、《耳穴挂图》、《常用新医疗法手册》、《中国针灸大辞典》。

结核点　耳针穴。位于耳甲腔中央心穴的外侧，肺外侧穴的下方。当心穴与对耳轮连线之中点，标准化方案将本穴归于肺穴内。用于诊断肺结核，阳性反映占80%左右。也用于治疗肺结核、咳嗽、胸膜炎、皮肤病。按耳针常规针法操作。引见《耳针》、《针灸经外奇穴图谱》、《耳穴挂图》、《中国针灸大辞典》。

结核点 1　奇穴别名，即结核穴，详见该条。引见《常用新医疗法手册》、《针灸经外奇穴图谱》。

绝孕　奇穴。位于下腹正中线脐下2寸3分。当任脉石门穴下3分处。用于治疗妇人欲绝育，小儿

深秋冷痢不止。灸3～49壮。引见《太平圣惠方》、《类经图翼》、《腧穴学概论》、《针灸经外奇穴图谱》、《针灸学》(上海中医学院编)、《中医大辞典》、《中国针灸大辞典》、《针灸大辞典》、《针灸学辞典》、《实用针灸学》、《实用针灸辞典》。

绝阳　经穴别名，即大肠经商阳(L11)穴，详见该条。引见《针灸甲乙经》、《针灸腧穴手册》、《腧穴学概论》、《中华针灸学》、《中医大辞典》、《中国针灸大辞典》、《实用针灸学》、《实用针灸辞典》。

绝骨　所指有二：(1) 奇穴泽田派绝骨。位于足外踝前缘直上，与外踝上缘相平处。当胆经丘墟穴上1.5寸处。此穴与胆经绝骨穴同名而异位。用于治疗足背神经痛及麻痹，半身不遂、小儿麻痹、坐骨神经痛、尤对足关节扭挫伤针刺有著效。针3～5分，灸3～7壮。(2) 经穴别名，所指有二：①胆经悬钟(G39)穴；②胆经阳辅(G38)穴。详见各该条。引见《中医大辞典》、《针灸真髓》、《针灸腧穴手册》、《腧穴学概论》、《中华针灸学》、《千金要方》、《中国针灸大辞典》、《针灸学辞典》、《实用针灸

学》、《实用针灸辞典》。

屋翳（S15） 胃经穴。位于胸部锁骨中线，第二肋间隙中。即任脉紫宫穴旁开 4 寸处。用于治疗胃气不降、壅滞化热引起的胸胁支满，咳嗽气喘，咳吐脓血、乳痈、乳少、肋间神经痛。有宣肺理气，宽胸利气，清热化瘀，活络通乳，安神定志的作用。斜刺 5～8 分，不可深刺；灸 3～5 壮。

陷谷（S43） 胃经穴。（陷骨）位于足背第二、三趾间的缝纹端上 2 寸，当第二跖趾关节之后外方。用于治疗湿热之邪引起的腹痛肠鸣，面身浮肿。胸胁支满，热病汗不出，咳逆不止，以及足背肿痛。本穴为胃经的俞穴，有健脾利湿，疏风通络，清热止痛的作用。直刺 3～5 寸，灸 3～7 壮。

陷骨 经穴别名，即胃经陷谷（S43）穴。详见上条。"骨"为"谷"之误，引见《普济方》、《针灸学辞典》、《针灸大辞典》。

勇泉 系肾经涌泉（K1）穴之误。引见《针灸学辞典》。

癸亥 奇穴别名，即腰眼穴。引见《针灸学辞典》。

幽门 所指有三：（1）肾经幽门（K21）穴。（上门上关）位于上腹部，脐上 6 寸任脉巨阙穴旁开 5 分处。用于治疗①冲气上逆、膈气不通引起的胸胁积聚疼痛，心烦呕逆；②胃肠腑气不畅引起的腹痛腹胀，泻利脓血；③妇人乳汁不通、乳痈。本穴为足少阴和冲脉之会穴。有降逆利膈、通调肠胃的作用。直刺 0.5～1 寸，灸 3～5 壮。（2）耳针穴。位于耳轮脚消失处。用于胃炎、胃痉挛、胃溃疡、失眠、牙痛、消化不良。按耳针常规针法。（3）经穴别名，即任脉下脘（CV10）穴。引见《耳穴挂图》、《会元针灸学》、《腧穴命名汇解》、《中国针灸大辞典》、《腧穴学概论》、《中华针灸学》、《圣济总录》、《中国针灸大辞典》。

十　画

〔一〕

唇Ⅰ 奇穴。位于人中沟下端正中，距唇缘约 0.2 厘米，当督脉水沟穴的下方。为外科多种手术的针麻穴。针向上斜刺约 1 寸至鼻中膈软骨下，有针感时再接针麻仪，负极在此穴，正极接于唇Ⅱ穴。

引见《针灸经外奇穴图谱》、《中国针灸大辞典》。

唇Ⅱ　奇穴。位于下唇缘中点，距下唇缘约 0.5 厘米处。当任脉承浆穴之上方。以 15 度角斜向下进针约 1 寸 5 分于皮下。有针感时接电麻仪的正极，负极接于唇Ⅰ穴。引见《针灸经外奇穴图谱》、《中国针灸大辞典》。

唇里　奇穴。（下颐、髓空）位于口腔前庭部，下唇粘膜中点，与齿龈接近之唇沟中，外与任脉之承浆穴相对。当颐横沟与前正中线之交点处相对。用于治疗肝病、黄疸、口噤、口臭、面颊肿痛、口腔炎。针法：用三棱针刺出血。引见《千金要方》、《中国针灸学》、《针灸经外奇穴治疗诀》、《针灸学辞典》、《针灸大辞典》、《中国针灸大辞典》、《针灸经穴图考》、《圣济总录》、《经穴汇解》、《腧穴学概论》、《中医大辞典》、《针灸经外奇穴图谱》。

唇上端　经穴别名，即督脉兑端（GV27）穴，详见该条。引见《针灸腧穴手册》、《腧穴学概论》、《实用针灸学》、《实用针灸辞典》。

热穴　即耳针穴热点，详见该条。

热府　所指有二：（1）奇穴。位于背部第二、三胸椎棘突之间点，正中线右侧旁开 1.5 寸。实为膀胱经的风门（B12）穴，左为风门、右为热府。（2）经穴别名，所指有三：①一般多指膀胱经风门（B12）穴；②胆经风池（G20）穴；③督脉风府（GV16）穴。详见各该条。引见《千金要方》、《太平圣惠方》、《中医大辞典》、《临床针灸学》、《针灸大辞典》、《中国针灸大辞典》、《实用针灸辞典》、《针灸腧穴手册》、《腧穴学概论》、《实用针灸学》、《针灸甲乙经》、《中华针灸学》。

热点　耳针穴。（热穴）位于对耳轮上、下脚的起始部，与对耳轮下脚相平处。在腘窝穴的下方。一说在对耳轮上脚内侧缘，同一直线的对耳轮部。用于治疗功能性低热，皮肤病，急性腰扭伤，无脉症，脉管炎、冻疮。本穴有解热镇痛，扩张血管的作用。按耳针常规针法操作。引见《耳针》、《针灸经外奇穴图谱》、《耳部信息诊断法》、《中国针灸大辞典》、《耳穴疗法》、《耳穴贴压疗法》、《微针疗法》、《针灸大辞典》。

热府俞　经穴别名，即膀胱经风门（B12）穴，详见该条。引见《实用针灸学》、《实用针灸辞典》。

热俞五十九穴　即热病五十九俞，经穴分类名，是指治疗热病的五十九个俞穴。详见上条。引见《针灸学辞典》、《中国针灸大辞典》。

热病五十九俞　经穴分类名，（热俞五十九穴）是指治疗热病 59 个主要穴位。详见表 13。引见《针灸学辞典》、《中国针灸大辞典》。

表 13　五十九俞穴位表

经名	穴　名	数量	作　用
膀胱肺、胃	大杼 B11 膺俞（中府）L1 缺盆 S12 背俞（风门）B12	8	以泻胸中之热
胃经	气街（气冲）S30 上巨虚 S37 三里（胃经）S36 下巨虚 S39	8	以泻胃中之热
肺、膀胱大肠督脉	云门 L2 髃骨（肩髃）L115 委中 B40 髓空（腰俞）GV2	8	以泻四肢之热
膀胱经	魄户、神堂、魂门、意舍、志室 五处、承光、通天、络却、玉枕	10 10	以泻五脏之热 以越诸阳之热逆也
胆经	头临泣、目窗、正营、承灵、脑空	10	
督脉	上星、囟会、前顶、后顶、百会	5	

根穴　经穴分类名，即指十二经脉在四肢末端的井穴。为经脉之根，故名。引见《针灸学辞典》。

根结　经络穴位名。根指四肢末端的井穴，结指头面胸腹的一定部位。古代文献《标幽赋》叙述经脉根结概括称为"四根三结"，即以手足六经并以四肢末端为根，称为"四根"；并结于头、胸、腹 3 部，称为"三结"。根结主要是说明经气循行两极相连的关系。根结穴位见表 14。引见《针灸学辞典》、《针灸学》（上海中医学院编）。

表14 根结穴位表

足六经	根	结	根	手六经
太阳	至阴	命门（目）	少泽	太阳
阳明	厉兑	颡大（面）	商阳	阳明
少阳	窍阴	窗笼（耳）	关冲	少阳
太阴	隐白	太仓（腹）	少商	太阴
少阴	涌泉	廉泉（喉）	少冲	少阴
厥阴	大敦	膻中（胸）	中冲	厥阴

根溜注入 经穴分类名。根指四肢末端的井穴；溜指原穴；注指经穴；入指各经的颈部穴及四肢的络穴。详见表15。引见《针灸学辞典》。

表15 根溜注入穴位表

经	穴				
	根	溜	注	入	
足太阳	至阴	京骨	昆仑	天柱	飞扬
足少阳	窍阴	丘墟	阳辅	天容	光明
足阳明	厉兑	冲阳	下陵	人迎	丰隆
手太阳	少泽	阳谷	小海	天窗	支正
手少阳	关冲	阳池	支沟	天牖	外关
手阳明	商阳	合谷	阳溪	扶突	偏历
注明	下陵即足三里；天容穴，后人属于手太阳				

素髎（GV25） 督脉穴。（面王、面正、面玉、准头、鼻尖、鼻准）位于鼻尖正中。用于治疗毒热郁闭引起的鼻渊、鼻塞、酒皶鼻、鼻衄、昏迷、窒息、小儿惊风、老年痴呆、虚脱、休克、低血压、心动过缓。本穴有清热化瘀，升阳救逆，开窍泄热的作用。针向上斜刺3～5分，或点刺出血，或指压法。

彧中（K26） 肾经穴。（彧中、域中）位于胸前正中线华盖穴旁开2寸，当第一肋间隙中。用于治疗冲气上逆壅滞于胸、肺气不宣引起的咳嗽、气喘、痰壅、胸胁支满、不嗜食、乳痈、肋间神经痛。本穴有宣肺理气、降逆化痰的作用。斜刺3～5分，不宜深刺；灸3～5壮。

原穴 经穴分类名。是脏腑原气经过和停留部的腧穴。十二经各有1原穴，阴经的原穴与五腧穴中的输穴相同。原气者十二经之根本也、原气通过三焦散布到各原穴。原穴能主治五脏六腑之疾病。原穴穴位表见表16。引见《针灸学辞典》。

表16　原穴穴位表

经	肺	大肠	胃	脾	心	小肠	膀胱	肾	心包	三焦	胆	肝
穴	太渊	合谷	冲阳	太白	神门	腕骨	京骨	太溪	大陵	阳池	丘墟	太冲

耻旁 奇穴。位于下腹部，在曲骨旁开2寸处。用于治疗二便失禁、阳萎、遗精。用指按压时向内下方向用力，腹内有酸、胀感。引见《点穴疗法》。

索脉 经穴别名，即三焦经瘈脉（TE18）穴，详见该条。引见《医学纲目》、《针灸学基础》。

壮俞 所指有二：①经穴别名，即督脉神道（GV11）穴。②奇穴名，即藏输，一作脏俞。《针灸集成》误作壮俞，并作神道别名。详见该条。引见《针灸学辞典》。

真肠 经穴别名，即膀胱经承筋（B56）穴，系直肠之误。详见该条。引见《太平圣惠方》、《针灸学辞典》。

珠顶 奇穴。（屏尖）位于耳

部、耳屏之尖端。即两耳当门耳珠尖上。用于治疗牙痛、耳病。针 1 分，灸 3 壮。引见《针灸经外奇穴治疗诀》、《针灸孔穴及其疗法便览》、《耳穴挂图》、《针灸大辞典》、《中国针灸大辞典》。

盐哮　奇穴别名，即小指尖穴，详见该条。引见《针灸大辞典》。

起腿　奇穴。位于大转子与髋骨连线下三分之一与中三分之一交界处。用于治疗下肢瘫痪、膝关节痛。为点穴用穴、常用点法、按压法。引见《点穴疗法》。

起膝　奇穴。位于髌骨上缘中点向内旁开 2 寸处。用于治疗下肢瘫痪、膝关节痛。为点穴用穴、常用点法。引见《点穴疗法》。

挫闪　奇穴。(腰痛穴) 位于前臂伸侧，鹰嘴突起与肱骨外上髁间之凹陷下 1 寸处。用于治疗扭伤、腰痛。针 3～5 分，针感麻至腕。引见《浙江医学》1960 年创刊号、《中国针灸大辞典》、《针灸经外奇穴图谱》。

挫闪 1　奇穴。位于前臂伸侧，鹰嘴突起与肱骨外上髁间之凹陷下 3 寸处。用于治疗扭伤。针 3～

5 分，针感麻至腕。引见《针灸经外奇穴图谱》、《中国针灸大辞典》。

桡神经点　奇穴。为神经干刺激疗法用穴。位于肩峰与肱骨外上髁连线中点。用于治疗上肢瘫痪，(伸肘、腕、指障碍)、桡神经麻痹。用特制粗针直刺 0.5～1 寸。引见《经外奇穴图谱》。

〔丨〕

晕点　耳针穴。(枕) 位于对耳屏外侧面的后上方、在缘中、脑干、枕 3 穴之间。一说在脑点与脑干穴之间。如该处出现条状充血红润凹陷时，多提示头晕。用于治疗头晕、头痛、哮喘、癫痫、神精衰弱、耳源性眩晕、晕船、晕车。按耳针常规针法操作。引见《微针疗法》、《耳穴挂图》、《中国针灸大辞典》。

晕听区　头针穴。位于头部，自耳轮尖向上 1.5 厘米之点，平行向前，后各延长 2 厘米，此长 4 厘米的水平线为此区。用于治疗神经性耳聋，内耳眩晕症，耳鸣、眩晕、震颤性麻痹。按头针常规针法。引见《头针疗法》、《针灸经外奇穴图谱》、《中医大辞典》、《中国针灸大辞典》。

眩晕沟 耳针穴。(耳鸣沟)位于耳垂部自屏间切迹外侧(相当于目2处)至耳垂6区的1条耳折痕。用于治疗经常眩晕、神经衰弱、耳鸣、耳聋、大脑供血不足。有安神定志、止晕作用。引见《耳穴疗法》、《耳穴诊断治疗学》。

恩阳 奇穴。位于颈后部,在胆经风池穴旁开5分处。用于白内障。针0.5~1寸。引见《资料选编》(辽宁省中草药新医疗法展览会编,1970年)。《新针刺手册》、《中国针灸大辞典》。

恩聋 奇穴别名,即后听会穴,详见该条。引见《新医疗法汇编》、《常用新医疗法手册》。

紧跟 奇穴别名,即落地穴,详见该条。引见《常用新医疗法手册》、《中国针灸大辞典》。

〔丿〕

脑 耳针穴。位于对耳屏内侧面上二分之一处。用于治疗失眠、多梦、耳鸣、眩晕、疼痛、哮喘。按耳针常规针法操作。引见《微针疗法》。

脑干 耳针穴。位于对耳屏上切迹的正中。即屏轮切迹正中凹陷处。用于治疗脑血管病变和脑膜刺激症,如中风、偏瘫、项强、角弓反张、抽搐、脑震荡后遗症,脑膜炎后遗症,大脑发育不全、弱智、癫狂、癔病、小脑性共济运动失调,过敏性皮炎,颅脑手术针麻穴。有镇痉熄风、益脑健神、抗休克、抗过敏、镇痛止血的作用。按耳针常规针法。引见《耳针》、《针灸经外奇穴图谱》、《耳穴挂图》、《耳穴疗法》、《中国针灸大辞典》。

脑户 (GV17) 督脉穴。(匝风、西风、合颅、会额)位于后发际正中直上2.5寸,当枕骨粗隆上缘凹陷处。用于治疗督脉经气虚衰引起的头晕、颈项强痛,暗不能言,蹒跚步态,口噤羊痫,目痛不能远视,枕神经痛。此穴为足太阳与督脉之会,有清头散风、补气益脑作用。沿皮刺5~8分,灸5壮。

脑后 奇穴。位于手背大指第一节骨尖中央。用于治疗后头痛、健忘,后脑之病。直刺1分许。引见《手针新疗法》。

脑池 耳针穴。位于耳壳背面,偏耳舟后隆起的内侧,平颈感穴。用于治疗上呼吸道感染、高热。

按耳针常规针法操作。引见《耳针》、《耳针疗法》、《针灸经外奇穴图谱》、《针灸大辞典》。

脑空 （G19） 胆经穴。（颅颥）位于后头部，后发际上 2.5 寸，挟脑户旁，当风池穴直上 1.5 寸与枕骨粗隆上缘（外侧）相平处。用于治疗外感风邪引起的头痛、项强、目眩、鼻塞、癫痫、心悸、身热、鼻衄、耳聋、劳瘵羸瘦。本穴为胆经阳维脉之会穴，有清热散风、清头明目、清脑开窍、调理气血的作用。沿皮刺 3～5 分，灸 5 壮。

脑顶 耳针穴。位于耳壳背面，折耳向前时耳舟隆起上段的尖端处。在耳舟后隆起的最高点。用于治疗头痛、神经衰弱、足跟痛。按耳针常规针法操作。引见《耳针》、《耳针疗法》、《针灸经外奇穴图谱》、《针灸大辞典》。

脑点 所指有二：①耳针穴。（现改为缘中、包括脑干、遗尿点）位于对耳屏尖与轮屏切迹之间。当平喘与脑干穴之间。脑点是脑垂体的代表区。用于治疗因脑垂体功能障碍而引起的各种疾病，如侏儒症、肢端肥大症、尿崩症、月经过多、功能性子宫出血、遗尿症、脉管炎、甲状腺功能亢进症、甲状腺功能低下症、产后垂体功能低下、内分泌紊乱、男性乳腺增殖，阳萎、休克、硬皮病、癔病性失语、内耳眩晕症，有调节大脑皮层的兴奋与抑制作用，对神经、消化、内分泌、泌尿生殖系等疾病都有治疗作用。按耳针常规针法操作。②手针穴。位于手背拇指掌指关节尺侧缘。用于头痛、头晕、记忆力减退。按手针常规针法操作。引见《耳针》、《耳郭诊断治疗学》、《针灸经外奇穴图谱》、《微针疗法》、《耳穴挂图》、《中国针灸大辞典》、《针灸大辞典》、《观手识人》。

脑根 奇穴。位于足外踝与跟腱之间凹陷处。此穴与膀胱经昆仑穴同位。用于治疗癫症，精神病。直刺 2～2.5 寸，此为过梁针穴之一。引见《针灸孔穴及其疗法便览》、《针灸经外奇穴图谱》、《腧穴学概论》、《实用针灸学》。

脑清 奇穴别名，所指有二：①指上解溪穴；②指安眠 2 穴。详见各该条。引见《中国针灸大辞典》、《针灸学》（上海中医学院编）、《红医针疗法》。

脑盖　经穴别名，即膀胱经络却（B8）穴，详见该条。引见《针灸甲乙经》、《针灸大辞典》、《针灸腧穴手册》、《腧穴学概论》、《实用针灸学》、《中华针灸学》、《实用针灸辞典》、《中国针灸大辞典》。

脑静　奇穴。（鱼竹）位于目内眦斜上方，在睛明穴之上，用手指切压骨缝凹陷处。用于治疗流行性脑脊髓膜炎、视神经萎缩。将眼球推向下方，针3～5分。引见《经外奇穴汇编》、《针灸经外奇穴图谱》、《针灸大辞典》。

脑三针　针灸方。即脑户穴为一针，两侧脑空穴各一针。配合智三针、颞三针用于治疗儿童弱智。脑三针相当于小脑投射区，对运动功能失调有良效。引见《上海针灸杂志》1994年第二期。

脑连脊　奇穴别名，即中接穴，详见该条。引见《针灸经外奇穴图谱》、《针灸大辞典》。

胸　所指有二：①耳针穴。位于屏上切迹同水平的耳轮部。在乳腺穴的上方。用于治疗胸痛、胸闷、肋间神经痛、胸膜炎、胸膜粘连、乳腺炎、泌乳不足。也是诊断胸部疾病的参考穴。按耳针常规针法操作。②鼻针穴。位于眉棱骨下，目窠内上，第三线上。针向乳穴方向刺。引见《耳针》、《耳郭诊断治疗学》、《针灸经外奇穴图谱》、《实用针灸学》、《中国民间疗法》、《针灸学》（上海中医学院编）、《耳穴挂图》、《针灸大辞典》、《中国针灸大辞典》。

胸2　奇穴。位于背部正中线第二胸椎棘突上缘。与"中风不语"穴之一同位。用于治疗牛皮癣、湿疹。针法：病人取坐位，两臂交叉于胸前、两肩下垂、头尽量前倾、使背部皮肤紧张，针与脊柱呈30～40度角刺入皮肤，沿真皮层与皮下组织之间，针1.5～2寸。引见《新医疗法手册》、《中国针灸大辞典》、《针灸经外奇穴图谱》。

胸3　奇穴。位于背部正中线第三胸椎棘突上缘。当督脉陶道穴下方。用于治疗哮喘、支气管炎、风湿性心脏病。针法详见赤医主穴。引见《新医疗法汇编》、《针灸经外奇穴图谱》。

胸5　奇穴别名，即赤医1，详见该条。

胸8　奇穴。位于背部正中线第八胸椎棘突上缘，当督脉至阳穴的下方。用于治疗神经性头痛、神经官能症、面痛、癫狂、高血压病、肝炎、胰腺炎、胆道蛔虫症、角膜炎、外伤性白内障、眼底动脉硬化、斜视。针法详见赤医主穴。引见《新医疗法手册》、《针灸经外奇穴图谱》。

胸12　奇穴。位于背部正中线第十二胸椎棘突上缘，当督脉脊中穴下方。用于治疗胃炎、胃痉挛、胃溃疡、肝炎、胰腺炎、胆道蛔虫症。针法详见赤医主穴。引见《新医疗法手册》、《针灸经外奇穴图谱》。

胸乡（SP19）　脾经穴。位于胸部第三肋间隙中，距前正中线6寸处。用于治疗三焦开阖失常影响上焦引起的胸胁支满，背疼引胸，卧难转侧，支气管炎、咳嗽气逆、胸膜炎、肋间神经痛。有疏泄三焦、宽胸理气的作用。斜刺3～5分，不宜深刺，灸5壮。

胸外　耳针穴。位于胸穴的外方耳舟部。在肩疼与肩关节穴之间，稍偏内处。在肩关节穴的上方。用于治疗胸胁痛、胆囊结石症。亦用于诊断和治疗胸外部疾患。按耳针常规针法操作。引见《耳针》、

《耳部信息诊断法》、《中国针灸大辞典》。

胸俞　经穴分类名。指胸部第一侧线穴，如俞府、彧中、神藏、灵墟、神封、步廊、左右共12穴，故谓"胸俞十二穴"。引见《针灸学辞典》。

胸骨　手针穴。位于手背中指中节与掌指关节中线之中间点。用于治疗胸骨柄痛、咳嗽气逆、胸中如塞、吐沫、乳少、背脊痛。直刺1分许。引见《手针新疗法》。

胸点　所指有二：①手针穴。（胸痛点）位于拇指桡侧指关节赤白肉际处。与奇穴凤眼穴同位。用于治疗胸痛、吐泻、癫痫。按手针常规针法操作。②面针穴。位于目窝（目内眦）上方，眉弓下方。为胸椎结核病灶清除术的针麻穴。按电针针麻常规针之。引见《针灸经外奇穴图谱》、《全国针刺麻醉资料汇编》、《中国针灸大辞典》、《中医大辞典》、《实用针灸学》、《针灸大辞典》、《临床教材》（上册）。

胸堂　所指有二：①奇穴。位于胸部两乳头之间，胸骨体的两侧缘，与乳头相平处。当任脉膻中穴两侧旁开1寸处。用于治疗吐血、

上气厥逆、上气咳逆、胸痹背痛、消渴、咽喉干、支气管炎、喘息、食道痉挛、咯血、乳腺炎、心悸亢进、乳汁分泌不足。灸 7～100 壮。②经穴别名，即任脉膻中（CV17）穴，详见该条。引见《千金要方》、《针灸孔穴及其疗法便览》、《中医大辞典》、《针灸经外奇穴图谱》、《针灸腧穴手册》、《实用针灸学》、《中华针灸学》、《实用针灸辞典》、《腧穴学概论》、《针灸腧穴图谱》、《中国针灸大辞典》、《针灸大辞典》、《针灸学辞典》。

胸痛 手针穴。位于手背中指第一节与中节中线之中间点。用于治疗胸痛。直刺 1 分许。可以以指代针，亦有效。引见《手针新疗法》。

胸椎 耳针穴。（乳腺）位于对耳轮正面隆起部，相当于胃穴的外下方至外上方这一段。由下而上依次相当于胸 1 至胸 12。其代表点约为与肩关节相平的位置上，或约平胃穴稍下方的对耳轮部。用于治疗胸椎骨质增生或退行性病变，胸背部扭伤，挫伤、胸胁痛、经前乳房胀疼、乳腺炎、产后泌乳不足，肋间神经痛，也是诊断胸椎病变的

参考穴。按耳针常规针法操作。引见《耳针》、《耳郭诊断治疗学》、《耳穴诊断学》、《耳穴疗法》、《针灸经外奇穴图谱》、《耳穴挂图》、《针灸大辞典》、《中国针灸大辞典》。

胸薜 奇穴别名，即薜息穴，详见该条。引见《经外奇穴汇编》、《针灸学辞典》、《针灸大辞典》。

胸三针 针灸方。是由胃经双乳根（S18）和任脉膻中（CV17）穴计 2 穴 3 针组成的针灸方。用于治疗缺乳症、乳汁分泌过少。针根向上平刺 0.5～2 寸；针膻中向上或向下斜刺 5 分。引见《中医简易教材》、《针灸经外奇穴图谱》、《中国针灸大辞典》。

胸大肌 奇穴。位于乳头外旁开 2 横指。用于治疗胸大肌萎缩。斜刺 5～8 分。引自《针灸学》（上海中医学院编）。

胸通谷 奇穴。位于胸部乳下 2 寸处。用于治疗心痛、胁痛、乳腺炎。灸 3～5 壮。引见《千金要方》、《针灸学辞典》。

胸期门 奇穴别名，即期间穴，详见该条。引见《针灸大辞典》。

胸腔区 头针穴。（相当于额

上回中前部）位于头额部、在直对瞳孔之发际处与正中线之间，从发际向上、下各划 2 厘米长之直线为此区。用于治疗胸痛、气短、心慌、慢性气管炎、支气管哮喘、室上性心动过速、风湿性心脏病、呃逆、冠脉供血不足、心绞痛、神经官能症、精神分裂。按头针常规针法操作。引见《新医疗法选编》、《头针疗法》、《针灸经外奇穴图谱》、《中医大辞典》、《中国针灸大辞典》、《针灸大辞典》。

胸腹区　手针穴区。位于手背中央与手掌心包区相对应的区域。用于诊断和治疗胃溃疡。如该区皮肤发硬或青紫，按压有痛感，表示胃部有溃疡。用手压揉该区可治疗胃溃疡。引见《日本最新手疗健身法》。

胸膜炎　奇穴。位于前臂屈侧尺侧线，腕横纹上 3 寸 7 分处。当心经神门穴上 3 寸 7 分处。用于治疗胸膜炎。针向桡侧横刺 2～5分。引见《针灸经外奇穴图谱》、《中国针灸大辞典》。

胸之阴俞　经穴别名，即督脉长强（GV1）穴，详见该条。引见《西方子明堂灸经》、《针灸学辞典》。

胸椎痛点　手针穴。位于右手背腕横纹前陷中，共两点，中指伸肌腱两旁。用于治疗胸椎部疼痛、肩背部疼痛。按手针常规针法操作。引见《观手识人》。

胸胁镇痛术　奇穴别名，即孔急穴的特殊针法。孔急穴位于手背、第三、四掌骨小头之间后 5 分处。用于治疗胆石症、胆道蛔虫症、胸膜炎、肋间神经痛。一般针直刺 3～5 分，达对侧皮下。如针平放向上透刺 2～2.5 寸，称为胸胁镇痛术。引见《红医针疗法》、《中国针灸大辞典》。

胸神经根点　奇穴。为神经干刺激疗法用穴。胸神经共 12 对，位于各胸椎棘突之间旁开 1 寸。针时取坐位，胸腰前弯，针尖稍向内斜刺 1.5～2 寸，不可深刺以防气胸。当刺激到胸神经时出现沿肋间放射的触电感。用于治疗肋间神经痛、胸痛、背痛、神经性呕吐，胆道蛔虫症。引自《神经干刺激疗法》。

胸腔呼吸器区　手针穴区。位于手掌部，从拇指开始至手腕太渊穴这一带，尤其拇指丘部位，其经络与肺经相通，此丘发育不良，最易发生感冒，拇指丘处发紫，是感冒的先兆。用手按压刺激拇指丘及该区可治疗和预防感冒，若感冒较重时可针刺太渊穴。引见《日本最新手疗健身法》。

脐 面针穴。（脐点）位于颊部，当肾点之下方约 7 分处。为腹部手术的针麻穴。按电针麻醉常规针法操作。引见《实用针灸学》、《针灸学》（上海中医学院编）、《新医疗法汇编》、《针灸经外奇穴图谱》、《针灸大辞典》、《中国针灸大辞典》、《针灸学辞典》、《实用针灸辞典》。

脐中 所指有二：①耳针穴。（艇中）位于耳甲艇中央。用于治疗腹痛、腹胀、胆道蛔虫症。按耳针常规针法操作。②经穴别名，即任脉神阙（CV8）穴，详见该条。引见《小儿推拿》、《耳穴挂图》、《中医大辞典》、《中国针灸大辞典》、《针灸甲乙经》、《实用针灸辞典》、《针灸腧穴手册》、《腧穴学概论》、《实用针灸学》、《中华针灸学》。

脐外 奇穴。位于脐旁 1 横指。用于治疗急性胃炎、胃下垂、痢疾。为赤医针的配穴之一，按赤

医针常规针法操作。引自《教材》（上册）。

脐周 耳针穴。现改为艇中。位于肾、小肠膀胱、大肠 4 穴之间，结肠穴外侧。用于治疗肠蛔虫症、胆道蛔虫、腹痛、腹胀等腹部疾病、低热，听力减退，腮腺炎。有理中和脾、清热止痛、行气安蛔的作用。按耳针常规针法操作。引见《耳针》、《耳穴疗法》、《耳郭诊断治疗学》。

脐旁 奇穴别名，即三角灸，详见该条。引见《针灸集成》、《中国针灸大辞典》。

脐点 1 面针穴。位于颊部、在鼻翼下 7 分处划 1 水平线，在目外眦平后 1 寸处向下划 1 垂线，当两线之交点是穴。为阑尾炎切除、疝修补术针麻穴。按电针麻醉常规针法操作。引见《针灸经外奇穴图谱》。

脐上下 奇穴。位于脐孔上下各 1.5 寸。脐上 1 穴位于任脉下脘穴下 5 分；脐下 1 穴与任脉气海穴同位。用于治疗黄疸、下痢、胃痛、腹痛、腹胀。针 5~8 分，灸 3~5 壮。引见《外台秘要》、《针灸腧穴图谱》、《针灸经外奇穴图谱》、

《腧穴学概论》、《针灸大辞典》、《中国针灸大辞典》。

脐三针　针灸方。是由胃经天枢（S25）、奇穴止泻（位于腹部正中线、脐下二寸五分处）计2穴3针组成的针灸方。用于治疗肠炎、腹泻、痢疾。天枢穴针1～3寸，止泻穴针1～2寸。引见《中医简易教材》、《针灸经外奇穴图谱》、《中国针灸大辞典》、《针灸新知识辞典》。

脐四边　奇穴。（脐中四边）位于脐孔上下左右各1寸。脐上1寸为任脉水分（CV9）、脐下1寸为任脉阴交（CV7）穴；脐左右两穴为经外奇穴魂舍穴；加脐中点共5穴。用于治疗小儿暴痫、小儿一切痉挛、肠鸣便溏、胃痛、腹痛、水肿、胃痉挛与胃扩张，消化不良。尚有安神作用。直刺0.5～1寸（脐中禁针），灸3～7壮。引见《针灸孔穴及其疗法便览》、《腧穴学概论》、《千金要方》、《针灸经外奇穴图谱》、《针灸学》（上海中医学院编）、《最新针灸疗法》、《针灸学辞典》、《中国针灸大辞典》、《针灸大辞典》。

脐下六一　奇穴。（岐伯灸脐下六十）位于脐下6寸，正中线旁开1寸处，左右共两穴。另说位于曲骨穴下1寸，左右旁开1寸6分处。用于治疗膀胱气攻两胁、脐下肾阴入腹，冷气冲心、疝气上冲心胸痛、睾丸炎、膀胱炎。灸3～7壮。引见《神应经》、《针灸集成》、《太平圣惠方》、《针灸孔穴及其疗法便览》、《针灸经外奇穴图谱》、《腧穴学概论》、《针灸经外奇穴治疗诀》、《针灸大辞典》、《针灸学辞典》。

脐下六十　即奇穴脐下六一，详见上条。引见《中国针灸大辞典》、《针灸经外奇穴图谱》。

脐中四边　即奇穴脐四边，详见该条。引见《中国针灸大辞典》、《针灸经外奇穴图谱》。

脐上下五分　奇穴别名，即囟门不合，详见该条。引见《针灸经外奇穴图谱》、《针灸学辞典》。

胰点　奇穴。所指有二：①位于背部第六、七、八胸椎棘突下旁开1寸处，每1侧3穴，共6穴。用于治疗糖尿病。针0.5～1寸。②位于肚脐斜上方左右2厘米处，施灸此两穴，10日为1疗程，非常有效。引自《临床针灸新编》、《经穴健康法》。

胰胆 耳针穴。位于耳甲艇内，在肝与肾两穴之间耳甲艇边缘处，左耳为胰，右耳为胆。用于治疗胆囊炎，胆石症，胆道蛔虫症，急、慢性胰腺炎，糖尿病、黄疸型肝炎，偏头痛，耳聋耳鸣，多梦，胁肋胀满疼痛，消化不良，带状泡疹。本穴有利胆疏肝，促进消化液分泌的作用。按耳针常规针法。引见《耳针》、《针灸经外奇穴图谱》、《耳穴挂图》、《中国针灸大辞典》、《针灸大辞典》。

胰俞 奇穴别名，即八俞穴，详见该条。引见《针灸学讲义》、《中国针灸大辞典》。

胰募 奇穴。（肝结）位于背部第八、九胸椎棘突之间点旁开1寸处。用于治疗糖尿病、肾上腺皮质功能减退症、粒性白细胞减少症、肩背痛、肥大性脊柱炎。针向下沿皮斜5～8分。引见《红医针疗法》、《针灸经外奇穴图谱》、《中国针灸大辞典》。

胰腺点 耳针穴。（胰腺炎点）位于耳甲艇内，在左耳的胰胆与十二指肠两穴之间。用于治疗胰腺炎、糖尿病、消化不良、胰源性腹泻。有抗炎、降血糖的作用。引见《耳穴疗法》、《耳针》、《针灸经外奇穴图谱》、《耳穴挂图》、《中国针灸大辞典》。

脏会 经穴分类名，即肝经章门（Liv13）穴，见该条。

脏俞 经穴别名，即督脉神道（GV11）穴，脏俞即藏俞，详见该条。引见《针灸学辞典》、《腧穴学概论》、《实用针灸辞典》、详见该条。引见《临床针灸学》、《常用腧穴临床发挥》。

脏腧 经穴别名，即督脉神道（GV11）穴，详见该条。引见《中华针灸学》、《青囊杂记》。

脖胦 经穴别名，所指有二：①气海（CV6）穴，②关元（CV4）穴，详见各该条。引见《针灸甲乙经》、《腧穴学概论》、《中华针灸学》、《实用针灸学》、《实用针灸辞典》、《中国针灸大辞典》。

胯股 鼻针穴。位于鼻翼上部相平处之外侧鼻底部。在上肢穴外下方、第三线。为股骨骨折切开复位的针麻穴。针1～2分，有针感时再通电。引见《江苏中医》1960年第8期、《针灸经外奇穴图谱》、《针灸学》（上海中医学院编）、《中国针灸大辞典》。

胳却　经穴别名，即膀胱经络却（B8）穴，详见该条。引见《实用针灸学》、《实用针灸辞典》。

健耳　耳针穴。位于耳后部，当耳郭根与颞骨乳突部之移行处，横平耳前之耳门穴。用于治疗耳鸣、聋哑。有开窍益聪作用。针时一手将耳郭向前牵拉，即可现出1小三角形之凹陷，由此处略向前下方刺入（沿外耳道后壁、与耳道平行），针0.5～1寸，不留针。引见《针灸学简编》。

健步　奇穴。位于腰骶部髂后上棘与第五腰椎之间凹陷处。用于治疗腰腿痛，下肢瘫痪，小儿麻痹后遗症。直刺1～3寸。引见《中医简易教材》、《针灸经外奇穴图谱》。

健明　奇穴别名，即见阳阳穴，详见该条。引见《针灸经外奇穴图谱》、《中国针灸大辞典》。

健胃　奇穴别名，即治瘫5，详见该条。引见《针灸经外奇穴图谱》、《中国针灸大辞典》。

健脑　奇穴。位于颈后，在胆经风池穴下5分处。用于治疗脱发症。与防老穴伍用。针尖斜向下方，进针2分，引见《中国针灸》

1988年4期。

健胯　奇穴。位于臀部，髂嵴最高点与大转子高点连线之中点。用于治疗弛缓型瘫痪，截瘫，偏瘫。直刺3～3.5寸。引见《外伤性截瘫防治手册》、《针灸经外奇穴图谱》、《针灸学》（上海中医学院编）。

健脾　耳针穴。（健脾胃）位于耳后，在耳轮脚后沟中。牵耳向前，耳背显示1条凸起部，此凸起与耳轮脚后沟相交处是穴。当耳背与耳轮脚沟相平的耳舟隆起处。用于治疗肝、脾、消化道疾病。有健脾益胃的作用，可增进食欲，帮助消化。进针后沿皮横刺，可达耳轮脚沟处，直达耳迷根穴。另一针法是直刺3分透至耳正面之胃穴，但不要透过对侧皮肤。引见《耳针》、《红医针疗法》、《针灸经外奇穴图谱》。

健膝　奇穴别名（膝上），即为农穴，详见该条。

健瘫　奇穴别名，即冲间穴，详见该条。引见《中国针灸大辞典》、《针灸学》（上海中医学院编）。

健脑点　奇穴别名，即山根穴，详见该条。引见《中医大辞典》、《针灸学》（上海中医学院编）。

健明 1 奇穴别名，即见阳1，详见该条。引见《常用新医疗法手册》、《中国针灸大辞典》。

健明 2 奇穴别名，即见阳2，详见该条。引见《中医简易教材》、《中国针灸大辞典》。

健明 3 奇穴别名，即见阳3，详见该条。引见《常用新医疗法手册》、《中国针灸大辞典》。

健明 4 奇穴别名，即见阳4，详见该条。引见《红医针疗法》、《中国针灸大辞典》。

健明 5 奇穴别名，即见阳5，详见该条。引见《针灸经外奇穴图谱》、《中国针灸大辞典》。

健脾胃 奇穴别名，即健脾穴，详见该条。引见《耳针》、《针灸经外奇穴图谱》。

健脾针 针灸方。是由胃经髀关（S31）、伏兔（S32）两穴组成的针灸方。用于治疗下肢瘫痪、脾大、胃脘痛、肾炎、小儿消化不良。由伏兔穴进针向上斜刺至髀关穴。引见《红医针疗法》、《针灸经外奇穴图谱》。

健里三针 针灸方。位于手掌中央第三、四掌骨间隙之中点直上1寸处为1穴，左右旁开5分各1穴计3针。（当劳宫穴近心端1寸处为1穴，旁开5分各1穴）。用于治疗肝脾胃病、头痛目疾、咳喘、心悸、心衰、肾炎。直刺1寸。引见《红医针疗法》、《针灸经外奇穴图谱》。

健里三针区 手针穴。位于手心稍下部位，用于诊断整个内脏健康状况的穴区，压揉该区可改善内脏虚弱。引见《日本最新手疗健康法》。

健脾化痰方 针灸方。是由肺经太渊（L9）、脾经太白（SP3）、胃经丰隆（S40）、膀胱经肺俞（B13）计4穴组成的针灸方。用于治疗痰湿侵肺，症见咳嗽痰粘，胸脘痞闷，食欲不振，舌苔白腻，脉象濡滑。随症加穴：胸脘痞闷，加内关、膻中；食欲不振加中脘、足三里；咳嗽痰多而粘加中府、章门。方义：原穴为本脏真气所输注，故取肺经原穴太渊与脾经原穴太白，配合肺俞、脾俞，以运脾土而利肺气，因脾为生痰之源，故取肺同取，为标本同治之法。丰隆是足阳明胃经的别络穴，以运中焦脾胃之气，使气行津布，痰湿自化。引见《中国针灸大辞典》。

健脾消积方　针灸方。是由胃经足三里（S36）、脾经商丘（SP5）、任脉下脘（CV10）、奇穴四缝计4穴13针组成的针灸方。用于治疗小儿疳积。随症加穴：虫积加百虫窝，潮热加大椎，消化不良加脾俞、胃俞、肝俞。方义：本病多因脾胃运化失常所致。脾为仓廪之官，胃为水谷之海，是后天之本，取下脘以和胃理气清热；足三里为阳明之合，培土以补中气；商丘健脾化积消滞，四缝刺出黄水，为主治疳疾的经验效穴。4穴同奏健脾消积之效。引见《中国针灸大辞典》。

健肾强胱方　针灸方。是由膀胱经三焦俞（B22）、肾俞（B23）、膀胱俞（B28）、任脉中极（CV3）、脾经三阴交（SP6）5穴组成的针灸方。用于治疗小儿遗尿症。随症加穴：多梦加神门、心俞、太溪，体虚加足三里、命门。方义：本方具有健肾气、壮膀胱的作用。取肾俞培补肾气；用三阴交以调理三焦经气；因病在膀胱，故取中极、膀胱俞，以振奋膀胱之机能；三焦俞以理三焦之气，促进气化功能；诸穴共奏健肾止遗之效。引见《中国针灸大辞典》。

健运脾胃止泻方　针灸方。是由胃经天枢（S25），足三里（S36），任脉中脘（CV12）及奇穴四缝计4穴13针组成的针灸方。用于治疗婴儿泄泻。随症加穴：呕吐者加内关、公孙，脾虚久泻加脾俞、阴陵泉、三阴交，神志不清者加水沟、神门；手足抽搐加合谷、太冲、阳陵泉、曲池；四肢逆冷加肾俞、关元；发热不退加少商、尺泽委中。方义：本方具有健运脾胃、消积止泻的作用。足三里为足阳明之合穴，"合治内腑"；天枢为大肠募穴，善治大肠腑病；中脘为胃之募穴，腑会，善疗六腑之疾；更取四缝以消积而化滞；诸穴同用、泄泻自愈。

侧头　奇穴颞颥之别名，详见该条。引见《针灸经外奇穴图谱》、《中国针灸大辞典》。

侧发际　奇穴别名，即发际穴，详见该条。引见《腧穴学概论》。

鬼门　所指有二：①经穴别名。一指督脉囟会（GV22）。二指督脉百会（GV20）穴。详见各该条。②奇穴。位于两乳下1麦粒，在乳头微下处，当乳中穴下 2 分。用于治疗小儿暴痫。灸 7 壮。引见《针灸腧穴图谱》、《针灸腧穴手册》、《腧穴学概论》、《经穴汇解》、《针灸学辞典》、《针灸大辞典》、《中国针灸大辞典》、《中华针灸学》、《实用针灸辞典》。

鬼心 经穴别名，所指有二：①肺经太渊（L9）穴。②心包经大陵（P7）穴，详见各该条。引见《千金要方》、《针灸大全》、《针灸腧穴手册》、《腧穴学概论》、《中华针灸学》、《实用针灸学》、《中医大辞典》、《中国针灸大辞典》、《实用针灸辞典》、《针灸学辞典》。

鬼巨 经穴别名，即大肠经曲池（LI11）穴，详见该条。引见《实用针灸学》、《实用针灸辞典》。

鬼市 经穴别名，所指有二：①任脉承浆（CV24）穴。②督脉水沟（GV26）穴。详见各该条。引见《千金要方》、《千金翼方》、《中医大辞典》、《中国针灸大辞典》、《针灸腧穴手册》、《腧穴学概论》、《实用针灸学》、《中华针灸学》、《中国针灸大辞典》、《实用针灸辞典》。

鬼穴 经穴别名，即督脉风府（GV16）穴，详见该条。引见《千金要方》、《中医大辞典》、《中国针灸大辞典》、《中华针灸学》、《实用针灸辞典》、《针灸腧穴手册》、《腧穴学概论》、《实用针灸学》。

鬼目 奇穴别名，即鬼眼四穴，详见该条。

鬼当 奇穴。（大指甲后、眼点、眼痛点、明眼）位于手拇指、指关节横纹之尺侧缘。用于治疗雀目、结膜炎、角膜白斑、云翳、喉痹、扁桃体炎、水肿、小儿胃肠病、呕吐、泄泻。针 1～2 分，灸 3～5 壮。引见《针灸集成》、《中国针灸学》、《针灸经外奇穴治疗诀》、《针灸孔穴及其疗法便览》、《腧穴学概论》、《经穴治疗学》、《针灸学》（上海中医学院编）、《常用新医疗法手册》、《中医大辞典》、《针灸大辞典》、《针灸学辞典》、《中国针灸大辞典》。

鬼臣 经穴别名，即大肠经曲池（LI11）穴，详见该条。引见《千金要方》、《针灸腧穴手册》、《腧穴学概论》、《实用针灸学》、《中华针灸学》、《实用针灸辞典》、《中国针灸大辞典》、《针灸学辞典》。

鬼邪 经穴别名，所指有二：①大肠经手三里（LI10）穴；②胃经足三里（S36）穴。详见各该条。引见《千金要方》、《针灸腧穴手册》、《腧穴学概论》、《中国针灸大辞典》、《实用针灸辞典》、《中医大辞典》、《实用针灸学》。

鬼床　所指有二：①奇穴。位于耳垂下约5分处，即颊车穴上5分处。用于中风、耳病、颈项部神经痛，回顾不利、齿龈痛。针3～5分，灸3壮。②经穴别名，即胃经颊车（S6）穴，详见该条。引见《针灸经穴图考》、《针灸孔穴及其疗法便览》、《针灸大成》、《中医大辞典》、《千金要方》、《中国针灸大辞典》、《针灸大辞典》、《实用针灸辞典》、《针灸腧穴手册》、《腧穴学概论》、《中华针灸学》、《实用针灸学》。

鬼受　经穴别名，即肺经尺泽（L5）穴，详见该条。引见《千金要方》、《针灸大成》、《中国针灸大辞典》、《中医大辞典》、《针灸腧穴手册》、《腧穴学概论》、《中华针灸学》、《实用针灸学》。

鬼林　经穴别名，所指有二：①胃经颊车（S6）；②督脉风府（GV16）穴。详见各该条。引见《腧穴学概论》、《中医大辞典》、《实用针灸学》、《实用针灸辞典》、《针灸腧穴手册》。

鬼枕　经穴别名，即督脉风府（GV16）穴，详见该条。引见《针灸腧穴手册》、《腧穴学概论》、《中华针灸学》、《中国针灸大辞典》、《千金要方》、《中医大辞典》、《实用针灸辞典》。

鬼城　奇穴别名，即十宣穴，详见该条。引见《千金要方》、《经穴汇解》、《中医大辞典》、《针灸学辞典》、《针灸大辞典》、《中国针灸大辞典》。

鬼垒　经穴别名，即脾经隐白（SP1）穴，详见该条。引见《中医大辞典》、《针灸腧穴手册》、《中华针灸学》、《实用针灸学》、《千金要方》、《实用针灸辞典》、《中国针灸大辞典》。

鬼宫　经穴别名，即督脉水沟（GV26）穴，详见该条。引见《千金要方》、《千金翼方》、《腧穴学概论》、《中医大辞典》、《针灸腧穴手册》、《实用针灸学》、《中华针灸学》、《实用针灸辞典》、《中国针灸大辞典》。

鬼封　奇穴别名，即海泉穴，详见该条。引见《中医大辞典》、

《千金要方》、《针灸大成》、《针灸学辞典》。

鬼信 经穴别名，即肺经少商（LI11）穴，详见该条。引见《千金要方》、《针灸大成》、《针灸腧穴手册》、《腧穴学概论》、《中华针灸学》、《中医大辞典》、《实用针灸学》、《中国针灸大辞典》、《实用针灸辞典》。

鬼哭 所指有二：①奇穴别名，即鬼眼四穴，详见该条。②将手大指内侧爪甲角的两穴称鬼哭。引见《医宗金鉴》、《经穴汇解》、《中医大辞典》、《医学入门》、《针灸孔穴及其疗法便览》、《针灸逢源》、《针灸大成》。

鬼堂 经穴别名，所指有二：①肺经尺泽（L5）穴。②督脉上星（GV23）穴。详见各该条。引见《千金要方》、《千金翼方》、《针灸大成》、《腧穴学概论》、《针灸腧穴手册》、《中华针灸学》、《实用针灸学》、《针灸学辞典》、《中国针灸大辞典》、《实用针灸辞典》。

鬼营 经穴别名，所指有二：①指心包经劳宫（P8）穴；②指心包经间使（P5）穴。详见各该条。引见《针灸学基础》、《针灸大成》、

《针灸聚英》、《中医大辞典》。

鬼眼 所指有三：①奇穴。位于手足大指（趾）、桡侧（胫侧）爪甲处。一说鬼眼即肺经少商和脾经隐白穴。左右共4穴。用于治疗癫痫、癫狂、晕厥，灸3～7壮。②奇穴别名，即腰眼穴。③经穴别名，即胃经犊鼻（S35），即外膝眼穴。详见各该条。引见《医宗金鉴》、《医学入门》、《针灸孔穴及其疗法便览》、《经穴汇解》、《针灸大成》、《千金要方》、《针灸经穴图考》、《针灸腧穴手册》、《中华针灸学》、《实用针灸学》、《医灯续焰》、《中医大辞典》、《针灸学辞典》、《针灸大辞典》、《中国针灸大辞典》、《实用针灸辞典》。

鬼禄 奇穴别名，即悬命穴，详见该条。引见《千金要方》、《中医大辞典》。

鬼窟 经穴别名，所指有二：①指心包经劳宫（P8）穴，②指心包经间使（P5）穴，详见各该条。引见《针灸大成》、《针灸大辞典》、《中医大辞典》、《实用针灸学》、《实用针灸辞典》、《针灸处方学》。

鬼路 所指有二：①经穴别名。一指膀胱经申脉（B62）脉；二

指心包经间使（P5）穴；三指心包经劳宫（P8）穴。②奇穴别名，足太阳穴。详见各该条。引见《千金要方》、《千金翼方》、《中医大辞典》、《针灸大全》、《针灸大成》、《针灸学辞典》、《针灸腧穴手册》、《腧穴学概论》、《实用针灸学》、《中华针灸学》、《实用针灸辞典》。

鬼腿　经穴别名，即大肠经曲池（LI11）穴，详见该条。引见《腧穴学概论》、《针灸大成》、《针灸学辞典》、《中国针灸大辞典》、《实用针灸学》、《实用针灸辞典》、《中医大辞典》《简明针灸辞典》。

鬼藏　奇穴别名，十三鬼穴之一，男指会阴穴（男阴缝），女指玉门头。详见各该条。引见《千金要方》、《针灸大成》、《中医大辞典》、《实用针灸辞典》、《针灸学辞典》。

鬼客厅　经穴别名。即督脉水沟（GV26）穴，详见该条。引见《千金要方》、《千金翼方》、《针灸腧穴手册》、《腧穴学概论》、《实用针灸学》、《中医大辞典》、《中华针灸学》、《中国针灸大辞典》、《实用针灸辞典》。

鬼眼四穴　奇穴别名，（四鬼哭）即鬼哭，详见该条。引见《针灸大辞典》。

殷门　膀胱经穴。位于大腿后面中央，当承扶穴与委中穴连线的中点。亦即在委中穴直上6寸处。用于治疗邪客经络，瘀结不畅引起的下肢疼痛，下肢瘫痪，急性腰部扭挫伤，腰脊强痛不可俯仰，后头痛，坐骨神经痛，小儿麻痹后遗症，有化瘀散结，活络舒筋的作用。直刺1～2寸，灸3壮。

殷上　奇穴。位于大腿屈侧正中线，臀下皱襞下3寸，亦即膀胱经殷门穴上2寸。用于治疗下肢后侧痛、腰背痛、项痛、头痛。针2寸，灸3～7壮。引见《常用新医疗法手册》、《中国针灸大辞典》、《针灸经外奇穴图谱》、《针灸学》（上海中医学院编）。

殷下　奇穴。位于膀胱经殷门穴下2寸处。用于治疗坐骨神经痛、下肢瘫痪，腰背酸痛。直刺1～3寸。引见《针刺疗法》、《针灸学》（上海中医学院编）。

秩边（B54）　膀胱经穴。位于第四骶椎棘突下（腰俞穴）旁开3寸，与骶管裂孔相平处。当白环俞外侧1.5寸处。用于治疗下焦气虚、气机不利引起的二便不利、阴肿、痔疾，以及腰痛骶寒，下肢痿痹、坐骨神经痛、神经衰弱。有益气升提、通调下焦、壮腰补肾、祛风健膝的作用。直刺1～2寸，灸7壮。

衄血 奇穴。位于项部正中线上，即颈后项肌隆起之间沟中、后发际之中点处，当督脉哑门穴下5分处。用于治疗鼻衄。也是穴位诊断鼻衄之定性穴。针3～5分，灸3壮。引见《神应经》、《穴位诊断法》、《针灸经外奇穴图谱》、《针灸大辞典》、《实用针灸辞典》。

缺盆 (S12) 胃经穴。（天盖、尺盖、欠盆）位于胸前锁骨上窝中点凹陷处。在前正中线外开4寸，直对乳中线，用于治疗气机失调引起的咳喘、呃逆、寒热瘰疬、肿瘤、缺盆中痛、胸部满闷、喉痹等。有调气机、止咳喘、清肺利咽、理气化痰作用。针3～5分，不宜深刺；灸5壮。

缺齿沟 耳针穴。位于耳垂部，自轮屏切迹或缘中穴至耳垂三区下颌或上颌穴的1条耳折痕。成人齿疾及缺齿可在沟中出现痛点反应。用于治疗牙痛、牙周炎。有抗炎止痛作用。按耳针常规针法。引见《耳穴疗法》、《耳穴诊断治疗学》。

笑散 奇穴。（散笑）位于大肠经迎香（LI20）穴之外下方，当鼻唇沟之中点处。用于治疗鼻塞、疔疮、面瘫、面肌痉挛。也是穴位诊断急性鼻炎的定性穴。针2～3分。引见《刺疗捷法》、《针灸孔穴及其疗法便览》、《针灸经外奇穴治疗诀》、《腧穴学概论》、《穴位诊断法》、《针灸经外奇穴图谱》、《中医大辞典》、《针灸学》（上海中医学院编）、《中国针灸大辞典》。

爱民穴 奇穴别名，即手逆注，详见该条。引见《腧穴学概论》、《中国针灸大辞典》。

甜美穴 奇穴。（甜味穴、禁烟穴）位于肺经列缺与大肠经阳溪穴连线的中点，距离鼻咽窝茎突边缘约1拇指的柔软处。用于戒烟有奇效。针1～3分，强刺激，留针15分钟。引见《中国针灸》1983年第1期，《杏林妙法》。

积聚痞块 奇穴别名，即血府穴，详见该条。引见《中国针灸学》、《针灸学辞典》、《针灸大辞典》、《中国针灸大辞典》。

徐氏十三穴　即徐秋夫鬼病十三穴，详见该条。

徐秋夫鬼病三十穴　现称（徐氏十三穴方）是南北朝时期的针灸家徐秋夫治疗鬼病（精神失常、精神病）的经验效穴。有肺经少商（L11）、胃经颊车（S6）、乳中（S17），脾经隐白（SP1）、心包经大陵（P7）、劳宫（P8）、胆经阳陵泉（G34）、肝经行间（Liv2）、任脉、承浆（CV24），督脉水沟（GV26）、风府（GV16），神庭（GV24）和经外奇穴舌下中缝（海泉）计十三鬼穴。而唐代孙思邈的十三鬼穴与其不同的是去神庭加上星，去乳中加会阴，去行间，阳陵泉加申脉曲池，其余穴位相同。详见表17。引自《针灸学辞典》、《针灸大辞典》、《针灸聚英》、《针灸方学》。

表 17　徐秋夫十三鬼穴与孙思邈十三鬼穴穴表表

南　　朝		唐　　代
徐秋夫十三鬼穴		孙思邈十三鬼穴
不同的四穴	神庭（GV24） 行间（Liv2） 阳陵泉（G34） 乳中（S17）	上星（GV23） 申脉（B62） 曲池（LI11） 会阴（CV1）
相同的九穴	少商（L11）、颊车（S6）、隐白（SP1）、 大陵（P7）、劳宫（P8）、承浆（CV24）、 风府（GV16）、舌下中缝（海泉）、 水沟（GV26）	

宋·徐秋夫鬼病十三穴歌：

人中神庭风府始，舌缝承浆颊车次，

少商大陵间使连，乳中阳陵泉有据，

隐白行间不可差，十三穴是秋夫置。

〔、〕

容主 经穴别名，即胆经上关（G3）穴。容主即客主，盖因字误。详见该条。引见《针灸大全》、《针灸学辞典》、《针灸大辞典》、《腧穴学概论》。

容后 奇穴。（止痛穴，治聋新5号）位于颈部，下颌角后方，耳垂后下之凹陷直下1.5寸处。当三焦经翳风穴直下1.5寸或在小肠经天容穴后方，故名。用于治疗耳聋、头痛、牙痛。针0.5～1寸。引见《常用新医疗法手册》、《针灸经外奇穴图谱》、《针灸学》（上海中医学院编）、《中国针灸大辞典》。

脊一 奇穴。（内天柱）位于颈后，正中线旁开5分，后发际下5分处。当督脉哑门穴下1寸旁开5分处。用于治疗脑炎后遗症，大脑发育不全、腰背痛、精神病。针斜向椎体刺1～1.5寸。引见《中医简易教材》、《针灸经外奇穴图谱》、《中国针灸大辞典》。

脊二 奇穴。位于背部第二胸椎棘突高点两侧旁开5分处。用于治疗脑炎后遗症，大脑发育不全、腰背痛。针斜向椎体刺1～1.5寸。引见《中医简易教材》、《针灸经外奇穴图谱》、《中国针灸大辞典》。

脊三 奇穴。（脊三穴）①位于项部正中线、项肌隆起间沟中、后发际正中点直下1寸处。（即哑门穴下1寸处）。②位于背部正中线、第一胸椎棘突下1穴（同督脉陶道穴）。③位于背部正中线，第五腰椎棘突下1穴，（即十七椎下），计3穴组成的针灸方。用于治疗脊髓膜炎，腰背神经痛。针3～5分，灸3壮。引见《针灸经外奇穴治疗诀》、《针灸孔穴及其疗法便览》、《中国针灸大辞典》、《针灸学辞典》、《针灸大辞典》、《新医疗法汇编》、《针灸学》（上海中医学院编）、《针灸经外奇穴图谱》、《针灸腧穴图谱》。

脊中（GV6） 督脉穴。（神宗、脊俞、脊柱）位于后正中线，第十一胸椎棘突下凹陷处。穴居脊柱之中部，故名脊中。用于治疗督脉失调引起的翻胃、吐血、痔疾、便血、小儿疳积，泻利脱肛，黄疸、肝炎、癫痫、腰背痛、下肢麻痹。有调理督脉，温补脾肾的作用。针0.5～1寸。

脊五　奇穴。(脊背五穴) 位于背部，先在第二胸椎棘突上作1点 (即大椎穴)，尾闾骨之尖端作第二点，(即腰俞)，并在上述两点间的连线中点作第三点 (即癫痫)，再以第一点与中央点的距离折半，以此长度折成1等边三角形，将其顶点置中央点上，其两下角的顶点处亦是穴，共计5穴组成的针灸方。用于治疗小儿痉挛、癫痫。灸3～7壮。引见《腧穴学概论》、《千金翼方》、《经穴汇解》、《针灸孔穴及其疗法便览》、《中医大辞典》、《针灸经外奇穴图谱》、《针灸学辞典》、《针灸大辞典》、《中国针灸大辞典》。

脊柱　所指有二：①经穴别名，即督脉脊中 (GV6) 穴，详见该条。②耳针穴。位于耳背、折耳向前，耳舟隆起尖端至耳舟隆起下端与耳垂交界处，折为5等份，上五分之二点偏外侧。平上背穴，耳舟后隆起偏外侧处。用于治疗脊柱骨质增生或退化、扭伤、脊痛。按耳针常规针法操作。引见《太平圣惠方》、《针灸腧穴手册》、《腧穴学概论》、《中医大辞典》、《耳针疗法》、《针灸经外奇穴图谱》。

脊点　奇穴。位于第十二肋远端下缘。用于腰肌痉挛。此为点穴用穴。手法：垂直点按15秒10次。引见《实用点穴疗法》。

脊俞　经穴别名，即督脉脊中 (GV6) 穴，详见该条。引见《太平圣惠方》、《针灸大全》、《针灸学辞典》、《针灸大辞典》、《针灸腧穴手册》、《腧穴学概论》、《中华针灸学》、《中国针灸大辞典》、《实用针灸辞典》。

脊旁　所指有二：①奇穴。位于项部，后发际下2寸旁开5分。当第七颈椎棘突上1寸旁开5分处。用于精神病。针0.5～1寸，针向颈椎横突直刺，刺到颈神经丛处，有触电感。②奇穴别名，一指夹脊穴；二指肝热穴；详见各该条。引见《针灸经外奇穴图谱》、《针灸学简编》、《针灸学辞典》、《中国针灸大辞典》。

脊缝　奇穴。位于背部、自第一胸椎棘突下至第五胸椎棘突下，在每椎棘突下旁开4寸5分，计17对、左右共34穴。用于治疗压迫性脊髓炎 (龟背)、脊柱关节风湿病、脊柱类。斜刺3～7分。引见《腧穴学概论》、《针灸经外奇穴图谱》、

《针灸腧穴图谱》、《针灸孔穴及其疗法便览》、《针灸学》(上海中医学院编)、《中国针灸大辞典》。

脊三 1 奇穴。位于腰部，第五腰椎棘突高点两侧旁开 5 分处。用于治疗脑炎后遗症，大脑发育不全，腰背痛。针 1~1.5 寸。引见《中医简易教材》、《针灸经外奇穴图谱》、《中国针灸大辞典》。

脊三穴 奇穴别名，即脊三，详见该条。引见《针灸经外奇穴治疗诀》、《针灸大辞典》。

脊内俞 经穴别名，即膀胱经中膂俞 (B29) 穴。详见该条。引见《铜人腧穴针灸图经》、《中医大辞典》、《针灸大辞典》、《针灸腧穴手册》、《腧穴学概论》、《实用针灸学》、《中华针灸学》、《中国针灸大辞典》、《实用针灸辞典》。

脊阳关 经穴别名，即督脉腰阳关 (GV3) 穴，详见该条。引见《循经考穴编》、《中医大辞典》、《针灸大辞典》。

脊柱点 手针穴。(十号穴、脊柱痛点、尾骨痛点) 位于小指掌指关节尺侧缘赤白肉际处，当小肠经后溪穴的前方。用于治疗急性棘间韧带扭伤、椎间盘突出术后引起

的腰痛、肩胛痛、耳鸣、鼻塞。直刺 3~5 分。引见《常用新医疗法手册》、《针灸经外奇穴图谱》、《实用针灸学》、《新医疗法汇编》、《中国针灸大辞典》。

脊骶端 经穴别名，即督脉长强 (GV1) 穴，详见该条。引见《针灸大辞典》、《实用针灸学》、《实用针灸辞典》。

脊髓 1 耳针穴。(郁中、现改为上耳根) 位于耳背三角窝后隆起的内侧缘，耳根上缘。用于治疗肌萎缩侧索硬化症、脊髓炎及各种瘫痪。按耳针常规针法操作。引见《耳部信息诊断法》、《针灸大辞典》。

脊髓 2 耳针穴。(现改为下耳根) 位于耳背屏间切迹后窝的内方，耳根最下缘。用于治疗下肢瘫痪，小儿麻痹后遗症，肌萎缩侧索硬化症。按耳针常规针法操作。引见《耳针》、《耳部诊断治疗学》、《针灸经外奇穴图谱》、《耳郭信息诊断法》、《针灸大辞典》。

脊骨下空 经穴别名，即督脉长强 (GV1) 穴，详见该条。引见《腧穴学概论》。

脊背五穴 即奇穴脊五穴，

详见该条。引见《针灸经外奇穴图谱》、《针灸大辞典》。

脊柱痛点　即手针穴脊柱点，详见该条。引见《针灸经外奇穴图谱》、《中国针灸大辞典》。

脊骨解中　奇穴别名，即咳嗽穴，详见该条。引见《经穴治疗学》、《千金要方》、《针灸学辞典》。

脊梁中央　奇穴别名，即癫痫穴。详见该条。引见《经穴汇解》、《腧穴学概论》、《针灸学辞典》。

脊腰腿区　手针穴区。位于手背，相当于手针穴腰腿点部位，当两个腰腿点之间的区域。用于诊断和治疗腰脊腿痛，下肢神经痛。用灸法，指压、针刺法。引见《日本最新手疗健身法》。

高曲　经穴别名，即肾经商曲（K17）穴，可能因"商"与"高"字形相近而字误。引见《千金要方》、《腧穴学概论》、《实用针灸学》、《中华针灸学》、《实用针灸辞典》。

高骨　奇穴。位于掌后寸部前5分，当桡骨茎突上。一说位于桡骨茎突前凹陷处。用于治疗手腕痛。针0.5～1.5寸，灸7壮。引见《针灸大成》、《针灸集成》、《针灸逢源》、《经穴汇解》、《针灸经穴图考》、《针灸经外奇穴治疗诀》、《针灸经外奇穴图谱》、《中医大辞典》、《针灸学辞典》、《针灸大辞典》。

高益　经穴别名，即督俞（B16）穴，详见该条。引见《腧穴学概论》、《实用针灸学》、《中华针灸学》、《实用针灸辞典》。

高盖　所指有二：（1）经穴别名。有二：①指多指督俞（B16）穴；②又指肾俞（B23）穴，详见该条。（2）奇穴督俞之别名；详见各该条。引见《太平圣惠方》、《循经考穴编》、《针灸资生经》、《腧穴学概论》、《实用针灸学》、《中华针灸学》、《针灸学辞典》、《针灸大辞典》、《实用针灸辞典》《中国针灸大辞典》。

高位俞　奇穴别名，即制高俞，详见该条。引见《针灸经外奇穴图谱》、《中国针灸大辞典》。

高血压点　耳针穴。位于耳屏外面下缘，在肾上腺与目1两穴的中点偏前方，在饥点的下方。用于治疗高血压病、头晕、头痛、冠心病。有降血压、扩心脉和镇静的作用。按耳针常规针法。本穴即用于诊断又用于治疗。引见《耳针》、《耳穴疗法》、《针灸经外奇穴图谱》、《中国针灸大辞典》。

高血压下点 鼻针穴。位于鼻尖的稍下方处。即在督脉素髎穴的稍下方。用于治疗高血压病、眩晕。针1～2分。引见《新医疗法汇编》、《针灸经外奇穴图谱》、《中国针灸大辞典》。

高血压上点 鼻针穴。位于两眉正中点的鼻根部，即面针的肺点，或经外奇穴印堂处。用于治疗高血压病、眩晕。按鼻针常规针法操作。引见《针灸经外奇穴图谱》、《微针疗法》。

高血压七灵术 针灸方。是由①通天针（督脉的神庭、上星、囟会、前顶、百会）透刺穴1针；②神智（为奇穴，位于耳背、耳壳软骨与颞骨移行部之上1/4与下3/4交界处）穴，左右各1针；③脾经三阴交透胆经悬钟穴，左右各1针；④肝经行间透太冲，左右各1针；总计7针10穴组成的针灸方。用于治疗高血压病。引见《红医针疗法》、《针灸经外奇穴图谱》、《中国针灸大辞典》。

旁廷 奇穴别名。（旁庭、旁停、注布）即注市穴，详见该条。引见《千金要方》、《针灸孔穴及其疗法便览》。

旁谷 奇穴。位于足背第三、四趾缝上1寸。当胃经陷谷穴的腓侧，相隔第三跖骨。用于治疗小儿麻痹后遗症。斜刺5～8分。引见《常用新医疗法手册》、《中国针灸大辞典》。

旁虎 奇穴。位于手背第二、三掌骨小头高点之间稍后方。用于治疗咽喉炎、手背肿痛。针2～3分，灸3～7壮。引见《针灸孔穴及其疗法便览》、《针灸经外奇穴图谱》、《针灸大辞典》、《中国针灸大辞典》。

旁庭 奇穴别名，即注市穴，详见该条。引见《针灸经外奇穴图谱》、《针灸大辞典》。

旁停 奇穴别名，即注市穴，详见该条。引见《针灸经外奇穴图谱》、《中国针灸大辞典》。

旁强 奇穴。位于臀部尾骨尖下5分，向两侧旁开1.5寸，当督脉长强穴旁开1.5寸处。用于治疗脱肛、子宫脱垂。针向上斜刺3～5寸，针感麻至会阴部。引见《常用新医疗法手册》、《中国针灸大辞典》。

旁劳宫　奇穴。位于手掌第二、三掌骨后缘凹陷中、当心包经劳宫（P8）穴桡侧1横指。用于治疗扁桃体炎。亦为穴位诊断扁桃体炎的定性穴。灸7壮。引见《经外奇穴汇编》、《针灸经外奇穴图谱》、《穴位诊断法》、《针灸大辞典》、《中国针灸大辞典》。

旁廉泉　奇穴。（增音）位于结喉旁约1横指。一说位于廉泉穴与胸锁乳突肌前缘水平连线之中点。用于治疗中风昏迷、痰涎壅盛、咽喉肿痛、甲状腺肿、音哑、舌肿大。有清热导痰作用。直刺1～1.5寸。引见《针灸集锦》、《常用新医疗法手册》。

消块　奇穴。位于前腋缝尖端。用于治疗乳部肿块。向上斜刺1～1.5寸。引见《针灸学》（上海中医学院编）。

消沥　所指有二：①奇穴。（消沥）位于腰部第二腰椎棘突下缘左右平开1寸处。用于治疗瘰疬，针5分，灸3～7壮。②经穴别名，即三焦经消泺（TE12）穴，详见该条。引见《针灸孔穴及其疗法便览》、《针灸经外奇穴图谱》、《腧穴学概论》、《针灸学辞典》、《针灸大辞典》。

消泺　三焦经穴。（消铄、消烁、消沥）位于上臂后外侧，尺骨鹰咀上5寸，当清冷渊与臑会穴连线之中点。或腋后纹头下3寸处。用于治疗邪热郁于三焦引起的项部强急肿痛，牙肿痛、瘰疬、头痛、头晕、癫痫，以及上肢麻痹，肩背痛。本穴有清热化痰，疏经利节的作用。直刺1～1.5寸，灸3壮。

消疝　奇穴。位于腹部脐下3寸平开3.5寸，当任脉关元穴旁开3.5寸处。用于治疗疝气。针刺以得气为度勿过深。引自《针灸金方》。

消烁　经穴别名，即三焦经消泺（TE12）穴，详见该条。引见《腧穴学概论》。

消疬　奇穴别名，即消瘰穴。位于背部、以平结喉之颈项周长，自大椎穴下量尽处左右旁开半口寸处。用于治疗瘰疬。灸3～7壮。引见《针灸集成》、《经外奇穴治疗诀》、《针灸学辞典》。

消铄　经穴别名，即三焦经消泺（TE12）穴，详见该条。引见《针灸腧穴手册》、《腧穴学概论》、

《实用针灸学》、《实用针灸辞典》。

消瘰 奇穴。(消疬) 位于第十胸椎棘突之两侧。以绳绕喉结1周,将此长度从大椎穴下量尽处两旁各1寸处是穴。(注:按此说"消瘰"即"消疬"穴,但部位不同) 用于治疗瘰疬。灸50壮。引自《针灸经外奇穴治疗诀》、《针灸大辞典》。

消化三点 鼻针穴。(消化三角穴) 位于鼻尖上缘中点1穴,两侧各1穴。其正中点在腰三角中点之下方、两侧点在其外下方,即鼻尖处的等腰三角形。用于治疗急、慢性胃炎、胃神经痛,消化性溃疡。斜刺1~2分。引见《新医疗法汇编》、《针灸经外奇穴图谱》、《微针疗法》。

消化三角穴 即鼻针穴消化三点,详见上条。

消食化滞方 针灸方。是由任脉中脘(CV12)、气海(CV6)、璇玑(CV21),胃经天枢(S25),足三里(S36)和奇穴里内庭共6穴组成的针灸方。用于治疗饮食停滞、脘腹胀满、痛处拒按、恶食、嗳腐吞酸,痛而欲泄,泄后痛减,舌苔腻,脉滑。方义:本方具有消食化滞的作用。取中脘、三里、天枢、气海以通调肠胃功能,璇玑、里内庭为治疗伤食的经验效穴,诸穴合用,使消化传导功能恢复,则胀满腹痛自消。引见《中国针灸大辞典》。

消炎复聪方 针灸方。是由胆经听会(G2)、丘墟(G40),胃经足三里(S36),三焦经翳风(TE17)穴,计4穴组成的针灸方。用于治疗中耳炎。(症见耳痛、耳鸣、听力减退、耳道有脓性分泌物)。随症加穴:实证加耳门、风池、外关;虚证加太溪;发热加合谷、曲池。方义:本方有消炎抗感染恢复听力的作用。听会、丘墟为胆经之穴,其经循耳,具有清泄肝胆之热,通利耳窍之功。三焦经翳风为手足少阳之会,能加强泄胆火、通耳窍之效;足三里有强壮机体作用;合谷、曲池有解表退热利湿之效。太溪为肾经原穴,具有调补肾阴、清利湿热作用,耳为肾之窍,虚证加太溪有补肾固本之效。耳门、风池、外关系手足少阳经穴,实证配之能加强泄热,利窍祛风、消肿之功。引见《中国针灸大辞典》。

海泉 奇穴。(鬼封) 位于舌下、舌系带中点处,当金津玉液穴的中间、舌下中央脉上。用于治疗消渴、呃逆、呕吐、舌缓不收、重舌肿胀、热极难言、膈肌痉挛、舌炎、喉闭、腹泄。针2分，出血即可，不可太过。引见《微针疗法》、《类经图翼》、《针灸大成》、《中国针灸学》、《中国针灸大辞典》、《针灸大全》、《针灸经外奇穴图谱》、《腧穴学概论》、《经穴汇解》、《针灸逢源》、《针灸学简编》、《经外奇穴治疗诀》、《针灸学》（上海中医学院编）、《针灸学辞典》、《针灸大辞典》。

海底　所指有二：①经穴别名，即任脉会阴（CV1）穴，详见该条。②奇穴别名，即囊底穴，详见该条。引见《针方六集·神照集》、《针灸腧穴手册》、《腧穴学概论》、《实用针灸学》、《中国针灸大辞典》、《针灸学辞典》、《针灸大辞典》、《实用针灸辞典》。

涌泉　所指有二：①肾经穴。涌泉（K1）（地卫、地冲、地衢、足心、涌泉、蹶心）位于足掌心，第二、三跖骨间，当跷足时呈凹陷处；或于足底中线的前、中1/3交点处。用于治疗肾阴不足引起的头顶痛、头昏目眩、小儿惊风、癫疾、咽痛

失音、足心热或痛，以及肾水泛滥引起的二便不利。涌泉为肾经井（木）穴，有滋肾降火，清热醒脑，交济心肾（水、火），通关开窍，镇静安神的作用。本穴能主降一切，若虚火上炎可壮水制火；若实火炽盛，能釜底抽薪。直刺0.5～1寸，灸5壮。②奇穴。位于手背腕横纹，食指中线处。用于心痛及腹诸气痛不可忍、蛇咬伤，一切脑病、踝关节扭伤。直刺3～5分。引见《手针新疗法》。

流注八穴　经穴分类名，即八脉交会穴，详见该条。引见《针经指南》、《针灸大辞典》。

浮肿九灵术　针灸方。是由任脉水分（CV9）、关元（CV4）、中极（CV3）、胃经水道（S28）、脾经三阴交（SP6）、肝经行间（Liv2）计7穴组成的针灸方。用于肾性水肿。引见《红医针疗法》、《针灸经外奇穴图谱》。

窍穴　即指孔穴，与腧穴同义。引见《圣济总录》、《针灸学辞典》。

窍阴　经穴名，所指有二：一为头窍阴（G11）又称首窍阴。二为足窍阴（G44）。两者同属胆经

穴。引见《圣济总录》、《针灸资生经》、《针灸学辞典》。

窌穴 即髎穴。①泛指腧穴。②专指八髎穴（上、次、中、下窌的总称）左右共 8 穴。详见各该条。引见《针灸聚英》、《针灸学辞典》、《针灸大辞典》。

窈漏 奇穴。位于女性外生殖器，尿道外口上缘为穴。用于治疗阴挺、阴疮、阴痒、阴中诸疾。用艾卷灸 3～7 分钟。引见《针灸孔穴及其疗法便览》、《针灸经外奇穴图谱》、《腧穴学概论》、《针灸经外奇穴治疗诀》、《针灸大辞典》、《中国针灸大辞典》。

调经方 针灸方。是由气海（CV6）、中极（CV3）、照海（K6）3 穴组成的针灸方。用于治疗经来先后无定期，经量或多或少，经色或紫或淡。本方有补肾益气，调理冲任的作用。引见《类经图翼》、《针灸处方学》。

调中开噤方 针灸方。是由膀胱经胃俞（B21）、脾俞（B20），任脉中脘（CV12）、胃经内庭（S44）、肝经章门（Liv13），心包经内关（P6）计六穴组成的针灸方。用于治疗噤口痢。随症加穴：身热加大椎、曲池、合谷；脘痞腹胀加上巨虚、公孙。方义：本方具有调中开噤的作用。腑会中脘，脏会章门共为健脾和胃要穴；胃为水谷之海、脾为仓廪之官，故取胃俞、脾俞以调补中气加强健运；取心包经之别络内关，以通降三焦之逆气；更取足阳明之荥穴内庭，以清泄肠胃之湿热，俾湿化滞行，则病自宁。引见《中国针灸大辞典》。

调节光华方 针灸方。是由膀胱经睛明（B1）、攒竹（B2）、天柱（B10），大肠经三间（LI3），小肠经养老（SI6），胆经风池（G20）穴计 6 穴组成的针灸方。用于治疗色盲（即视赤如白症）。随症加穴：肝肾亏虚加肝俞、命门，肝胆火旺加行间、侠溪，气血两虚加足三里、气海、膈俞。方义：睛明穴为足太阳之脉气所发，又为手足太阳、足阳明、阴跷、阳跷五脉之会，针此穴能激发诸经脉气而提高视力；攒竹、三间、养老、天柱为主治目视不明的经验效穴；独取风池以祛风明目；诸穴合用，共奏调节光华、明察七色之效。引见《中国针灸大辞典》

调节视力方 针灸方。是由

胃经承泣（S1）、四白（S2）、膀胱经睛明（B1）、胆经风池（G20）、大肠经合谷（LI4）计5穴组成的针灸方。用于治疗近视。随症加穴：视物不清加养老、光明；肝肾亏虚加肝俞、命门。方义：睛明为手足太阳、足阳明、阴阳二跷、五脉之会，且膀胱与肾相表里，瞳人属肾，视物明亮则有赖于肾之精气，故针刺此穴，能激发肾气，通调诸脉经气而上输于目、增进视力；风池为手足少阳、阳维、阳跷之会，能祛风明目；阳明为多气多血之经，故取手足阳明经之承泣、四白、合谷以疏通经脉、调和气血；诸穴同用共奏调节视力之效。引见《中国针灸大辞典》。

调气活血复脉方　针灸方。是由肺经太渊（L9）、尺泽（L5）、心包经内关（P6）、大陵（P7）、大肠经合谷（LI4）、曲池（LI11）、肩髃（LI15）、膀胱经心俞（B15）、厥阴俞（B14）计9穴组成的针灸方。用于治疗无脉症（寸口脉消失）。方义：本方具有调气活血，祛瘀复脉的作用。大陵与内关，是心包经的原穴与络穴，心包可代心行令，故能调血脉而化瘀；寸口脉为手太阴

肺经之脉，为脉之大会，太渊、尺泽为肺经的原穴与合穴，故能调肺气、活血、复脉；合谷、曲池、肩髃为手阳明大肠经穴，肺与大肠相表里，故取大肠经穴以复寸口肺经的脉搏；心俞、厥阴俞为心及心包络的背腧穴，以调心气而祛瘀。引见《中国针灸大辞典》。

调补冲任止痛方　针灸方。是由膀胱经肾俞（B23）、胃经足三里（L36）、督脉命门（GV4）、任脉关元（CV4）、肾经大赫（K12）计5穴组成的针灸方。用于治疗气血亏虚、腹痛多在经后，痛势绵绵不休，少腹柔软喜按，经量减少，每伴有腰酸肢疲、纳食减少、头旋心悸、脉象细弱、舌淡。随症加穴：腹痛绵绵加气海、头旋心悸加神门、百会。方义：本方旨在补气补血、温调冲任命门属督脉、总督一身之阳经，取命门以补真阳；肾俞、大赫共灸之有益肾壮阳之功；关元可温补下焦元气而理冲任；足三里补脾胃而益气血、气血充足、冲任调和、则经痛自止。引见《中国针灸大辞典》。

调补肺肾定喘方　针灸方。是由膀胱经肺俞（B13）、肾俞

（B23）、膏肓（B43），肾经太溪（K3）、肺经太渊（L9），任脉气海（CV6），胃经足三里（S36）计7穴组成的针灸方。用于治疗虚喘。随症加穴：气急加内关、关元、膻中；动则易汗、四肢欠温加阴郄、后溪。方义：本方具有调补肺肾、益气定喘的作用。太渊与太溪原相配以补肺肾两脏真元之气；更灸肺俞、膏肓培益上焦肺气；肾俞、气海培益下焦肾气，俾肺肾气充，则上有主，而上能纳，气机升降自能循常；取足三里以调和胃气，培养后天生化之源，使水谷精微上归于肺、肺气充盈、其病自愈。引见《中国针灸大辞典》。

调补脾肾止泻方 针灸方。是由胃经天枢（S25），足三里（S36），膀胱经脾俞（B20）、肾俞（B23），肝经章门（Liv13），任脉中脘（CV12），计6穴组成的针灸方。用于治疗慢性泄泻。随症加穴：肾阳亏虚、命门火衰而致肾泄者加命门、关元；脾虚泄泻者加十字灸、大肠俞。方义：本方有调补脾肾止泻的作用。俞属阳、募属阴、俞募并用、乃阴阳相合。故取脾俞与脾募章门相配以加强调益脾肾之功能；

更配大肠募天枢，胃募中脘与胃经合穴足三里，施行轻刺重灸，使中气鼓舞、运化有权；取肾俞、关元、命门灸之，以盖命火、壮肾阳而起温补脾肾、熟腐水谷之功，此为慢性泄泻的治本之法。引见《中国针灸大辞典》。

调和气血濡养筋脉方 针灸方。是由大肠经合谷（L14）、手三里（L110）、曲池（L111）、肩髃（L115），胆经环跳（G30）、阳陵泉（G34）、悬钟（G39），脾经三阴交（SP6），胃经足三里（S36）计9穴组成的针灸方。用于治疗多发性神经炎。症见早期手足指麻木、刺痛、感觉异常及过敏、各种感觉均可发生障碍、典型者呈手套或袜子样感觉减退或消失，四肢远端呈弛缓性瘫痪、运动无力、肌肉萎缩、出现悬垂腕或下垂足、腱反射消失、病变皮肤光滑、变薄、发冷多汗或无汗）。随症加穴：手指麻木者加阳池、少海、后溪透三间、八邪；足趾麻木者加风市、丘墟、八风。方义：本方具有调和气血、濡养筋脉作用。本病祖国医学属痿证范围，根据内经"治痿独取阳明"之旨，故取手足阳明经穴为主。方中取肩髃、曲池、手三里、合谷、足三里以调和气血、润养筋脉；取环跳、阳陵泉、悬钟、三阴交以舒筋活络、祛风化湿。引见《中国针灸大辞典》。

养老（SI6）　小肠经穴。（转手）位于前臂伸侧，腕后 1 寸，以掌对胸向外方旋转，在手外踝骨（尺骨茎突）上出现一清楚的浅沟，沟之上端是穴，亦即当尺骨茎突桡侧缘上方之骨缝中。用于治疗湿热内蕴，外感风邪引起的目视不明，口舌生疮，小便赤短，以及肩臂、腕部痠麻冷痛、落枕、腰痛。养老为手太阳之郄穴，有清热利湿散风舒筋通络明目的作用。针斜向内关方向进针 1～1.5 寸，灸 3 壮。

疰市　奇穴别名，即注市穴，详见该条。引见《针灸经外奇穴图谱》、《针灸大辞典》。

痄灵　奇穴。位于颈部、甲状软骨上切迹凹陷与胸骨柄颈上切迹凹陷连线之中点的两侧，胸锁乳突肌之后缘处。当任脉廉泉与天突穴连线之中点两侧乳突肌之后缘处。用于治疗流行性腮腺炎。针向下斜刺5～7分。引见《针灸经外奇穴图谱》、《实用针灸学》、《中国针灸大辞典》。

疼灵　手针穴。位于手背第三、四掌骨间的中点。用于疼痛、心动过速。直刺 5 分。引见《新医疗法讲义》（下册）。

病位俞　奇穴。位于背部正中线、伤位左右旁开 1.5 寸。如第一腰椎损伤、此穴在第一腰椎棘突旁开 1.5 寸处。用于治疗瘫痪。针 3～5 分。引见《针灸经外奇穴图谱》、《中国针灸大辞典》。

疳湿疮　奇穴。（第十五椎）位于腰部第三腰椎棘突旁开 2 分处。用于治疗小儿疳湿疮，灸 7～14 壮。引见《千金要方》、《针灸经外奇穴图谱》、《针灸大辞典》、《中国针灸大辞典》。

痉挛刺激点　手针穴。位于手背、每两个相邻掌指关节后 1 寸处。每手 4 个穴。用于治疗手指痉挛。针 3～5 分，针感麻至指尖。引见《新医疗法汇编》、《针灸经外奇穴图谱》、《中国针灸大辞典》。

准头　经穴别名，即督脉素髎（GV25）穴，详见该条。引见《针灸腧穴手册》、《腧穴学概论》、《实用针灸学》、《实用针灸辞典》。

益劳　手针穴。位于手背、大指根骨前陷中。用于治疗益劳补髓、眩晕、胸痞。直刺 2 分许。引见《手针新疗法》。

资脉 经穴别名，即三焦经瘈脉（TE18）穴，详见该条。引见《针灸甲乙经》、《针灸腧穴手册》、《腧穴学概论》、《实用针灸学》、《实用针灸辞典》、《中医大辞典》、《针灸大辞典》。

拳尖 奇穴。位于中指本节骨尖上，即第三掌骨小头之高点，握拳取之。用于治疗目疾、目赤肿痛、目翳、咽喉痛、牙痛、小儿热毒气盛所致眼睛痛、癜风、赘疣。灸 3～5 壮。引见《千金要方》、《太平圣惠方》、《类经图翼》、《经穴汇解》、《针灸孔穴及其疗法便览》、《针灸经穴图考》、《明堂灸经》、《腧穴学概论》、《针灸经外奇穴图谱》、《中医大辞典》、《针灸学辞典》、《针灸大辞典》、《针灸学》（上海中医学院编）、《中国针灸大辞典》。

烟草点 奇穴。位于腹部正中线，胸膛窝下 2 寸处。此点与任脉巨阙穴同位。用于治疗烟癖。针刺 2～5 分。注：此穴相当于韦赫氏的"烟草点"、先用银针刺巨阙、胃仓、足三里、大陵。再用金针刺百会、天髎、合谷、气海、心俞穴。

在针刺上述穴位之后，被针者即感觉到与烟草相似的涩味，有时分泌大量唾液。引见《针灸经外奇穴图谱》、《中国针灸大辞典》。

〔コ〕

陵下 奇穴。位于小腿腓侧，腓骨小头前缘下凹陷直下 2 寸，当胆经阳陵泉穴直下 2 寸处。用于治疗胆道蛔虫症，胆囊炎、胆石症、耳聋、肩周炎、小腿痛。也是穴位诊断胆道蛔虫症的定性穴之一。直刺 2～3 寸。引见《常用新医疗法手册》、《穴位诊断法》、《实用针灸学》、《针灸学》（上海中医学院编）、《中国针灸大辞典》、引见《针灸孔穴及其疗法便览》、《红医针疗法》、《针灸经外奇穴图谱》、《中医大辞典》、《中国针灸大辞典》。

陵外 奇穴别名，即陵后穴，详见该条。

陵后 奇穴。（陵外瘈 8）位于小腿外侧，腓骨小头后缘下方凹陷处。当阳陵泉穴后隔腓骨小头尖。用于治疗下肢麻痹或瘫痪、腓神经痛、坐骨神经痛、膝关节炎。大脑发育障碍。直刺 2～3 寸，灸 3～5 壮。

陵后下　奇穴。位于小腿腓侧，腓骨小头后缘凹陷下 5 分，当陵后穴下 5 分。用于治疗坐骨神经痛、腓神经痛、下肢瘫痪、膝关节炎。直刺 2～3 寸，灸 3～5 壮。引见《针灸孔穴及其疗法便览》、《腧穴学概论》、《针灸经外奇穴图谱》、《针灸学》（上海中医学院编）、《中国针灸大辞典》、《针灸大辞典》。

陶道（GV13）　督脉穴。位于背部正中线、第一胸椎棘突下之凹陷处。用于治疗邪客半表半里引起的疟疾，寒热往来，汗不出，头痛头重，目眩、骨蒸劳热、盗汗、脊强、瘈疭，以及小儿瘫，妇人闭经，荨麻疹、癫痫、癫狂、脊背强痛。此穴为督脉与足太阳之会穴，有疏风解表、退热截疟、镇静安神、和解表里的作用。针向上斜刺 0.5～1 寸，灸 3～7 壮。

展臂点　奇穴。位于肩部后面，腋后皱襞直上 2 寸，再向外开 5 分处。当小肠经肩贞穴上 1 寸，外开 5 分。用于治疗小儿麻痹后遗症。针 0.5～1 寸。引见《针灸经外奇穴图谱》、《中国针灸大辞典》。

通门　经穴别名，即三焦经三阳络（TE8）穴，详见该条。引见《针灸聚英》、《针灸大成》、《针灸大辞典》、《针灸腧穴手册》、《腧穴学概论》、《实用针灸辞典》。

通气　所指有二：①鼻针穴。位于目内眦鼻侧 1 分即睛明穴直下 1.5 寸处。用于治疗鼻甲肥大，慢性鼻炎。针向颧骨斜刺 2 寸深。②奇穴。位于胸部正中线、天突穴与膻中穴连线的中点。用于慢性支气管炎。横刺 0.5～1 寸，或用鸡肾上腺穴位埋藏。引见《针灸经外奇穴图谱》、《实用针灸学》、《中国针灸大辞典》。

通天（B7）　膀胱经穴。（天白、天臼、天伯、天日、天旧）位于头正中线入前发际 4 寸，再旁开 1.5 寸处。即在百会穴前 1 寸，旁开 1.5 寸处。（《铜人腧穴针灸图经》）；另说在头正中线入前发际 4 寸 5 分，再旁开 1.5 寸（《针灸甲乙经》）；一说在头正中线入前发际 3.5 寸，再旁开 1.5 寸（《千金要方》）。用于治疗气血壅滞引起的头痛、眩晕、鼻塞、鼻衄、鼻痔（即鼻息肉）、鼻炎、以及颈项强不能回顾，口眼歪斜、喘息、尸厥。有清头散风、清热化瘀、调理气血、通利鼻窍的作用。也是穴位诊断偏头痛的定性穴。沿皮刺 3～5 分，灸 3 壮。

通关 所指有二：①奇穴。位于腹上部脐上 4 寸，中脘穴旁开 5 分处。与肾经阴都穴同位。用于治疗消化不良、不思饮食、吐食、五噎、舌酸多唾、肠鸣、腹痛、腹胀。有调理脾胃、增进食欲的作用。针 5～8 分，灸 3～7 壮。②经穴别名。一指肾经阴都（K19）穴；二指心经阴郄（H6）穴；三指三焦经三阳络（TE8）穴，详见各该条。引见《针灸集成》、《针灸大成》、《医学纲目》、《针灸腧穴手册》、《实用针灸学》、《实用针灸辞典》、《腧穴学概论》、《针灸经外奇穴图谱》、《针灸孔穴及其疗法便览》、《针灸经外奇穴治疗诀》、《针灸大辞典》、《中国针灸大辞典》、《实用针灸辞典》。

通谷 所指有二：①奇穴。（胸通谷）位于胸部、乳头（乳中穴）直下 2 寸处。用于心痛恶气上、胁急痛、乳腺炎、肋间神经痛、胸膜炎。灸 3～7 壮。②经穴别名。一指肾经腹通谷（K20）穴；二指膀胱经足通谷（B66）穴，详见各该条。引见《千金要方》、《针灸经穴图考》、《针灸经外奇穴治疗诀》、《针

灸经外奇穴图谱》、《腧穴学概论》、《中医大辞典》、《针灸孔穴及其疗法便览》、《中国针灸大辞典》、《针灸大辞典》、《针灸大全》、《针灸学辞典》、《实用针灸辞典》。

通乳 奇穴。位于：以乳头为中点即以乳中穴为中点，上、下外各 3 寸处，左右计 6 穴。用于缺乳症。针向乳头斜刺 5 分，不留针。引见《中国针灸》1988 年第 4 期。

通间 经穴别名，即三焦经三阳络（TE8）穴，详见该条。引见《类经图翼》、《腧穴学概论》、《中华针灸学》、《实用针灸学》、《实用针灸大辞典》、《中国针灸大辞典》。

通灵 手针穴。位于手背三、四掌指关节之间后 5 分。用于治疗风湿性心脏病、心房纤颤。针刺 0.5～1 寸。引自《新针灸学讲义》。

通里 所指有二：①心经通里（H5）穴。（通理）位于前臂掌面，腕横纹尺侧端的神门穴上 1 寸处。用于治疗小肠湿热影响心经气血不畅引起的心悸、心痛、怔忡、头晕目眩、咽喉肿痛、口噤舌强、乳娥、以及腕臂痛、指挛、月经过多、遗尿、神经衰弱、失眠、癔病失语、

咳喘、癫狂、心动过缓。通里为心经之络穴，别走手太阳。有清热除湿、调经疏络、行气活血、宁心安神、调心气的作用。也是穴位诊断心动过缓的定性穴。针3～5分，灸3壮。②奇穴。位于足小趾直上方，跖趾关节上2寸，第四、五跖骨间隙后端前5分处。即胆经足临泣穴前5分处。用于治疗妇人崩中、经水过多。斜刺3～5分，灸14壮。引见《针灸集成》、《经穴汇解》、《腧穴学概论》、《针灸经外奇穴图谱》。

通经　奇穴。位于腹部髂前上棘内侧平开2寸，再直上1寸处。当脾经大横穴下2寸。用于治疗闭经、月经不调、遗精。针1.5～2寸。也是穴位诊断闭经的定性穴。引见《穴位诊断法》、《针灸经外奇穴图谱》、《中国针灸大辞典》。

通便　奇穴。位于腹部脐旁开3寸处。即当脐中（神阙）穴旁开3寸处，亦即在胃经天枢与脾经大横之间。用于治疗截瘫引起的大便不通，习惯性便秘。也是穴位诊断便秘的定性穴。针1～2寸。引见《穴位诊断法》、《针灸经外奇穴图谱》、《中国针灸大辞典》。

通理　所指有二：①经穴别名，心经通里（H7）穴。②奇穴，通里详见各该条。引见《针灸学辞典》、《针灸腧穴手册》、《腧穴学概论》、《中国针灸大辞典》、《针灸大辞典》。

通气1　奇穴。位于颈部、下颌角下前约8分处。即在扁桃体穴下前约3分处。用于治疗喉癌、鼻咽癌、食道癌、胃癌、乳癌、子宫癌、肝癌、直肠癌、肺癌。针3～5分，针感局部胀、麻。引见《常见肿瘤的防治》、《针灸经外奇穴图谱》、《中国针灸大辞典》。

通天针　针灸方。是由督脉神庭（GV24）、上星（GV23）、囟会（GV22）、前顶（GV21）、百会（GV20）计5穴组成的针灸方。用于治疗感冒头痛、癫痫、精神病，脑出血，脑血栓，脑炎，多发性神经炎，神经衰弱，神经官能症，癔病，高血压病，低血压，休克，虚脱，晕厥，心动过速，心律不齐，心力衰竭，眼耳鼻，皮肤，妇科、泌尿生殖系疾病、脱肛、便秘、子宫下垂。由前庭穴进针沿皮透刺过百会穴2分止针。针感整个头顶发胀。引见《红医针疗法》、《针灸经外奇穴图谱》、《中国针灸大辞典》。

通冲针 针灸方。是由胆经头临泣（G15）、目窗（G16）、正营（G17）、承灵（G18）计4穴组成的针灸方。用于治疗脑出血，脑血栓，蛛网膜下腔出血所致之偏瘫、脑炎、脑膜炎、多发性神经炎、小儿麻痹后遗症、眼病。从头临泣穴进针透过承灵穴2分许。引见《红医针疗法》、《针灸经外奇穴图谱》、《中国针灸大辞典》。

通耳道 奇穴。位于耳后部翳明穴下1寸处。用于治疗耳鸣、耳聋。针向鼓膜方向斜刺1～2寸。引自《针灸学》（上海中医学院编）。

通乳方 针灸方。是由少泽（SI1）、合谷（LI4）、膻中（CV17）3穴组成的针灸方。用于治疗产后乳汁不行或乳少。本方有补益气血、行滞通乳的作用。引见《针灸大成》、《针灸处方学》。

通顶针 针灸方。是由督脉上星（GV23）穴，通过囟会，前顶透至百会（GV20）穴计4穴组成的针麻针灸方。即顶天针少神庭1穴。为胃、肠、胆、子宫外孕剖腹探察术的针麻穴。从上星穴进针，沿皮刺透过百会穴2分许。针感全头发胀，按针麻常规针之。引见《中国针灸大辞典》。

通便方 针灸方。是由章门（Liv13）、照海（K6）、支沟（TE6）、太白（SP3）4穴组成的针灸方。用于治疗便秘。本方有顺气通滞、降气通便的作用。引见《针灸大成》、《针灸处方学》。

通顶旁针 针灸方。是由膀胱经五处（B5）、承光（B6）、通天（B7）计3穴组成的头针针麻针灸方。为甲状腺手术的针麻穴。由五处穴进针，沿皮刺透过通天穴。按针麻常规针之。引见《针刺麻醉的临床应用》、《针灸经外奇穴图谱》、《中国针灸大辞典》。

通气复聪方 针灸方。是由三焦经中渚（TE3）、翳风（TE17）穴，和胆经听会（G2）、侠溪（G43）穴计4穴组成的针灸方。用于治疗暴病耳聋、耳中觉胀、鸣声不断、按之不减，如肝胆风火上逆、多见面赤、口干、烦躁易怒、脉弦等。随症加穴：肝胆火旺加太冲、丘墟，耳鸣不绝加听宫、阳池。方义：肝胆风火上逆致耳聋、耳鸣者，治当平肝泻火、宜取听会、翳风，远道取中渚、侠溪以协调手足少阳之经气而宣通三焦之气机。4穴同用，共奏通气、启闭、复聪之效。引见《中国针灸大辞典》。

通关开窍方　针灸方。是由督脉水沟（GV26）、百会（GV20），心包经中冲（P9），大肠经合谷（LI4），肝经行间（Liv2）计5穴组成的针灸方。用于治疗类似中风、突然仆倒、不省人事，但无口眼歪斜及半身不遂现象。方义：本方具有通关开窍的作用，取人中（水沟）、中冲以开窍醒脑，清心宁神；取百会、行间、合谷以平肝熄风，通关开窍。引见《中国针灸大辞典》。

通利州都方　针灸方。是由任脉中极（CV3）、脾经（SP6）、膀胱经膀胱俞（B28）计3穴组成的针灸方。用于治疗尿闭及由外伤或手术后引起的小便不利，小腹胀满者。随症加穴：小便不利加八髎穴；小腹胀满加气海、委阳。方义：本方具有通利州都的作用。"膀胱者，州都之官，化气出焉"。由于外伤，使膀胱气机受到阻滞，以致尿闭，故取膀胱募穴中极、及其背俞膀胱俞相配，以调膀胱之经气，促其化气利尿；足三阴经脉均循行于少腹或阴器，故取足三阴之交会穴三阴交，以通调下焦膀胱之气机，使小

便复正常。引见《中国针灸大辞典》。

通窍发音方　针灸方。是由三焦经中渚（TE3）、翳风（TE17）、胆经听会（G2），大肠经合谷（LI4），任脉廉泉（CV23），督脉哑门（GV15）计6穴组成的针灸方。用于治疗聋哑。方义：本方具有通窍发音的作用。引见《中国针灸大辞典》。

通天针对锋刺　针灸方。即通天针，由上星透至百会，再加上强间和后顶两穴，从强间穴进针通过后顶透达百会计6穴组成的针灸方。用于治疗顽固性头痛。引见《红医针疗法》、《针灸经外奇穴图谱》、《中国针灸大辞典》。

通络化瘀止痛方　针灸方。是由膀胱经厥阴俞（B14）、心俞（B15），任脉巨阙（CV14）、膻中（CV17），心经通里（H5），心包经内关（P6）计6穴组成的针灸方。用于治疗胸痹。随症加穴：寒邪痹阻者加气海、关元，痰浊壅塞者加丰隆，足三里、三阴交。主穴巨阙、膻中均用灸法。方义：本方具有通经活络，理气宽胸、化瘀止痛的作用。取心经之募穴巨阙配心俞，以

调益心脏之功能而活血化瘀；取心包经之募穴膻中配厥阴俞，以宣通心机而宽胸利膈；更取心经之络穴通里配心包经之络穴内关，以通经活络而蠲痹镇痛。引见《中国针灸大辞典》。

通腑泄热散瘀方 针灸方。是由胃经足三里（S36）、上巨虚（S37）、天枢（S35）、大肠经曲池（LI11）计4穴组成的针灸方。用于治疗肠痈。随症加穴：发热者加合谷、内庭、大椎；腹痛者加气海、阿是穴、阑尾；恶心呕吐加内关、中脘；便秘尿赤加丰隆、支沟、阴陵泉。方义：本方主要作用是手足阳明的经气，使脉气血通畅、肠胃机能恢复正常，达到散瘀消肿、清热止痛之效。因为肠痈的病机是由于大肠气机不和，血滞瘀凝而成痈肿。因此本方根据《内经》"合治内腑"的原则，而取胃经之合穴足三里，大肠经之下合穴上巨虚，以疏导手足阳明经腑之气；且大肠主津，由于阳明郁热耗灼津液，致大便秘结故取大肠之合穴曲池，以疏泄热邪而存津液；继取大肠之募穴天枢，以宣通肠腑之气机。引见《中国针灸大辞典》。

通经活血宣痹方 针灸方。是由心包经大陵（P7）、内关（P6）、三焦经外关（TE5），及上八邪计1手7穴组成的针灸方。用于治疗腕管综合症（症见手指麻木、刺痛、夜间加重、甚至于睡眠中痛醒、晚期可出现掌部鱼际肌萎缩、肌力减退和拇、食、中、无名指的桡侧一半感觉消失）。随症加穴：手指麻木者，加后溪透三间；手指肿痛者，加八邪。方义：本方具有通经、活血、宣痹的作用。按：本病属手厥阴心包络的病变之一，故取其原穴大陵以通经活血、辄获良效。针法：大陵及上八邪均按常规刺法，内关透外关。引见《中国针灸大辞典》。

十一画

〔一〕

聋6 奇穴别名，即听聪穴，详见该条。引见《针灸经外奇穴图谱》、《针灸学》（上海中医学院编）。

聋7 奇穴。位于耳壳上根部中央略后处。当三焦经角孙穴后下5分。用于治疗耳聋。针横向耳屏方向刺0.8～1寸。引见《新医疗法汇编》、《针灸经外奇穴图谱》、《中国针灸大辞典》。

聋8 奇穴。(翳名下)位于颞部、胸锁乳突肌停止部、颞骨乳突下凹陷直下5分处。当翳名穴下5分。用于治疗耳聋。针斜向耳垂部刺2寸左右。引见《常用新医疗法手册》、《中国针灸大辞典》。

聋9 奇穴别名，即池前穴，详见该条。引见《常用新医疗法手册》、《新医疗法汇编》、《中国针灸大辞典》。

聋中 奇穴别名，即足益聪，详见该条。引见《针刺疗法》、《针灸学》(上海中医学院编)、《针灸学》、《中国针灸大辞典》。

聋穴 奇穴名，所指有二：一指上聋穴，位于耳门与听宫穴之间；二指下聋穴，位于听宫与听会穴之间。详见各该条。引见《针灸经外奇穴图谱》、《腧穴学概论》、《针灸学》(上海中医学院编)、《中国针灸大辞典》。

聋忠 奇穴别名，即足益聪，详见该条。引见《针灸学》、《中国针灸大辞典》。

聋通 奇穴。位于头颞部，颞骨乳突下1横指之点，再向后移1横指处是穴。用于治疗聋哑。针斜刺向耳前1～2寸。引见《针灸经外奇穴图谱》、《中国针灸大辞典》。

理中 奇穴。位于小腿伸侧、胫骨粗隆下3寸(或髌骨中线下六寸)、胫骨前嵴外开1寸处。用于治疗阑尾炎、痢疾、低血压、心力衰竭、脑性瘫痪、多发性神经炎、脑脊髓膜炎、膝及踝关节炎、垂足、足外翻、胃炎。针向下斜刺4～5寸，针感膝、踝部酸、麻。引见《红医针疗法》、《针灸经外奇穴图谱》、《中国针灸大辞典》。

理便 奇穴。位于臀部平尾骨尖端旁开1寸。当督脉长强穴斜上方。用于治疗瘫痪、大小便功能障碍。针2～3寸，针感酸、胀至肛门。引见《外伤性截瘫防治手册》、《中国针灸大辞典》。

理想穴 奇穴。位于第七颈椎棘突与肩井穴连线之中点。用于治疗落枕。用指压按摩压力以患者能忍受为度，每天1～2次。引自《中国医学文摘》(中医分册)1986年5期。

理想刺点 奇穴。位于颈侧部之正中点，从甲状软骨之结喉向两侧划1平线与胸锁乳突肌后缘交点处。当扶突穴之直后方。用于调整呼吸与血液循环、增加肾上腺和甲状腺之分泌。针2～3分。引见《针灸疗法与生理作用》、《针灸经外奇穴图谱》、《中国针灸大辞典》。

理气解郁化痰方 针灸方。是由任脉膻中（CV17）、天突（CV22）、大肠经合谷（L14）、心包经间使（P5）计4穴组成的针灸方。用于治疗梅核气（症见喉间觉有痰滞或异物感，咳之不出，咽之不下，胸膈气闷，脉象弦滑，苔白腻）。随症加穴：胸膈痞闷加内关、膈俞；喉间痰滞加丰隆、脾俞；胃气上逆加中脘、足三里。方义：本方具有理气解郁化痰作用。合谷为手阳明之原穴，功能清咽利喉；天突乃系任脉和阴维脉之会，性善降逆化痰；间使能宽胸利膈；膻中又名上气海，为任脉之脉气所发、又系气之会穴，又是脾、肾、小肠、三焦经4脉之会，功专理气解郁、蠲痰降逆，凡气病统治之。引见《中国针灸大辞典》。

排石穴 奇穴。排石Ⅰ号位于右侧锁骨中线肋弓下1.5寸。排石Ⅱ号位于乳剑中线（即在乳头线与正中线连线中点的垂直线）肋弓下1.5寸。用于治疗胆石症。针刺深度可刺达腹膜，用电脉冲治疗机，以断续波、频率较慢为好。电针强度以病人能耐受为度。远端取足三里穴，重症1天可针2次。15天为1疗程。引见《新医疗法选编》。

掘进1 奇穴。位于腰部第一、二腰椎棘突之间点左右旁开4寸，当督脉悬枢穴旁开4寸。用于治疗外伤性截瘫。针向脊柱斜刺3～4寸，针感麻至足。引见《中国针灸大辞典》。

掘进2 奇穴。位于腰部第二、三腰椎棘突之间点，左右旁开4寸。本穴与奇穴积聚痞块同位。用于治疗外伤性截瘫。针向脊柱斜刺3～4寸。引见《针灸经外奇穴图谱》、《针灸学》（上海中医学院编）。

掘进3 奇穴。位于腰部第三、四腰椎棘突之间点，左右旁开4寸。用于治疗外伤性截瘫。针向脊柱斜刺3～4寸，针感麻、酸至足。引见《中国针灸大辞典》。

掘进4 奇穴。位于腰部第四、五腰椎棘突之间点，左右旁开4寸。当督脉阳关穴旁开4寸。用于治疗外伤性截瘫。针向脊柱斜刺

3～4寸。引见《针灸经外奇穴图谱》、《中国针灸大辞典》。

接骨　奇穴。（接脊）位于背部正中线，第十二胸椎棘突下陷中。当督脉脊中穴的下方。用于治疗小儿下痢、脱肛、消化不良、慢性肠炎、肠疝痛、胃痉挛、背神经痛、坐骨神经痛、小儿癫痫。灸3～7壮。引见《太平圣惠方》、《中国针灸学》、《中医大辞典》、《针灸学辞典》、《针灸大辞典》、《中国针灸大辞典》。《针灸经外奇穴图谱》、《针灸学》（上海中医学院编）。

接脊　即奇穴接骨，详见上条。

掖门　所指有二：①奇穴。（太阴阳、掖间、腋门）位于腋中线上、当腋窝下1寸处。举臂取之。用于治疗诸风惊妄、呃逆、狐臭、瘰疬。灸3～5壮。②经穴别名，即三焦经液门（TE2）穴。详见该条。引见《千金要方》、《针灸腧穴手册》、《腧穴学概论》、《实用针灸辞典》、《中医大辞典》、《针灸学辞典》。

掖间　奇穴别名，即掖门穴，详见上条。

梅花　奇穴。以任脉中脘穴（位于上腹部脐上4寸）为梅花之中点，在此点上下左右各5分处共4穴，加中脘计5穴。用于治疗胃脘痛、心窝痛、胃炎、胃扩张、食少呆纳、谷不化。直刺1～1.5寸，灸3～5壮。引见《针灸腧穴图谱》、《针灸孔穴及其疗法便览》、《针灸经外奇穴图谱》、《腧穴学概论》、《针灸学》（上海中医学院编）、《针灸大辞典》。

梅花三针　针灸方。是由任脉关元和奇穴护宫（脐下1.5寸，旁开2.6寸）穴组成的针灸方。用于治疗不孕症、附件炎、卵巢囊肿、睾丸炎。针1～2寸，针感局部或向下抽胀。引见《红医针疗法》、《针灸经外奇穴图谱》、《中国针灸大辞典》。

曹溪　经穴别名，即督脉风府（GV16）穴，详见该条。引见《普济本事方》、《腧穴学概论》、《实用针灸学》、《实用针灸辞典》、《中国针灸大辞典》。

曹谿　经穴别名，即风府（GV16）穴，详见该条。引见《中华针灸学》。

曹溪路　经穴别名，即督脉长强（GV1）穴，详见该条。（引见《针灸腧穴手册》、《腧穴学概论》、

《实用针灸学》、《实用针灸辞典》。

营冲　奇穴别名，即营池穴，详见该条。引见《针灸大辞典》。

营池　奇穴。（阴阳、阳明、营冲）位于足内踝下缘前后之凹陷处。一足两穴。用于治疗肠出血、崩漏、月经过多、赤白带下、子宫内膜炎、尿闭、趾关节痛。也是穴位诊断肠出血的定性穴。针3分，灸3～7壮。引见《千金翼方》、《千金要方》、《针灸经穴图考》、《经穴汇解》、《针灸集成》、《针灸孔穴及其疗法便览》、《穴位诊断法》、《针灸经外奇穴图谱》、《针灸大辞典》、《针灸学辞典》、《中国针灸大辞典》。

营宫　经穴别名，即心包经劳宫（P8）穴，详见该条。引见《针灸大辞典》。

营卫四穴　奇穴。位于骶部正中线旁开2寸，分别与第一、二、三、四骶孔相平处。每侧4穴。用于治疗大小便不利、腹痛。针0.5～1寸，灸10～100壮。引见《千金要方》、《医学纲目》、《针灸经外奇穴图谱》、《针灸大辞典》、《针灸学辞典》、《中国针灸大辞典》。

培元复聪方　针灸方。是由三焦经翳风（TE17）、耳门（TE21）、膀胱经肾俞（B23）、任脉关元（CV4）共4穴组成的针灸方。用于治疗久病耳聋或耳鸣时作时止。随症加穴：肾虚耳鸣加涌泉、太溪、足三里；血虚头昏耳鸣加膈俞、听会、三阴交；腰痠遗精加精宫、命门；妇人带下加带脉、三阴交。方义：肾开窍于耳，肾气充足，听力自聪；肾气亏虚则耳鸣耳聋。故肾虚所致耳鸣耳聋宜取肾俞、关元以补肾益气而固其本；取翳风、耳门以激发经气、调和气血而治其标。如此标本兼顾、肾元旺盛，则耳鸣自息、耳聋自愈。引见《中国针灸大辞典》。

培元熄风方　针灸方。是由任脉气海（CV6）、中脘（CV12）、胃经天枢（S25）、足三里（S36）、肝经行间（Liv2）、章门（Liv13）计6穴组成的针灸方。用于治疗慢惊风（症见面黄肌瘦，不思饮食，囟门低陷，昏睡肢冷，溲清便溏，完谷不化，颈项强直，手足搐搦，脉沉迟无力，舌色淡白，指纹青淡）。随症加穴：不思饮食加脾俞、四缝；大便溏薄加大肠俞、十字灸；颈项强直加大椎、身柱；四肢抽搐加曲池、后溪、阳陵泉、承山。方义：取中脘、足三里培补脾胃，以扶后天之本；取脾募章门以温补脾阳；取气海培元调气而助健运；天枢为大肠募穴，灸之能温调肠胃之虚寒，助运化而治便溏；行间为肝经募穴能平肝熄风。故本方具有温补脾胃、培元熄风的作用。引见《中国针灸大辞典》。

培本固元方　针灸方。是由膀胱经肾俞（B23）、脾俞（B20）、肾经交信（K8）、脾经三阴交（SP6）、胃经足三里（S36）、任脉气海（CV6）共 6 穴组成的针灸方。用于治疗经来先后无定期，经量或多或少，经色或紫或淡，体质虚弱，面色萎黄，脉象细涩，舌淡。随症加穴：肾虚加命门、气海；肝郁加太冲、内关。方义：本方具有培本固元的作用。经乱是先天肾气和后天气血均虚，故取气海、肾俞、交信以培本固元；取脾俞、三阴交、足三里以培中焦而资气血生化之源。引见《中国针灸大辞典》。

培补脾肾方　针灸方。是由膀胱经脾俞（B20）、胃俞（B21）、肾俞（B23）、胃经天枢（S25）、上巨虚（S37）、任脉关元（CV4）计 6 穴组成的针灸方。用于治疗休息痢，日久不愈。随症加穴：脾肾阳虚、面㿠形寒加章门、命门；腹痛里急后重加十字灸、三阴交、中膂俞。方义：本方具有培补脾肾、温阳化滞的作用。天枢、上巨虚以通调大肠的腑气、促其行滞化湿；脾俞、胃俞以调补中气，而资生化之源；关元、肾俞以培肾脏元气，使正气旺盛，则宿滞自化。引见《中国针灸大辞典》。

培补脾胃方　针灸方。是由膀胱经脾俞（B20），胃经足三里（S36），任脉气海（CV6），督脉百会（GV20）计 4 穴组成的针灸方。用于治疗眩晕。随症加穴：心悸不寐加神门、内关；食欲不振加中脘、章门；气血不足加膈俞、关元。方义：本病由于心脾亏损、气血不足而发生，治当从培补后天之本着手，故取脾俞、足三里调理脾胃以资生化之源；百会、气海以补气，使气旺则能生血、气血充盛、眩晕自止。引见《中国针灸大辞典》。

辄筋（G23）　胆经穴。（神光、胆募）位于侧胸部腋窝中点直下 3 寸，再向前 1 寸外，约平乳头。用于治疗气血壅滞引起的胸满气喘、胁痛、吞酸、呕吐、乳腺炎、肋间神经痛。本穴为足少阳和足太阳经之会穴，有宽胸理气，舒肝和胃，平喘降逆作用。斜刺 3～5 分，不可深刺；灸 5 壮。

域中 经穴别名，即肾经彧中（K26）穴，详见该条。引见《医学入门》、《针灸学辞典》、《针灸腧穴手册》、《腧穴学概论》、《实用针灸学》、《实用针灸辞典》。

球后 奇穴。位于眶下缘的外 1/4 与内 3/4 的交点处。当胃经承泣穴外微上方。在下睑板外下方，眼轮匝肌中。用于治疗视神经萎缩、视神经炎、白内障、青光眼、近视、玻璃体混浊、视网膜色素变性、内斜视。针刺时，嘱病人眼向上看，用手指轻轻固定眼球，针尖略向内上方朝视神经孔方向直刺 1～1.5 寸，不可捻转提插，出针后轻压局部二三分钟以防出血。引见《实用针灸学》、《针灸经外奇穴图谱》、《针灸学》（上海中医学院编）、《中医大辞典》、《针灸学辞典》、《针灸大辞典》、《中国针灸大辞典》。

副哑门 奇穴。位于项部正中线，后发际中点直下 5 分处。当督脉哑门穴下 1 寸。用于治疗精神

分裂症。针 1～2 寸。引见《新医疗法汇编》。

〔丨〕

悬枢（GV5） 督脉穴。（悬柱、悬极俞）位于第一腰椎棘突下凹陷中。用于治疗三焦气机失调引起的水谷不化、腹痛、泄泻、痢疾、肛门以及腰脊强痛不得屈伸。有疏调三焦、温补脾肾的作用。直刺 0.5～1 寸、灸 3～7 壮。

悬命 奇穴。（鬼录）位于口腔前庭上唇之内侧，上唇系带之中点处。用于治疗神昏谵语、小儿惊痫、精神病、虚脱。直刺 1～2 分，或用三棱针点刺出血，或针挑系带上的青色息肉。现为口针穴之一。引见《肘后备急方》、《太平圣惠方》、《千金要方》、《经穴汇解》、《腧穴学概论》、《针灸经外奇穴图谱》、《实用针灸学》、《中医针灸学》、《中国大辞典》、《针灸学辞典》、《中国针灸大辞典》、《针灸大辞典》。

悬柱 经穴别名，即督脉悬枢（GV5）穴，详见该条。引见《医学入门》、《针灸学辞典》。

悬厘（G6）　　胆经穴。位于头颞前部、在鬓角之上际，当悬颅穴与曲鬓穴之中点。用于治疗偏头痛、面肿、目外眦痛、上牙痛、耳鸣。本穴为手足少阳、阳明4脉之会，有清热散风、泻火的作用。平刺5～8分，可灸。

悬泉　　经穴别名，即肝经中封（Liv4）穴，详见该条。引见《腧穴学概论》、《针灸腧穴手册》、《实用针灸学》、《实用针灸辞典》、《针灸学基础》、《中华针灸学》。

悬钟（G39）　　胆经穴。（绝骨、髓会）位于小腿外侧，外踝尖上3寸，当腓骨后缘凹陷处。一说在外踝上缘上3寸，腓骨前缘凹陷处。用于治疗湿热之邪引起的附骨疽、腹满胁痛、不思饮食、足胫痿痛、痔疮出血、脚气踝肿、下肢瘫痪、颈项强痛、落枕、鼻衄、喉痹、偏头痛、坐骨神经痛、膝踝关节周围软组织损伤、瘰疬、马刀腋肿、湿痹流肿、筋骨挛痛。本穴为足三阳经之大络、八会穴之一，髓会绝骨，有祛风利湿、清肝胆热、通经活络的作用。直刺1～2寸，可透三阴交；灸3～7壮。

悬浆　　经穴别名，即任脉承浆（CV24）穴，详见该条。引见《铜人腧穴针灸图经》、《针灸腧穴手册》、《腧穴学概论》、《实用针灸学》、《中华针灸学》、《中国针灸大辞典》、《实用针灸辞典》。

悬颅（G5）　　胆经穴。（米啮、髓孔、髓中）位于头颞前部、头维穴与曲鬓穴连线之中点。用于治疗血瘀经气不畅引起的偏头痛、目外眦痛、耳鸣、牙痛、神经衰弱。此穴为手足少阳、足阳明经三脉之交会穴，有通经气、化瘀血、清热、散风、止痛的作用。平刺0.5～1寸，灸5壮。

悬极俞　　经穴别名，即督脉悬枢（GV5）穴，详见该条。引见《中医大辞典》。

眶上　　奇穴。（眶上神经点）位于眶上缘内1/3与外2/3交界凹陷处，按时钟位置，右眼相当于11点处，左眼相当于1点处。即当额骨的眶上神经孔处。用于治疗三叉神经第一支痛、前头痛、眶上神经痛、面肌痉挛。为神经干刺激疗法用穴。紧贴神经旁进针2～3分，左右方向拨动针体，当刺激到神经时有触电感。引见《神经干刺激疗法》、《针灸经外奇穴图谱》、《中国针灸大辞典》。

眶下神经点 奇穴。为神经干刺激疗法用穴。位于鼻翼外下缘至外眼角连线之中点，当眶下神经孔处有1凹陷。用于治疗三叉神经第二支痛、面肌痉挛。由凹陷处进针，针尖稍向外上斜刺3～5分、左右拨动针体，局部有触电感。引见《神经干刺激疗法》。

眶上神经点 奇穴，即眶上，详见该条。引见《神经干刺激疗法》、《针灸经外奇穴图谱》。

眼 耳针穴。（耳垂、耳环）位于耳垂之中点、相当于妇女带耳环孔处。从屏间切迹底部起、划3条水平方向的平行线，把整个耳垂划成3等份，再作垂直方向划两条纵线，使整个耳垂成为9等份。位于第五区中心是眼。用于治疗各种眼病。也是诊断眼病的参考穴，本穴有明目作用。又治锁口疗。针1～2分。引见《针灸杂志》（第一卷）、《中国针灸大辞典》、《耳穴挂图》、《耳针》、《耳郭诊断治疗学》。

眼1 奇穴别名，即见阳穴，详见该条。引见《针灸经外奇穴图谱》、《中国针灸大辞典》。

眼2 奇穴别名，即见阳1

穴，详见该条。引见《常用新医疗法手册》、《中国针灸大辞典》。

眼3 奇穴别名，即见阳2穴，详见该条。引见《常用新医疗法手册》、《中国针灸大辞典》。

眼4 奇穴别名，即见阳3穴，详见该条。引见《常用新医疗法手册》、《中国针灸大辞典》。

眼5 奇穴别名，即见阳4穴，详见该条。引见《红医针疗法》、《中国针灸大辞典》。

眼心 奇穴。脚鸡眼的中心黑点是穴、无固定部位。用于治疗鸡眼。用针快速针刺1.5寸。引见《中国针灸大辞典》。

眼针 是辽宁中医学院眼针研究室彭静山教授在后汉华陀"看眼察病"的基础上于眶周进行"针刺治病"的方法。运用八卦将眼球分为8个经区，以左眼为例，左眼属阳从西北起按顺时针方向为乾、坎、艮、震、巽、离、坤、兑。右眼属阴、左右对称。各经区所代表的脏腑以图示之。一区代表肺和大肠，二区代表肾和膀胱，三区代表上焦，四区代表肝和小肠，五区代表中焦，六区代表心和小肠，七区代表脾和胃，八区代表下焦。眼针多用于治疗中风瘫痪及许多常见病的诊断与治疗。详见彭静山教授主编的《眼针疗法》。

眼点　手针穴。(眼痛点)位于拇指指关节尺侧缘赤白肉际处。此点与胸痛点相对应。用于治疗各种眼病。引见《实用针灸学》、《中医大辞典》、《中国针灸大辞典》、《临床教材》(上册)。

眼八廓　杵针穴。位于眼眶周围，眼眶骨的边缘分作天、地、山、泽、风、雷、水、火8个点。用于治疗眼部各种疾病。用杵针点叩、开阖。引见《杵针治疗学》。

眼疾点　鼻针穴。位于鼻内、鼻前庭上壁、皮肤与粘膜移行部，相当于时针的12点，距前鼻孔0.5厘米处。用于治疗麦粒肿。针法同腹痛点。引见《针灸经外奇穴图谱》、《中国针灸大辞典》。

眼痛点　即手针穴眼点，详见该条。引见《实用针灸学》、《中国针灸大辞典》。

眼肌调节区　头针穴。位于前后正中线前发际上3厘米，旁开1厘米为进针点，向外眼角方向斜刺3厘米长。用于治疗斜视。按头针常规针法操作。引见《针刺疗法》。

跌阳　经穴别名，即胃经冲阳(S42)穴，详见该条。引见《针灸腧穴手册》、《腧穴学概论》、《中华针灸学》、《实用针灸学》、《实用针灸辞典》。

趾　所指有二：①耳针穴。位于对耳轮上脚末端的外上方。用于治疗趾关节扭伤、冻伤、炎症、甲沟炎。按耳针常规针法操作。②鼻针穴。位于鼻翼下部相平处外侧，膝胫点下方。按鼻针常规针法操作。引见《中国民间疗法》、《耳针疗法》、《耳穴挂图》、《耳郭诊断治疗学》、《针灸经外奇穴图谱》。

趾平　奇穴。位于足背，趾跖关节背侧中点，两足共10穴。用于治疗小儿麻痹后遗症、足下垂、截瘫、趾屈曲挛缩。斜刺3～5分。引见《实用针灸学》、《针灸经外奇穴图谱》、《临床教材》(上册)。

趾关　奇穴。位于第一跖趾关节内侧。用于治疗下肢瘫痪、头痛、感冒、癫痫。为点穴用穴，常用指法。引见《点穴疗法》。

趾关节　奇穴。位于各趾关节部的足底面，两足共10穴。主治及点穴同趾甲根。引自《点穴疗法》。

趾纹 奇穴。位于踇趾趾跖关节跖侧皮纹中。用于治疗踇趾背曲。直刺 2～3 分。引见《针灸学》（上海中医学院编）。

趾甲根 奇穴。位于各趾甲根部，两足共 10 穴。用于治疗下肢瘫痪、昏厥、中风、头晕、吐酸水。本穴为点穴用穴。每处掐 3～5 次。引自《点穴疗法》。

跃中 奇穴。（耀中）位于骶部正中线，第三四骶椎棘突之间点。用于治疗难产、子宫出血，泄痢、痔疮出血。针 3 分，灸 3～7 壮。引见《针灸孔穴及其疗法便览》、《中国针灸大辞典》。

颅囟 经穴别名，即三焦经颅息（TE19）穴，详见该条。引见《针灸腧穴手册》、《实用针灸学》、《实用针灸辞典》。

颅息（TE19） 三焦经穴。（颅囟、颅颠）位于耳后，由耳尖处的发际角孙穴起，沿耳后乳突引 1 弧线至耳垂下缘的凹陷中央翳风穴止，分为 3 等份，在上 1/3 与 2/3 交界处是本穴。用于治疗三焦毒火上壅引起的头痛、耳鸣、耳痛、喘息、小儿惊痫、呕吐涎沫。有清泻三焦，清热散风，熄风解毒的作用。平刺 3～5 分或点刺出血，灸 3 壮。

颅颠 即三焦经颅息（TE19）穴，详见该条。引见《针灸大全》、《针灸学辞典》、《腧穴学概论》、《中华针灸学》。

崇骨 奇穴。（太祖、椎顶）位于颈后正中线，项肌隆起间沟中，即第六、七颈椎棘突之间陷中，当督脉大椎穴上方陷中。用于治疗感冒、疟疾、肺结核、百日咳、羊痫风、项部肌肉痉挛、咳嗽、催吐。针 0.5～1 寸，灸 3～7 壮。引见《中国针灸学》、《针灸孔穴及其疗法便览》、《针灸集成》、《针灸极秘传》、《腧穴学概论》、《针灸经外奇穴图谱》、《新针灸学》、《针灸学》（上海中医学院编）、《中医大辞典》、《针灸学辞典》、《中国针灸大辞典》、《针灸大辞典》。

崇翼穴 奇穴。位于颈后，第六颈椎棘突下崇骨穴旁开 5 分。用于治疗哮喘。和喘息穴同用。用三棱针挑刺，每 3～5 日 1 次，10 次为 1 疗程。引自《针灸防治哮喘》。

虚外 奇穴。位于外踝直下凹陷中。用于治疗下肢瘫痪、头痛、踝关节扭伤。此为点穴用穴，以指按压时向内侧方向用力。亦用点法。引见《点穴疗法》。

虚里　所指有二：①推拿穴。位于左乳下 3 寸。②胃之大络，名曰虚里。位于左乳下心尖搏动之处。人以胃气为本，宗气亦以胃气为源，故虚里是宗气汇聚之处。十二经脉气所宗，虚里的动势直接反映胃气和气血源流的变化。引见《素问·平人气象论》、《中国针灸大辞典》。

患门　奇穴。位于背部第五胸椎棘突高点旁开 1.5 寸，当厥阴俞与心俞的连线中点。用于治疗五劳七伤、骨蒸潮热、面黄肌瘦、肺结核、气管炎、哮喘、遗精、盗汗、心痛、胸痛引背。灸 3～7 壮。引见《针灸孔穴及其疗法便览》、《类经图翼》、《医学入门》、《腧穴学概论》、《中医大辞典》、《外台秘要》、《针灸学》（上海中医学院编）、《针灸学辞典》、《针灸大辞典》、《中国针灸大辞典》。

蛇头　经穴别名，即大肠经温溜（Li7）穴，详见该条。引见《针灸甲乙经》、《腧穴学概论》、《实用针灸学》、《中华针灸学》、《实用针灸辞典》、《中国针灸大辞典》。

累属　经穴别名，即督脉命门（GV4）穴，详见该条。

崔氏四花　奇穴。崔知悌将奇穴患门和经穴（膈俞、胆俞）称为四花，组成针灸方。用于治疗五劳七伤、骨蒸潮热、气血虚损、咳嗽痰喘、五心烦热、四肢困倦。引见《类经图翼》、《中医大辞典》、《针灸学辞典》。

〔丿〕

停喘　手针穴。（新止咳喘点）位于手掌部第四、五掌骨小头之间。用于治疗老年性慢性气管炎、喘息。针 2～3 分。按手针常规针法操作。引见《针灸经穴奇穴图谱》、《中国针灸大辞典》。

假巨　奇穴。位于胸部、锁骨内三分之一点下缘。在锁骨下、肩关节前，一肋端近肩关节之缝处。用于治疗肩部疾病。针 3～5 分，灸 3～5 壮。引见《针灸穴位小词典》、《针灸经外奇穴图谱》、《中国针灸大辞典》。

偏历（L16）　大肠经穴。位于前臂伸面桡侧，阳溪与曲池穴连线上，距阳溪 3 寸处，或以两手虎口交叉当中指尽处是穴。用于治疗风热之邪侵袭阳明经引起的目赤、鼻衄、耳鸣耳聋、咽干喉痛、下牙痛、浮肿水臌、小便不利、口眼歪斜、癫疾狂言，以及手腕部腱鞘炎。此穴为手阳明之络穴，别走手太阴经。有疏风活络、清热化湿的作用。直刺3～5分，灸5壮。

偏尖 经穴别名，即大肠经肩髃（L115）穴，详见该条。引自《针灸腧穴手册》。

偏扶 手针穴。位于手背、腰肌点后1/4寸，在掌骨上。用于治疗偏瘫、半身麻木。直刺1分许。引见《手针新疗法》。

偏肩 经穴别名，即大肠经肩髃（L115）穴，详见该条。引见《实用针灸学》、《实用针灸辞典》。

偏骨 经穴别名，即大肠经肩髃（L115）穴，详见该条。引见《针灸腧穴手册》、《腧穴学概论》、《实用针灸学》、《实用针灸辞典》。

偏三针 针灸方。由患侧太阳穴、太冲穴，与健侧合谷穴组成。用于治疗血管神经性头痛。按体针常规针法操作。引见《针灸临床杂志》1995年第2期。

偏头点 手针穴。（偏头痛点）位于无名指第一指关节尺侧缘

赤白肉际处。一说位于无名指中节尺侧赤白肉际处。用于治疗偏头痛、胸胁痛、肝区痛、胆绞痛、肋间神经痛、腰腿痛。按手针常规针法操作。引见《实用针灸学》、《临床教材》（上册）、《中医大辞典》、《中国针灸大辞典》、《手针新疗法》。

偏盲区 头针穴。位于耳尖直上1厘米，向后2厘米之点，再向后平划四公分之长度为本区。即晕听区向后移1厘米，与眉枕线平行的4厘米的横线为该区。用于治疗盲症。按头针常规针法操作。引见《中医学》、《针灸经外奇穴图谱》、《中国针灸大辞典》。

偏头痛点 即手针穴偏头点，详见该条。

脚穴 足针穴。位于脚小趾底部，最下面1个足趾纹中点。用于治疗小儿遗尿症。引自《小儿遗尿症》。

脚后跟 奇穴。（足踵穴）位于足跟后正中线下缘，足跗后缘处。本穴与女膝穴同位。用于治疗马黄黄疸，寒暑诸毒。针3～5分，灸3～7壮。引见《千金要方》、《经穴汇解》、《腧穴学概论》、《针灸经

外奇穴图谱》、《中医大辞典》、《针灸大辞典》、《中国针灸大辞典》。

脚气八处灸　针灸方。是由胃经伏兔（S32）、犊鼻（S35）、足三里（S36）、上巨虚（S37）、下巨虚（S39）、胆经风市（G31）、悬钟（G39）和奇穴内膝眼计8穴组成的针灸方。用于治疗脚气。每穴灸20～30壮。引见《千金要方》、《千金翼方》、《经穴汇解》、《腧穴学概论》、《针灸经外奇穴图谱》、《中国针灸大辞典》。

银口　奇穴。位于右侧第七肋间肩胛骨下角骨缘下。用于治疗肋间神经痛、咳血、胸胁痛、背部软组织损伤、肺炎、胆道蛔虫病。亦是穴位诊断咳血的定性穴。直刺3～5分，灸3～7壮。引见《针灸孔穴及其疗法便览》、《穴位诊断法》、《针灸经外奇穴图谱》、《针灸学》（上海中医学院编）、《腧穴学概论》、《中医大辞典》、《针灸大辞典》、《中国针灸大辞典》、《人民军医》1982年10期。

银门　奇穴。位于手背第二、三掌骨之间点。用于治疗风湿性关节炎、指扭伤。针3分，灸5壮。引见《针灸穴位小词典》、《针灸经

外奇穴图谱》、《中国针灸大辞典》。

斜视　针灸方。是由三焦经耳门（TE21）、和奇穴太阳组成的针灸方。用于斜视。引见《临床教材》（上册）。

斜差　针灸方。是由左侧膀胱经肝俞（B18）、右侧膀胱经脾俞（B20）两穴组成的针灸方，用于治疗胃病、胃扩张、胃痉挛、小儿胃肠病。男取左肝俞、右脾俞，女取右肝俞、左脾俞。针3～5分，左肝俞穴针尖向右下前方刺入，右脾俞穴针尖向左上前方刺入，两穴对刺。灸5～15壮。引见《中国针灸学》、《针灸经外奇穴图谱》、《腧穴学概论》、《针灸大辞典》、《中国针灸大辞典》。

矫灵　奇穴。（下五里）位于大腿伸侧近端，耻骨联合上缘中点旁开2.5寸之点直下5寸处。当肝经五里穴下2寸。用于治疗偏瘫、小儿麻痹后遗症、胆囊炎。直刺1～3寸。针感麻至膝。引见《常用新医疗法手册》、《针灸经外奇穴图谱》、《针灸学》、《中国针灸大辞典》。

矫正胎位方　针灸方。主穴为膀胱经至阴（B67）穴。用于胎位

不正（是指胎儿于三十周后在宫体内位置不正而言，常见于经产妇或腹壁松弛的孕妇）。方义：至阴为足太阳之井穴，脉气所发之处，因肾与膀胱相表里，针灸此穴，能调节足少阴之气，以起矫正胎位之效。本穴尚有催产和引下胎盘滞留的作用。引见《中国针灸大辞典》。

第七椎　奇穴。（大便难）位于第七胸椎两旁各1寸处。用于大便难。灸7壮。引见《千金要方》、《针灸经外奇穴图谱》、《针灸学辞典》。

第九椎　奇穴。位于第九胸椎棘突上。用于癫痫。灸如小麦大1壮。引见《针灸经外奇穴图谱》、《针灸学辞典》。

第十五椎　奇穴。（痔湿疮）位于第三腰椎旁开5分处。一说位于第十五椎侠脊两旁2分处。用于治疗小儿痔湿疮。灸7壮。引见《针灸经外奇穴图谱》、《针灸学辞典》。

第2二间　手针穴。位于手背、食指与中指指根部近食指侧。用于诊断和治疗便秘。有便秘者，食指根部发胀或有异常的感觉。用指压该穴，可立即通便。引自《日本最新手疗健身法》。

第二十一椎　奇穴别名，即玉田穴，详见该条。引见《腧穴学概论》、《针灸大辞典》。

第二十二椎　奇穴。（第二十二椎两旁）位于第五骶椎棘突平开1.5寸。用于治疗腰背不便、筋挛痹缩、虚热闭塞、灸随年壮。引见《千金翼方》、《针灸学辞典》、《中国针灸大辞典》、《针灸经外奇穴图谱》。

第二十二椎两旁　即奇穴第二十二椎，详见上条。

〔丶〕

清耳术　针灸方。是由三焦经耳门（TE21）、翳风（TE17），瘈脉（TE18），胆经听会（G2），小肠经听宫（SI19），胃经下关（S7）和奇穴神智（位于耳壳背面、耳壳软骨与颞骨移行部之上1/4与下3/4交界处）、奇穴耳庭（位于耳甲腔内、外耳道口外缘向外侧2分处）共计8穴组成的针灸方。用于治疗耳聋、耳鸣、耳疿、中耳炎。针法：一针由耳门进针透听会，经过听宫穴；另一针由下关穴进针横刺向听宫穴。神智、耳庭各针1～2分。瘈脉、翳风单独针刺之。引见《红医针疗法》、《针灸经外奇穴图谱》、《中国针灸大辞典》。

清冷泉 即三焦经清冷渊（TE11）穴，详见上条。引见《针灸腧穴手册》、《腧穴学概论》、《实用针灸学》、《中华针灸学》、《实用针灸辞典》。

清冷渊（TE11） 三焦经穴。（清冷泉、青灵、青昊）位于肘尖（尺骨鹰嘴）上方2寸处，当天井穴上1寸处。用于治疗邪热郁滞三焦，经络不畅引起的肩臂痛不得举、胁痛、目黄、眼痛、头痛项强、瘰疬（独取本穴有效）。本穴有清三焦热、疏经活络的作用。直刺0.8～1寸，灸3壮。

清明术 针灸方。是由膀胱经膏肓（B43），小肠经肩中俞（SI15）2穴组成的针灸方。用于治疗眼病，特别用于急性眼病。针法：膏肓透肩中俞、针感可上达眼部。引见《红医针疗法》、《针灸经外奇穴图谱》、《中国针灸大辞典》。

清肺术 针灸方。是由肺经太渊（L9）、经渠（L8）两穴相透组成的针灸方。用于治疗气管炎。针从太渊穴刺入沿皮下斜刺过经渠穴，

再向上平刺2～3寸。针感向上麻至上臂，向下传至拇、食两指。引见《红医针疗法》、《针灸经外奇穴图谱》、《中国针灸大辞典》。

清脑术 针灸方。是由督脉前顶（GV21）、百会（GV20）、膀胱经曲差（B4）、五处（B5）、胆经颔厌（G4）、曲鬓（G7）、悬颅（G5）、悬厘（G6）、率谷（G8）、天冲（G9）、头窍阴（G11）、脑空（G19）、三焦经角孙（TE20）计13穴组成的透穴针灸方。用于治疗急性头痛、高热、脑溢血、癫狂、癫痫、神经衰弱。针法：前顶透百会；曲差透五处；颔厌透曲鬓，中间通过悬颅、悬厘；率谷透角孙；天冲透脑空；天冲透窍阴。引见《红医针疗法》、《针灸经外奇穴图谱》、《中国针灸大辞典》。

清喘区 奇穴。位于胸腹部锁骨中线左侧季肋下、相当于脾经腹哀穴与肝经章门穴之间。该区在哮喘发作时出现压痛，并随哮喘发作的程度而压痛加重。用于哮喘发作时的辅助治疗。采用指针法，当哮喘发作时可用自己的左拳或手指在该区用力冲击触压之，有触痛要坚持忍受持续冲击5～10分钟，

如病人出现"打嗝"是一种好现象，不久呼吸即可通畅。清喘区与清喘穴同时应用效果更好。引见《辽宁中级医刊》1979年3期。

清喘穴 颈针穴。位于颈部前正中线，环状软骨下缘，第一气管环上缘之间，正中点是穴，该部以手指尖触之有一凹陷，极为敏感。用于治疗各种原因引起的发作性哮喘、过敏性哮喘、急慢性气管炎、梅核气、顿咳等均有著效。作者本人患哮喘长达18年之久，曾用此穴治愈。直刺3～5分，肥胖者可针1寸左右，针尖刺达气管软骨时有坚硬感，患者自觉压抑感或像鱼刺梗喉的感觉，哮喘发作极期时针刺最有效。针刺时以手刺针在穴位上停留一两分钟，拔针后以指压迫数分钟，放手后立刻感到气管呼吸轻松。引见《辽宁医药》1977年2期、《辽宁中级医刊》1979年第3期。

清火止痛方 针灸方。是由胃经颊车（S6）、下关（S7）、内庭（S44），大肠经合谷（L14）计4穴组成的针灸方。用于治疗牙痛。如痛甚而肿、形寒身热、脉浮数为风火牙痛；如隐隐作痛，时痛时止，脉细或齿摇者是肾虚牙痛。随症加穴：风火牙痛加外关、风池；阴虚牙痛加太溪、行间；龋齿痛者加阳溪；颌肿者加大迎。方义：本方具有清火祛风止痛的作用。因手足阳明之脉均入齿中，故取合谷以清手阳明之热；取颊车、内庭、下关以疏泄足阳明经气；取外关、风池，以疏解表邪，祛风清火而治风火牙痛；取太溪补肾，行间泻肝而治阴虚牙痛。引见《中国针灸大辞典》。

清热止衄方 针灸方。是由大肠经合谷（L14），督脉上星（GV23）2穴组成的针灸方。用于治疗鼻衄。随症加穴：伴有发热咳嗽加天府、尺泽；伴口渴、烦热、便秘加冲阳、内庭；鼻衄不止加大椎、哑门；或灸囟会、上星。方义：本方具有清热止衄作用。由于手阳明与手太阴表里相合，又与足阳明经脉相接，故取合谷以清泄诸经之热而止血；督脉为阳脉之海，阳热迫血妄行，故用上星清泻督脉使亢热渐平而衄自止。引见《中国针灸大辞典》。

清热化湿方 针灸方。是由胃经天枢（S25）、上巨虚（S37）、内庭（S44）、大肠经合谷（L14）、曲池（L111）、任脉中脘（CV12）计6穴组成的针灸方。用于治疗痢疾。随症加穴：里急后重加长强、中膂俞；高热、呕吐加大椎、内关。方义：本方具有清热化湿、行滞止痢作用。合谷为手阳明之原穴，天枢为大肠之募穴，上巨虚为大肠的下合穴，由于痢疾主要病在大肠，故取上述3穴以通调大肠腑气，使气调而湿化滞行；曲池、内庭以清肠胃邪热之气；中脘以和胃气而达化湿降浊的目的；诸穴合用、共奏清热化湿，俾热清湿化则下痢自愈。引见《中国针灸大辞典》。

清热止血方　针灸方。是由胃经天枢（S25）、上巨虚（S37）、膀胱经大肠俞（B25）、承山（B57）、督脉长强（GV1）计5穴组成的针灸方。用于治疗大便出血。随症加穴：发热加合谷、曲池，湿重加阴陵泉、行间。方义：本方具有清热止血作用。由于大肠湿热蕴积，故取本腑俞、募穴大肠俞与天枢，更配下合穴上巨虚，以通调大肠腑气，使气机得通，湿热自化、不致伤及阴络，则血行自能复常；因督脉之络穴长强，位于肛门部，足太阳经别入于肛，故取长强、承山两穴，以泄气清

热，热清则血不妄行，而便血自止。引见《中国针灸大辞典》。

清热消肿方　针灸方。是由三焦经关冲（TE1）、外关（TE5）、翳风（TE17）、胃经颊车（S6）、大肠经合谷（L14）计5穴组成的针灸方。用于治疗痄腮。随症加穴：发热加曲池、大椎，肿痛加少商、商阳，睾丸肿加血海、三阴交、曲泉、行间。方义：本病属于手少阳经，故治以清泄少阳经郁热为主。翳风为手足少阳经之会穴，能宣散局部气血的壅滞；手足阳明经脉亦均上循面颊，故取合谷、颊车以疏泄邪热而解毒；取外关、关冲以宣通三焦气机而奏疏风、清热、消肿之功。引见《中国针灸大辞典》。

清热利湿方　针灸方。是由脾经三阴交（SP6）、阴陵泉（SP9）、膀胱经膀胱俞（B28）、任脉中极（CV3）计4穴组成的针灸方。用于治疗湿热下注所致尿闭（症见小便量少、热赤，甚至闭塞不通，小腹胀、口渴、脉数、舌质红、苔黄）。随症加穴：小便短赤者加兑端，湿热下注而癃闭者加阴谷、大敦、委阳、大钟、行间。方义：本方具有清热利湿作用。本病由于脾

经湿热之邪移注下焦膀胱，故取足太阴合穴阴陵泉配三阴交，以疏通脾经经气；膀胱为州都之官，气化所出，湿热蕴结，致令膀胱气化失司，故取膀胱俞配募穴中极，以疏调下焦之气而利湿热。引见《中国针灸大辞典》。

清热解毒方　针灸方。阿是四穴，即在疔肿的周围取4穴，针向疔肿的中部透刺，同时循经远道配穴针之。用于治疗疔肿初起、尚未化脓者，带状疱疹，神经性皮炎等。随症加穴：疔在头面加合谷、曲池，疔在胸腹加足三里、三阴交，疔在头项加大椎、灵台、列缺，疔在腰背加委中穴。方义：本方具有清热活血、散瘀化毒的作用。阿是四穴在疔肿周围作环状透刺是由"以痛为输"而来的，可起活血散瘀化毒之功，更取远道相应经穴，以通经活络，使"气至病所"而奏清热、消肿、镇痛之效。引见《中国针灸大辞典》。

清热镇惊方　针灸方。是由督脉大椎（GV14）、水沟（GV24）、大肠经合谷（L14），肝经太冲（Liv3），胆经阳陵泉（G34），奇穴十宣，计6穴组成的针灸方。用于治疗发热惊厥（急惊风）。随症加穴：壮热加曲池、外关，昏迷加劳宫、涌泉、神门，抽搐加后溪、承山、筋缩。方义：取水沟以通调督脉、开窍醒神；大椎为诸阳之会，有宣通阳气而祛表邪之功；合谷为大肠经原穴，大肠与肺相表里，取之可清宣肺气而退身热；十宣刺之出血，以泄诸经之热邪而奏开窍醒神之效；取筋会阳陵泉以舒筋解抽搐（筋脉挛急）；取太冲以泻肝主风邪。引见《中国针灸大辞典》。

清热蠲痹方　针灸方。是由督脉大椎（GV14）、大肠经曲池（L111）、胆经风市（G31）、膀胱经昆仑（B60）计4穴组成的针灸方。用于治疗热痹。症见关节酸痛、局部热肿，涉及1个或多个关节。随症加穴：肩痛加肩髃、肩髎、臑俞，肘臂痛加曲池、合谷、天井、外关、尺泽，腕痛加阳池、外关、阳溪，脊背痛加水沟、身柱、腰阳关，髀部痛加环跳、居髎、悬钟，股部痛加秩边、承扶、阳陵泉，膝痛加犊鼻、梁丘、阴陵泉，踝部痛加申脉、照海、丘墟、昆仑。方义：因六阳会于大椎，故针刺大椎能通调六阳经气以清热邪；曲池能疏风解表以驱上肢风邪；风市能疏风通络以除下肢风邪；昆仑以激发足太阳经气而除腰、脚之风湿；诸穴合用，以起清热蠲痹之效。引见《中国针灸大辞典》。

清热调经方　针灸方。是由肝经太冲（Liv3）、脾经三阴交（SP6）、肾经太溪（K3）、任脉气海（CV6）计4穴组成的针灸方。用于治疗月经先期而至、甚至1月经行两次。随症加穴：月经超前加地机、血海，烦热加内关、少府，经色赤紫量多加曲泉、中极。方义：本方具有清热调经作用。任脉气海可调一身元气、气为血帅、气足则能统血而经自调；脾胃为生血之本，脾气充则血有所统，故取三阴交以健脾胃；取太冲以清肝热；取太溪以益肾水。4穴同用，以起通调冲任、理气和血、清热调经之效。引见《中国针灸大辞典》。

清肺止哮方　针灸方。是由肺经中府（L1）、尺泽（L5），膀胱经肺俞（B13）、胃经足三里（S36），奇穴定喘计5穴组成的针灸方。用于治疗热哮（症见痰液粘稠色黄、不易咯出，胸膈烦满，面赤自汗，口渴喜饮，脉滑数，苔黄腻）。随症加穴：胸膈烦满加鱼际、大陵，口渴喜饮加照海、太溪。方义：本方具有清肺调气、健脾化痰、除热止哮的作用。取肺募中府配肺俞以清肺而调气，取尺泽、定喘以泻肺热而止哮，取足三里以健脾胃而化痰湿，此为标本兼治之法。引见《中国针灸大辞典》。

清咽消肿方　针灸方。是由肺经尺泽（L5），少商（L11），大肠经合谷（L14）、胃经陷谷（S43），三焦经关冲（TE1）计5穴组成的针灸方。用于治疗咽喉肿痛（实热型）。本病多属外感风热与肺胃郁热所致。随症加穴：咽喉肿痛加天容、天突，寒热头痛加大椎、外关、曲池，便秘加支沟、丰隆、天枢，咳嗽加肺俞、太渊。方义：咽为胃窍，喉为肺窍，一属阳明，一属太阴，为两经经脉循行的部位。少商为手太阴经的井穴，点刺出血，泄肺中之热，为治喉症的主穴；尺泽是手太阴的合穴，泻肺经实热，取实则泻其子之意；合谷、陷谷系手足阳明经输穴，可清阳明郁热，再配三焦经井穴关冲，点刺出血，使上、中二焦之热清，肺胃同治，以达消肿止痛作用。引见《中国针灸大辞典》。

清喉止痛方 针灸方。是由肺经鱼际（L10），肾经太溪（K3）、照海（K6）计3穴组成的针灸方。用于治疗咽喉肿痛（阴虚型）症见咽喉红肿疼痛不剧烈，入夜较重。随症加穴：喉痛咽干加液门，咽喉肿痛甚者加少商。方义：本方具有泻肺清喉，养阴止痛的作用。太溪为肾经原穴，照海为足少阴经和阴跷脉的交会穴，两穴均循行于喉咙，故取之能调两经经气；鱼际为手太阴荥穴，可清肺热；3穴合用，使虚火得清、阴液不致灼伤，故适用于阴虚型咽喉肿痛。引见《中国针灸大辞典》。

清潜肝阳方 针灸方。是由胆经风池（G20）、侠溪（G43）、膀胱经肝俞（B18）、肾俞（B23）、肝经太冲（Liv3）、督脉百会（GV20）计6穴组成的针灸方。用于治疗因肾水不足、肝阳上亢所致（症见腰痠神疲、面赤耳鸣、头晕眼花、恶心欲吐、舌红、脉弦数）。随症加穴：肾水不足而肝阳上亢者加涌泉、阴谷、太溪；恶心欲呕加内关、足三里；腰痠神疲加腰阳关、腰眼穴。方义：取百会、风池、太冲、侠溪、肝俞以泻肝胆上亢之阳而治其标；取肾俞以调肾滋水而治其本，如此标本兼顾，以奏滋水涵木、平肝潜阳之效。引见《中国针灸大辞典》。

清热化瘀止漏方 针灸方。是由脾经隐白（SP1）、三阴交（SP6）、血海（SP10）、肾经水泉（K5）、任脉中极（CV3），计5穴组成的针灸方。用于治疗崩漏（实热型）（症见：新病崩漏、大量出血、色紫红秽臭难闻、血有瘀块、腹痛拒按、大便秘结、口干渴、脉象弦数、舌红苔黄）。随症加穴：漏下瘀块加水道，大便秘结加天枢。方义：中极为任脉与足三阴之会，以调节任脉足三阴之气清热化淤；三阴交为足三阴之交会穴、隐白为足太阴之井穴，取之以补脾统血；取足少阴郄穴水泉以滋阴降火；取足太阴经穴血海以泄血分之热；5穴共奏清热化瘀止漏之功。引见《中国针灸大辞典》。

清热泄毒利咽方 针灸方。是由肺经少商（L11）、大肠经合谷（L14）和奇穴扁桃计3穴组成的针灸方。用于治疗急性扁桃体炎。随症加穴：热重者加大椎、曲池、或十宣，咽痛加鱼际、照海。
方义：扁桃奇穴为治疗扁桃体炎的
经验穴，以疏通局部壅滞之气血；
合谷为手阳明经之原穴，针之可疏
风解表、清咽止痛；少商为手太阴
经之井穴，刺其出血以起清肃肺
热、泄毒利咽之效。引见《中国针
灸大辞典》。

清热利湿止带方　针灸方。
是由胆经带脉（G26）、肝经行间
（Liv2）、脾经阴陵泉（SP9）、膀胱
经白环俞（B30）、任脉气海
（CV6），计5穴组成的针灸方。用于
治疗带下（湿热型）（症见新病带
下，粘腻色黄，并有秽臭、大便干
燥、小便赤短、脉象濡数、舌苔黄
腻，或带色兼红、口苦咽干、五心
烦热、心悸失眠、情绪急躁易怒、
脉象弦数，苔黄）。随症加穴：心悸
失眠加神门、太溪，大便干燥加天
枢、大敦。方义：取带脉以固经气
治带病，白环俞，气海可通调任脉
与膀胱之气而化湿邪，行间以泄肝
经之郁热，阴陵泉以清利脾经湿热，
诸穴合用，共奏清热利湿止带作用。
引见《中国针灸大辞典》。

清热利湿止痒方　针灸方。
是由八窌穴和任脉中极（CV3），关

元（CV4），膀胱经至阴（B67），委
中（B40），肝经大敦（Liv1），脾经
血海（SP10），计7穴组成的针灸
方。用于治疗阴部瘙痒、小便淋
漓。随症加穴：痒甚心烦加少府、
行间，湿热下注加阴陵泉、百虫
窝。方义：本方具有清热利湿止
痒作用。八窌、中极能行气利湿；
关元、血海能清血化湿；委中、
大敦既能清热，又能和肝；至阴
有导降湿浊之效；八窌对女阴瘙
痒有较好的疗效。引见《中国针
灸大辞典》。

清热利湿解毒方　针灸方。
是由大肠经合谷（LI4），曲池
（LI11），脾经三阴交（SP6），血海
（SP10），膀胱经委中（B40）和阿是
穴，计6穴组成的针灸方。用于治
疗丹毒。随症加穴：高热加大椎，
头痛加太阳、风池，呕吐加内关、
足三里，惊厥加水沟、后溪、阳陵
泉，便秘加天枢、丰隆。方义：本
方具有宣散风热、清利湿邪、祛瘀
解毒的作用。取合谷、曲池以疏散
阳明风热；取血海、委中、阿是穴出
血，以清泄血中郁遏之瘀热，即"菀
陈则除之"之意；取三阴交以清利足
三阴之湿邪。引见《中国针灸大辞

典》。

清热消风透疹方 针灸方。是由大肠经合谷（LI4），曲池（LI11），脾经血海（SP10），膀胱经膈俞（BI7），三焦经天井（TE10），胆经风市（G31）计6穴组成的针灸方。用于治疗风疹（其症发作迅速、皮肤奇痒、搔之疹块隆起，犹如蚊虫叮咬之疙瘩，多成块成片、状如拱云，此起彼伏、尤以四肢肱股内侧为多，有时伴有腹痛）。随症加穴：痒甚者加止痒奇穴，风热者加大椎，湿重者加阴陵泉，寄生虫引起者加百虫窝，食积（食物过敏）者加足三里、璇玑。方义：本病主要由于风邪遏于肌表，故取大肠经的合谷、曲池和脾经的血海、胆经风市以疏通三经之经气而清风热；膈俞为血会、善疗血分之疾，用于赤疹尤宜；天井为三焦经之合穴，以通调三焦之气，使气机和利、则郁热自消。引见《中国针灸大辞典》。

清热散结消痈方 针灸方。是由肺经尺泽（L5）、胃经足三里（S36）、肝经期门（Liv14）、胆经肩井（G21）、任脉膻中（CV17）计5穴组成的针灸方。用于治疗乳痈。

随症加穴：乳汁不畅加少泽，乳房肿痛加乳根，恶寒发热加大椎。方义：由于乳头属肝经，乳房属胃经，故取肝募期门，以疏肝经之郁滞；取胃经之合穴足三里，以泻阳明之热毒；取肺经之合穴尺泽和气之会穴膻中，以开胸间之结气。肩井为治疗乳痈的经验效穴，因该穴为胆经、三焦经、胃经和阳维脉之交会穴，凡与其所交会的经脉均循行于胸、乳部位，故针此穴能通调诸经之经气，以发挥其清热、散结、消肿、止痛的作用。引见《中国针灸大辞典》。

清热解毒消疔方 针灸方。是由督脉灵台（GV10）、大肠经合谷（LI4）、膀胱经委中（B40）计3穴组成的针灸方。用于治疗疔疮（多生于头面及手足）。如发生于四肢、患处有红丝上窜者，称为红丝疔，西医称为淋巴管炎。随症加穴：生于面部、手阳明经者加商阳、曲池，生于食指端者加曲池、迎香，生于面部足少阳经者加阳陵泉、足窍阴，生于足小趾次趾者加阳陵泉、听会，高热加曲池、大椎，疔毒内攻致神志昏迷者加水沟、十宣、小海、神门。方义：本方具有疏通诸阳经气的作用。因疗多生于面部及四肢阳经循行的部位，如经气疏通，则壅滞之气血可以宣散，从而达到清热解毒的目的。灵台为治疗疗的经验效穴，属于督脉，督脉总督诸阳，故督脉通调则诸阳经气亦可和利；合谷为手阳明的原穴，有清血热作用；3穴合用、共奏清热、解毒、消疗之功。引见《中国针灸大辞典》。

清泄风阳定眩方　针灸方。是由胆经风池（G20）、肝经太冲（Liv3）、三焦经翳风（TE17）、心包经内关（P6）、小肠经听宫（SI19）、胃经足三里（S36）计6穴组成的针灸方。用于治疗内耳眩晕证（症见突然眩晕、有房屋旋转感、耳鸣有时为单侧、眼球震颤，伴有恶心呕吐、面色苍白、出冷汗）。随症加穴：痰湿中阻加中脘、丰隆，肾阴亏虚加太溪、三阴交，心神不宁加神门、安眠1。方义：本方具有清泄风阳定眩宁神的作用。取风池、太冲以清熄风阳，取翳风、听宫以疏调耳部经气，取内关和胃止呕，取足三里、中脘、丰隆以健运脾胃而化湿浊，取太溪、三阴交以滋养肾阴，取神门、安眠1以宁心安神。

引见《中国针灸大辞典》。

清肺化痰定喘方　针灸方。是由胃经丰隆（S40），肺经中府（L1）、尺泽（L5），膀胱经肺俞（Bl3），奇穴喘息计5穴组成的针灸方。用于治疗痰热所致实喘。（症见咯痰粘腻色黄、咯吐不爽、胸中烦满、咳引胸痛、大便秘结、脉滑数、苔黄腻）。随症加穴：胸闷烦满加内关透支沟，身热口渴、大便秘结加液门、天枢。方义：本方具有清肺化痰定喘作用。取中府、肺俞为俞募相配，以清肃肺气；尺泽属水，为肺之合穴，"合治内腑"以泻肺热；丰隆化痰、喘息以平喘。引见《中国针灸大辞典》。

渊腋（G22）　胆经穴。（渊液、腋门、液门、泉腋、泉液）位于侧胸部、腋中线、腋下3寸，当第四肋间隙处。用于治疗气血壅滞引起的胸满胁痛、腋窝淋巴结肿大、瘰疬、马刀，以及肩臂痛不能抬举、肋间神经痛、干性或渗出性胸膜炎。也是穴位诊断胸膜炎、矽肺的定性穴之一。有理气活血、散瘀消滞的作用。斜刺3～5分，不宜深刺；禁灸。

渊液　经穴别名，即胆经渊

腋（G22）穴，详见上条。引见《针灸甲乙经》、《实用针灸辞典》、《腧穴学概论》。

液门 所指有二：①三焦经液门（TE2）穴（掖门、腋门、太阳阴、太阴阳），位于手背侧第四、五指指缝间，当指掌关节前方赤白肉际处，握拳取之。用于治疗三焦热盛引起的头痛目赤、耳郭肿胀、耳聋、耳鸣、咽喉肿痛，以及手背红肿疼痛。此穴为手少阳之荥（水）穴，有清三焦热、清热散邪、清热泻火、开窍聪耳、疏筋利节、安神定痛的作用。直刺3～5分，灸3壮。②经穴别名，所指有三：一指大巨（S27）穴，二指渊液（G22）穴，三指中都（Liv6）穴，详见各该条。引见《腧穴学概论》、《针灸腧穴手册》、《实用针灸学》、《中华针灸学》、《实用针灸辞典》、《中国针灸大辞典》。

液旁穴 舌针穴。位于左右舌下静脉内侧，舌根部1/3处。用于治疗高血压病、脑血管病后遗症。按舌针常规针法操作。引见《微针疗法》。

淋泉 奇穴。位于臀裂下际尾骨部，后正中线尾骨尖上1穴，左右旁开5分处各1穴，计3穴。用于治疗淋病。灸7壮。引见《针灸孔穴及其疗法便览》、《针灸经外奇穴治疗诀》、《针灸集成》、《腧穴学概论》、《针灸学辞典》、《针灸大辞典》、《中国针灸大辞典》。

深腰俞 奇穴。位于骶骨裂孔中，相当腰俞穴。用于治疗截瘫引起的大小便失禁。针向上斜刺，刺入骶管内2～3寸深。引见《针灸学》（上海中医学院编）。

商丘（SP5） 脾经穴。（内踝骨下、商垣）位于足内踝前下方凹陷中。当舟骨结节与内踝尖连线的中点处。用于治疗肝气犯脾、胆经湿热引起的腹胀肠鸣、泄泻或便秘、饮食不化、黄疸，以及足踝痛、脚气、水肿。此穴为脾经的经（金）穴，有调和肝脾、清热健脾胃、化湿滞的作用。直刺0.5～1寸，灸3壮。

商白 针灸方。是由肺经少商（L11）、脾经隐白（SP1）两穴组成的针灸方。用于癫痫、癫狂。手足各灸3壮。引见《针灸学》（上海中医学院编）。

商曲（K17） 肾经穴。（高曲、商谷、商舍）位于上腹部、腹正中线脐上 2 寸旁开 5 分处。当任脉下脘穴旁开 0.5 寸。用于治疗冲脉失调、胃肠腑气不畅引起的腹痛、胃痛、泄泻、便秘、腹中积聚。此穴为肾经与冲脉之会穴，有调冲脉、通肠胃的作用。左商曲亦是穴位诊断胃神经痛的定性穴。直刺 1～1.5 寸，灸 3～5 壮。

商阳　大肠经穴。（绝阳、钝阳）位于手食指桡侧，距指甲角旁 1 分许。用于治疗瘟毒热邪郁闭于大肠引起的颌肿、咽喉肿痛、耳聋耳鸣、牙痛颐肿、青盲翳障、热病无汗、高热昏迷。本穴为大肠经井（金）穴，有清泻阳明、醒神开窍、泻热消肿的作用。浅刺 1 分或点刺出血，灸 3 壮。

商谷　经穴别名，即肾经商曲（K17）穴，详见该条。引见《针灸集成》、《针灸大辞典》。

商舍　经穴别名，即肾经商曲（K17）穴，详见该条，引见《针灸腧穴手册》、《腧穴学概论》、《实用针灸学》、《实用针灸辞典》。

商垢　经穴别名，即脾经商丘（SP5）穴，详见该条。引自《腧穴学概论》。

商盖　经穴别名，即膀胱经督俞（B16）穴。商盖即高盖，系"高"误作"商"。引见《太平圣惠方》、《循经考穴编》、《针灸学辞典》。

率谷（G8）　胆经穴。（耳尖、卒谷、率骨、率角、蟀谷）位于头颞部，耳尖直上入发际 1.5 寸处。用于治疗内热风邪直中厥阴引起的偏头痛，目眩，耳鸣，烦满，呕吐，小儿急、慢惊风。此穴为足少阳、太阳之会。平刺 0.5～1 寸，灸 3 壮。

率角　经穴别名，即胆经率谷（G8）穴，详见该条。引见《针灸腧穴手册》、《实用针灸学》、《实用针灸辞典》。

率骨　经穴别名，即胆经率谷（G8）穴，详见该条，引见《银海精微》、《针灸学辞典》、《腧穴学概论》、《实用针灸学》、《实用针灸辞典》。

率谷对锋刺　针灸方。是由胆经率谷（G8）、风池（G20）和奇穴太阳计 3 穴组成的针灸方。用于治疗顽固性偏头痛、颈项强痛。从太阳穴进针向上透至率谷穴，再从风池穴进针向率谷穴透刺。引见《红医针疗法》、《针灸经外奇穴图谱》、《中国针灸大辞典》。

痔 1 奇穴。位于腰部第二、三腰椎棘突之间点、旁开 2 寸处，当膀胱经肾俞穴外侧 5 分处。用于治疗内、外痔，肛裂，肛门瘙痒。针 1～1.5 寸。引见《针灸经外奇穴图谱》、《中国针灸大辞典》。

痔疮 奇穴。(痔疮穴) 位于背部正中线第三、四腰椎棘突之间点微上方处，当督脉命门与腰阳关穴之间点微上方。用于治疗痔疮、脱肛。灸 7 壮。引见《针灸孔穴及其疗法便览》、《针灸腧穴图谱》、《针灸经外奇穴图谱》、《针灸集成》、《中国针灸大辞典》、《针灸学辞典》、《中国针灸大辞典》。

痔根 奇穴。位于肛门直前方 (截石位 12 点) 1.5 厘米处。用于治疗痔核。针 2～3 分。引见《辽宁医学杂志》1959 年 3 期、《针灸经外奇穴图谱》、《中国针灸大辞典》。

痔核点 耳针穴。(肛门穴) 位于耳尖穴内侧、三角窝外侧缘的耳轮部。用于治疗痔疮、肛裂、脱肛。又是诊断痔疾的参考穴。按耳针常规针法操作。引见《耳针》、《耳郭诊断治疗学》、《针灸经外奇穴图谱》、《针灸大辞典》。

痖门 经穴别名，即督脉哑门 (GV15) 穴，详见该条。引见《腧穴学概论》。

梁门 (S21) 胃经穴。位于上腹 4 寸旁开 2 寸处。当任脉中脘穴旁开 2 寸处。用于治疗饮食积滞、胃不能消引起的食欲不振、胃痛、呕吐、泄泻，纳呆，以及消化性溃疡，急慢性胃炎、胃下垂。右梁门也是穴位诊断十二指肠球部溃疡、穿孔，十二指肠炎的定性穴之一。有调理胃气、健脾胃、助运化、消食积的作用。直刺 0.5～1 寸，灸 5 壮。

梁丘 (S34) 胃经穴。(鹤顶、跨骨) 位于大腿前外侧、髂前上棘与髌骨外缘连线上，距髌底外侧端 2 寸处。当髌骨外上缘上 2 寸。用于治疗血瘀化热引起的乳痈、胃寒痛、胃酸过多，以及膝胫痹痛、屈伸不利、腰痛股痛、冷痹不仁。此穴为胃经的郄穴，也是穴位诊断胃痉挛的定性穴。有活血化瘀、通经活络、疏肝理气、健脾和胃的作用。本穴擅长治疗胃酸过多症。直刺 1～1.5 寸，灸 5 壮。

梁关 经穴别名，即膀胱经金门（B63）穴，详见该条。引见《针灸聚英》、《针灸学辞典》、《针灸大辞典》、《中国针灸大辞典》、《针灸腧穴手册》、《腧穴学概论》、《实用针灸学》、《中华针灸学》、《实用针灸辞典》。

旋玑 经穴别名，即任脉璇玑（CV21）穴，详见该条。引见《太平圣惠方》、《针灸学辞典》。

旋机 经穴别名，即任脉璇玑（CV21）穴，详见该条。引见《千金要方》、《腧穴学概论》、《针灸学辞典》、《针灸大辞典》。

旋旅 经穴别名，即膀胱经中膂俞（B29），详见该条。引见《针灸大辞典》。

旋臂穴 奇穴。（庆大）位于大肠经曲池穴下四横指处。用于小儿麻痹后遗症穴位刺激结扎疗法。引自《赤脚医生手册》。

章门（Liv13） 肝经穴。（飞虎、长平、肋髎、后章门、季胁、肘尖、胁窌、脏会、脾募）位于侧腹部，横平脐中，腋中线直下，当第十一肋游离端之际。屈肘合腋时正当肘尖尽处之腹部。用于治疗阴寒气滞血瘀引起的腹胀、肠鸣泄泻、胁痛、积聚痞块、胸胁支满、呕吐、咳喘，以及肝脾肿大，消化不良，背强腰痛。此穴为足厥阴、少阳之会，脾之募穴，八会穴之一脏会。有疏调肝脾，清热利湿，活血化瘀的作用。斜刺 0.5～1 寸，不宜深刺；灸 3～5 壮。

寅门 奇穴。位于额部正中线入前发际 1 寸 8 分，当督脉囟会穴下 2 分。用于治疗马黄黄疸。沿皮刺 3～5 分。引见《千金要方》、《经穴汇解》、《腧穴学概论》、《针灸经外奇穴图谱》、《中国针灸大辞典》、《中医大辞典》。

寄穴 奇穴别名，即椎杼穴，详见该条。引见《中国针灸大辞典》。

羡穴 经穴别名，即胃经承泣（S1）穴，详见该条。引见《实用针灸学》。

羡泣 经穴别名，即胃经承泣（S1）穴，详见该条。引见《腧穴学概论》、《实用针灸辞典》。

麻筋 奇穴。位于内踝后下凹陷处。用于治疗下肢瘫痪、坐骨神经痛、大小便失禁、感冒。本穴为点穴用穴，用按压法、按拨法、点法均可，酸、麻感可传至足尖。引见《点穴疗法》。

断红　奇穴。位于手背，第二三掌骨远端下 1 寸，半握拳取穴。用于治疗功能性子宫出血。针 0.5～1 寸，灸 3 壮，引自《实用妇科学》、《妇产科学》。

望北京　奇穴别名，即上明穴，详见该条，引见《中国针灸大辞典》。

欲断产　奇穴。位于右足内踝上 1 寸，即右侧小腿胫侧，内踝上缘上 1 寸胫骨内缘。当右侧三阴交下 2 寸。用于治疗妇人欲断产。灸 3 壮。引见《神应经》、《中国针灸大辞典》、《腧穴学概论》、《针灸经外奇穴图谱》、《针灸腧穴图谱》、《针灸大辞典》。

剪刀脚刺激点　奇穴别名，即后血海穴，详见该条。

〔乛〕

颈　耳针穴。位于对耳轮下部，对耳轮与对耳屏交界的切迹上。当颈椎的内侧，近耳甲腔缘。用于治疗落枕、颈项肿痛、斜颈、颈扭伤、甲状腺功能亢进症或甲状腺功能低下症。按耳针常规针法操作。引见《耳针》、《耳郭诊断治疗学》、《针灸经外奇穴图谱》、《耳穴挂图》、《中国针灸大辞典》。

颈 2　奇穴。位于第二颈椎旁开 2.5 寸。为穴位诊断头痛的定性穴，偏头痛的定位穴。引自《穴位诊断法》。

颈 3　奇穴。位于第三颈椎旁开 2.5 寸处。用于穴位诊断眼病的定性穴。引自《穴位诊断法》。

颈 4　奇穴。位于第四颈椎旁开 2.5 寸。用于穴位诊断鼻病的定性穴。引自《穴位诊断法》。

颈 5　奇穴。位于第五颈椎旁开 2.5 寸。用于穴位诊断咽炎的定性穴。引自《穴位诊断法》。

颈 7　奇穴。位于项部正中线，第七颈椎棘突高点上缘。当督脉大椎穴的上方。用于治疗急性扁桃体炎、咽炎、淋巴结核。针时患者取坐位、两臂交叉放于胸前，头尽量下低，两肩下垂，使背部皮肤绷紧，针尖向下成 30 度角，将针柄压低，贴近皮肤，使针尖沿皮下刺入 1.5～2 寸，留针半小时。引见《新医疗法手册》、《针灸经外奇穴图谱》、《中国针灸大辞典》。

颈中　所指有三：① 奇穴。（驱虫刺激点）位于颈后部，胆经风

池穴与奇穴翳明穴连线之中点直下 2
寸。一说，在安眠 2 穴下 2 寸，胸
锁乳突肌后缘处。用于治疗半身不
遂、蛔虫病、颈项强痛。针直刺或
向上斜刺 1～2 寸。②经穴别名，即
大肠经臂臑（L14）穴，详见该条。
③手针穴。位于手背，大指第一节
与中节中线之中点。用于治疗颈项
之病。直刺 1 分许。引见《手针新
疗法》、《千金要方》、《常用新医疗
法手册》、《针灸经外奇穴图谱》、
《针灸学》（上海中医学院编）《中医
大辞典》、《中国针灸大辞典》。

颈冲　经穴别名，即大肠经
臂臑（L14）穴，详见该条。引见
《千金要方》、《千金翼方》、《针灸腧
穴手册》、《腧穴学概论》、《中华针
灸学》、《中医大辞典》、《实用针灸
学》、《中国针灸大辞典》、《实用针
灸辞典》。

颈点　①奇穴别名，即三灵
穴，详见该条。②手针穴。位于手
背第二掌指关节尺侧缘。用于治疗
落枕，颈项扭伤。按手针常规针法
操作。引见《针灸经外奇穴图谱》、
《中医大辞典》、《针灸学》、《中国针
灸大辞典》。

颈重　手针穴。位于手背、

大指中节与掌指根骨中线之中间点。
用于治疗臂肩酸重、颈项重、乏力。
直刺 1 分许。引见《手针新疗法》。

颈综　奇穴。位于第六、七
颈椎之间的两侧。用于治疗颈椎综
合症、颈椎骨质增生。为点穴用穴，
以手指在穴位上揉压点打。引自
《点穴疗法》。

颈椎　耳针穴。（甲状腺）位
于对耳轮起始部的突起处。从轮屏
切迹至相当于胃穴的外下方这一段，
由下而上，依次相当于颈一至颈七。
由轮屏切迹至对耳轮上、下脚分叉
处，分为 5 等份，下五分之一为颈
椎、中五分之二为胸椎、上五分之
二为腰骶椎。用于治疗落枕、颈椎
综合症、小脑性共济失调、甲状腺
功能亢进症。本穴是诊断颈椎病变
的参考穴。有强脊益髓作用。按耳
针常规针法操作。引见《耳针》、
《针灸经外奇穴图谱》、《耳郭诊断治
疗学》、《耳穴挂图》、《中国针灸大
辞典》、《微针疗法》、《针灸大
典》、《耳穴诊断学》、《实用耳穴诊
治学手册》。

颈感　耳针穴。位于耳壳背
面，三角窝隆起上部，近对耳轮窝
之耳壳根部。一说在耳后上沟的中

央，头痛 2 穴的内下方。引见《耳针》。

颈臂 奇穴。位于颈部、锁骨内三分之一与外三分之二交界处直上 1 寸。当胸锁乳突肌下端锁骨头后缘处。用于治疗手臂麻木、上肢瘫痪、肩臂风湿痛。针沿水平方向直刺 0.5～1 寸，勿向下刺以免伤肺尖，仰卧取穴，若取右侧穴，头偏向左侧，可使胸锁乳突肌隆起。引见《芒针疗法》、《针灸经外奇穴图谱》、《实用针灸学》、《针灸腧穴图谱》、《腧穴学概论》、《针灸学》（上海中医学院编）、《中医大辞典》、《针灸大辞典》、《针灸学辞典》。

颈三针 针灸方有二：①由督脉大椎（GV14）和奇穴安眠 2（双）组成的。用于治疗失眠、神经衰弱、癫痫、癔病。②以胸锁乳突肌内缘为界线，从颌骨下颌角起，至环状软骨水平线这一长段分为 3 等份，上 1/3 为颈上段、中 1/3 为颈中段、下 1/3 为颈下段，每段上任何 1 点均可作为针刺穴位。用于治疗眼科疾患。引见《中医简易教材》、《针灸经外奇穴图谱》、《中国针灸大辞典》。

颈中 1 奇穴。颈部胸锁乳突肌中点是穴。为颈部手术针麻穴。针 1～1.5 寸。按针麻常规针法操作。引见《针灸经外奇穴图谱》、《中国针灸大辞典》。

颈中 2 奇穴。位于颈部，颞骨乳突下凹陷直下 2 寸、胸锁乳突肌后缘。当奇穴翳明下 2 寸。用于治疗半身不遂。针 0.5～1 寸。引见《中医学新编》、《针灸经外奇穴图谱》、《中国针灸大辞典》。

颈丛点 奇穴，位于胸锁乳突肌后缘中点。用于治疗颈痛、斜颈、落枕、头颈震颤、神经性呕吐、神经衰弱、后头痛、膈肌痉挛。本穴为神经干刺激疗法用穴。用特制粗针。针时取坐位，患者头转向对侧，针尖向后上方可刺激到枕小神经，有触电感向枕部放射；针尖向前上方可刺激到耳大神经，有触电感向耳后放射；针尖向后下方可刺激到锁骨上神经，触电感向锁骨及肩部放射；针尖向前下方，可刺激到膈神经触电感向胸腔，膈肌放射。引见《神经干刺激疗法》。

颈咽区 手针穴区。位于手背、中指根部一带。用于诊断和治疗咽喉炎。如有咽喉炎该区可有压痛或皮肤发紫。用指压或针刺法。对颈肩酸痛、落枕也有疗效。引见《日本最新手疗健身法》。

颈项点　手针穴。位于手背第二、三指掌关节间、近食指掌指关节处。用于治疗落枕、颈项扭伤。针紧贴骨膜直刺 3～5 分。引见《常用新医疗法手册》、《针灸经外奇穴图谱》、《中国针灸大辞典》。

颈康穴　奇穴。位于颈部在第一颈椎至第七项椎，用皮尺量出其长度，均分成 4 等份，以后颈正中线旁开 1 寸处左右共 8 个穴。用于治疗各型颈椎病、头痛、头晕。用 2 寸毫针向椎体方向斜刺约 1～1.5 寸。引见《实用穴位埋线疗法》。

颈椎旁　奇穴。位于颈第五、六椎棘突之间点旁开 5 分处。用于治疗风湿性心脏病。针 0.5～1 寸。引见《针灸经外奇穴图谱》、《中国针灸大辞典》。

颈三段穴　奇穴。从胸锁乳头肌内缘为界线、从下颌骨下颌角起至环状软骨水平线这一长段，称为颈三段穴。将此段分为 3 等份，其上三分之一，称为颈上段；中三分之一，称为颈中段；下三分之一、

称为颈下段。用于治疗各种眼底病。患眼同侧穴为针刺穴；双眼患病，取双侧穴位。直刺 5～8 分、留针半小时。引自《中国针灸》1988 年 5 期。

颈项痛点　即手针穴颈项点，详见该条。引见《针灸经外奇穴图谱》、《中国针灸大辞典》。

维会　所指有二：①经穴别名。一指督脉百会（GV20）穴、二指任脉神阙（CV8）穴。②奇穴别名，即玉泉穴。详见各该条。引见《经穴汇解》、《循经考穴编》、《针灸腧穴手册》、《腧穴学概论》、《针灸学辞典》、《实用针灸辞典》、《中医大辞典》、《实用针灸学》、《中华针灸学》、《中国针灸大辞典》。

维宫　奇穴。位于腹股沟下方、髂前上棘内下方，当维道穴向内斜下 2 寸处。用于治疗阴挺、睾丸炎。针 1～1.5 寸，灸 5～10 壮。引见《经外奇穴汇编》、《针灸腧穴图谱》、《针灸经外奇穴图谱》、《红医针疗法》、《腧穴学概论》、《针灸学辞典》、《中医大辞典》、《中国针灸大辞典》。

维宫（腹）　奇穴。位于腹股沟与胸部乳头垂线相交之点。用

于治疗子宫下垂、睾丸炎。针1～2寸，耻骨联合部麻、胀及子宫向上抽动感。引见《红医针疗法》、《针灸大辞典》、《中国针灸大辞典》。

维胞 奇穴。位于髂前上棘前下内方凹陷处，于腹股沟纹上，平关元穴旁开6寸。当胆经维道穴向内斜下1寸处。用于治疗妇女阴挺、（子宫脱垂）、肠疝痛、肠功能紊乱。斜刺、沿腹股沟韧带进针2～3寸，灸3～5壮。引见《针灸腧穴图谱》、《针灸经外奇穴图谱》、《腧穴学概论》、《经外奇穴汇编》、《临床教材》（上册）、《针灸学》（上海中医学院编）、《针灸学辞典》、《针灸大辞典》、《中国针灸大辞典》。

维道（G28） 胆经穴。（外枢）位于腹侧、髂前上棘前下方。当五枢穴向前斜下5分处。用于治疗带脉与胆经之间经气失调引起的小腹痛、呕逆不止、疝气、妇人带下、阴挺、水肿、恶食，以及腰胯痛、盆腔炎。此穴为足少阳与带脉之会穴，有通经调气、温阳利湿、疏经活络、温经散寒的作用。直刺1～1.5寸，灸7壮。

隐白（SP1） 脾经穴。（鬼垒、鬼眼、阴白）位于拇趾末节内侧，距趾甲角旁约1分处。当平齐内侧趾甲角与趾腹内侧缘间连线之中点处。用于治疗脾失健运统摄无权引起的腹胀泄泻、便血尿血、鼻衄、崩漏、月水过多、多梦、小儿惊风、癫痫、昏厥、功能性子宫出血、带下、足冷过膝、气满喘息、呕吐、暴泄。此穴为脾经的井（木）穴，有理脾统血、益气调血、开窍醒神、宁神定志的作用，是治疗月经过多、功能性子宫出血的主穴。针1～2分或点刺出血，灸7壮。

隋府 经穴别名，即肾经四满（K14）穴，详见该条。引见《腧穴学概论》。

骑竹马 奇穴。位于背部。取穴方法有二：①位于第九胸椎棘突下旁开1寸处，当筋缩穴旁开1寸处。②位于第十胸椎棘突下旁开5分处。当中枢穴旁开5分处。用于治疗一切痈疽发背，无名肿毒、疔疮、肠痈、牙痛、瘰疬。灸3～7壮。引见《备急灸法》、《医经小学》、《类经图翼》、《经穴汇解》、《中国针灸学》、《腧穴学概论》、《针灸大成》、《针灸聚英》、《针灸经外奇穴图谱》、《针灸孔穴及其疗法便览》、《针灸大辞典》、《针灸学辞典》、《中国针灸大辞典》。

十二画

〔一〕

提托　奇穴。（归髎）位于下腹部脐下 3 寸，左右旁开 4 寸处。即关元穴旁开 4 寸处或当脾经大横穴下 3 寸处。用于治疗子宫脱垂、下腹痛、痛经、腹胀、肾下垂。直刺 1～1.5 寸。引见《常用新医疗法手册》、《针灸经外奇穴图谱》、《实用针灸学》、《针灸学》（上海中医学院编）、《红医针疗法》、《针灸大辞典》、《中国针灸大辞典》。

提肛　奇穴别名，即环门穴，详见该条。引见《针灸经外奇穴图谱》、《中国针灸大辞典》。

提肩　奇穴。位于颈外静脉后缘，平天鼎穴。用于治疗上肢瘫痪、肩关节周围炎。直刺 1.5 寸。引自《新医疗法讲义》（下册·上海华山医院）。

提宫　奇穴。穴位有二：①位于下腹部、髂前上棘内侧平开 2

寸，再直上 2 寸处、当脾经大横穴下 1 寸。针斜向耻骨联合刺 2 寸。②位于耻骨下 5 分、骨盆闭孔内。用于治疗子宫脱垂、睾丸炎。针刺 5 分，前阴有收缩感。引见《实用针灸学》、《针灸经外奇穴图谱》。

提垂　奇穴别名，即升胃穴，详见该条。引见《针灸经外奇穴图谱》、《针灸学》（上海中医学院编）。

提胃　奇穴。穴位有二：①位于胸部、脐上 4 寸、旁开 4 寸处，当任脉中脘穴旁开 4 寸处。用于治疗胃下垂、消化不良。针向天枢方向斜刺 4～5 寸。②位于腹部、脐下 1.5 寸，旁开 2 寸处，当任脉气海穴旁开 2 寸。用于胃下垂。针向曲骨方向斜刺 2 寸。引见《实用针灸学》、《针刺疗法》、《新医疗法手册》、《针灸经外奇穴图谱》、《针灸学》（上海中医学院编）、《中国针灸大辞典》。

提肛肌　奇穴。位于女性阴道两旁，大阴唇处是穴。用于治疗膀胱直肠膨出。针 5～8 分，引见《中国针灸大辞典》、《针灸经外奇穴图谱》。

提肾带　奇穴。位于腰部，肾俞穴与志室穴之间点为进针点。

用于治疗肾下垂。针法：针与脊柱平行刺下垂直进针后，将针尖提至皮下向外转与正中线呈 30 度角，再刺入 3 寸后，捻转起针。每天针 1 次，12 次为 1 疗程。引自《新医疗法汇编》。

提肩点　奇穴。位于肩部，第七颈椎棘突与肩峰连线之中点，外开 1.5 寸处。当胆经肩井穴外开 1.5 寸处。用于治疗小儿麻痹后遗症。针 0.5～1 寸，针感麻至肩峰。引见《中国针灸大辞典》。

提宫 1　奇穴。位于臀部、尾骨尖直上 3 寸、正中线旁开 4 寸处。用于治疗子宫脱垂。针尖稍向内斜刺 3～5 寸，针感子宫有向上抽动感。引见《陕西新医药》1972 年 2 期、《针灸经外奇穴图谱》、《中国针灸大辞典》。

提宫 2　奇穴。位于大腿伸侧近端、耻骨结节下 2 寸处。用于治疗子宫脱垂、睾丸炎。针 1 寸至 1.5 寸，针感向上麻至腰部，起针后加灸疗效更好。引见《针灸经外奇穴图谱》、《中国针灸大辞典》。

提宫带　奇穴。位于下腹部，髂前上嵴内 1 寸再下 1 寸处为进针点。用于治疗子宫脱垂（阴挺）。选用 28 号 6 寸毫针，垂直快速进针于皮下，然后将针体倾斜与皮肤呈 15 度角、按与腹股沟线平行方向下斜进针 4～5 寸。仍按提胃带的方法向上方提针、双侧同时进行、两手同时提针大约 7～10 分钟。每天行针 1 次，12 次为 1 疗程。引自《新医疗法汇编》。注：上述提胃带、提肾带、提宫带，用于治疗三垂（胃下垂、肾下垂、子宫脱垂）病，都是沈阳军区总医院中医科副主任乔立武同志经多年针灸实践摸索出来的经验效穴。

提胃带　奇穴。位于腹部，脐正中线上 5 寸右侧旁开 1 厘米为进针点，针尖沿皮下斜刺向左脐旁 1 厘米，达脐下 4～5 厘米处停针。当任脉上脘穴右侧旁开 1 厘米处进针、向左下腹斜刺、针尖达脐下距正中线 2 厘米左右。此时以左手中指轻压针尖前下方的皮肤，右手稍捻转针体，术者感到针尖发滞、发紧时，即将针柄一端提起，使针体弯成弧形、徐徐上提，令患者深呼吸，术者左手压迫下腹部、将胃体向上推进、右手继续提针，边推边提，直至针体全部抽出为止。提针时间大约 5 分钟左右。针毕再针双侧阳陵泉。用于治疗胃下垂。每天针灸1次，12次为1疗程，休息3天再行第二疗程。引自《新医疗法汇编》。

提肛固脱方 针灸方。是由督脉长强（GV1）、百会（GV20）、膀胱经大肠俞（B25）计3穴组成的针灸方。用于治疗脱肛。随症加穴：痔漏下血，加命门、承山、二白；中气下陷、收摄无力，加气海、关元、足三里。方义：大肠俞调益大肠腑气；百会是督脉与三阳经气的交会穴，人身之气属阳，统于督脉，故灸之使阳气旺盛，有升举收摄之功；长强为督脉之别络，又位于肛门部针刺之以加强肛门的约束机能；3穴同用共奏提肛固脱之功。引见《中国针灸大辞典》。

提宫固脱方 针灸方。是由肾经照海（K6）、大赫（K12）、肝经太冲（Liv3）、胆经维道（G28）、任脉气海（CV6）、督脉百会（GV20），计6穴组成的针灸方。用于治疗阴挺。随症加穴：气虚者，加关元；湿热者，加阴陵泉、曲泉。方义：本方具有升举阳气、固摄胞宫的作用。头为诸阳之会，百会是三阳五会，隶属于督脉，位于巅顶，

取之以升阳举气，使陷者举之；取气海以益气固脱；维道是足少阳、带脉之会穴，亦有收摄胞宫的作用；肝肾两经均循行少腹，联系胞宫，故取太冲、照海、大赫以调补肝肾。

插义 奇穴。位于手背第四、五掌骨指关节后缘。当三焦经中渚穴微前方。用于治疗胸膜炎、肋间神经痛。针1～2分，针感麻至指。引见《针灸经外奇穴图谱》。

插花 奇穴。位于额曲（头维）直上1.5寸处。一说当头维穴后1寸，即女人头部戴花处。用于治疗头面疔疮、偏头痛。沿皮刺3～5分，灸3壮。引见《刺疗捷法》、《针灸经外奇穴治疗诀》、《针灸经外奇穴图谱》、《腧穴学概论》、《中医大辞典》。

搜风宣痹方 针灸方。是由胆经环跳（G30），阳陵泉（G34），大肠经曲池（L111），督脉腰阳关（GV3）计4穴组成的针灸方。用于治疗风寒湿痹。随症加穴：风气胜者为行痹，症见肢体上下左右串痛、痛无定处，加膈俞、血海；寒气胜者为痛痹，症见遍身或局部疼痛、痛有定处、得热痛减、遇冷加剧，加肾俞、关元；湿气胜者为着

痹，症见肌肤麻木、肢体关节酸痛、痛有定处，易受阴雨气候影响加阴陵泉、三阴交。方义："风寒湿气杂至、合而为痹"，痹阻经络，气血运行不畅，因而导致本病，故取风池祛风，以宣痹解肌；取阳陵舒筋，以镇一身肌肉之痛；更取腰阳关以健肾强腰；取环跳以蠲腿膝之风；4穴合用，以奏搜风宣痹之功。

散笑　奇穴别名，即笑散穴位于鼻唇沟的中点，是治疗三叉神经痛的特效穴。详见该条。引见《针灸经外奇穴图谱》、《中国针灸大辞典》、《最新针灸疗法》。

散风清火明目方　针灸方。是由胆经瞳子髎（G1）、风池（G20），大肠经合谷（L14），肾经太溪（K3），膀胱经攒竹（B2），脾经三阴交（SP6），计6穴组成的针灸方，用于治疗青光眼（有急、慢性之分。充血性青光眼在急性发作时有剧烈头痛、恶心呕吐、虹视、视力下降。查体：睫状性充血、角膜混浊，表面有水蒸气、瞳孔大、眼压高）。随症加穴：急性发作加行间、申脉、金门，慢性加足三里、商阳。方义：本方具有散风明目、滋阴降火的作用。取攒竹、瞳子髎

以散太阳、少阳经之风热；取肝俞、太冲以清泄肝胆之火邪；取风池以祛风邪而明目；合谷为手阳明经之原穴，以疏解阳明之郁热；三阴交、太溪以滋阴而降火。

琵琶　奇穴。位于肩井下，巨骨旁，约当锁骨外侧段前缘，喙突上缘之凹陷中，当大肠经巨骨穴的前直下方。用于治疗肩部痛、上肢不举。直刺3～5分，灸3～5壮。引见《经外奇穴汇编》、《针灸学辞典》、《针灸经外奇穴图谱》。

期门　所指有二：①肝经期门穴（Liv14）穴，（肝募）位于胸部、乳头直下、第六肋间隙中。用于治疗邪气积聚引起的胸满腹胀、肋下积聚、呕逆吐酸、热入血室、伤寒不解。此穴为足厥阴、太阴、阴维脉之会，又为肝之募穴，有疏调肝脾，理气活血，化瘀消积，化积通瘀，疏肝利气，活血化瘀的作用。斜刺3～8分，不可深刺；灸5壮。②奇穴。位于胸部乳房下三肋之肋间隙处。用于月里风胸胁痛。针3～5分，灸3～5壮。引见《腧穴学概论》、《针灸腧穴图谱》、《针灸孔穴及其疗法便览》。

期间　奇穴。（胸期门）位于

胸部乳头外旁开 1 寸直下，第七、八肋间。用于治疗妇人月里风、胸膜炎、肋间神经痛。针 3 分，不可深刺，灸 3～5 壮。胸期门与肝经期门穴同名而异位。引见《针灸孔穴及其疗法便览》、《针灸大辞典》。

厥阳　经穴别名，所指有二：①膀胱经飞扬（B58）穴，②膀胱经昆仑（B60）穴，详见各该条。引见《针灸大辞典》、《中国针灸大辞典》、《针灸腧穴手册》、《腧穴学概论》、《实用针灸学》、《中华针灸学》、《针灸甲乙经》、《实用针灸辞典》。

厥阴　所指有二：①奇穴。位于足大指本节间（盖指大敦穴也）。用于卒痫。灸 3 壮。②经穴别名，即胆经头窍阴（G11）穴，详见该条。引见《千金要方》、《经穴汇解》、《穴位救伤秘方》。

厥扬　经穴别名，即膀胱经飞扬（B58）穴，详见该条。引见《针灸大辞典》、《腧穴学概论》、《实用针灸学》、《实用针灸辞典》。

厥骨　经穴别名，即督脉长强（GV1）穴，详见该条。引见《实用针灸学》、《中华针灸学》、《实用针灸辞典》。

厥俞　经穴别名，即膀胱经厥阴俞（B14）穴，详见该条。引见《针灸大辞典》、《中国针灸大辞典》、《针灸大成》、《实用针灸辞典》、《针灸腧穴手册》、《腧穴学概论》、《实用针灸学》、《中华针灸学》。

厥阴俞（B14）　膀胱经穴。（厥俞、阙俞）位于第四胸椎棘突下，旁开 1.5 寸。用于治疗阴阳不和、寒热交争引起的心痛、胸中烦闷、咳嗽、逆气呕吐、胃脘痛、肋间神经痛、失眠、风湿性心脏病、冠心病、心动过速、心律不齐。此穴为心包络之俞穴，有理气活血、疏通心脉、舒肝理气的作用。向脊柱方向斜刺 0.5～1 寸，灸 5～7 壮。

厥阴募　奇穴。位于背部第四胸椎棘突下旁开 1 寸处。用于治疗小儿惊厥、角弓反张、心悸、肩背痛、脑性瘫痪、肥大性脊柱炎。引见《红医针疗法》、《针灸经外奇穴图谱》、《中国针灸大辞典》。

颊　耳穴针。位于耳垂、在枕穴的外下方。为面瘫、三叉神经痛、扁平疣诊断和治疗颊部疾患的参考穴。引自《耳部信息诊断法》、《耳郭诊断治疗学》。

颊车（S6）　胃经穴。（牙车、

曲牙、齿牙、机关、机门、鬼林、鬼床)位于下颌角前上方1横指凹陷中。即咬牙时、咬肌隆起处。用于治疗风热瘟毒引起的面颊肿痛、口噤不语、下牙痛、口眼㖞斜、三叉神经痛。有祛风活络,散风清热,祛瘟解毒,通利牙关,疏经止痛的作用。直刺3～5分,灸3～7壮。横刺用于面瘫可透地仓穴,斜刺向上用于牙痛。

颊内 奇穴别名,即颊里穴,详见该条。

颊里 奇穴。(颊内)位于口腔内粘膜上,张口时当口角平开1寸颊肌处,相当第一白齿平齐处。用于治疗面瘫、口腔溃疡、齿龈溃烂、黄疸、寒暑瘟疫、口疳。针向耳区斜刺0.5～1寸,或用三棱针点刺出血。引见《常用新医疗法手册》、《中国民间疗法》、《千金要方》、《经穴汇解》、《针灸经穴图考》、《针灸经外奇穴治疗诀》、《中国针灸学》、《腧穴学概论》、《针灸经外奇穴图谱》、《中医大辞典》、《针灸学辞典》、《针灸大辞典》、《中国针灸大辞典》。

椎间 奇穴。位于第十二胸椎棘突与第一腰椎棘突之间点。用于治疗小儿麻痹症。艾卷灸3～5分

钟。引见《儿科针灸疗法》。

椎杼 奇穴。(止咳、奇俞、寄穴、喘息)位于背部第一胸椎棘突旁开7分处,当大椎穴与大杼穴连线之间点,故名。用于治疗哮喘、肺结核。针3～5分。引见《针灸经外奇穴图谱》、《中国针灸大辞典》。

椎窌 经穴别名、即小肠经颧窌(LI18)穴,详见该条。引见《实用针灸学》、《实用针灸辞典》。

椎旁 奇穴别名,即外定喘穴,详见该条。引见《针灸经外奇穴图谱》、《中国针灸大辞典》。

椀骨 经穴别名,即小肠经腕骨(SI4)穴,详见该条。引见《实用针灸学》。

裂穴 奇穴。位于肛门直后1厘米处。用于治疗痔核。针2～3分。引见《辽宁医学杂志》1959年3期、《针灸经外奇穴图谱》、《中国针灸大辞典》。

募穴 经穴分类名。指胸腹部有关脏腑的特定穴。脏腑有病时,在相关募穴处可出现压痛或敏感等异常反应,故可作为诊断和治疗用穴。十二脏腑各有一募穴,详见表18。

表18　十二脏腑募穴表

两 侧 募 穴	正 中 募 穴
肺——中府（L1）	心包——膻中（CV17）
肝——期门（Liv14）	心——巨阙（CV14）
胆——日月（G24）	胃——中脘（CV12）
△脾——章门（Liv13）	三焦——石门（CV5）
△肾——京门（G25）	小肠——关元（CV4）
△大肠——天枢（S25）	膀胱——中极（CV3）

△非本经。

落地　奇穴。（紧跟）位于小腿后侧正中线，腘窝横纹中点直下0.5寸，当委中穴直下9寸5分。或小腿中、下三分之一交界处。用于治疗小儿麻痹后遗症（马蹄足）。直刺1～2寸。引见《常用新医疗法手册》、《实用针灸学》、《针灸经外奇穴图谱》、《针灸学》、《中国针灸大辞典》。

落枕　所指有二：①奇穴别名，即项强穴，详见该条。②奇穴。位于项部，入后发际中点5分，旁开1寸3分处与下颌角后方，胸锁乳突肌前缘连线之间，当膀胱经天柱穴与小肠经天容穴之间。用于治疗落枕。针5分。引见《新医疗法汇编》、《实用针灸学》、《针灸经外奇穴图谱》、《中医大辞典》、《针灸

学》、《针灸学辞典》、《针灸大辞典》、《中国针灸大辞典》。

落颈　奇穴。位于颈部胸锁乳突肌上、中三分之一的交界处，当小肠经天容与天窗穴之间。用于治疗因负重而引起的项痛、不敢转动。头晕、落枕。针2～2.5寸。引见《针灸经外奇穴图谱》、《针灸学》、《中国针灸大辞典》。

落零五　奇穴别名，即乂气穴，详见该条。引见《针灸经外奇穴图谱》、《针灸大辞典》。

喜通穴　奇穴别名，即内颊车穴，详见该条。引见《针灸经外奇穴图谱》、《中国针灸大辞典》。

朝天岑　经穴别名，即督脉长强（GV1）穴，详见该条。引见

《针灸腧穴手册》、《腧穴学概论》、《实用针灸学》、《实用针灸辞典》。

〔丨〕

颔　经穴别名，即大肠经口禾髎（LI15）穴，详见该条。引见《针灸腧穴手册》、《腧穴学概论》、《外台秘要》、《针灸大辞典》、《实用针灸大辞典》、《实用针灸学》。

喇嘛　奇穴。位于肩胛部，在天宗与腋后皱襞尽端连线上，距天宗 1.5 寸处。平谚谱穴。一说位于肩贞、曲垣两穴中间微下 2 分处。用于治疗哮喘、咽喉肿痛、喉痹。治哮喘时用毫针刺入 3～5 分后针尖向大椎方向进针 2～3 寸，行三入九出手法。治咽喉炎针 0.8～1 寸，得气时针感麻至侧胸部。引见《针灸孔穴及其疗法便览》、《针灸经外奇穴图谱》、《腧穴学概论》、《针灸金方》、《针灸学辞典》、《中国针灸大辞典》。

喉干　奇穴别名，即泽中穴，详见该条。引见《针灸经外奇穴图谱》、《中国针灸大辞典》。

喉牙　耳针穴。位于对耳屏外侧面，对耳轮的尾部，枕穴的上方稍外侧。用于治疗牙痛、龈肿咽喉炎、扁桃体炎、龋齿、阻生齿。又为拔牙的麻醉穴。针 1～2 分，可透耳背的牙痛点。引见《耳针》、《耳针疗法》、《针灸经外奇穴图谱》、《中国针灸大辞典》。

喉开　奇穴。位于耳颞部，耳郭后上方，平上耳根之发际前缘处。当三焦经颅息穴稍上方。用于治疗急性扁桃体炎。浅刺出血。引见《针灸经外奇穴图谱》、《中国针灸大辞典》。

喉感　奇穴别名，即泽中穴，详见该条。引见《针灸经外奇穴图谱》、《中国针灸大辞典》。

喉返神经点　奇穴。位于喉结下 2 横指、气管两旁。用于治疗失音、失语、声音麻痹。为神经干刺激疗法用穴。针尖稍向内斜刺 0.5～1 寸。引自《神经干刺激疗法》。

喑门　经穴别名，即督脉哑门（GV15）穴，详见该条。引见《实用针灸辞典》。

喘点　耳针穴。（平喘点、角窝中）位于三角窝中三分之一处、当子宫穴与盆腔穴之间。用于治疗哮喘、气短、肺气肿。按耳针常规针法。引见《耳针》、《耳针疗法》、

《针灸经外奇穴图谱》、《耳穴挂图》、《中国针灸大辞典》。

喘息 所指有二：①奇穴。（定喘、治喘）位于第七颈椎棘突下旁开 1 寸处。当大椎穴旁开 1 寸处。用于治疗喘息、呼吸困难、瘩瘤（荨麻疹）。针 0.5～1 寸，灸 3～7 壮。②奇穴别名，即椎杼穴，详见该条。引见《针灸孔穴及其疗法便览》、《中国针灸学》、《针灸经外奇穴图谱》、《腧穴学概论》、《针灸学》（上海中医学院编）、《针灸学辞典》、《针灸大辞典》。

喘息 2 奇穴。位于背部第七胸椎棘突下、旁开 1.5 寸，当膈俞穴上方再旁开二三分，点压酸胀明显处。用于治疗喘息。成人灸 20～25 壮。引自《实用针灸学》。

跚趾聚毛 奇穴。（足大趾丛毛）位于足跚趾背侧、近侧趾节骨与远侧趾节骨关节部之聚毛中。即足跚趾本节尖与第二节中间聚毛之中。用于治疗中风入脏、眩晕、头痛、恶梦、久睡不醒、脑溢血、脑缺血。针 1～2 分，灸 3 壮。引见《千金要方》、《针灸集成》、《针灸经外奇穴图谱》、《针灸腧穴图谱》、《腧穴学概论》、《针灸大辞典》。

跚趾里横纹 奇穴。（大趾下横纹、大趾下理）位于足大趾之跖侧（掌侧）、近侧趾节骨与远侧趾节骨关节横纹之中点，即跚趾趾关节横纹之中点。用于治疗睾丸炎、疝痛。针 3～5 分，灸 3 壮。引见《千金翼方》、《针灸集成》、《类经图翼》、《中国针灸学》、《肘后备急方》、《针灸经外奇穴图谱》、《腧穴学概论》、《针灸学》、《针灸学辞典》、《针灸大辞典》。

跚趾表横纹 奇穴。位于足跚趾背侧第二趾节横纹之中点。用于治疗淋病、睾丸炎、肠疝痛、腰痛。针 1～2 分，灸 3～5 壮。引见《千金翼方》、《针灸集成》、《中国针灸学》、《针灸孔穴及其疗法便览》、《针灸经外奇穴图谱》、《腧穴学概论》、《针灸大辞典》。

跚趾横理三毛 奇穴。（大趾聚毛）位于跚趾背侧，爪甲部正中点。用于治疗衄血、阴肿、胃痛、肠疝痛、偏坠、癫狂。针 2～3 分，灸 5～7 壮。引见《千金要方》、《针灸孔穴及其疗法便览》、《针灸集成》、《中国针灸学》、《针灸经外奇穴图谱》、《腧穴学概论》、《针灸学辞典》、《针灸大辞典》。

跗阳 (B59)　　膀胱经穴。(付阳、外阳、附阳、跗场) 位于外踝与跟腱之间凹陷中央、再直上 3 寸、腓骨后缘。当昆仑穴直上 3 寸腓骨后缘处。用于治疗风湿之邪引起的头重、头痛、腰骶痛、外踝肿痛、下肢瘫痪、四肢不举、屈伸不能、霍乱转筋、痿厥不仁。本穴为阳跻脉之郄穴，有散风祛湿、疏筋利节的作用。针 1～2 寸，灸 3～5 壮。

跗扬　经穴别名，即膀胱经跗阳 (B59) 穴，详见上条。引见《腧穴学概论》。

遗尿　奇穴。所指有二：①位于内踝尖上 4 寸，胫骨后缘，当脾经三阴交穴上 1 寸处。用于治疗遗尿症。直刺 1～1.5 寸。②位于督脉长强穴旁开 1 寸，再下 1 寸处。用于治疗遗尿症。直刺 2～2.5 寸，要求针感达尿道口处。引见《针刺疗法》、《针灸学》(上海中医学院编)。

遗道　所指有二：①奇穴。位于下腹部，脐下 4 寸，再旁开 2.5 寸处。当胃经归来穴旁开 5 分处。这点与经外奇穴肠遗穴同位，一说在中极穴旁开 5 寸处。用于治疗遗尿、妇人阴冷肿痛。灸随年壮。②

经穴别名，即胃经归来 (S29) 穴，详见该条。引见《千金要方》、《经穴汇解》、《针灸经外奇穴图谱》、《实用针灸学》、《中医大辞典》、《针灸学辞典》、《针灸大辞典》、《中国针灸大辞典》。

遗精　奇穴名。位于下腹部，脐下 3 寸、旁开 1 寸处。当任脉关元穴旁开 1 寸处。用于治疗遗精、早泄、阳萎、阴囊冷湿发痒。也是穴位诊断神经衰弱的定性穴。引见《针灸经外奇穴图谱》、《穴位诊断法》、《针灸学》(上海中医学院编)、《针灸大辞典》。

遗尿区　头针穴。位于头部正中线，督脉百会穴向后沿长 4 厘米间。用于治疗神经性尿频、尿急及午睡尿床。按头针常规针法或氦氖激光照射法操作。引见《中国针灸》1988 年第 1 期。

遗尿灸　奇穴。位于足姆趾背部腓侧缘及第二趾背胫侧缘，与姆趾中节之中央相平两点是穴。1 足两穴。用于治疗遗尿。各灸 5 壮。引见《经外奇穴汇编》、《针灸大辞典》、《中国针灸大辞典》。

遗尿点　所指有二：①耳针穴。(缘中) 位于对耳屏尖与轮屏切迹之间，即在对耳屏边缘上三分之一中点内侧 0.2 厘米处。当脑点内侧 0.2 厘米处。用于遗尿、尿频，针 1～3 分，留针半小时。②手针穴。（夜尿点）位于小指掌面远端指关节横纹的中点。用于治疗遗尿症、尿频。按手针常规针法操作。引见《耳针疗法》、《针灸经外奇穴图谱》、《临床教材》（上册）、《中医大辞典》、《耳穴挂图》。

遇仙　奇穴。即腰眼之异名，详见该条。引见《针灸学》（上海中医学院编）、《针灸学辞典》、《针灸大辞典》。

遇仙灸　奇穴，即腰眼穴，详见该条。引见《针灸经外奇穴图谱》、《针灸大辞典》。

掌 1　手针穴。位于食指第一节指腹正中。用于治疗哮喘。施穴位割治加埋线法。引自《针灸防治哮喘》。

掌 2　手针穴。位于中指第一节指腹中点。用于治疗哮喘。施穴位割治加埋线法。引自《针灸防治哮喘》。

掌中　经穴别名，即心包经劳宫（P8）穴，详见该条。引见《针灸资生经》、《腧穴学概论》、《针

灸学辞典》、《实用针灸辞典》。

掌心　即掌中。临床常指劳宫穴，详见该条。引见《中国针灸大辞典》。

掌间　奇穴。位于手背侧第二掌骨与第三掌骨、第三掌骨与第四掌骨、第四掌骨与第五掌骨之间隙，各 1 穴。用于治疗上肢麻木、瘫痪、脑炎后遗症、神经衰弱、扁桃体炎。为点穴用穴，常用点法、按压法、按拨法。引见《点穴疗法》、《临床实用点穴疗法》。

掌长肌运动点　奇穴。位于前臂屈侧尺侧线的桡侧、肘横纹下约 3 横指。用于治疗小儿 Z 麻痹后遗症。针 0.5～1 寸，针感麻至腕。引见《中国针灸大辞典》。

紫宫（CV19）　任脉穴。位于前正中线、平第二肋间隙、当华盖与玉堂穴之间。用于治疗气滞上壅引起的胸满、咳逆气喘、喉痹咽塞。有宽胸利气的作用。平刺 0.5～1 寸，灸 3～5 壮。

龂交　经穴别名，即督脉龈交（GV28）穴，详见该条。引见《针灸甲乙经》、《针灸学辞典》、《针灸大辞典》。

惺惺　所指有二：①经穴别

名，即督脉风府（GV16）穴，详见该条。②奇穴别名，即夺命穴，详见该条。引见《针灸大辞典》、《实用针灸学》、《腧穴学概论》、《实用针灸辞典》。

骭骭 经穴别名，即任脉鸠尾（CV15）穴，详见该条。引见《腧穴学概论》、《实用针灸学》、《中华针灸学》、《实用针灸辞典》。

量眼 奇穴。位于背部第六胸椎棘突两侧各 1.5 寸。当膀胱经心俞与督俞穴之间。用于治疗急性结膜炎、疱疹性结膜炎、巩膜炎、角膜溃疡、睑板腺炎、麦粒肿。用艾条施灸，每次 5～10 分钟，每天 1 次。引见《广东中医》1959 年 3 期、《针灸经外奇穴图谱》、《中国针灸大辞典》。

督三针 针灸方。是指督脉上的哑门、风府、下脑户（风府穴上 1 横指）3 个穴位。用于治疗声带麻痹、中风失语、失音、喉返神经损伤等发音障碍性疾病。引见《上海针灸杂志》1994 年第 4 期。

〔丿〕

脾 所指有二：①耳针穴。一指位于耳甲腔的外上方、耳轮脚消失部分的下缘处。在胃穴的外下方，即左耳肝穴的下方，此区的右耳为肝穴。用于治疗腹胀、腹泄、便秘、食欲不振、消化不良、胃肠功能紊乱、口腔炎、肛裂、脱肛、功能性子宫出血、白带过多、脂溢性皮炎、麦粒肿、不明原因低热、内耳眩晕症、白细胞减少、血小板减少性紫癜。本穴有健脾补气、化生营血、营养和松弛肌肉的作用。二指耳背脾，位于耳背中部。用于腹胀、腹泻、消化不良。有健脾和胃、生营血、养肌肉的作用。②鼻针穴。位于鼻准头上缘正中线上、在心穴与前阴生殖器穴连线之中点。此穴与面针穴脾同位。引见《耳针》、《耳郭诊断治疗学》、《针灸经外奇穴图谱》、《针灸学》（上海中医学院编）、《耳穴挂图》、《针灸大辞典》、《中国针灸大辞典》。

脾区 足针穴。位于足跖部，足跖新划区第二十与第二十一两区交界线之中点。用于治疗疝痛、睾丸炎、小儿惊风、中风不语、急性胃痛、遗精。亦为足针麻醉穴。按足针常规针法操作。引见《针灸经外奇穴图谱》、《中国针灸大辞典》。

脾穴 奇穴别名，即大指节

横纹，详见该条。引见《针灸经外奇穴图谱》。

脾舍　经穴别名，即脾经地机（SP8）穴，详见该条。引见《针灸甲乙经》、《针灸学辞典》、《针灸大辞典》、《中国针灸大辞典》、《针灸腧穴手册》、《腧穴学概论》、《中华针灸学》、《实用针灸学》、《实用针灸辞典》。

脾脉　奇穴别名，即治转筋穴，详见该条。引见《针灸大辞典》。

脾俞（B20）　膀胱经穴。（十一焦之间、脾俞凹陷）位于第十一胸椎棘突下旁开1.5寸。用于治疗脾气不足、水湿停滞引起的黄疸、呕吐、泄泻、痢疾、便血、腹胀、水肿、背部疼痛。也是穴位诊断子宫脱垂、胃下垂的定位穴。有健运脾阳、益气统血、利水除湿的作用。又是治疗心脾两虚、气血双亏之眩晕、心悸之要穴。斜刺5～8分，灸3～7壮。

脾点　所指有二：（1）面针穴。位于鼻尖上方，当鼻尖上缘正中处与督脉素髎穴同位。与鼻针穴脾同位。用于治疗高血压病、低血压、消化性溃疡、慢性胃炎、神经

官能症。又为胃手术的针麻穴。斜刺1～2分，有针感时再通电。（2）手针穴。部位有二：①位于掌面，拇指指关节横纹中点。用于脾胃病、水肿病。按手针常规针法操作。②位于手背胃点后1/4寸。用于脾之病。直刺3～6分。引见《手针新疗法》、《实用针灸学》、《中国针灸大辞典》。

脾热　奇穴。位于背部第六胸椎棘突下旁开半寸，当督脉灵台穴旁开5分处。用于治疗脾大、胰腺炎、消化不良。斜刺0.5～1寸，灸3～7壮。引见《新医疗法汇编》、《实用针灸学》、《针灸经外奇穴图谱》、《中国针灸大辞典》。

脾宁　奇穴。（脾髎）位于背部与脾俞同水平、第十一胸椎棘突下、左右旁开4寸处。用于治疗肋间神经痛，胆、脾、胰病。沿肋间向外斜刺1～1.5寸。引见《红医针疗法》、《针灸经外奇穴图谱》、《中国针灸大辞典》。

脾募　所指有二：①奇穴。位于背部与第十一胸椎棘突下外开1寸处。当膀胱经脾俞内侧5分处。用于治疗肝炎、小儿消化不良、胃炎、胃溃疡、肥大性脊柱炎。针

斜刺5～8分。②经穴分类名，（脾募）即肝经章门（Liv13）穴，详见该条。引见《红医针疗法》、《腧穴学概论》、《实用针灸学》、《中华针灸学》、《针灸经外奇穴图谱》、《中国针灸大辞典》。

脾横 奇穴。位于背部第十一胸椎棘突上1穴，左右旁开1.5寸各1穴，计3穴。当督脉中枢穴微下1穴，另2穴在膀胱经胆俞穴微下方。用于治疗脾横、四肢寒热、腰痛不得俯仰、身黄、腹满、食呕、舌根直。3穴各灸7壮。引见《千金要方》、《针灸经外奇穴图谱》、《针灸学辞典》、《中国针灸大辞典》。

脾髎 即奇穴脾俞，详见该条。引见《针灸经外奇穴图谱》、《中国针灸大辞典》。

脾之大络 名曰大包，为十五络脉之一。位于腋下3寸。引见《针灸学辞典》、《中国针灸大辞典》。

脾俞凹陷 经穴别名，即膀胱经脾俞（B20）穴。用于穴位诊断胃下垂的定位穴。引自《穴位诊断法》。

脾舍之郄 经穴别名，即脾经地机（SP8）穴，详见该条。引见《中国针灸大辞典》。

腋下 所指有三：①奇穴。（太阴阳、太阳阴、腋间、腋门、掖门）位于胸侧部腋中线上，腋窝下1.5寸。在胁堂穴微上方。用于治疗噫哕、膈中气闭、呃逆、食道狭窄、胸膜炎、肋间神经痛、瘰疬、腋臭。针3～5分，灸3～5壮。②奇穴别名，即后腋下穴，详见该条。③耳针穴。位于耳舟部，在肩穴的外下方，肩痛穴的上方。用于腋下淋巴结肿痛，按耳针常规针法。引见《耳针》、《千金翼方》、《针灸孔穴及其疗法便览》、《针灸经穴图考》、《针灸集成》、《千金要方》、《类经图翼》、《经穴汇解》、《腧穴学概论》、《针灸经外奇穴图谱》、《中医大辞典》、《针灸学辞典》、《针灸大辞典》、《中国针灸大辞典》。

腋门 所指有三：①奇穴。（太阳阴、腋间）位于胸侧部腋窝中线上，腋窝下1寸处，即在胆经渊液穴斜上2寸处。用于治疗狐臭、诸风，灸3～7壮。②奇穴别名，即腋下穴，详见该条。③经穴别名，所指有三：一指胃经大巨（S27）穴，二指三焦经液门（TE2）穴，三指胆经渊液（G22）穴，详见各该条。

引见《千金要方》、《针灸甲乙经》、《针灸经外奇穴图谱》、《针灸腧穴手册》、《腧穴学概论》、《中华针灸学》、《实用针灸学》、《针灸学辞典》、《针灸大辞典》、《中国针灸大辞典》、《实用针灸辞典》。

腋气　奇穴。位于腋窝毛中，用刀剃去腋毛，用铅粉调水涂六七天，在腋窝发现有黑处是穴。用于治疗腋臭症。灸 3 壮。引见《医经小学》、《医宗金鉴》、《针灸经外奇穴图谱》、《腧穴学概论》、《中国针灸学》、《针灸学辞典》、《针灸大辞典》、《中国针灸大辞典》。

腋丛　奇穴。位于腋窝正中、下 3 厘米，肱二头肌内侧缘，动脉跳动处。用于治疗上肢全瘫。引自《资料选编》（1970 年辽宁省中草药新医疗法展览会编）。

腋后　奇穴。位于腋后纹头处。用于治疗肩痛、肩周炎、上肢瘫痪。为点穴用穴。用按压法，点法。引自《点穴疗法》。

腋灵　奇穴。位于肩前部、腋前皱襞尽端直上 5 分。为过梁针穴之一。用于治疗癫狂、狂躁不安、伤人自伤、口中唱骂不休者。直刺 5～6 寸。引见《针灸孔穴及其疗法

便览》、《针灸腧穴图谱》、《针灸经外奇穴图谱》、《腧穴学概论》、《针灸学》（上海中医学院编）、《针灸大辞典》、《中国针灸大辞典》。

腋间　奇穴别名，所指有二：①腋门穴，②腋下穴，详见各该条。引见《针灸大辞典》。

腋前　奇穴。位于前腋纹头处。用于治疗上肢瘫痪、肩关节周围组织炎。为点穴用穴，向肱骨头方向按压或按拨。引自《点穴疗法》。

腋缝　奇穴。位于前臂之腋缝处。用于治疗肩臂顽痹、中风半身不遂、肩臂不能抬举、屈肘不利等。有活血行血通脉的作用。针 0.5～1 寸。引自《金针王乐亭》。

腋神经点　奇穴。位于肱骨头后下凹陷处。相当于肩胛岗中点至三角肌止点连线的中点。用于治疗举臂抬肩障碍、肩部麻木、疼痛、腋神经麻痹。为神经干刺激疗法用穴。取坐位，上肢外展 45°进针 1～2寸，上下方向拨动针体，当刺激到腋神经时，有向肩部放射的触电感。引自《神经干刺激疗法》。

腕　耳针穴。（睡眠诱导点）位于耳轮结节突起的耳舟部。即在耳

舟的第二区。用于治疗腕关节痛、腕部扭伤及活动障碍。按耳针常规针法操作。引见《耳针》、《耳郭诊断治疗学》、《针灸经外奇穴图谱》、《耳穴挂图》、《中国针灸大辞典》。

腕心　经穴别名，即心包经大陵（P7）穴，详见该条。引见《穴位救伤秘方》。

腕阴　手针穴。位于手掌面，中指中线内关穴与大陵穴之中间点。用于治疗呕吐、咳喘、腹泻。直刺3分许。引见《手针新疗法》。

腕阳　手针穴。位于手背中指中线，升压与外关穴之中点。用于治疗腰背肩臂酸痛、目视不明、后头痛、手运动障碍。直刺3分。引见《手针新疗法》。

腕劳　经穴别名，即肺经列缺（L7）穴，详见该条。引见《针灸腧穴手册》、《腧穴学概论》、《实用针灸学》、《中国针灸大辞典》、《实用针灸辞典》。

腕骨　所指有二：①小肠经腕骨（SI4）穴（椀骨），位于手背尺侧，当第五掌骨基底与钩骨、豌豆骨所构成的凹陷处。用于治疗内有湿热，兼表症，余热未清引起的头痛、耳鸣、热病无汗、肩臂项痛、

腕痛、指挛、黄疸。本穴为小肠经原穴。有散风清热、疏筋活络的作用。直刺0.5～1寸，灸3～7壮。②奇穴。位于大腿下部，胃经梁丘穴傍各开寸半，即上下左右共4穴。用于治疗腿痛。引见《医经小学》、《经穴汇解》。

腕三针　针灸方。有二：①一组为腕三阳，是由大肠经阳溪、三焦经阳池、小肠经阳谷3穴组成，用于治疗腕背部诸痛。②二组为阴经穴，是由心经神门、心包经大陵、肺经太渊3穴组成。用于心肺疾患。引见《青囊杂记》。

腕痛点　手针穴（中泉）。位于阳池与阳溪穴连线之中点。用于治疗风湿、扭伤所致之腕关节肿痛、前臂麻木、痉挛。按手针常规针法操作。引见《针灸经外奇穴图谱》、《新医疗法讲义》（下册）。

腱上　奇穴。位于外踝相平的跟腱处。用于治疗下肢瘫痪、小儿高烧、小儿消化不良。为点穴用穴。用按压法、点法。引见《点穴疗法》。

腱内　奇穴。位于内踝后凹陷处。用于治疗下肢瘫痪、小儿高烧、小儿消化不良、腹泻。为点穴

用穴，用按压、按拨法、点法。引自《点穴疗法》。

腱外 奇穴。位于外踝后凹陷处。用于治疗下肢瘫痪、小儿高烧、小儿消化不良。点穴用穴，按压时向外踝尖方向用力。引见《点穴疗法》。

腓中 奇穴。位于腘窝外侧端下5分，再直下6寸处，即在奇穴阳下6寸处。用于治疗下肢瘫痪、腰腿痛、膝关节痛。亦为点穴用穴，按压、按拨时由外向内用力。引自《点穴疗法》。

腓肠 所指有二：①耳针穴。位于对耳轮上脚部分，在小腿穴内侧、踝关节穴内下方。用于腓肠肌疼痛的诊断及治疗。按耳针常规针法操作。②奇穴。（委下）位于膀胱经委中穴直下3.5寸，向外平开1.5寸处。用于治疗小儿麻痹后遗症、下肢瘫痪、膝关节过伸、腓肠肌萎缩，足跟小腿屈曲无力。直刺2～3寸、灸3～7壮。引见《针刺疗法》、《针灸经外奇穴图谱》、《临床教材》（上册）、《针灸学》（上海中医学院编）、《新针灸学讲义》、《中国针灸大辞典》。

腓前 奇穴。位于腓骨小头前缘凹陷处。用于治疗下肢瘫痪、膝关节痛。亦为点穴用穴，用按压、点法。引自《点穴疗法》。

腓聋 奇穴。位于小腿外侧近端、腓骨小头下1寸，靠腓骨外侧。用于治疗耳聋。针尖向上斜刺0.5～1寸，针感麻至外踝。引见《赤脚医生手册》、《针灸经外奇穴图谱》、《中国针灸大辞典》。

腓头下 奇穴。位于小腿外侧、腓骨小头下3寸、腓骨前缘处。用于治疗聋哑。针2～2.5寸，针感麻至外踝。引见《针灸经外奇穴图谱》、《中国针灸大辞典》。

腓肠肌点 耳针穴。位于对耳轮上脚部，跟、腘窝两穴连线中点。用于治疗腓肠肌痉挛。按耳针常规针法操作。引见《微针疗法》、《耳穴疗法》。

腓总神经点 奇穴。位于小腿外侧、腓骨小头后下缘。用于治疗下肢瘫痪、腓总神经麻痹、足背屈外转及趾伸展障碍、胆绞痛。为神经干刺激疗法用穴，用特制粗针，进针3～4分，进行弹拨。引自《神经干刺激疗法》。

腓浅神经点 奇穴。位于小腿外侧、腓骨小头下2寸。用于治疗下肢瘫痪，足外转障碍。亦为神经干刺激疗法用穴。进针 1～1.5 寸，向左右方向拨动针体，当碰到腓浅神经时可出现足外展动作或触电感。引自《神经干刺激疗法》。

腓深神经点 奇穴。位于小腿外膝眼下 3 寸，胫骨外缘 1 横指。用于治疗下肢瘫痪、足背屈及趾伸展障碍、胃肠功能紊乱、腹痛。为神经干刺激疗法用穴，进针 1.5～2 寸，进行弹拨。引见《神经干刺激疗法》。

腿凹 经穴别名，即膀胱经委中 (B40) 穴，详见该条。引见《针灸腧穴手册》、《腧穴学概论》、《实用针灸学》、《中华针灸学》、《实用针灸辞典》。

腿肚 经穴别名，即肾经筑宾 (K9) 穴，详见该条。引见《针灸腧穴手册》、《实用针灸学》、《实用针灸辞典》。

腘窝 耳针穴。位于对耳轮上脚起始部内侧、与膝穴相平处，近三角窝侧。用于治疗腘窝部疼痛和功能障碍。按耳针常规针法操作。引见《耳针》、《耳穴疗法》、《微针疗法》、《针灸大辞典》。

腑会 经穴分类名，即任脉中脘 (CV12) 穴，详见该条。引见《临床针灸学》、《常用腧穴临床发挥》。

循元 经穴别名，即胃经天枢 (S25) 穴，详见该条。引见《医学纲目》、《针灸学辞典》、《针灸腧穴手册》、《腧穴学概论》、《实用针灸学》、《实用针灸辞典》。

循脊 奇穴别名，即长谷穴，详见该条。引见《针灸集成》、《针灸学辞典》、《针灸大辞典》。

循际 所指有二：①经穴别名，即胃经天枢 (S25) 穴。②奇穴异名，即长谷穴。详见各该条。引见《千金要方》、《针灸学辞典》、《针灸大辞典》、《针灸腧穴手册》、《腧穴学概论》、《实用针灸学》、《中华针灸学》、《实用针灸辞典》。

然后 奇穴。位于足里侧、舟骨粗隆之后下方凹陷中、当肾经然谷穴后 4 分处。用于治疗腹痛、呕吐、泻泄、腹膜炎、消化不良、小儿强直、足肿痛。针 3～5 分，灸 3～7 壮。引见《针灸孔穴及其疗法便览》、《针灸经外奇穴治疗诀》、《针灸腧穴图谱》、《腧穴学概论》、《针灸经外奇穴图谱》、《针灸大辞典》、《中国针灸大辞典》、《针灸学辞典》。

然谷（K2）　肾经穴。（然骨、龙泉、龙渊）位于足舟骨粗隆前下缘凹陷中。当足弓的高点处。用于治疗肾阴不足引起的咽喉干痛、咳血以及湿热瘟毒引起的阴痒、阴挺、月经不调、遗精、黄疸、小儿脐风、足跗肿痛。然谷为肾经的荥穴，有滋阴补肾、清热利湿、益火祛寒、和血解毒的作用。直刺 0.5～1.5 寸，灸 3～5 壮。

然骨　经穴别名，即肾经然谷（K2）穴，详见该条。引见《针灸腧穴手册》、《腧穴学概论》、《实用针灸学》、《中华针灸学》、《实用针灸辞典》。

筋会　经穴分类名，即胆经阳陵泉（G34）穴，详见该条。引见《针灸腧穴手册》、《腧穴学概论》、《实用针灸学》、《实用针灸辞典》。

筋束　经穴别名，即督脉筋缩（GV8）穴，详见该条。引见《针灸腧穴手册》、《腧穴学概论》、《实用针灸学》、《实用针灸辞典》。

筋缩（GV8）　督脉穴。（筋束）位于第九胸椎棘突下凹陷处。用于治疗筋脉失养引起的脊背强急、胃痛、癫痫、癫狂、抽搐、四肢不收、筋挛拘急。本穴有镇惊熄风、止痉止痛的作用。向上斜刺 0.5～1 寸，灸 3～7 壮。

筑宾（K9）　肾经穴。（筑滨、腿肚、腨肠）位于小腿、内踝与跟腱之间凹陷中央，上量 5 寸，胫骨后 1 寸处。当肾经太溪穴上 5 寸处胫骨后缘处。用于治疗痰湿瘀滞引起的癫、狂、痫证、睾丸肿痛、足胫肿痛、腿软无力、腓肠肌痉挛、肾炎、膀胱炎。筑宾为阴维脉之郄穴，又是肾经和阴维脉之会穴，也是穴位诊断中毒的定性穴。有调补肝肾、清热利湿、化痰湿、消瘀滞、通络开窍的作用。直刺 1～1.5 寸，灸 3～5 壮。

筑滨　经穴别名，即肾经筑宾（K9）穴，详见该条。引见《针灸腧穴手册》、《腧穴学概论》。

艇中　耳针穴。（脐周、脐中、后腹膜、前腹膜、腹水、醉点）位于耳甲艇中央。用于治疗低热、脐周、腹痛、腹胀、胆道蛔虫症、腮腺炎、听力减退。有理中和脾、清热止痛作用。按耳针常规针法操作。引见《耳穴挂图》、《耳郭诊断治疗学》、《耳穴疗法》、《耳穴诊断学》。

艇角　耳针穴。（前列腺）位于耳甲艇上角处。用于治疗尿道炎、前列腺炎。有清下焦、利前阴的作用。按耳针常规针法操作。引见《耳穴挂图》、《耳郭诊断治疗学》、《耳穴疗法》、《耳穴诊断学》。

锁外　奇穴。位于锁骨外三分之一下凹陷中、当云门穴的外方。用于治疗上肢瘫痪，地方性甲状腺肿。直刺3～5分。引见《针灸学》（上海中医学院编）。

锁骨　耳针穴。（阑尾3、肩、肾炎点）位于耳舟第六区。当轮屏切迹同水平的耳舟部。用于治疗肩周炎、颈动脉狭窄、无脉症、阑尾炎、锁骨骨折。按耳针常规针法操作。引见《耳穴挂图》、《针灸经外奇穴图谱》、《中国针灸大辞典》、《头针与耳针》《耳穴诊断学》、《实用耳穴诊治学手册》。

锐中　经穴别名，即心经神门（H7）穴，详见该条。引见《针灸聚英》、《腧穴学概论》、《中华针灸学》、《实用针灸学》、《针灸学辞典》、《实用针灸辞典》、《中国针灸大辞典》。

犊鼻　所指有二：①胃经犊鼻（S35）穴（外膝眼、胃犊鼻），位于髌骨下缘、髌韧带外侧凹陷中。用于治疗湿热流注引起的膝关节肿痛、脚气。本穴一般外侧称犊鼻、内侧称膝眼。有疏风散寒、通利关节、祛风止痛、消肿、除湿热的作用。针刺时膝关节屈膝呈90度，直刺从前向后内刺入1～2寸。斜刺从外膝眼对准内膝眼透刺，进针2～2.5寸，灸3壮。②奇穴。位于髌骨下缘，正对髌下韧带处，此穴系北京中医药大学王乐亭教授创用。

鲁根　奇穴。（鲁根）位于腘窝横纹正中线上3横指处，当委中穴上3横指。用于治疗月里风、膝关节炎、高血压。针1～1.5寸。引见《腧穴学概论》、《针灸大辞典》、《针灸孔穴及其疗法便览》、《针灸腧穴图谱》、《针灸经外奇穴图谱》。

傍虎　奇穴。位于手背中和食指本节后歧骨间，当上都穴稍后方。用于治疗咽喉痛、手背肿痛。灸5～7壮。引见《针灸经外奇穴治疗诀》、《腧穴学概论》。

智三针　针灸方。头部正中线入前发际内0.5寸，即神庭穴为1针，左右旁开3寸即本神穴各1针，共3针。用于治疗弱智儿童。有提高智力作用。常配奇穴四神针、颞三针、脑三针伍用。引见《中国针灸》1992 年第 2 期、《上海针灸杂志》1994 年第 2 期。

智利毛　经穴别名，即督脉身柱（GV12）穴，详见该条。引见《腧穴学概论》、《实用针灸学》、《实用针灸辞典》、《针灸大辞典》。

程氏安神方　针灸方。是由神门（H7）、大陵（P7）、内关（P6）3 穴组成。用于治疗各种原因所致之失眠症。本方有安神定志作用。引见《临床经验·程莘农》、《针灸处方学》。

程氏腰痛方　针灸方。是由腰阳关（GV3）、肾俞（B23）、委中（B40）、次髎（B32）计 4 穴组成。用于治疗腰脊冷痛、遇寒则重、四肢厥冷。本方有强腰壮肾、通经止痛作用。引见《临床经验·程莘农》、《针灸处方学》。

颌　即耳针穴颏（上颌、下颌），详见该条。引见《耳穴诊断学》、《针灸经外奇穴图谱》。

颌底　奇穴。位于下颌角之前下方约 1 寸处。用于治疗流口水、语言不清、牙痛。点穴用穴，用按压法，压时向颌骨方向用力。引见《点穴疗法》。

颌角　奇穴。位于下颌角下缘。用于治疗头痛、牙痛、脑炎后遗症。点穴用穴，按压时向内上方用力。引见《点穴疗法》。

舒积　奇穴肓募之异名，详见该条。引见《针灸大辞典》。

舒筋活络方　针灸方。是由大肠经合谷（LI4）、阳溪（LI5）、肺经列缺（L7）和阿是穴计 4 穴组成的针灸方。用于治疗桡骨茎突部狭窄性腱鞘炎、屈指肌腱鞘炎（以拇指为多见）。方义：本方具有舒筋活络的作用。取阿是穴是"以痛为输"刺灸病所，以温经散寒而定痛；阳溪、合谷以疏风清热而舒筋；列缺行气活血而通络；4 穴合用相辅相成、奏效捷。引见《中国针灸大辞典》。

舒筋活血健踝方　针灸方。是由肾经太溪（K3）、胆经丘墟（G40）、阿是穴计 3 穴组成的针灸方。用于治疗踝部软组织损伤。随症加穴：内侧韧带损伤，加三阴交；外侧韧带损伤，加悬钟；踝部肿痛剧者，加昆仑、足临泣。方义：本方具有舒筋通络、散瘀活血的作用。用阿是穴散瘀定痛，用丘墟活血通络，用太溪以舒筋健骨。引见《中国针灸大辞典》。

舒筋化痰消肿方　针灸方。独取阿是穴。用于治疗腱鞘囊肿（此病多因局部损伤有关，以腕背、足背多见）。方义：阿是穴具有舒筋活血、化痰散结，和营通络的作用，故本病适用之。引见《中国针灸大辞典》。

舒筋活络健膝方　针灸方。是由胃经犊鼻（S36）、胆经阳陵泉（G34）、膀胱经委中（B40）、奇穴鹤顶计4穴组成的针灸方。用于治疗膝部软组织损伤。随症加穴：膝痛剧者，加髌骨；膝内侧痛，加曲泉；膝外侧痛，加阳关；膝上方痛，加膝上、阴市两穴；膝关节内痛，加膝中穴。方义：本方具有舒筋活络健膝的作用。犊鼻、鹤顶是治疗膝关节肿痛有效穴位，刺灸能温经散寒、祛风消肿；委中是足太阳经合穴，又系血郄，刺之能舒筋解结、活血通络；阳陵泉为胆经之合穴，又是筋之会穴，针之能宣痹通络、舒筋健骨。引见《中国针灸大辞典》。

舒筋活络镇痛方　针灸方。是由膀胱经肾俞（B23）、白环俞（B30）、承扶（B36）、殷门（B37）、委中（B40），胆经环跳（G30）、阳陵泉（B34）计7穴组成的针灸方。用于治疗坐骨神经痛。方义：本方具有舒筋活络、宣痹镇痛的作用。肾俞、白环俞以温补肾阳而除湿；环跳、承扶、阳陵泉以祛风舒筋而宣痹；殷门、委中以通经活络而镇痛。引见《中国针灸大辞典》。

舒筋通络健肘方　针灸方。是由大肠经合谷（LI4）、手三里（LI10）及阿是穴计3穴组成的针灸方。用于治疗肘关节外侧疼痛（用力握拳及前臂旋转动作，如拧毛巾时疼加剧）。随症加穴：肘痛甚者，加清冷渊、尺泽；肘臂劳损，加曲池、天井。方义：本方具有舒筋活络镇痛作用。取阿是穴即"以痛为输"刺而灸之，使气血通畅、通则不痛。本病属于阳明经之病变，故取手阳明经之曲池、手三里以舒筋通络、调和气血，经筋得养，则病痊愈。引见《中国针灸大辞典》。

〔丶〕

颏　耳针穴。（颌）位于耳壳外侧面，对耳轮尾部、近耳舟处。一说位于耳垂3区。用于治疗面神经麻痹、牙痛、下颌关节功能紊乱。针1～2分，留针半小时。引见《耳针疗法》、《耳郭诊断治疗学》、《针灸经外奇穴图谱》、《耳穴诊断学》。

颏孔　即颏神经孔，详见该条颏窌穴。

颏底　奇穴。位于颏隆突正中下缘凹陷处。用于治疗舌外伸、流口水。为点穴用穴，以中指尖向舌根方向按压。引自《点穴疗法》。

颏点　即颏神经点，详见下条颏窌穴。

颏窌　奇穴。（颏孔、颏神经点、颏点、痛关、夹承浆、下地仓）位于颏部，正对下颌骨颏孔，当任脉承浆穴旁开1寸，或在地仓穴的直下方、平承浆穴水平线的交点。或在口角下1横指处，距前正中线约2～3厘米，即在下颌骨体的上下缘之间，正对第二前磨牙处。用于治疗急性牙髓炎、根尖周炎、冠周炎、三叉神经第三支痛、下齿槽神经痛、面神经麻痹、面肌痉挛。直刺2～5分。引见《针灸经外奇穴图谱》、《针灸学》（上海中医学院编）、《针灸学辞典》、《中国针灸大辞典》。

颏三角　奇穴。位于颏唇沟之下端，颏隆突之上缘。用于治疗脑炎后遗症、呕吐、恶心、昏厥。为点穴用穴，按压时以指尖向上推动，亦可用轻点法。引自《点穴疗法》。

阑门　所指有三：（1）奇穴。（兰门）所指部位有二：①位于脐上1.5寸。当任脉水分与下脘穴之间点。通上下之气。②位于男子阴茎根旁开3寸。用于治疗阴茎强直不衰（阳强不倒）、疝气、偏坠、阴汗，阴囊红肿。直刺0.5～1寸，灸3～5壮。（2）奇穴关门之异名。（3）经穴别名，即胃经关门（S22）穴。详见各该条。引见《针灸逢源》、《针灸大成》、《针灸大全》、《脏腑图点穴法》、《针灸孔穴及其疗法便览》、《针灸经外奇穴治疗诀》、《针灸经外奇穴图谱》、《针灸经穴图考》、《针灸腧穴图谱》、《医学纲目》、《针灸全方》、《中医大辞典》、《针灸学辞典》、《针灸大辞典》、《中国针灸大辞典》、《实用针灸学》。

阑尾　所指有二：（1）耳针穴，所指部位有二：①位于耳甲艇内、大肠与小肠之间。②位于耳背、对耳轮窝下段，将对耳轮窝由上、下耳壳根部，分为5等份，下五分之二点是穴。用于治疗单纯性阑尾炎、腹痛、腹泻。有清利下焦湿热作用。按耳针常规针法操作。(2) 奇穴。(治瘫5) 位于小腿腓侧、髌骨中线下5寸5分，胫骨前肌外侧缘。当足三里与上巨虚之间的压痛点（以右侧较多）。用于肠痈、腹暴痛、下肢瘫痪、足下垂、消化不良。也是穴位诊断阑尾炎定性穴之一。直刺1～2寸。引见《实用针灸学》、《腧穴学概论》、《临床常用针灸腧穴》、《穴位诊断法》、《针灸经外奇穴图谱》、《针灸学》（上海中医院编）、《耳针疗法》、《耳郭诊断治疗学》、《耳穴挂图》、《中医大辞典》、《中国针灸大辞典》。

阑尾1 耳针穴。位于耳舟上段，耳轮与对耳轮上脚交界处的耳舟部，当趾与指穴连线中点的耳舟部。用于治疗急性阑尾炎。按耳针常规针法操作。引见《常用新医疗法手册》、《针灸经外奇穴图谱》、《耳部信息诊断学》、《中国针灸大辞典》。

阑尾2 耳针穴。位于耳舟部，在肩与肘尖连线之间点。另说在肩穴之下偏对耳轮侧之耳舟部。

用于治疗急、慢性阑尾炎，按耳针常规针法操作。引见《针灸经外奇穴图谱》、《针灸学》（上海中医学院编）、《耳穴挂图》。

阑尾3 耳针穴。位于耳舟下段，在锁骨穴的下方。用于治疗急、慢性阑尾炎。按耳针常规针法操作。引见《耳针》、《针灸经外奇穴图谱》、《针灸学》（上海中医学院编）、《耳穴挂图》、《中国针灸大辞典》。

阑尾4 耳针穴。位于耳轮脚上方，在大肠与小肠穴之间。用于治疗急、慢性阑尾炎。按耳针常规针法操作。引见《耳针》、《针灸经外奇穴图谱》。

阑尾穴 奇穴。位于足三里下2寸稍前之处。用于治疗急、慢性阑尾炎，胃脘痛，消化不良，下肢萎痹。直刺0.5～1寸，可灸。引见《腧穴学概论》、《实用针灸学》、《针灸经外奇穴图谱》、《中医大辞典》、《针灸学》（上海中医学院编）、《中国针灸大辞典》。

阑尾点 鼻针穴。位于鼻翼的外上部。用于治疗急、慢性阑尾炎。针1～2分。引见《新医疗法汇编》、《针灸经外奇穴图谱》、《实用针灸学》、《中国针灸大辞典》。

阑尾腹点　耳针穴。位于耳壳前面、对耳轮外侧缘、约与对耳轮下脚下缘相平处。当与肾平行的对耳轮外缘处。用于治疗阑尾炎。按耳针常规针法操作。引见《耳针》、《针灸经外奇穴图谱》。

痛关　奇穴别名，即颊窈穴，详见该条。引见《针灸经外奇穴图谱》、《中国针灸大辞典》。

痛灵　奇穴。位于手背第三、四掌骨间下三分之一处。即指掌关节后1寸，当三焦经中渚穴之桡侧。用于治疗牙痛、头痛、胸痛、胃痛。针向腕关节方向斜刺1～1.5寸，灸3～5壮。引见《针灸经外奇穴图谱》、《针灸学》(上海中医学院编)、《临床教材》(上册)。

痛经点　手针穴。位于中指第一指关节尺侧缘。用于治疗痛经。按手针常规针法操作。引自《临床教材》(上册)。

痛敏穴　孔穴现代分类名，即在某些穴位内，有较多的痛觉神经末梢。这些穴位多位于痛觉敏感的部位。针灸这些穴位可迅速提高机体的防御能力，并对昏迷、休克、中暑等急症有较好疗效。但不宜持续强刺激。对痛敏穴作弱刺激可以治疗一些慢性病。引见《针灸新知识辞典》。

痞根　所指有二：①奇穴。位于腰部第一、二腰椎棘突之间点左右旁开3.5寸，当悬枢穴旁开3.5寸或在肓门穴外侧5分处。用于治疗痞块久治不愈、胃扩张、胃痉挛、肠炎、肠疝、便秘、腰痛、肾下垂、咳逆。针3～5分，灸3～7壮。②经穴别名，即膀胱经肓门（B51）穴，详见该条。引见《医经小学》、《医学入门》、《类经图翼》、《中国针灸学》、《医宗金鉴》、《经穴汇解》、《针灸经穴图考》、《实用针灸学》、《针灸经外奇穴图谱》、《腧穴学概论》、《针灸学辞典》、《中国针灸大辞典》。

痢疾敏感点　奇穴。位于内踝尖与阴陵泉的连线上2/5与下3/5交界附近，寻找压痛点。用于治疗痢疾，小儿麻痹后遗症。直刺1～2寸。引见《针灸经外奇穴图谱》、《针灸学》(上海中医学院编)、《中国针灸大辞典》。

滑肉　经穴别名，即胃经滑肉门（S24），详见该条。引见《针灸大辞典》、《针灸腧穴手册》、《腧穴学概论》、《实用针灸学》、《实用针灸辞典》。

滑肉门（S24）　胃经穴。（滑肉、滑幽门）位于脐上1寸、旁开2寸处。当任脉水分穴旁开2寸处。用于治疗饮食积滞、湿邪困脾引起的胃痛、腹胀、水肿、癫狂、吐舌、舌强、月经不调。又是穴位诊断孕吐的定性穴。有调理胃肠、健脾行水、和胃安神的作用。直刺0.8～1.2寸，灸5壮。

滑幽门　经穴别名，即胃经滑肉门（S24），详见该条。引见《针灸大辞典》、《针灸腧穴手册》、《腧穴学概论》、《实用针灸学》、《实用针灸辞典》。

溃疡　耳针穴。位于耳背、耳轮脚后沟下支中点、珠形隆起下方。用于治疗胃炎、肠炎、胃肠功能紊乱、消化不良。引自《耳针》。

溃疡1　奇穴。（溃疡穴）位于背部第十二胸椎棘突与第一腰椎棘突之间点、左右旁开5寸处。当膀胱经胃仓穴旁开2寸处。用于治疗胃及十二指肠溃疡。斜刺3～5分。引见《常用新医疗法手册》、《新针灸学讲义》、《赤脚医生手册》、《中国针灸大辞典》。

溃疡穴　即奇穴溃疡1，所不同的是只用右侧穴位，左侧不针。详见上条。

渴点　耳针穴。位于耳屏外侧面、耳屏上结节与耳屏根部之中点连线之中点处。当外鼻与屏尖连线之中点处。用于治疗神经性多饮、消渴、糖尿病、尿崩症。有清泄上焦淫邪及解渴的作用。按耳针常规针法。引见《耳穴挂图》、《中国针灸大辞典》。

温留　经穴别名，即大肠温溜（LI7）穴，详见该条。引见《针灸甲乙经》、《针灸学辞典》。

温流　经穴别名，即大肠经温溜（LI7）穴，详见该条。引见《医学入门》、《针灸学辞典》。

温溜　所指有二：①大肠经温溜（LI7）穴（地头、池头、逆注、沱头、蛇头、温留、温流），位于阳溪穴与曲池穴的连线上，在阳溪穴上5寸处。用于治疗大肠经郁热引起的头痛、面部热肿、口唇湿疹、疔疮、肠鸣腹痛、肘臂胀痛、喉痹牙痛、口喎呙斜。温溜为手阳明经的郄穴，也是穴位诊断胃及十二指肠溃疡穿孔定性穴之一，有清泻阳明、疏风散寒、疏经通络、清上焦热、散瘀解毒、消肿止痛的作用。直刺 0.5～1 寸，灸 3～5 壮。②泽田派温溜，位于大肠经阳溪穴上 2寸，以两手交叉中指尽处桡骨背侧取之。用于下牙痛，针 3 分，灸 5壮。引见《针灸真髓》、《针灸经外奇穴图谱》、《针灸学辞典》。

温宫方 针灸方。是由奇穴胞门、子户组成。用于治疗妇人冲任虚损、子宫虚寒、浊气凝结。症见崩中漏下，月经过多、淋漓不止。本方有温宫散寒作用。灸胞门、子户各 7～14 壮。引见《扁鹊心书》、《针灸处方学》。

温中化湿方 针灸方。是由任脉气海 (CV6)、中脘 (CV12)、胃经天枢 (S25)、足三里 (S36)、膀胱经大肠俞 (B25)，计 5 穴组成的针灸方。用于治疗痢疾。随症加穴：胸脘痞闷，加内关；下痢脱肛，加长强、百会。方义：本方有温中化湿、调气导滞的作用。取中脘、足三里以和胃气而化湿降浊，刺灸气海以调气行滞、温中散寒；更取天枢、大肠俞为俞募相配，施行轻刺重灸以振奋大肠之传导功能，而起化湿导滞之效。引见《中国针灸大辞典》。

温中消积方 针灸方。是由任脉关元 (CV4)，神阙 (CV8)，中脘 (CV12)，脾经公孙 (SP4)，胃经足三里 (S36)，计 5 穴组成的针灸方。用于治疗寒邪内积症见腹痛急暴、喜温、便溏、脉沉紧、舌苔白。随症加穴：脐腹剧痛，加三阴交、气海；大便溏薄；加天枢、大肠俞；食积，加璇玑、里内庭。方义：本方具有温中消积作用。取中脘以升清降浊，温通肠胃之腑气，配足三里、公孙以健运脾胃；灸神阙（隔姜灸）、关元以温暖下元，则腹痛自止。引见《中国针灸大辞典》。

温中健脾方 针灸方。是由膀胱经脾俞 (B20)、胃俞 (B21)、任脉气海 (CV6)、中脘 (CV12)、肝经章门 (Liv13)、胃经足三里 (S36)，计 6 穴组成的针灸方。用于治疗脾阳不振症见腹痛绵绵时作时止、痛时喜按、便溏、神疲、怯寒、脉沉细、苔薄白。随症加穴：腹痛时作，加神阙（隔姜片灸）内庭；大便泄泻，加十字灸（隔姜灸）。方义：本方具有温中健脾作用。取脾俞、胃俞配腑会中脘、脾募章门以振奋脾胃之阳，取气海、足三里促使消化功能增强。如此，中阳得振，腹痛可愈。引见《中国针灸大辞典》。

温中散寒方 针灸方。是由膀胱经脾俞（B20），胃俞（B21），肝经章门（Liv13），胃经足三里（S36），心包经内关（P6），任脉中脘（CV12），计6穴组成的针灸方。用于治疗脾胃虚寒证（症见胃脘隐痛、泛吐清水、喜暖畏凉、按之痛减、体倦乏力、脉虚软、苔白）。随症加穴：胃寒食积，加璇玑、公孙；脾虚泄泻，加天枢、大肠俞。方义：本方具有温中散寒的作用。脾募章门配脾俞、胃募中脘配胃俞施以轻刺重灸，以温中散寒，健脾和胃；取心包之络穴内关，胃之合穴足三里以理气宽中、和胃定痛。引见《中国针灸大辞典》。

温阳利水方 针灸方。是由任脉水分（CV9）、气海（CV6）、膀胱经脾俞（B20）、委阳（B39）、脾经三阴交（SP6）、胃经足三里（S36），计6穴组成的针灸方。用于治疗阴水（症见多逐渐发病，初起足跗微肿，继则面、腹各部浮肿，时肿时消；小便清利或短涩；大便溏薄；喜暖畏寒；脉沉细或迟；舌淡苔白）。随症加穴：上肢肿加偏历，下肢肿加阴陵泉，足背肿加足临泣，大便溏泄加天枢。方义：本方具有温阳利水的作用。本证因肾阳衰微、水失所主、脾气虚弱、中阳不运所致，故取肾俞温肾阳，脾俞培脾气，使人身阳煦而气化，阴霾散则寒水自消；取水分、气海以行气利水；足三里、三阴交以健脾化湿；更取手少阳之下合穴委阳，以疏调三焦气化、水液畅运而下注于膀胱；诸穴合用起温阳利水之效，水肿自消。引自《中国针灸大辞典》。

温中健脾渗湿方 针灸方。是由任脉关元（CV4）、胆经带脉（G26）、脾经三阴交（SP6）、胃经足三里（S36）计4穴组成的针灸方。用于治疗带下（寒湿型）（症见：久病带下，稀薄色白，气腥而不秽臭，伴有腰重痠痛，头晕无神，肢体疲惫，食欲不振，便溏肢冷，脉象缓弱或沉迟，舌苔薄白滑润）。随证加穴：食欲不振，加中脘、章门、脾俞；大便溏泻，加天枢、大肠俞。方义：本方具有温中散寒，健脾渗湿，调补任带脉的作用。取关元、足三里温固下元、健脾渗湿；取带脉穴能固经气而理带病；三阴交为足三阴经之会穴，有健脾渗湿、调理肝肾之效。引见《中国针灸大辞典》。

温补肾气强腰方 针灸方。是由督脉命门（GV4），肾经太溪（K3），膀胱经志室（B52）计3穴组成的针灸方。用于治疗肾虚腰痛。（症见起病缓慢，隐隐作痛，或酸多痛少，腰腿酸软无力；如兼神倦肢冷，滑精脉细者为肾阳虚；伴有虚烦、溲黄、脉数、舌红为肾阴虚）。随症加穴：伴有滑精加肾俞、大赫、精宫；梦遗，加神门、心俞；阳萎，加肾俞、关元、三阴交。方义：本方具有温补肾气强腰的作用。取命门以补肾中之真阳，取志室以益肾中之真阴，两穴相配则补肾之功相得益彰；更取肾经之原穴太溪以补肾气而强腰脊。引见《中国针灸大辞典》。

滋阴降火止漏方 针灸方。是由脾经隐白（SP1）、三阴交（SP6）、心包经内关（P6）、肾经太溪（K3）、任脉阴交（CV7）计5穴组成的针灸方。用于治疗崩漏（阴虚型）（症见血色鲜红，兼有头晕耳鸣、心悸失眠，午后潮热，脉象细

数无力，舌质红无苔）。随症加穴：阴虚火旺，少气漏血者，加交信、合阳；心悸失眠，加神门、心俞。方义：阴交为任脉与足少阴经、冲脉之会，可以调补冲任之气，使固摄有权；取隐白、三阴交以健脾而统血；配内关、太溪调养心肾而退虚热；诸穴合用共起滋阴降火止漏之效。引见《中国针灸大辞典》。

滋肾平肝熄风方 针灸方。是由督脉百会（GV20）、水沟（GV26），心包经内关（P6），胆经风池（G20），肝经行间（Liv2）、太冲（Liv3），肾经太溪（K3），脾经三阴交（SP6），奇穴印堂计9穴组成的针灸方，用于治疗子痫（症见妊娠后期或分娩后24小时内发生全身痉挛、角弓反张、流涎、目睛直视、牙关紧急，人事不省、时发时止）。随症加穴：牙关紧急，加下关、颊车；角弓反张，加大椎、后溪、阳陵泉。方义：本方有滋肾平肝熄风的作用。刺百会、印堂、水沟以开窍醒神，泻内关、风池、行间、太冲以平肝熄火，补太溪、三阴交以滋养肾阴。引见《中国针灸大辞典》。

童玄 经穴别名，即肺经列

缺（L7）穴，详见该条。引见《针灸腧穴手册》、《腧穴学概论》、《中华针灸学》、《实用针灸学》、《中国针灸大辞典》、《实用针灸辞典》。

窗龙　经穴别名，即小肠经天窗（SI16）穴，详见该条。引自《腧穴学概论》。

窗笼　经穴别名，即小肠经天窗（SI16）穴，详见该条。引见《针灸甲乙经》、《针灸腧穴手册》、《腧穴学概论》、《实用针灸学》、《中华针灸学》、《针灸大辞典》、《中国针灸大辞典》、《实用针灸辞典》。

窗聋　经穴别名，即小肠经天窗（SI16）穴，详见该条。引见《外台秘要》、《针灸大辞典》、《针灸腧穴手册》、《腧穴学概论》、《实用针灸学》、《实用针灸辞典》。

窗簧　为窗笼之误。引见《西方子明堂灸经》、《针灸学辞典》。

寒府　经穴别名，即胆经膝阳关（G33）穴，详见该条。引见《中国针灸学》、《针灸学辞典》、《中国针灸大辞典》、《针灸腧穴手册》、《腧穴学概论》、《实用针灸学》、《素问·骨空论》、《实用针灸辞典》。

窝内上　奇穴。位于腘横纹内侧端上方两筋间。用于治疗下肢瘫痪、膝关节痛、腰腿痛。为点穴用穴，按压法，按拔法、点法。引自《点穴疗法》。

窝内下　奇穴。位于腘横纹内侧端下5分处。用于治疗下肢瘫痪、膝关节痛、腰腿痛。为点穴用穴、按压、按拔由外向内用力。引自《点穴疗法》。

〔乛〕

强壮　奇穴。位于前臂伸侧桡侧线，肘横纹下3寸。与大肠经上廉穴同位。用于治疗胃炎、胃痉挛、肠炎、痢疾。针5～8分，针感麻至腕。引见《针灸经外奇穴图谱》、《中国针灸大辞典》。

强冲　奇穴冲间之异名，详见该条。

强阳　经穴别名，即膀胱经络却（B8）穴，详见该条。引见《针灸甲乙经》、《针灸腧穴手册》、《腧穴学概论》、《实用针灸学》、《中华针灸学》、《中国针灸大辞典》、《实用针灸辞典》。

强间（GV18）　督脉穴。（大羽）位于后发际正中直上4寸处。用于治疗督脉经气虚衰引起的头痛、目眩、呕吐、项强、步态蹒珊、癫痫。有清头散风、益脑的作用。斜刺 0.5～1 寸，灸 3～5 壮。

强肘　奇穴。位于上臂屈侧尺侧缘，腋前皱襞与肘横纹尺侧端连线之中点，当心经少海穴上 4 寸 5 分。用于治疗小儿麻痹后遗症伸屈肘无力。针 1～1.5 寸。引见《针灸经外奇穴图谱》、《中国针灸大辞典》。

强音　奇穴。位于颈部、甲状软骨切迹上凹陷两侧旁开 2 寸处。即喉结旁开 2 寸，人迎穴后上方。用于治疗哑、失语、咽喉炎、声带疾患失语。针斜刺向舌根部 1.5 寸，针感喉中发痒。引见《常用新医疗法手册》、《针灸经外奇穴图谱》、《针灸学》（上海中医学院编）、《中医临床新编》、《中国针灸大辞典》。

强胯　奇穴。位于臀部，股骨后缘，与大转子高点下 2 寸相平。用于治疗弛缓性瘫痪，截瘫。有强壮下肢作用。直刺 3～4 寸，针感麻至足。引见《针灸经外奇穴图谱》、《针灸学》（上海中医学院编）、《中国针灸大辞典》。

强心术　针灸方。是由心包经大陵（P7）、内关（P6）、间使

（P5）、郄门（P4）计 4 穴组成的针灸方。用于治疗心力衰竭、末梢循环障碍、休克、虚脱、晕厥、低血压、心动过速、内耳眩晕症、头昏、癔病、癫痫、呕吐、克山病。针法：从大陵穴进针，沿皮刺经内关、间使，直达郄门穴，针感上传至肩，下传至手。引见《红医针疗法》、《针灸经外奇穴图谱》、《中国针灸大辞典》。

强壮区　头针穴。位于运动区上点向前刺 3.5 厘米。用于慢性病的治疗。有强壮作用。引自《新医疗法汇编》。

属累　经穴别名，即督脉命门（GV4）穴，详见该条。引见《针灸甲乙经》、《腧穴学概论》、《实用针灸学》、《中华针灸学》、《针灸腧穴手册》、《中国针灸大辞典》、《实用针灸辞典》。

疏风宣窍方　针灸方。是由大肠经合谷（LI4）、迎香（L120）和奇穴印堂、鼻通共 4 穴组成的针灸方。用于治疗急性鼻炎。随症加穴：发热，加大椎、曲池；鼻塞，加上星、风池。方义：本方具有疏风解表，宣通鼻窍的作用。取迎香、印堂、鼻通以宣通鼻窍；取合谷以疏

风解表，而加强宣通鼻窍之效。引见《中国针灸大辞典》。

疏风散热方　针灸方。是由膀胱经睛明（B1）、攒竹（B2）、胆经风池（G20）、光明（G37）、胃经四白（S2）、大肠经合谷（L14）计6穴组成的针灸方。用于治疗电光性眼炎。随症加穴：结膜充血、眼灼痛，加太阳、羞明；流泪加头临泣、头维。方义：本方具有疏风散热作用。取睛明、攒竹以散足太阳经之风热，取四白、合谷以清手、足阳明经之郁热，风池、光明以祛风邪而明目。引自《中国针灸大辞典》。

疏肝和胃方　针灸方。是由任脉中脘（CV12）、肝经期门（Liv14）、胆经阳陵泉（G34）、心包经内关（P6）、胃经足三里（S36）计5穴组成的针灸方。用于治疗肝气犯胃（症见胃脘胀满、攻痛连胁、嗳气频作、呕吐酸水、脉沉弦、苔薄白）。随症加穴：脘痞腹胀，加脾俞、公孙；嗳气呕酸，加肝俞、胆俞、丘墟。方义：本方具有疏肝和胃作用。取胃募中脘、胃之合穴足三里以疏通胃气而升清降浊；取心包之络穴内关，以开胸脘之郁结；

取肝募期门、胆之合穴阳陵泉以平肝胆之冲逆，如此胃得和降，其痛自除。引见《中国针灸大辞典》。

疏肝解郁方　针灸方。是由肝经太冲（Liv3）、期门（Liv14），胆经阳陵泉（G34），胃经足三里（S36）、三焦经支沟（TE6）计5穴组成的针灸方。用于治疗肝气郁结（症见：胁痛、胸闷不舒、纳呆、脉弦、苔薄）。随症加穴：胁肋胀痛，加辄筋、丘墟、外关；食少，加章门、太白。方义：本方具有疏肝解郁的作用。胆附于肝相为表里，厥阴、少阳之脉循布于胁肋，故取肝之募穴期门、原穴太冲，配手少阳之经穴支沟，足少阳之合穴阳陵泉以疏肝解郁，俾气血畅通病自向愈，更取足三里以调胃气，则痞满可除。引见《中国针灸大辞典》。

疏厥和中方　针灸方。是由督脉水沟（GV26）、心包经中冲（P9）、肾经涌泉（K1）、胃经足三里（S36）计4穴组成的针灸方。用于治疗晕厥（症见突然昏倒、人事不省、面色苍白、四肢厥冷、肌肉松弛、瞳孔缩小、血压下降、脉搏迟缓）。随症加穴：脉缓，加内关、素髎；面色苍白、四肢厥冷，加百会、

气海、关元。方义：本方具有疏厥
和中作用。取水沟以开窍而醒脑，
取中冲以强心通脉，取足三里以振
奋肠胃机能而温中回阳，取涌泉以
开窍而宁神。引见《中国针灸大辞
典》。

疏泄风热定痛方　针灸方。
是由膀胱经睛明（B1），胆经风池
（G20），肝经太冲（Liv3），大肠经
合谷（L14）和奇穴太阳计5穴组成
的针灸方。用于治疗急性结膜炎。
随症加穴：目赤肿痛，加肝俞、行
间；结膜干燥作痒，加大、小骨空，
瞳子髎。方义：本方具有清泄风热、
消肿定痛的作用。因目为肝窍，阳
明、太阳、少阳的经脉均循行于目
部，故取合谷、风池疏调阳明、少
阳经气以泄风热；太冲导厥阴经气
而降肝火；睛明为太阳、阳明交会
穴，能宣泄患部之郁热，取太阳穴
点刺出血，以清火泄热而止痛。引
见《中国针灸大辞典》。

疏调气血利肩方　针灸方。
是由大肠经肩髃（L115）、巨骨
（L116），小肠经天宗（S111），三焦
经肩髎（TE14）和奇穴肩内陵计5
穴组成的针灸方。用于治疗肩部软
组织疾病如肩关节周围炎、冈上肌

肌腱炎、肩峰下滑囊炎。随症加穴：
肩臂疼，加肩井、曲池；手臂不能
上举，加条口透承山；肩痛手臂不
能内收，加臑俞、肩贞；肩疼手臂
不能后旋外展，加后溪、养老。方
义：本方具有疏调气血、舒筋利肩
的作用。由于风寒湿邪袭于肩部，
致经络痹阻、气血不畅，经筋作用
失常而发生本病。治宜取肩部手三
阳经穴为主。取肩髃、巨骨搜风镇
痛，取肩髎、天宗、肩内陵宣痹通
络，取合谷、曲池疏风清热，取外
关、太渊行气活血，取尺泽、阳池
以宣通三焦之气机而通阳化湿。引
见《中国针灸大辞典》。

疏调气血起痿方　针灸方。
是由大肠经肩髃（LI15）、曲池
（LI11）、阳溪（LI5）、合谷（LI4），
胃经髀关（S31）、梁丘（S34）、足
三里（S36）、解溪（S41）计8穴组
成的针灸方。用于治疗痿证（以四
肢肌肉弛缓无力，失去运动功能为
主症，与痹证酸重疼痛妨碍运动者
不同）。随症加穴：肺热，加尺泽、
肺俞；湿热，加阴陵泉、脾俞；肝
肾阴亏，加肝俞、肾俞、悬钟、阳
陵泉。方义：本方具有疏调气血起
痿的作用。本病取穴，首重阳明，

《内经》有"治痿独取阳明"之旨，因阳明为多气多血之经，又主宗筋，故取手足阳明经穴轮换施治。本病初期，热势尚存，宜用泻法，以清其热，热退之后方可用灸或针灸并施。肺主治节，脾主健运，清高热，健中州，使热清湿化，可达到恢复运动功能的目的。取肝俞、肾俞以补益肝肾、调益两脏精气。肝主筋，故取筋会阳陵泉；肾主骨髓，故取髓会悬钟；俾筋强骨坚。诸穴合用，痿证自可向愈。引见《中国针灸大辞典》。

疏调肠胃止泻方　针灸方。是由任脉中脘（CV12），胃经天枢（S25）、足三里（S36）、脾经三阴交（SP6）、阴陵泉（SP9）计5穴组成的针灸方。用于治疗急性泄泻。随症加穴：湿热泄泻口渴者，加上巨虚、内庭、曲池；寒湿泄泻、肠鸣、腹痛者，加神阙、十字灸（水分、气海、天枢）。方义：本方具有疏调肠胃止泻的作用。募穴是人体脏腑之气汇聚之处，故取胃募中脘、大肠募天枢，以调整肠胃之气机，使运化与传导功能得以恢复，则积滞潜化而邪失所踞；取足阳明之合穴足三里，以通调胃腑之气机，脾与胃相为表里，故取三阴交，阴陵泉以疏调足太阴之经气，使脾气得运，水精四布、小便通利，则湿滞化而泄泻自可向愈。引见《中国针灸大辞典》。

疏泄胆气和胃方　针灸方。是由胆经日月（G24）、阳陵泉（G34）、胃经足三里（S36）、心包经内关（P6）、奇穴胆囊穴计5穴组成的针灸方。用于治疗急性囊炎、胆石症。随症加穴：胆石疼，加肝俞、胆俞；面黄、目黄、尿黄，加至阳、胆俞、腕骨；大便秘结，加天枢、大肠俞。方义：阳陵泉为胆经之合穴，"合穴治腑"；胆囊奇穴为近人治疗胆囊疾病的经验穴；日月为胆经的募穴。取此3穴以疏泄胆气、消炎止痛。足三里为胃经之合穴，内关通于阴维，取此两穴以起宽中理气、和胃止呕的作用。引见《中国针灸大辞典》。

十三画

〔一〕

感四区　头针穴。位于感觉区上点向前刺到血管舒缩区上点。用于治疗大脑发育不全，脑炎后遗症、中毒后遗症。有强壮作用，按头针常规针法操作。引见《头针疗法》。

感觉区　头针穴。相当于中央后回部位。自运动区向后平移1.5厘米，即为感觉区。

感冒点　所指有二：①耳针穴。位于对耳轮上脚上缘的微前方耳轮的边缘部。用于感冒。采用三棱针点刺放血法。②手针穴。位于手掌近桡侧缘、第一掌骨基底内侧后方1寸处。当肺经鱼际穴内上1寸处。用于治疗感冒、扁桃体炎、牙痛。针2～3分，针感麻至指尖。引见《耳针》、《新医疗法讲义》（下册）、《针灸经外奇穴图谱》、《耳穴挂图》、《中国针灸大辞典》。

感觉区上1/5　头针穴。（下肢、头、躯干感觉区）位于头部、由眉间至枕外粗隆高点的前后正中线的中点，向后移1厘米处定为上点；再由眉中点上缘至枕外粗隆高点的头侧水平连线与鬓角前缘相交之处定为下点，上、下两点连线向后移1.5厘米的平行线，即为感觉刺激区。将此线分为5等份，上1/5即为本区，左右各一区。用于治疗对侧腰腿疼、麻木、感觉异常、坐

骨神经痛、肋间神经痛、末梢神经炎、后头痛、项痛、耳鸣、失眠、脑动脉硬化、左心室劳损、高血压病。一般取发病的对侧穴区，针尖沿穴区从上向下斜行刺于皮下后，每分钟捻针达240～260次，有针感时对侧下肢或头顶部出现热感，持续捻转二三分钟，留针5～10分钟，再捻针一二分钟后，留针5～10分钟，第三次捻针一二分钟后，即可起针。引见《头针疗法》、《针灸经外奇穴图谱》、《中国针灸大辞典》。

感觉区中2/5　头针穴。（上肢感觉区）用于治疗对侧上肢麻木、痛、感觉异常、末梢神经炎、脑动脉硬化、高血压病。穴区定位与针法同上。

感觉区下2/5　头针穴。（头面感觉区、面感觉区）用于治疗对侧面部感觉异常，对侧前头痛、偏头痛、三叉神经痛、牙痛、颞颌关节炎。穴区定区与针法同上。

输穴　经穴分类名，五腧穴之一。"所注为输"意指此穴脉气较大，有如水流能灌注、运输。阴经的输穴是本经的原穴，阳经的输穴则不同。输穴适用于治疗病情时轻

时重、时作时止、肢体懒惰、骨节痠痛等症。引见《针灸学辞典》。

输府 经穴别名，即肾经俞府（K27）穴，详见该条。引见《针灸腧穴手册》、《腧穴学概论》、《实用针灸学》、《中华针灸学》、《针灸大辞典》、《实用针灸辞典》。

输胆 奇穴。位于右侧背部，第十、十一胸椎棘突之间点，向右侧旁开3.5寸处，计1穴。用于治疗胆道蛔虫症。为点穴用穴，以指按压、或点法。引见《实用针灸学》、《针灸经外奇穴图谱》、《中国针灸大辞典》。

输尿管 耳针穴。位于耳甲艇、对耳轮下脚中点下缘，在肾与膀胱两穴之间。用于治疗输尿管结石绞痛、肾结石。有清利下焦作用。按耳针常规针法操作。引见《耳针疗法》、《耳穴挂图》、《耳郭诊断治疗学》、《针灸经外奇穴图谱》、《中国针灸大辞典》。

禁烱穴 即奇穴甜美之异名，详见该条。引见《中国针灸》1983年第1期。

壸尾 经穴别名，即督脉长强（GV1）穴，详见该条。引见《西方子明堂灸经》、《针灸学辞典》。

零点 耳针穴。（耳背零点）位于耳轮脚头部呈明显切迹处，正居耳郭几何图形之中，零点相对应的耳背部称为耳背零点，相当于耳迷根处。用于治疗内脏器官痉挛性疼痛。有解痉止痛作用。按耳针常规针法操作。引见《耳穴疗法》。

〔丨〕

督脊 奇穴。（癫痫位于背部正中线，第九胸椎棘突下方凹陷处。当大椎与长强穴连线的中点。用于治疗癫痫，小儿暴痫、羊痫、脊髓疾患。灸3～7壮。引见《千金要方》、《太平圣惠方》、《针灸孔穴及其疗法便览》、《经穴汇解》、《针灸经外奇穴图谱》、《经穴治疗学》、《针灸学辞典》、《中国针灸大辞典》。

督俞 所指有二：①膀胱经督俞（B16）穴（高盖、高益、商盖），位于第六胸椎棘突下，左右旁开1.5寸。用于治疗阴阳不和、寒热交争引起的胸膈气逆、寒热心痛、腹痛肠鸣，以及膈肌痉挛、乳腺炎、脱发、皮肤瘙痒。也是穴位诊断心内膜炎的定性穴。有宽胸理气，调节阴阳的作用。斜刺0.5～1寸，灸3～5壮。②奇穴。（高盖）位于背部第六、七胸椎棘突之间点，左右旁开2寸，当膀胱经督俞穴外侧5分处。用于治疗逆上、寒热往来、胃痉挛、腹鸣、心内膜炎。灸15壮。引见《类经图翼》、《经穴汇解》、《针灸经外奇穴图谱》、《中国针灸大辞典》。

督脉 所指有二：①奇穴。位于前发际之正中点，稍入发际2分处。当督脉神庭穴下3分处。用于治疗卒癫、小儿暴痫、角弓反张。灸30壮。②经穴别名，即督脉神庭穴，详见该条。引见《千金要方》、《针灸学辞典》、《针灸大辞典》、《中国针灸大辞典》。

督募 奇穴。位于背部第六、七胸椎棘突之间点，左右旁开1寸处，当膀胱经督俞穴内侧5分处。用于治疗肩背痛、产后风、胃痛、肝炎、肥大性脊柱炎。针向下沿皮下斜刺5～8分。引见《红医针疗法》、《针灸经外奇穴图谱》、《中国针灸大辞典》。

督脉穴 所指有二：①经穴分类名，指督脉所属穴，计28个穴，督脉交会于足太阳的风门，任

脉的会阴。②经穴别名，即小肠经的后溪（SI3）穴，后溪通督脉，为八脉八穴之一。详见该条。引见《针灸甲乙经》、《针经指南》、《针灸学辞典》、《中国针灸大辞典》。

督1～10 耳针穴。为耳郭督脉经线，位于对耳轮隆起部位的正中，由对耳轮上脚正中点起至耳轮尾终点成一连线，共10个穴位。督1：位于对耳轮上脚中线之顶端。用于牙痛、牙龈炎、酒渣鼻、前额痛。与任2同用治疗面瘫，中风失语，口角抽搐。督2：位于膝关节穴略上方。用于治疗嗜睡、思维迟钝、癔病、眩晕、痴呆等脑部疾病。督3：位于髋关节略下方。用于治疗枕叶癫痫、后脑病痛、失眠、项强颈痛、舌强不语、脊背疼。督4至督10：其感传贯通脊柱正中，自长强穴至大椎穴，且与五脏之俞、募穴相沟通。用于治疗五脏之疾及自颈至骶部各部位之病变。督4：位于骶椎穴斜上方。用于治疗腰骶疼痛、便秘、下肢麻木、酸痛。督5至督9：共5穴，分别与耳针穴心、肝、脾、肺、肾五脏各穴平行的对耳轮正中线处。其感传分别与五脏六腑之俞、募穴相通，如配合使用，有

利于疏调各脏腑经络。督10：位于对耳轮起始部的突起点。其感传在大椎上下，其分枝上通七窍，故用于治疗眼、耳、鼻、喉之疾患。其横行分支与任2相沟通。督脉为阳经之都纲，如督10与手三阳经配用，对肩凝症、上肢抬举不利有效。督4与督10配伍有利于贯通督脉经线。引见《耳压祛痰疗法》。

督脉十三针 针灸方。是由督脉长强（GV1）、腰阳关（GV3）、命门（GV4）、悬枢（GV5）、脊中（GV6）、筋缩（GV8）、至阳（GV9）、神道（GV11）、身柱（GV12）、陶道（GV13）、大椎（GV14）、风府（GV16）、百会（GV20）计13穴组成的针灸方。用于治疗各种瘫痪、癫狂痫症、风寒湿痹。有疏通督脉，补髓健脑的作用。引见《金针王乐亭》。

睛下 所指有二：①奇穴（睛明）位于目内眦角下外约5分，眶下缘内方。用于治疗角膜白斑、白内障、近视、散光、外斜视、角膜云翳、青光眼、视神经萎缩。直刺3分后，向下向内进针0.5～1寸，禁灸。②奇穴下睛明之异名，详见该条。引见《新医疗法汇编》、《红医针疗法》、《针灸经外奇穴图谱》、《中国针灸大辞典》。

睛中 奇穴。位于眼瞳孔正中点。用于治疗内障眼、久年不能视物、顷刻光明、神秘穴也。此法针刺特殊，非有经验者不可轻试。引见《针灸大成》、《针灸集成》、《针灸逢源》、《经穴汇解》、《腧穴学概论》、《针灸经外奇穴图谱》、《中国针灸大辞典》、《针灸学辞典》、《针灸大辞典》。

睛光 奇穴。位于目内眦角上3分处，当膀胱经睛明穴上方3分处。用于治疗色盲。针0.5～1寸，不灸。引见《针灸经外奇穴图谱》、《中国针灸大辞典》。

睛明 所指有二：①膀胱经睛明（B1）穴（目内眦、内眦外、泪孔、泪空、泪腔、精明），位于目内眦角的内上方约1分处的凹陷中。闭目取穴。用于治疗风热之邪引起的目赤肿痛、内眦痒痛、流泪、雀目、近视、色盲、目眩。本穴为手足太阳、足阳明、阴跷、阳跷五脉之会。有疏风清热、活血通络、明目的作用。针时先将眼球以手指向外侧固定，紧靠眶缘直刺0.2～1寸，不得捻转或提插，出针后以棉球按压片刻以防出血。禁灸。②奇穴睛下之异名，详见该条。引见《中国针灸大辞典》。

跟　耳针穴。位于对耳轮上脚末端的内上角处。用于治疗足跟痛。按耳针常规针法操作。引见《耳针》、《耳针疗法》、《耳郭诊断治疗学》、《针灸经外奇穴图谱》、《耳穴挂图》、《中国针灸大辞典》。

跟平　奇穴。位于足跟部，小腿三头肌腱上，内、外踝高点连线与跟腱相交之中点。用于治疗小儿麻痹后遗症、足下垂、马蹄足、足跟不落地。针3～5分，灸3～5壮。引见《实用针灸学》、《常用新医疗法手册》、《针灸经外奇穴图谱》、《针灸学》（上海中医学院编）、《中国针灸大辞典》。

跟紧　奇穴别名，即落地穴，详见该条。引见《针灸经外奇穴图谱》、《中国针灸大辞典》。

跟腱　奇穴。位于跟骨结节部。用于治疗下肢瘫痪，小儿高烧，小儿消化不良。为点穴用穴，常用按压法、点法。引见《点穴疗法》、《临床实用点穴疗法》。

跳跃　奇穴。位于髋部，髂嵴最高点直下2寸处。当胆经环跳穴之上方。用于治疗小儿麻痹后遗症，臀肌萎缩，下肢瘫痪，腰痛不能左右前后活动。直刺2～3寸，灸3～7壮。引见《常用新医疗法手册》、《实用针灸学》、《针灸经外奇穴图谱》、《针灸学》（上海中医学院编）、《针灸学辞典》、《中国针灸大辞典》。

跨骨　经穴别名，即胃经梁丘（S34）穴，详见该条。引见《针灸腧穴手册》、《腧穴学概论》、《实用针灸学》、《中华针灸学》、《实用针灸辞典》。

照海（K6）　肾经穴。（阴跷、太阴跷）位于内踝下缘凹陷中。用于治疗肾气壅滞引起的痫症夜发，咽喉干痛，月经不调，赤白带下，阴挺阴痒，小便频数，癃闭、便秘、脚气红肿、瘿病、失眠、扁桃体炎。本穴为阴跷脉所生之处，又为八脉交会穴之一，通于阴跷脉。有滋阴补肾、益肾通经、化瘀解毒、清热利湿、宁心神、利咽喉的作用。

蛾根　奇穴。位于下颌部，下颌骨下颌角前1寸，下颌骨体之内缘。用于治疗乳蛾肿痛、咽喉炎。直刺0.5～1寸。引见《针灸经外奇穴图谱》、《针灸学辞典》、《针灸大辞

《典》、《中国针灸大辞典》。

嗅味　方云鹏头针穴。（嗅觉、味觉中枢）位于耳尖前3厘米处。用于治疗嗅、味觉障碍，急慢性鼻炎。引见《实用头针大全》。

〔丿〕

腰4　奇穴。位于腰部正中线，第四腰椎棘突上缘。当督脉阳关穴上方。用于治疗指端动脉痉挛症、血栓闭塞性脉管炎、末梢神经炎、多发性神经炎、糖尿病、尿崩症、遗精、遗尿、阳萎、经闭、前列腺炎、偏瘫、截瘫、小儿麻痹后遗症。针法同赤医主穴。引见《新医疗法手册》、《中国针灸大辞典》。

腰孔　奇穴别名，即十七椎下，详见该条。引见《千金翼方》、《针灸孔穴及其疗法便览》、《针灸大辞典》。

腰丰　奇穴。位于第三腰椎棘突下缘，左右旁开5分处。用于治疗结核性脑膜炎后遗下肢瘫痪。针7～9分。引见《针灸穴位小词典》、《针灸经外奇穴图谱》。

腰中　手针穴。位于手背中指中线，升压前1/4寸，掌骨根上。用于治疗脊柱之病，腰痛。直刺1

分许。引见《手针新疗法》。

腰户　经穴别名，即督脉腰俞（GV2）穴，详见该条。引见《针灸甲乙经》、《腧穴学概论》、《针灸腧穴手册》、《实用针灸学》、《中华针灸学》、《中国针灸大辞典》、《实用针灸辞典》。

腰目　即奇穴腰眼之异名，详见该条。

腰穴　经穴别名，即督脉腰俞（GV2）穴，详见该条。引见《临床针灸学》。

腰宁　奇穴。位于肘关节上方前缘凹内，相当于曲池、五里、侠白三穴之间。用于急性腰扭伤。取穴时患者手掌贴于胸前，拇指尖压在天突上，肘部向上抬起，医者用食指尖在该处寻找压痛点，最明处是穴。直刺0.5～1.5寸，留针半小时，在留针时边捻针、边活动腰部，针毕用手掌扑打患处十余下以加强疗效。引自《中西医结合杂志》1986年第6期。

腰肌　手针穴。位于手臂第三四指歧骨上、三焦点后1/4寸。用于治疗腰肌劳损，急性腰扭伤。呈45度斜刺至中指中线，得强烈针感为度。引自《手针新疗法》。

腰产　经穴别名，即督脉腰俞（GV2）穴，详见该条。引见《针灸大辞典》。

腰灵　奇穴。位于腰部第四五腰椎棘突之间点，左右旁开 1 寸处。当督脉腰阳关穴两侧旁开 1 寸，用于治疗腰痛、痛经、膀胱炎。针 2 寸，针感麻至腰或臀部。引见《针灸经外奇穴图谱》、《中国针灸大辞典》。

腰宜　奇穴。位于第四五腰椎棘突之间点，外开 4 横指处。当膀胱经大肠俞旁开 1.5 寸处。用于治疗妇人血崩、腰痛、腰部软组织损伤、脊柱肌痉挛、妇科病。直刺 1～2 寸，灸 3～7 壮。引见《针灸孔穴及其疗法便览》、《针灸经外奇穴图谱》、《腧穴学概论》、《针灸学》（上海中医学院编）、《针灸大辞典》、《中国针灸大辞典》。

腰注　即腰柱，为督脉腰俞（GV2）穴之别名，详见该条。引见《太平圣惠方》、《针灸学辞典》。

腰奇　奇穴。位于骶部尾骶骨尖端直上 2 寸，在第二三骶椎棘突之间点近下方。用于治疗癫痫。对腰剧烈痛亦有效。针法：将皮肤用手提起，直刺 3 分，再沿皮往上

刺 2～2.5 寸，得气时针感向上扩散至后头部，留针半小时。引见《针灸经外奇穴图谱》、《腧穴学概论》、《实用针灸学》、《中医大辞典》、《针灸学》（上海中医学院编）、《针灸学辞典》、《针灸大辞典》、《最新针灸疗法》、《中国针灸大辞典》。

腰空　经穴别名，即督脉腰俞（GV2）穴，详见该条。引见《临床针灸学》、《针灸腧穴手册》。

腰俞　所指有二：①督脉腰俞（GV2）穴（腰户、腰柱、腰注、腰空、腰产、髓孔、髓府、髓俞、髓空、髓中、背解、背鲜、背介），位于第四骶椎下骶骨裂孔中。用于治疗督脉与正经之间经气失调引起的癫、狂、痫症、痔疾，经闭，月经不调，腰脊强痛，下肢痹痿软，麻木不仁、弛缓性瘫痪。有沟通经气、培补下焦、清热利湿、调理二便的作用。针向上斜刺 0.5～1 寸，灸 3～15 壮。②经穴别名，即膀胱经白环俞（B30）穴，详见该条。引见《实用针灸学》。

腰柱　经穴别名，即督脉腰俞（GV2）穴，详见该条。引见《外台秘要》、《针灸学辞典》、《中国针灸大辞典》、《针灸腧穴手册》、

《腧穴学概论》、《实用针灸学》、《实用针灸辞典》、《中华针灸学》。

腰脊 鼻针穴。位于鼻梁骨近外侧，从颧骨高点划水平线与鼻底相交之点，与肝点相平，在胆点之外，项背点外下方、两颧骨之内侧，为背部肿瘤切除术的针麻穴，斜刺1～2分，当鼻部有针感时再通电。引见《实用针灸学》、《针灸经外奇穴图谱》、《全国针刺麻醉资料汇编》、《针灸学》（上海中医学院编）、《针灸大辞典》、《中国针灸大辞典》。

腰根 奇穴。位于骶部第一骶椎棘突旁开3寸处，当膀胱经胞肓穴上方。用于治疗骶髂关节疾病，下肢瘫痪，足病。直刺3寸，针感麻至足。引见《针灸真髓》、《针灸经外奇穴图谱》、《针灸学》（上海中医学院编）、《针灸大辞典》。

腰眼 奇穴。（腰目、腰目窌、鬼眼、癸亥、遇仙灸）位于第四、五腰椎棘突之间点旁开3～4寸处。用于治疗劳瘵、腰痛、虚弱羸瘦、肺结核、气管炎、睾丸炎、肾亏、妇产病、消渴、气滞血凝。直刺0.5～1寸，灸5～7壮。引见《类经图翼》、《针灸孔穴及其疗法便

览》、《千金要方》、《腧穴学概论》、《经穴汇解》、《针灸经外奇穴图谱》、《实用针灸学》、《针灸学辞典》、《中医大辞典》、《针灸大辞典》、《中国针灸大辞典》。

腰痛 所指有二：①耳针穴。位于耳壳背面、耳舟隆起下段、折耳向前，耳舟隆起尖端至耳舟隆起下段与耳垂交界处，折为5等份，下五分之一点偏外侧。此穴在耳轮尾背面部分，即在背脊穴下方约0.3厘米处，平肾胞穴。用于治疗腰痛、腰肌劳损、腰扭伤、腰椎骨质增生或退化。按耳针常规针法操作。②手针穴。位于手背腕横纹前1.5寸，当第二指伸肌腱桡侧及第四指伸肌腱的尺侧处。一说在指总伸肌腱的两侧，腕横纹下1寸处，一手两穴。用于急性腰扭伤。向掌心斜刺0.5～1寸。引见《耳针》、《耳针疗法》、《针灸经外奇穴图谱》、《中医大辞典》。

腰椎 耳针穴。位于对耳轮上部，从轮屏切迹至对耳轮上下脚分叉处，共分5等份，下2/5及中3/5为腰椎。用于治疗腰骶椎骨质增生或退化，腰骶扭伤。按耳针常规针法操作。引见《微针疗法》、

《耳针》、《针灸经外奇穴图谱》、《中国针灸大辞典》。

腰脊　手针穴。位于手背第四五指歧骨上，腰腿点2后0.5寸。用于腰脊部酸痛。直针1分许。引见《手针新疗法》。

腰骶　奇穴。（七步癖）位于腰骶关节两侧1寸处。用于坐骨神经痛、下肢瘫痪。为点穴用穴。常用点法、按压法。引见《点穴疗法》。

腰一穴　奇穴别名，即赤医2穴，详见该条。引见《新医疗法手册》、《中国针灸大辞典》。

腰三针　针灸方。是由督脉命门（GV4）、膀胱经肾俞（B23），计两穴3针组成的针灸方。用于治疗腰痛、腰扭伤。肾俞穴针1～2.5寸，命门穴针0.5～1寸。引见《中医简易教材》、《针灸经外奇穴图谱》、《中国针灸大辞典》。

腰三点　鼻针穴。（腰三角）位于鼻梁中线上，鼻梁下缘1点，在此点两侧外下方，近鼻翼上各1点。3点形成等腰三角形，计3穴。用于治疗腰痛、腰酸困。斜刺1～2分。引见《新医疗法汇编》、《微针疗法》、《针灸经外奇穴图谱》、《中

国针灸大辞典》。

腰目窌　奇穴。位于尻上约左右是，定位不详，似同腰目。用于治疗腰痛。灸7壮。引见《千金要方》、《经穴汇解》、《类经图翼》、《针灸学辞典》。

腰阳关（GV3）　督脉穴。（阳关、背阳关、脊阳关）位于腰部第四腰椎棘突下凹陷处。用于治疗经气虚衰引起的月经不调、遗精、阳萎、腰骶痛、下肢痿痹。本穴有壮腰补肾、疏筋利节、补益精气、调补肾气、利腰膝、祛寒湿的作用。针尖向上刺1～1.5寸，灸3～7壮。

腰眼中　奇穴。位于背部第十七椎下，两腰眼正中取之。用于治疗癫痫。用26号长针刺入，进针后沿皮向上斜刺，进入脊髓腔内，慢慢提插捻转，使针感向上到肩部，向下达足跟后留针。引自《针灸金方》。

腰痛1　所指有二：①奇穴。位于腰部髂骨后翼处，第四、五腰椎棘突之间点，旁开2寸处。当膀胱经大肠俞穴外侧5分处。用于治疗腰腿痛。针0.5～1寸，针感麻至臀部及大腿后方。②手针穴。位于手背第二、三掌骨交接处。用于治

疗头部、腰部、四肢外伤。针向腕关节方向斜刺,深 1～1.5 寸。引见《常用新医疗法手册》、《针灸经外奇穴图谱》、《针灸学》(上海中医学院编)。

腰痛 2 所指有二:①奇穴。位于髋部髂骨翼的中间部。用于治疗腰腿痛。针 0.5～1 寸,针感麻向大腿外侧。②手针穴。位于手背第三四掌骨交接处。用于治疗胸部及四肢外伤。向腕关节方向斜刺 1～1.5 寸。引见《常用新医疗法手册》、《针灸经外奇穴图谱》、《针灸学》(上海中医学院编)。

腰痛 3 所指有二:①奇穴。位于髋部髂骨翼的前部。用于治疗腰腿痛。针 0.5～1 寸,针感麻至大腿外侧。②手针穴。位于手背第四五掌骨交接处。用于治疗腰部及四肢外伤。向腕关节方向斜刺 1～1.5 寸。引见《常用新医疗法手册》、《针灸经外奇穴图谱》、《针灸学》(上海中医学院编)。

腰痛 4 奇穴。位于骶髂关节表面,约与腰骶关节平高处。当膀胱经关元俞穴旁开约 3 分处。用于治疗腰腿痛。针 0.5～1 寸,针感麻向臀部。引见《常用新医疗法手册》、《针灸经外奇穴图谱》、《针灸学》(上海中医学院编)、《中国针灸大辞典》。

腰痛 5 奇穴。位于骶骨边缘,与第三骶背侧孔平高、正中线旁开约 1 寸 8 分。当膀胱经中膂俞穴外侧约 3 分。用于治疗腰腿痛。针 0.5～1 寸,针感麻至臀部及大腿后侧。引见《常用新医疗法手册》、《针灸经外奇穴图谱》、《中国针灸大辞典》。

腰痛 6 奇穴。即七步癫穴,详见该条。

腰痛 7 奇穴。位于第四腰椎横突处。用于治疗腰腿痛。针 0.5～1 寸,针感麻至大腿前侧。引见《常用新医疗法手册》、《针灸经外奇穴图谱》、《中国针灸大辞典》。

腰痛穴 即奇穴挫闪之异名,详见该条。

腰痛点 所指有三:①手针穴。(腰腿点)位于手背面,当伸指总肌腱的两侧,腕背侧横纹下 1 寸处,两侧各 1 穴,适对第二四掌骨间隙后部。一说位于手背腕横纹前 1.5 寸,第二伸指肌腱桡侧 1 穴,第四伸指肌腱尺侧处 1 穴,两手共 4 穴。用于治疗急性腰扭挫伤之腰痛，风湿、劳损所致之急、慢性腰腿痛。针由两侧向掌心斜刺4～8分。②鼻针穴。位于鼻内、鼻前庭外侧壁与底壁交界处，距前鼻孔约1分处。用于治疗腰痛、腰扭伤。按鼻针常规针法操作。③耳针穴。位于对耳轮下脚始部突起处，与骶尾椎相平。用于治疗腰痛。按耳针常规针法操作。引见《耳针》、《常用新医疗法手册》、《实用针灸学》、《针灸经外奇穴图谱》、《中医大辞典》、《耳穴挂图》、《中国针灸大辞典》、《手针新疗法》。

腰腿1　即手针穴腰痛点。位于手背腕横纹前1.5寸，第二伸指肌腱桡侧。详见该点。引见《手针新疗法》、《中国针灸大辞典》。

腰腿2　手针穴。(肾点) 位于手背小指与无名指掌骨歧骨基底部前陷中。用于治疗腰腿痛、腰扭伤、尿路感染、肾结石痛。按手针穴腰痛点针法操作。引见《手针新疗法》。

腰腿点　即手针穴腰痛点，详见该条。引见《手针新疗法》、《中国针灸大辞典》。

腰骶椎　耳针穴。位于对耳轮上2/3处。用于治疗腰骶部疼痛。

按耳针常规针法操作。引见《耳穴挂图》。

腰三角穴　即鼻针穴腰三点，详见该条。引见《针灸经外奇穴图谱》、《中国针灸大辞典》。

腰部八穴　奇穴。位于腰骶部，取患者食、中、无名指3横指的长度为边长，作一等边三角形，剪成5块纸片，然后在命门穴下1寸处划1横线，将3块纸片平排于此横线下、顶角下，中间三角形顶角的顶点必须在脊柱上，其上缘共得4点即4穴，再在此三只三角形的顶点上平排2块纸片，其左右两外角的顶点及两下角的顶点亦得4穴，共计8穴。用于治疗虚劳羸瘦，身体衰弱。灸10～15壮。本穴灸法为日本原志勉博士所发明，灸时以感觉温热为度，并兼灸足三里穴，每天施灸1次。引见《针灸孔穴及其疗法便览》、《针灸腧穴图谱》、《腧穴学概论》、《针灸经外奇穴图谱》。

腰痛八针　针灸方。是由督脉腰阳关 (GV3)、命门 (GV4)、膀胱经肾俞 (B23)、大肠俞 (B25)、委中 (B40) 计5穴8针组成的针灸方。用于治疗各种腰痛。有祛邪疏表、通经止痛、固本强腰的作用。引见《金针王乐亭》。

腰部扭伤穴　奇穴。位于第四腰椎棘突下旁开 2 寸处。用于治疗急性腰扭伤。用 28 号 3 寸毫针垂直刺 2.5～3 寸，令针感似触电样传至下肢趾尖为好。引见《上海针灸杂志》1994 年第 4 期。

腰神经根点　奇穴。位于各腰椎棘突之间旁开 1 寸处。腰神经共 5 对 10 穴。用于治疗腰痛，坐骨神经痛。此为神经干刺激疗法用穴。直刺 2～2.5 寸，针尖可碰到横突，然后将针尖上提再稍向上或向下斜刺 0.5 厘米，以出现向下肢放散的触电感为度。引见《神经干刺激疗法》。

腹　耳针穴。位于对耳轮上部，腰椎的外下方，近耳甲艇缘。用于治疗腹痛、腹胀、腹泻、痛经、产后宫缩痛、月经不调、麻痹性肠梗阻、急性腰扭伤。也是诊断腹腔疾患的参考穴。按耳针常规针法操作。引见《耳针》、《耳穴挂图》、《耳郭诊断治疗学》、《针灸经外奇穴图谱》、《中国针灸大辞典》。

腹上　手针穴。位于手背无名指中线，掌指关节前，掌指关节

与中节之中点，再后 1/4 寸处。用于治疗腹部疾患，阳事不利，遗精早泄。直针 1 分许。引见《手针新疗法》。

腹出　经穴别名，即脾经腹结（SP14）穴，详见该条。引见《针灸大辞典》。

腹外　耳针穴。位于对耳轮外侧，约与对耳轮下脚下缘相平处，或与肾穴相平处。用于治疗胆、肾结石之绞痛。亦是诊断胆、肾结石的参考穴。按耳针常规针法操作。引见《耳针》、《针灸经外奇穴图谱》、《微针疗法》、《针灸大辞典》。

腹安　奇穴。位于腋窝前纹端直上 1 寸向内开 1 寸处。用于治疗神经性胃痛、胃痉挛、胆道蛔虫症。为点穴用穴，按压时向内斜方向用力。引自《点穴疗法》、《中国民间疗法》。

腹泻　奇穴。位于腹部正中线，脐下 5 分处，当任脉神阙穴下 5 分。用于治疗腹泻。也是穴位诊断腹泻的定性穴。针 3～5 分，针感抽向耻骨联合部。引见《穴位诊断法》、《针灸经外奇穴图谱》。

腹屈　经穴别名，即脾经腹

结（SP14）穴，详见该条。引见
《针灸腧穴手册》、《腧穴学概论》、
《实用针灸学》、《中华针灸学》《针
灸学辞典》、《针灸大辞典》、《针灸
甲乙经》、《中国针灸大辞典》。

腹结（SP14）　脾经穴。
（腹屈、腹窟、腹出、肠屈、肠结、
肠窟、阳窟）位于腹部，脐下 1.3
寸，前正中线旁开 4 寸。用于治疗
寒邪凝聚引起的绕脐痛，腹寒泄利，
疝痛。有理气活血、温下元、散寒
邪的作用。直刺 1～2 寸，灸 5～
15 壮。

腹哀（SP16）　脾经穴。
（肠哀、肠屈）位于上腹，脐上 3
寸，旁开 4 寸。当任脉健里穴旁开 4
寸处。用于治疗脾失健运、积滞化
热引起的食不化、脐腹痛、便脓血、
便秘。本穴为足太阴、阴维之会，
有理脾胃、除积热的作用。直刺 1～
1.5 寸，灸 3～5 壮。

腹腔　奇穴。位于背部第十
二胸椎棘突下缘，左右旁开 3 分处。
用于治疗腹痛。亦为针麻用穴。对
上腹肌，腹膜紧张有松弛作用，对
内脏痛有止痛作用。进针 3～3.5
寸。引见《针灸经外奇穴图谱》。

腹窟　经穴别名，即脾经腹

结（SP14）穴，详见该条。引见
《实用针灸学》、《实用针灸辞典》。

腹水点　耳针穴。（艇中）位
于耳甲艇中央，在肾穴的下方，十
二指肠的上方。用于治疗肝硬化、
肾病综合征引起的腹水、腹胀气。
按耳针常规针法操作。引见《耳
针》、《耳针疗法》、《耳穴挂图》、
《针灸经外奇穴图谱》、《中国针灸大
辞典》。

腹四穴　奇穴。（腹四种）
位于腹部，以脐为中心点、上下左
右各 1 寸（同身寸）处，计 4 穴，
其中上下两穴分别与任脉水分、阴
交穴同位。用于治疗急、慢性痢
疾，肠炎，消化不良，食物中毒，
急性胃肠炎。针 2.5～3 寸，或用
三棱针点刺一二分，后拔火罐，起
罐时若发现某穴不出血，应重新点
刺，再拔火罐 1 次。引见《实用针
灸学》、《新医疗法手册》、《针灸经
外奇穴图谱》、《针灸学》（上海中
医学院编）。

腹四种　即奇穴腹四穴，详
见上条。

腹肋头　即奇穴下肋头之异
名，详见该条。引见《腧穴学概
论》、《中国针灸大辞典》。

腹肌松 奇穴。位于侧腰部，脐平线与腋中线之交点是穴。用于针刺麻醉，对肌肉松弛有明显作用。针斜向上方沿肋弓下缘扎到肌层，进针2～3寸，并通电诱导15分钟后施术。引见《针灸经外奇穴图谱》、《中国针灸大辞典》。

腹泻点 手针穴。位于手背第三四掌指关节间向后1寸处（即上1寸处）。用于治疗腹泻。针3～5分，针感麻至指尖。引见《新医疗法手册》、《针灸经外奇穴图谱》、《中医大辞典》、《中国针灸大辞典》。

腹通谷（K20） 肾经穴。位于上腹、脐上5寸，旁开5分。当任脉上脘穴旁开5分。用于治疗冲气上逆、逆气犯胃引起的呕逆、胃痛、腹胀、脾胃虚弱、口歪暴瘖、胸满胁痛、哮喘、胃扩张。本穴为足少阴肾经与冲脉之会穴，有调理胃肠、降逆气、健脾胃的作用。直刺1～1.5寸，灸3～5壮。

腹募穴 即募穴。与背俞穴对举。王冰曰"胸腹曰募、背脊曰俞"。引见《针灸大辞典》。

腹痛点 鼻针穴。位于鼻内、鼻中隔前部中央皮肤与粘膜移行部，右侧相当于时钟9点，左侧取与右侧相对应之部位，距鼻前孔0.5厘米处。用于治疗胃及十二指肠溃疡、胃炎、肠炎、过敏性结肠炎。穴位用新洁尔灭液消毒，针2～3分，留针10分钟，期间可捻针一两次，起针后用棉球按压针孔片刻以防出血。引见《针灸经外奇穴图谱》、《中国针灸大辞典》。

腹下三针 针灸方。是由任脉中极（CV3）和奇穴子宫（位于脐下4寸、旁开3寸处）计两穴3针组成的针灸方。用于治疗遗精、遗尿、阳萎、尿频、尿急、月经不调、白带多、子宫脱垂。3穴各针1～2寸，针感麻至外阴部、会阴向上抽动。引见《中医简易教材》、《针灸经外奇穴图谱》、《中国针灸大辞典》。

腹上三针 针灸方。是由任脉中脘（CV12）和奇穴胃上（位于脐上2寸、旁开4寸）计两穴3针组成的针灸方。用于治疗胃下垂、上腹痛。胃上穴向脐部表层透刺，中脘穴直刺1～3寸。引见《中医简易教材》、《针灸经外奇穴图谱》、《中国针灸大辞典》。

腨肠 经穴别名，所指有二：

①肾经筑宾（K9）穴，②即膀胱经承筋（B56）穴，详见各该条。引见《针灸甲乙经》、《中华针灸学》、《针灸腧穴手册》、《腧穴学概论》、《实用针灸学》、《针灸学辞典》、《中国针灸大辞典》、《实用针灸辞典》。

腧穴　是指脏腑经络之气输注出入的部位，是针灸的刺激点，又是某些病痛的反应点。古代称腧穴叫气穴或孔穴。腧穴分为3大类：①十四经的腧穴（经穴），②经外奇穴，③无固定位置的称为阿是穴。引见《针灸学辞典》。

腧府　经穴别名，即肾经俞府（K27）穴，详见该条。引见《腧穴学概论》。

腮穴　奇穴。位于耳垂下5分。用于治疗精神病（狂躁型、幻觉妄想型、偏狂）。针尖与耳垂直刺2～2.5寸。引自《实用针灸学》。

腮腺　耳针穴。（对屏尖）位于对耳屏的尖端，即对耳屏中区的最高点处。一说在平喘穴的内侧。用于治疗腮腺炎、牛皮癣、神经性皮炎、皮肤瘙痒症。本穴亦是诊断腮腺炎的参考穴。按耳针常规针法操作。引见《耳部信息诊断法》、《耳针》、《耳郭诊断治疗学》、《针灸

经外奇穴图谱》。

腮腺炎点　耳针穴。位于耳甲艇内、在肾与小肠穴的中点。用于治疗流行性腮腺炎。按耳针常规针法操作。引自《耳针》。

解剪　奇穴别名，即治瘫9，详见该条。引见《针灸经外奇穴图谱》、《中国针灸大辞典》。

解喘　奇穴。位于骶部平第一二骶背侧孔外侧约1寸处。当膀胱经上窌、次窌穴外侧约1寸处，左右计4穴。一说位于上、次、中窌的外侧约1寸处，左右共6穴。用于治疗支气管哮喘。直刺1～1.5寸，持续捻针10～15分钟，不留针。或用穴位埋线法。引见《针灸经外奇穴图谱》、《临床教材》（上册）、《实用穴位埋线疗法》、《针灸学讲义》。

解溪（S4）　胃经穴。（鞋带、草鞋带）位于足背踝关节前横纹中点，两筋间，与外踝尖平齐。用于治疗肠胃积热引起的头晕目眩、视物不清、腹胀、便秘、癫疾，以及头面浮肿、牙痛、筋痹、痿疭、惊悸怔忡、下肢痿痹、脚腕痛。本穴有通调肠胃、疏筋利节、宁神通络、清胃热等作用。针0.5～1寸，灸

3～5壮。

解剪 1 奇穴别名，即治瘫8，详见该条。引见《针灸经外奇穴图谱》、《中国针灸大辞典》。

解剪 2 即奇穴解剪，详见治瘫9穴。引见《实用针灸学》、《针灸经外奇穴图谱》、《中国针灸大辞典》。

解痉 1 奇穴。位于腘窝横纹近外侧端，股二头肌腱的内侧，当膀胱经委中穴外侧，股二头肌腱内侧。用于治疗外伤性截瘫。针0.5～1寸，针感麻至足。引自《针灸经外奇穴图谱》。

解痉 2 奇穴。位于腘窝横纹近内端、半腱肌腱的内侧，当膀胱经委中穴内侧、半腱肌腱外缘。用于治疗外伤性截瘫。针0.5～1寸，针感麻至足。引自《针灸经外奇穴图谱》。

解表利水方 针灸方。是由任脉水分（CV9）、膀胱经大杼（B11）、三焦俞（B22）、大肠经合谷（LI4）、脾经阴陵泉（SP9）、胃经上巨虚（S37）计6穴组成的针灸方。用于治疗阳水。随症加穴：面肿，加水沟、前顶；胸闷，加内关、照海；呼吸迫促，加列缺、尺泽。方义：本方具有解表利水作用。阳症主表，故取肺俞、大杼宣通肺气与足太阳经气（肺主皮毛、足太阳亦主一身之表）；取合谷是因手阳明与手太阴相为表里之故、因肺气通调，水液畅流、则能下输于膀胱；三焦司决渎而通水道、如气化失职、则气阻水聚而致浮肿，故取三焦俞以调整三焦的气化功能；水分当小肠之位，属任脉而联系膀胱，故用以通调手、足太阳之经气而奏泌别清浊，分利水液的功能；上巨虚、阴陵泉以疏调足阳明、太阴之经气，使脾胃之气得以健运，则水液输流自循常道。引见《中国针灸大辞典》。

解表清热方 针灸方。是由督脉大椎（GV14）、肺经少商（L11）、三焦经外关（TE5）、大肠经合谷（LI4）计4穴组成的针灸方。用于治疗外感发热。随症加穴：身热无汗，加复溜；烦躁不安，加少府；昏睡谵语，加中冲。方义：本方具有解表清热作用。取大椎、外关、合谷以解表退热，取少商刺血以清肃肺热。若烦躁不安、昏睡谵语，此为里热盛而邪入心包，故取少府、中冲以清心宁神。引见《中国针灸大辞典》。

鼠穴　经穴别名，即胃经承泣（S1）穴，详见该条。引见《针灸逢源》、《针灸大辞典》。

鼠尾　奇穴。位于足跟正中线，小腿三头肌腱上，跟骨上缘中点处。另说位于手臂上大肉处。用于治疗瘰疬。灸1～5壮。患左灸右，患右灸左。引见《针灸经外奇穴图谱》、《中国针灸大辞典》、《针灸学辞典》、《经穴汇解》。

鼠蹊　奇穴。位于腹股沟部，腹股沟中、外三分之一交界点。用于治疗抬腿无力。针2～3寸，针感麻至耻骨联合。引见《常用新医疗法手册》、《中国针灸大辞典》、《针灸经外奇穴图谱》、《针灸学》（上海中医学院编）。

颔厌（G4）　胆经穴。位于头维与曲鬓穴连线之上二分之一段的中点处，即从头维穴下量1寸，咀嚼时该处微动处是穴。用于治疗经气疏泄不利引起的偏头痛、目眩、耳鸣、牙痛、惊悸、口眼㖞邪。本穴为手、足少阳，手、足阳明之会穴，有清热散风、疏风活络、疏经利气、止痛益聪的作用。平刺5～8分，灸3壮。

钱孔　奇穴。位于腹部、胸膛窝下3寸，从正中线旁开3.5寸是穴。当胃经承满穴外侧5分处。或度乳至脐中、屈肋头骨是穴。用于治疗黄疸。灸3～5壮或百壮。引见《千金要方》、《针灸经外奇穴图谱》、《经穴汇解》、《中医大辞典》、《针灸学辞典》、《针灸大辞典》、《中国针灸大辞典》。

缘中　耳针穴。（脑点、脑干、遗尿点）位于对屏尖与轮屏切迹之中点。用于治疗遗尿、内耳眩晕症、崩漏、月经不调、阳萎、急惊风。智能发育不全。有益脑安神作用。引见《耳穴挂图》、《微针疗法》、《耳穴诊断学》、《头针与耳针》。

馈户　系膀胱经魄户（B42）穴之误。引见《医学入门》、《针灸学辞典》。

催眠术　针灸方。是由心经神门（H7）、阴郄（H6）、通里（H5）、灵道（H4）、计4穴组成的针灸方。用于治疗失眠、癫痫、精神病、心悸、阵发性心动过速、心力衰竭、高血压病、低血压、夜游症、多梦、说梦话、神经衰弱、癔病。从神门穴进针，经阴郄、通里，达灵道穴止，针感肩或手麻。引见《红医针疗法》、

《针灸经外奇穴图谱》。

催产引产方 针灸方。是由膀胱经至阴（B67）、大肠经合谷（LI4）、脾经三阴交（SP6）、奇穴独阴计4穴组成的针灸方。用于治疗滞产（临产时浆水已下，阵痛减弱，胎儿不能娩出）。随症加穴：羊水已下，阵痛减弱，加上窌、次窌。方义：本方具有活血利气、健运胞宫的作用。合谷为手阳明经原穴，属气；三阴交为足太阴经的交会穴，属血；补合谷、泻三阴交，以补气调血而下胎；至阴为足太阳经之交会穴，属血；至阴乃足太阳经之井穴；独阴为奇穴；皆为催产之要穴，灸之可引产下行；4穴合用，共奏催产引产之动。引见《中国针灸大辞典》。

〔丶〕

新一 奇穴别名，即一光穴，详见该条。引见《针灸经外奇穴图谱》、《中国针灸大辞典》。

新1 奇穴。位于膀胱经承山穴下1.5寸处。用于治疗小儿麻痹后遗症。针0.5～1寸，针感麻至足。引见《针灸经外奇穴图谱》、《中国针灸大辞典》。

新义 奇穴。位于颞部，乳突下缘凹陷后3分处。用于治疗精神分裂症。针0.5～1寸。引见《新医疗法汇编》、《针灸经外奇穴图谱》、《中国针灸大辞典》。

新主 奇穴。位于三角肌中央。当臂臑穴与肩髃穴连线之中点。用于治疗急性肩关节疼和运动障碍、三角肌炎、举臂困难、胸大肌痛。针0.5～1寸，灸3～5壮。引自《新针灸学》（朱琏著）。

新生 奇穴。位于大腿胫侧，腘窝横纹内侧端直上6寸，当红线穴直上3寸处。用于治疗血栓闭塞性脉管炎。针1～2寸，针感膝部酸、麻。引见《针灸经外奇穴图谱》、《中国针灸大辞典》。

新会 奇穴。所指部位有二：①位于胆经风池与奇穴翳明穴连线中点下1寸，即安眠2穴下1寸处。用于治疗精神分裂症。进针呈45°度角，朝横突和锥体之间的方向。②位于耳垂下约1.6厘米，下颌角的上方约1.6厘米，当听会穴直下，故名新会。用于三叉神经痛（第二、三支）、牙痛、腮腺炎、颈部诸肌挛缩或疼痛、颈部扭伤不能回顾、口腔炎、咀嚼肌痉挛、甲状腺肿、声音嘶哑、语言障碍、耳鸣耳聋、面瘫、面肌痉挛。引见《新医疗法汇编》、《针灸经外奇穴图谱》、《新针灸学》（朱琏著）、《中国针灸大辞典》。

新设　所指有二：①奇穴。（新识、下风池）位于项部，第四颈椎横突尖端，大肌（斜方肌）外缘，与耳垂下 1 寸处平高。一说位于第三、四颈椎之间，旁开 1.5 寸。当风池穴直下方，后发际下 1.5 寸。用于治疗枕神经痛、项肌痉挛、扭伤、项部及肩胛部痛、喘息、咳嗽、淋巴腺肿大、落枕、颈椎综合征、上肢瘫痪、大脑发育不全、机能性斜颈、膈肌痉挛、面肌痉挛、感冒、眩晕、口腔炎、咽喉痛、眼病、失眠。直刺 1～1.5 寸，灸 3～7 壮。②推拿穴。位于第三至第四足趾、趾间缝间，趾蹼缘的上方。此穴用捏法，可引腹部之气下行，用于治疗腹胀。引见《中国针灸学》、《新针灸学》（朱琏著）、《针灸孔穴及其疗法便览》、《针灸经外奇穴图谱》、《中医大辞典》、《针灸学辞典》、《针灸大辞典》、《中国针灸大辞典》。

新社　奇穴。位于胸部云门穴的外方，锁骨肩峰端的下方，肩

胛骨喙突和肱骨头之间的凹陷处。用于治疗耳鸣耳聋、肩关节痛、三角肌风湿证、臂膀运动障碍、胸部痛。直刺 3～5 分，灸 5～7 壮。引自《新针灸学》（朱琏著）。

新识　即奇穴新设之异名，部位相同。用于治疗项强、背弓反张、咽喉痛、颈神经痛。详见新设穴。引见《中国针灸学》、《腧穴学概论》、《针灸孔穴及其疗法便览》、《针灸经外奇穴图谱》、《中国针灸大辞典》。

新眼　耳针穴。所指部位有二：①（鼻眼净）位于耳屏外侧面中点近耳屏根部。当小肠经听宫穴的后方，即在渴点与饥点两穴之中点。用于治疗眼病、结膜炎、屈光不正、肥厚性鼻炎。②位于耳甲腔、食道、贲门穴连线中点之下缘，当肺穴的上缘。用于治疗屈光不正、眼底病。按耳针常规针法操作。引见《耳针》、《耳针疗法》、《耳穴挂图》、《实用针灸学》、《针灸经外奇穴图谱》、《针灸学》（上海中医学院编）、《中国针灸大辞典》。

新建　所指有二：①奇穴。位于臀部外上方，髂前上棘后下方，即股骨大转子高点、与髂前上棘连

线之中点。与胆经居窌穴同位。用于下肢麻木、疼痛、股外侧神经痛、股关节炎、肝区痛、心悸、感冒发烧。针 1.5 寸，灸 15 壮。②推拿穴。位于颈部第二三颈椎棘突间。用于喉痛、急性喉痹、乳娥、声带水肿、嘶哑。有清咽喉、散结热的作用。用手捏挤至紫红色为度。引自《中国针灸学》、《腧穴学概论》、《新针灸学》(朱琏著)、《中医大辞典》、《针灸学辞典》、《中国针灸大辞典》、《针灸大辞典》。

新一号 所指有二：①奇穴。位于手掌部第二掌骨桡侧，掌横纹前约 2 厘米处。为手针麻醉穴，针 3～5 分，针感麻至指尖。②耳针穴。位于耳郭后根部、乳突前缘与耳郭交界处。用于耳聋。针向前下 40 度角斜刺 1.5～2 寸。引见《针灸经外奇穴图谱》、《中国针灸大辞典》。

新二号 所指有二：①手针穴。位于手掌尺侧第五掌骨基底处。用于手针麻醉穴。针 3～5 分，针感麻至指尖。②奇穴。位于耳颞部、胸锁乳突肌停止部、颞骨乳突下凹陷直上 5 分处。用于治疗耳聋。针斜向上耳郭部刺入 1.5 寸，针感为耳中麻胀。引见《新医疗法汇编》、

《针灸经外奇穴图谱》、《中国针灸大辞典》。

新三号 奇穴。位于腕横纹近尺侧端、近尺侧屈腕肌腱桡侧缘，当心经神门穴的桡侧。为手针麻醉穴。针 3～5 分，针感麻至指。引见《针灸经外奇穴图谱》、《中国针灸大辞典》。

新四号 奇穴。位于手背部，第二三掌骨间隙前三分之一点。当手针颈项点与腰痛点之间。为手针麻醉穴，针 3～5 分，针感麻至指。引见《针灸经外奇穴图谱》、《中国针灸大辞典》。

新五号 即奇穴全麻点之异名，详见该条。

新七号 奇穴。位于颞部、耳后发际与耳屏中点水平连线交会处。用于耳聋。针向鼻梁中部刺 0.5～1 寸、针感为耳中酸胀。引见《新医疗法汇编》、《针灸经外奇穴图谱》。

新八号 耳针穴。位于耳部、耳垂与颜面交接线的上三分之一。当听会穴下 2 分处。用于聋哑。针 0.5～1 寸。引自《实用针灸学》。

新大都 奇穴。位于大腿后侧中部，当承扶穴与委中穴连线之

中点，偏外 5 分，再直下 5 分处。用于治疗肺癌、胃癌、肝癌、子宫癌、直肠癌。亦为穴位诊断恶性肿瘤定性穴。引自《穴位诊断法》。

新止喘 奇穴。位于腕掌横纹上、掌长肌腱与尺侧屈腕肌腱之间点、当心经神门穴与心包经大陵穴连线之中点。用于治疗风湿性心脏病，肺部有干性啰音。针 3～5 分。引见《针灸经外奇穴图谱》、《中国针灸大辞典》。

新内郄 奇穴。位于承扶穴（臀横纹）、委中穴（腘横纹）连线之中点，向内 5 分，再向下 5 分处。为穴位诊断良性肿瘤定性穴。引自《中国针灸》1989 年第 1 期。

新气穴 奇穴。位于腹部、以脐为顶角、每边 3 寸作 1 等边三角形，左右两底角计两穴。用于治疗不孕症、慢性盆腔炎。直刺 0.5～1 寸。引见《针灸学》（上海中医学院编）。

新四花 奇穴。位于第二三胸椎左右旁开 6 分处，上下左右共 4 穴。用于治疗顿咳，与大椎穴同用。针 3～5 分。引见《针灸腧穴图谱》、《穴位注射疗法》、《腧穴学概论》。

新合谷 奇穴。位于第二掌骨中间靠骨缘处。用于治疗头痛、牙痛、咽喉肿痛、鼻炎、聋哑、面瘫、偏瘫、上肢关节痛、肌萎缩、长期不能伸指、癫痫急救有显效。针 3～5 分。引见《新医疗法选编》。

新曲池 奇穴。位于肘部，令患者肘部屈曲，在肘横纹头（拇指侧）外侧 1 厘米骨缘处。用于治疗高血压病有特效。引见《最新针灸疗法》。

新安眠 奇穴。位于小腿部，当足三里与阳陵泉连线之中点。用于治疗不寐、失眠、神经官能症。针 0.5～1 寸。引自《针刺疗法》。

新肋头 奇穴。位于胸部胸骨柄两侧缘，第一二肋间各 1 穴，第二三肋间各 1 穴，即在任脉华盖穴两侧各 1 寸处两穴，紫宫穴两侧各 1 寸处两穴。用于治疗瘰癣、肋间神经痛、胸膜炎、支气管炎、喘息、呼吸困难、呃逆。灸 3～7 壮。引见《千金翼方》、《针灸孔穴及其疗法便览》、《针灸经外奇穴图谱》、《针灸大辞典》、《中国针灸大辞典》。

新伏兔 奇穴。位于大腿伸侧、髂前上棘与髌骨外缘的连线上，髋骨上 6 寸处，再向外开 5 分处。当胃经伏兔穴外开 5 分处。用于治疗下肢瘫痪、膝关节炎、关节痛。针 2～3 寸，针感麻至膝，灸 3～7 壮。引见《常用新医疗法手册》、《针刺疗法》、《实用针灸学》、《针灸经外奇穴图谱》、《中国针灸大辞典》。

新阳溪 奇穴。位于腕背侧桡侧缘、鼻烟窝的外底角处。当大肠经阳溪穴外后侧。为拔牙的针麻穴。按针麻常规针法操作。引见《针灸经外奇穴图谱》、《中国针灸大辞典》。

新扶突 奇穴。位于胸锁乳突肌后缘下 1/3 与 2/3 交接处，或锁骨中点上缘、向上 5～6 厘米处。用于治疗高血压病、脑动脉硬化、心绞痛、发作性睡病、偏瘫、神经官能症、精神分裂症、感冒、落枕、膈肌痉挛、贲门痉挛、三叉神经痛、臂丛神经痛、颈椎病、声带麻痹、癔病性失音、上肢颤震、手麻木、多发性神经炎、上肢麻痹、风湿性关节炎、上肢脉管炎、喉炎、扁桃体炎、神经性皮炎、湿疹、荨麻疹、支气管哮喘。针向后下斜刺 5～8 分，触电感麻至手。引见《快速针刺疗法》。

新明 1 奇穴。位于耳垂后皮肤皱襞之中点，约当翳风穴前上 5 分处。用于治疗视网膜炎、视神经炎、角膜溃疡、角膜炎、结膜炎、青光眼。斜刺或 45 度角，可达下颌骨髁状突耳侧面，进针 1～1.5 寸，针感达眼球。引见《新医药学杂志》1974 年第 8 期、《针灸经外奇穴图谱》。

新明 2 奇穴。位于额部、眉外端，当三焦经丝竹空穴直上 1 寸、外开 5 分处。用于治疗视网膜炎、急性视神经炎、角膜炎、角膜溃疡、急性充血性青光眼、结合膜炎。针尖向额部呈水平位刺入 5～8 分，针感热胀达眼球。引见《新医药学杂志》、《针灸经外奇穴图谱》、《中国针灸大辞典》。

新环跳 奇穴。位于臀部，尾骨尖旁开 3 寸处。一说在尾骨尖与大转子连线中点下 1 寸处。另说在环跳上 4～5 寸。用于治疗急性风湿痛、腰腿痛、坐骨神经痛、偏瘫、截瘫、小儿麻痹后遗症。针 3～4 寸，针感麻至足。引见《新医疗法手册》、《针灸经外奇穴图谱》、《赤脚医生手册》、《新医疗法选编》、《中国针灸大辞典》。

新肩痛　奇穴。位于肩部肩胛冈下缘中点。用于肩关节炎、肩挫伤、肩周炎。针0.5～1寸，针感酸、麻至肩。引见《针灸经外奇穴图谱》、《中国针灸大辞典》。

新秩边　奇穴。位于臀部、坐骨大切迹下缘凹陷处，左右计两穴。用于治疗坐骨神经痛、肋间神经痛。直刺4～5寸，针感麻至足。引见《针灸经外奇穴图谱》、《中国针灸大辞典》。

新眼点　耳针穴。(新眼、新眼1、治近2)位于耳甲腔内、耳轮脚下缘稍下方，即在外耳道外上方至耳轮脚消失处连线的中点稍下方，在食道、贲门、肺3穴之间。用于治疗近视、远视、弱视。按耳针常规针法操作。引见《耳针》、《针灸经外奇穴图谱》、《中国针灸大辞典》、《耳穴挂图》。

新廉泉　奇穴。位于颈部前正中线、甲状软骨与环状软骨之间。用于治疗吞咽及发音困难。针2～3分，有针感时可见针柄搏动，留针5分钟。引见《针灸经外奇穴图谱》、《中国针灸大辞典》。

新攒竹　奇穴。位于眼内眦角外上约7分，当膀胱经睛明穴外上约7分处。用于治疗视神经萎缩、视网膜色素变性、青光眼、白内障。针沿眶缘内壁直刺2～2.5寸，眼球有胀感。引见《新医疗法手册》、《针灸经外奇穴图谱》、《中国针灸大辞典》。

新牙痛穴　奇穴。位于手部心包经大陵穴直下1寸处。用于治疗神经性牙痛。用毫针直刺5～7分强刺激，得气后留针3分钟，取1侧穴位。引见《基层医刊》1981年第5期、《杏林妙法》。

新环跳1　奇穴。位于臀部、尾骨尖直上1寸，左右旁开4寸。如取右侧穴位，术者用左手握拳，拇指外露，放在患者臀部，握拳的小指近侧指节与中指节的关节部，对准患者的尾骨尖，术者前臂与患者躯干平行，握拳外露的拇指尖端所指处是穴。用于小儿麻痹后遗症。针1～2寸，针感麻至足，灸3～7壮。引见《针灸经外奇穴图谱》。

新眼1　即耳针穴新眼点，详见该条。

新眼点2　即耳针穴新眼2，详见该条。引见《耳部信息诊断法》。

溪上　奇穴。位于足上部，当

胃经解溪穴上 1 寸处。用于下肢瘫痪、头痛。为点穴用穴，常用点法、按压法。引自《点穴疗法》。

溪穴 经穴别名，所指有二：①胃经承泣（S1）穴。②胃经归来（S29）穴。详见各该条。引见《针灸甲乙经》、《针灸腧穴手册》、《腧穴学概论》、《实用针灸学》、《实用针灸辞典》、《针灸大辞典》、《中国针灸大辞典》。

溪谷 经穴别名，即胃经归来（S29）穴，详见该条。引见《针灸腧穴手册》、《腧穴学概论》、《实用针灸学》、《针灸大辞典》、《实用针灸辞典》。

廉泉 所指有二：①任脉廉泉（CV23）穴（舌本、本池），位于结喉上方，舌骨下缘凹陷处。一说在结喉上方、舌骨体上缘的中点处。用于治疗邪气壅滞化热、经气失调引起的舌下肿痛、舌缓流涎、中风舌强不语、喉闭、暴喑、咽食困难、哮喘、消渴、舌肌麻痹。本穴系阴维脉、任脉之会穴，有除壅消滞、疏调经气、清火利咽的作用。向舌根斜刺 1～1.5 寸，灸 3～5 壮。②奇穴。（舌本、舌下）位于颈部、甲状软骨切迹上凹陷与平

胸锁乳突肌前缘连线之中点。用于治疗疟、舌下肿难言、口疮舌纵涎出、舌根急缩。针 3 分，灸 3 壮。引见《医学纲目》、《针灸经外奇穴图谱》、《针灸学辞典》、《中国针灸大辞典》。

意舍（B49） 膀胱经穴。位于第十一胸椎棘突下外开 3 寸处，当脾俞穴外侧 1.5 寸处。用于治疗脾气虚弱、水湿不化引起的腹满虚胀、呕吐、肠鸣、大便滑泻、饮食不下、消渴目黄、胸背胁痛。有健脾和胃、除湿化滞、疏泄湿热、健运脾阳的作用。斜刺 5～8 分，不可深刺，灸 3～7 壮。

阙俞 经穴别名，即膀胱经厥阴俞（B14）穴，详见该条。引见《针灸腧穴手册》、《腧穴学概论》、《实用针灸学》、《中华针灸学》、《针灸大辞典》、《实用针灸辞典》。

溺水 经穴别名，即任脉关元（CV4）穴，详见该条。引见《实用针灸学》、《实用针灸辞典》。

痰喘 奇穴。位于胸部，以绳量出极泉穴至乳中穴一半长度，一端置极泉穴，一端向膻中穴引斜，绳尽处肋间是穴。用于痰喘、肺气肿、喘息。也是穴位诊断肺气肿的

定性穴。平刺5~8分，灸5壮。引见《中国针灸学》、《针灸经外奇穴图谱》、《穴位诊断法》、《针灸大辞典》。

亶中　经穴别名，即任脉膻中（CV17）穴，详见该条。引见《腧穴学概论》。

窦氏八穴　即八脉交会穴，是金元时代窦汉卿总结出的奇经八脉与十二正经、脉气相通的8个腧穴。有脾经公孙（SP4）、心包经内关（P6）、胆经临泣（G15）、三焦经外关（TE5）、小肠经后溪（SI3）、膀胱经申脉（B62）、肺经列缺（L7）、肾经照海（K6）计8穴。引见《针灸聚英》、《腧穴学概论》。

慈宫　所指有二：①奇穴。位于脐下6寸，旁开2.5寸。当耻骨联合中点旁开2.5寸腹股沟内。用于治疗霍乱泄泻。灸9~17壮。②经穴别名。一指冲门（SP12）穴，二指箕门（SP11）穴，详见各该条。引见《针灸甲乙经》、《针灸聚英》、《腧穴学概论》、《中华针灸学》、《实用针灸学》、《针灸学辞典》、《针灸大辞典》、《中国针灸大辞典》。

十四画

〔一〕

魂门（B47）　膀胱经穴。位于第九胸椎棘突下旁开3寸。用于治疗肝气犯脾引起的胸肋胀痛、背痛、饮食不下、呕吐、泄泻、腹中雷鸣，以及神经衰弱、肝胆疾病、胸膜炎。有健脾和胃，疏肝理气，调和胃肠的作用。斜刺5~8分，不可深刺；灸3~7壮。

魂户　经穴别名，即膀胱经魄户（B42）穴，详见该条。引见《腧穴学概论》、《中华针灸学》。

魂舍　奇穴。位于腹中部，在脐两侧各1寸处。如加脐上下各1寸即为脐四边穴。用于治疗泄痢脓血、肠炎、消化不良、胃痉挛、肠疝痛、习惯性便秘。也是穴位诊断痢疾的定性穴。直刺0.5~1寸，灸3~5壮。引见《千金要方》、《针灸孔穴及其疗法便览》、《经穴汇解》、《腧穴学概论》、《类经图翼》、《穴位诊断法》、《中医大辞典》、《中国针灸学》、《针灸学辞典》、《中国针灸大辞典》。

截下　奇穴。位于受伤脊柱

节段以下督脉任何穴都可取。用于治疗截瘫。直刺1～2寸。引自《针灸学》(上海中医学院编)。

截上 奇穴。位于受伤脊柱节段以上督脉任何穴都可取。用于治疗截瘫。直刺1～2寸。引自《针灸学》(上海中医学院编)。

截疟 奇穴。位于胸部、左右乳头直下4寸处。当肝经期门穴微下。约在乳线下七肋骨,肋季弓稍内处。用于治疗疟疾、胸胁串痛。斜刺3～5分,灸3～5壮。引见《千金要方》、《针灸孔穴及其疗法便览》、《针灸经外奇穴治疗诀》、《针灸腧穴图谱》、《针灸经外奇穴图谱》、《中医大辞典》、《针灸学》(上海中医学院编)、《针灸大辞典》、《针灸学辞典》、《中国针灸大辞典》。

截瘫 奇穴。位于大腿屈侧正中线臀下皱襞至腘横纹连线之中下三分之一点。用于治疗外伤性截瘫。针2寸,针感麻至足。引见《中国针灸大辞典》、《针灸经外奇穴图谱》。

截根穴 所指有二:①赤医针。位于第七胸椎棘突旁开1横指处。用于治疗淋巴腺结核。沿脊柱垂直向下顺皮下进针2寸左右,留针半小时,隔日1次,7次为1疗程。②足针穴。位于足胫侧,舟骨结节(粗隆)下方凹陷直下5分处,当肾经然谷穴下方5分。用于治疗各种癌症。向足跖部横刺3～4寸。引见《常用肿瘤的防治》、《针灸经外奇穴图谱》、《中国针灸大辞典》。

截瘫缓痉点 奇穴。屈曲型痉挛的缓痉点,多在腰骶部及下肢屈侧;伸直型痉挛的缓痉点多在腹部及下肢的伸侧;伴内收痉挛的缓痉点多在腹部及股内侧部位。用于治疗外伤性痉挛性截瘫。采用水针、电针、拔火罐。引自《针灸学》(上海中医学院编)。

聚泉 奇穴。位于舌上面中点,当舌中央直缝上。用于治疗哮喘久治不愈,舌肌麻痹、舌强语蹇、吐舌、消渴、产后腹痛。斜刺针尖向后下方刺入2～3分,或点刺出血。引见《奇效良方》、《针灸逢源》、《针灸大成》、《针灸集成》、《针灸经穴图考》、《经穴汇解》、《腧穴学概论》、《实用针灸学》、《针灸学》(上海中医学院编)、《中医大辞典》、《微针疗法》、《针灸学辞典》、《针灸大辞典》、《中国针灸大辞典》。

静穴 奇穴。位于前臂屈侧,肘横纹桡侧端与腕横纹中点连线之中点。当肺经尺泽穴与心包经大陵穴之间。当孔最穴下 1 寸处。用于治疗肋间神经痛。也是穴位诊断肋间神经痛的定性穴。针 3～5 分，针感麻至腕。引见《穴位诊断法》、《针灸经外奇穴图谱》、《中国针灸大辞典》。

棘中 奇穴。位于髂前上棘和髂后上棘连线中点。用于治疗腰痛、坐骨神经痛、下肢瘫痪。为点穴用穴。常用点法、按压法、按拨法。引自《点穴疗法》。

〔丨〕

骶 3 奇穴。位于第三骶椎棘突上缘。用于治疗偏瘫、截瘫、小儿麻痹后遗症。为赤医针用穴，针法见赤医主穴。引见《新医疗法手册》、《针灸经外奇穴图谱》、《中国针灸大辞典》。

骶上 经穴别名，即督脉长强（GV1）穴，详见该条。引见《腧穴学概论》、《实用针灸学》、《实用针灸辞典》。

骶凹 奇穴。位于尾骨尖端与肛门之间，距尾骨尖约 2～3 厘米处。用于治疗急性痢疾。针 1.5～2 寸，留针 15 分钟，每 5 分钟捻转 1 次。引自《针灸经外奇穴图谱》、《福建中医药》1959 年第 1 期、《中国针灸大辞典》。

骶点 手针穴。位于手小指外侧线上，与腕横纹齐。用于治疗骶部酸痛。直刺 3～5 分。引见《手针新疗法》。

骶骨 经穴别名，即督脉长强（GV1）穴，详见该条。引见《腧穴学概论》、《实用针灸学》、《实用针灸辞典》。

骶椎 耳针穴。（骶尾椎、尾椎）位于对耳轮上、下脚起始部的突起处，相当于肾穴的外上方与耳轮结节连线上的对耳轮部。用于治疗腰骶椎骨质增生或退化、腰骶扭伤。针 1～2 分，留针半小时。引见《耳针》、《针灸经外奇穴图谱》、《微针疗法》、《中国针灸大辞典》。

骶尾椎 即奇穴骶椎，详见该条。引见《针灸经外奇穴图谱》、《中国针灸大辞典》。

骶神经点 奇穴。位于两髂后上棘连线距正中线 2.5 厘米处直上 1.2 厘米为第一骶后孔；由该点向同侧骶骨角外侧缘引 1 直线，在该线上距第一骶后孔 2.5 厘米为第二骶后孔；距第二骶后孔 2 厘米为第三骶后孔；距第三骶后孔 1.5 厘米为第四骶后孔。用于治疗功能性子宫出血、遗尿症。按上法确定骶后孔后，用指尖按压可触及一凹陷，患者有明显酸胀感，针尖稍向外下斜刺，当刺入骶后孔时手下发紧，患者有明显胀麻感。引自《神经干刺激疗法》。

龈交（GV28）　督脉穴。（龈缝筋中、断交、下颐）位于上唇系带与齿龈相接处。用于治疗湿热郁闭引起的癫狂、齿龈肿痛、鼻渊、酒糟鼻、急性腰扭伤。此穴为足阳明经、任脉、督脉之会。有清热除湿、化瘀消肿的作用。向上斜刺 2～3 分或点刺出血。

龈缝筋中　经穴别名，即督脉龈交（GV28）穴，详见上条。引见《腧穴学概论》、《实用针灸学》、《实用针灸辞典》。

睡眠穴　手针穴。位于手背、在合谷穴与三间穴连线的中点。用于治疗失眠症。直刺 0.5～1 寸，捻转二三分钟，留针 2 分钟，再捻转 2 分钟出针，针后即有睡意。引自《手针新疗法》。

睡眠诱导点　即耳针穴腕。位于耳舟第二区。用于治疗腕部疼

痛、失眠症。按耳针常规针法操作。引自《耳穴挂图》。

聤宫　耳针穴。（聤宫）位于外耳道口前缘，入耳道 2 分处。用于治疗耳鸣、耳聋、牙痛、颈项强痛。针 3～5 分，针感向外耳道放散。引见《耳针》、《红医针疗法》、《针灸经外奇穴图谱》。

蝶腭　奇穴。位于颧骨弓下缘凹陷前 1 寸处，当胃经下关穴前 1 寸。用于治疗三叉神经痛。进针后向后上方直刺 2 寸，留针半小时。引见《针灸经外奇穴图谱》、《中国针灸大辞典》。

巅上　经穴别名，即督脉百会（GV20）穴，详见该条。引见《腧穴学概论》。

慢性病　耳针穴。位于耳轮脚起始部相对处的对耳轮部。用于治疗消化系统慢性病。按耳针常规针法操作。引见《针灸经外奇穴图谱》（续集）。

〔丿〕

鼻区　即足针穴再生，详见该条。引见《常用新医法手册》、《中国针灸大辞典》。

鼻丘　鼻针穴。位于鼻腔内

鼻中甲前端。用于治疗过敏性鼻炎。针斜刺2分。引见《针灸经外奇穴图谱》、《中国针灸大辞典》。

鼻冲　经穴别名，即膀胱经曲差（B4）穴，详见该条。引见《针灸甲乙经》、《中国针灸大辞典》、《针灸腧穴手册》、《腧穴学概论》、《实用针灸学》、《中华针灸学》、《实用针灸辞典》。

鼻交　奇穴。（鼻交頞中）位于鼻骨最高处（鼻结）微上陷凹中。用于治疗脑溢血、脑震荡、角弓反张、中风昏睡、不省人事、肝病、眩晕、口噤、卒倒、健忘、善睡、黄疸。针1～2分，灸1～3壮。引见《千金翼方》、《类经图翼》、《经穴汇解》、《腧穴学概论》、《中国针灸学》、《中医大辞典》、《针灸经外奇穴治疗诀》、《针灸学辞典》、《针灸大辞典》、《中国针灸大辞典》。

鼻尖　经穴别名，即督脉素髎（GV25）穴，详见该条。引见《针灸学》（上海中医学院编）。

鼻环　奇穴。（膝胫）位于鼻翼向外最隆突之点，与面部相接之纹中间。当迎香穴微内方。即鼻翼半月形纹的中间，接近面部处。用于治疗酒渣鼻、疔疮，颜面组织炎。

本穴有镇静催眠作用。针向上斜刺2分，稍出血即可；不灸。引见《针灸经外奇穴治疗诀》、《针灸孔穴及其疗法便览》、《刺疗捷法》、《针灸经外奇穴图谱》、《腧穴学概论》、《中医大辞典》、《中国针灸大辞典》。

鼻柱　奇穴。位于人中沟根部，鼻中隔之下缘是穴。用于治疗目风痒赤痛。灸1～2壮。引见《千金要方》、《针灸腧穴图谱》、《经穴汇解》、《针灸经外奇穴图谱》、《腧穴学概论》、《针灸大辞典》、《中国针灸大辞典》。

鼻点　手针穴。位于手背无名指掌指关节骨尖中央。用于治疗鼻之病。直针1分许。引见《手针新疗法》。

鼻穿　奇穴。（上迎香）位于头面部，以鼻根量至鼻尖之中点，从此中点向两旁划1平线，与面部相交之点是穴。本穴与胃经四白穴相平。用于治疗鼻腊肉、鼻痔、鼻塞、急性鼻炎、头面疔疮、面神经麻痹。针2分，不灸。引见《针灸经外奇穴治疗诀》、《针灸孔穴及其疗法便览》、《针灸学辞典》、《针灸大辞典》、《中国针灸大辞典》。

鼻准 所指有二：①奇穴。位于鼻背下端之鼻尖上，实与督脉素髎穴同位而名异。用于治疗酒渣鼻。斜刺 1～2 分，或以三棱针刺出血。引见《奇效良方》、《针灸大成》、《针灸逢源》、《针灸腧穴图谱》、《针灸经外奇穴图谱》、《经穴汇解》、《腧穴学概论》、《针灸腧穴索引》、《针灸学辞典》、《中国针灸大辞典》。②经穴别名，即督脉素髎（GV25）穴，详见该条。引见《奇效良方》、《针灸腧穴手册》、《腧穴学概论》、《实用针灸学》、《实用针灸辞典》、《中国针灸大辞典》。

鼻梁 奇穴。位于鼻背两侧，指尖掐得的凹陷处。用于治疗急、慢性鼻炎，前额痛，嗅觉减退。亦可用于感冒的防治。针 1～2 分，灸 3～5 壮。引自《新针灸学》（朱琏著）。

鼻流 奇穴。位于鼻底前鼻孔部，鼻中隔与鼻翼之间点，在鼻孔口、正当鼻孔之中间，当大肠经禾髎之上方。用于治疗鼻炎、鼻流浊涕、鼻塞、嗅觉减退、咀嚼肌痉挛、三叉神经痛、面神经麻痹、面肌痉挛、中风。也是穴位诊断慢性鼻炎的定性穴。针 2～3 分。引见

《千金要方》、《针灸孔穴及其疗法便览》、《针灸经外奇穴治疗诀》、《针灸经外奇穴图谱》、《穴位诊断法》、《针灸学》（上海中医学院编）、《针灸学辞典》、《针灸大辞典》、《中国针灸大辞典》。

鼻通 奇穴。（上迎香）位于面鼻部，鼻骨下凹陷中，鼻唇沟上端尽处。当大肠经迎香穴上内方。用于治疗鼻炎、鼻塞、鼻部疖疮。向内上方斜刺 3～5 分。引见《常用新医疗法手册》、《针灸学辞典》、《针灸大辞典》、《中国针灸大辞典》。

鼻人中 经穴别名，即督脉水沟（GV26）穴、详见该条。引见《腧穴学概论》、《实用针灸学》、《中华针灸学》、《实用针灸辞典》。

鼻八廓 杵针穴。位于鼻端周围，以鼻端素髎穴平行到迎香穴的距离为半径画一圆圈，把这一圆圈分成天、地、山、泽、风、雷、水、火 8 个点。用于治疗鼻部各种疾病。以杵针点叩、开阖。引见《杵针治疗学》。

鼻甲侧 鼻针穴。位于前鼻腔内，下鼻甲前端之鼻外侧壁上。用于治疗过敏性鼻炎。用鼻镜扩大前鼻孔，看准下鼻甲，针尖向鼻外

侧壁斜刺进针 2 分左右。引见《针灸经外奇穴图谱》、《中国针灸大辞典》。

鼻衄方　针灸方。是由合谷（LI4）、上星（GV23）、风府（GV16）、百劳（奇穴）计 4 穴组成的针灸方。用于治疗鼻出血。本方有清肺泄胃、泻热止衄的作用。引见《针灸大成》、《针灸处方学》。

鼻眼净　即耳针穴新眼，详见该条。引见《针灸经外奇穴图谱》、《中国针灸大辞典》。

鼻痛点　奇穴上合谷之异名，详见该条。引见《新医疗法汇编》、《中国针灸大辞典》。

鼻出血点　手针穴。位于手、拇、食指指蹼缘中点。用于治疗鼻衄。针沿第一二掌骨间横刺 1.5～2 寸。引见《新医疗法讲义》（下册）、《针灸经外奇穴图谱》、《中国针灸大辞典》、《观手识人》。

鼻交颊中　即奇穴鼻交之异名，详见该条。引见《腧穴学概论》、《中国针灸大辞典》。

鼻咽口舌区　头针穴。位于头部正中线，前发际中点上、下各 2 厘米之直线为该区。用于治疗鼻腔、口腔疾患。按头针常规针法操作。引见《头针疗法》、《针灸经外奇穴图谱》、《中国针灸大辞典》。

睾丸　所指有二：①耳针穴。位于对耳屏内侧面中部，对耳屏尖到内侧底部为中线的外侧，靠近肺区。即在对耳屏尖端的内方约 0.2 厘米处。当腮腺穴内方约 0.2 厘米处。用于治疗阳萎、早泄、睾丸炎、附睾丸炎、痤疮、内分泌紊乱。按耳针常规针法操作。②鼻针穴。睾丸（男）、卵巢（女）位于鼻尖之两侧约 1 分处。当肾点之两侧约 1 分处。用于睾丸、卵巢疾患为剖腹产术、子宫切除术、输卵管切除术的针麻穴。针 1～2 分，有针感时再通电。引见《新医疗法汇编》、《针灸经外奇穴图谱》、《中国针灸大辞典》、《耳穴挂图》。

睾丸 1　耳针穴。位于耳轮上，外生殖与尿道两穴之间稍偏内侧。用于治疗性机能障碍、神经衰弱、睾丸炎、副睾丸炎、阴囊湿疹。也是诊断睾丸疾病的参考穴。按耳针常规针法操作。引自《耳针》。

睾丸 2　即耳针睾丸穴，位于对耳屏腮腺穴的内侧约 0.2 厘米处，同平喘穴相对。是诊断性功能障碍、神经衰弱、睾丸炎、副睾炎的辅助穴。引自《耳针》。

膀胱　所指有二：①耳针穴。位于耳甲艇内，肾与艇角穴之间。在大肠穴的上方。用于治疗膀胱炎，遗尿症，尿潴留、肾炎、肾病、尿频、尿急、尿失禁、尿道炎、前列腺炎、不明原因浮肿、腰痛、坐骨神经痛、后头痛、神经衰弱、失眠。本穴是诊断泌尿系疾患的参考穴，有利于焦，补下元、疏通下肢经络的作用。按耳针常规针法操作。②鼻针穴。（膀胱1）位于鼻翼壁之尽处，大肠点直下方。为膀胱、输尿管取石术的针麻穴。按鼻针常规针法操作。引见《耳针》、《耳郭诊断治疗学》、《针灸经外奇穴图谱》、《全国针刺麻醉资料汇编》、《中国民间疗法》、《针灸学》（上海中医学院编）、《耳穴挂图》、《中国针灸大辞典》。

膀胱1　即鼻针穴膀胱，详见该条。引见《针灸经外奇穴图谱》、《中国针灸大辞典》。

膀胱区　足针穴。位于足跗部足跗新划区18、19两区交界线的中点。用于治疗小便癃闭、鼻衄、鼻塞，耳鸣。亦为足针麻醉穴。针3～5分。有针感后接通电麻机。引

见《针灸经外奇穴图谱》、《中国针灸大辞典》。

膀胱点　手针穴。位于手掌侧小指外侧线上与腰腿点2平齐处。用于治疗膀胱之病。针0.5～1寸。引自《手针新疗法》。

膀胱俞（B28）　膀胱经穴。位于第二骶椎棘突下旁开1.5寸，平第二骶后孔。用于治疗膀胱腑气不利引起的排尿困难，遗尿，泄泻，便秘以及腰脊强痛。本穴有培补下元、约束膀胱气机、通利水道、清热化湿、利腰脊的作用。直刺1寸左右，灸3～7壮。

膀胱募　经穴分类名，即任脉中极（CV3）穴，详见该条。引见《腧穴学概论》、《实用针灸学》、《中华针灸学》、《实用针灸辞典》。

膀胱、子宫　面针穴。位于人中沟的中点。用于治疗尿潴溜、糖尿病。针1～2分。引见《新医疗法汇编》、《针灸经外奇穴图谱》。

膈　耳针穴。（耳中）位于耳轮脚处。用于治疗呃逆、荨麻疹、皮肤瘙痒症，小儿遗尿症、牛皮癣、神经性皮炎、出血性疾病、血小板减少性紫癜、血尿、咯血、白细胞减少，再生障碍性贫血。也是诊断膈

肌痉挛及部分血液病的参考穴。按耳针常规针法操作。引见《耳穴挂图》、《耳针》、《针灸经外奇穴图谱》、《耳郭诊断治疗学》、《中国针灸大辞典》。

膈关（B46）　膀胱经穴。位于第七胸椎棘突下，旁开 3 寸。当督脉至阳穴旁开 3 寸。用于治疗胃气虚逆，膈肌不利引起的嗳气、呃逆、呕吐、饮食不下、吐血以及脊背强痛。有补益胃气、宽胸利膈，和胃降逆的作用。

膈点　手针穴。位于手背中指第二关节横纹中点。用于治疗膈肌痉挛引起的呃逆。按手针常规针法操作。引自《观手识人》。

膈脊　奇穴。位于第七八胸椎棘突之间点左右旁开 3 分处。当膀胱经膈俞穴的内侧 1 寸 2 分处。用于治疗瘫痪。针 1～1.5 寸。引见《针灸经外奇穴图谱》、《中国针灸大辞典》。

膈俞　膀胱经穴。（七焦之间、血会）位于第七胸椎棘突下，旁开 1.5 寸。用于治疗胸膈气血不足引起的咳嗽、气喘、吐血、衄血、呕吐、噎膈、饮食不下、潮热、盗汗、血热妄行、骨蒸倦怠、虚劳羸瘦。此穴为四花穴之一，又为八会穴之一，血会。有补气养血，宽胸利膈，平逆化瘀、益损补虚的作用。斜刺5～8 分，不可深刺；灸 3～5 壮。

膈募　奇穴。位于背部第七八胸椎棘突之间点，左右旁开 1 寸。当膀胱经膈俞穴内侧 5 分。用于治疗肝炎、胃痛、糖尿病、胃下垂、肩背痛、小儿惊厥、脊髓炎、癔病、脑性瘫痪，肥大性脊柱炎。针向下沿皮斜刺5～8 分。引见《红医针疗法》、《针灸经外奇穴图谱》、《中国针灸大辞典》。

膝骨　经穴别名，即胆经环跳（G30）穴。疑系髋骨之误。详见该条。引见《针灸大全》、《针灸学辞典》。

膊井　经穴别名，即胆经肩井（G21）穴，详见该条。引见《太平圣惠方》、《铜人腧穴针灸图经》、《针灸学辞典》、《针灸大辞典》、《中国针灸大辞典》、《实用针灸辞典》、《针灸腧穴手册》、《腧穴学概论》、《实用针灸学》、《中华针灸学》。

箕下　奇穴。位于大腿内侧，直对股骨内上髁，腘窝横纹上 6 寸处，当脾经箕门穴下 2 寸。用于治疗下肢瘫痪，抬腿及内收无力。直

刺 1～3 寸，针感麻至膝；灸 3～7
壮。引见《常用新医疗法手册》、
《针灸经外奇穴图谱》、《中国针灸大
辞典》、《针灸学》（上海中医学院
编）。

箕门（SP11） 脾经穴。
（太阴内市、慈宫）位于髌骨内缘上
8 寸、即血海穴上 6 寸处。用于治疗
脾失健运，水湿不化引起的小便不
利、遗尿、水肿以及尿道炎，腹股
沟淋巴结炎。也是穴位诊断尿潴溜
的定性穴。有健脾利湿的作用。直
刺 0.5～1 寸，灸 3～5 壮。

舞蹈震颤控制区 头针穴。
位于运动区向前平移 1.5 厘米即为
该区（相当于锥体外系区）。用于治
疗小儿风湿性舞蹈病、老年震颤性
麻痹、帕金森氏病。一侧有病针对
侧，两侧有病针双侧。引见《头针
疗法》、《中医大辞典》、《中国针灸
大辞典》。

〔丶〕

端正 奇穴。有二：①（三
焦）位于手中指掌侧，近侧指节横
纹之中央，即中指第一二指节横纹
中央。用于治疗小儿疳疾。针 1～2
分。②位于中指甲根两侧赤白肉际

处。桡侧称左端正，尺侧称右端正。
用于治疗惊风，鼻衄、呕吐、泄泻、
痢疾。用手掐 5 次，揉 50 次。引见
《家庭推拿按摩》、《针灸孔穴及其疗
法便览》、《腧穴学概论》、《针灸经
外奇穴图谱》、《针灸大辞典》、《中
国针灸大辞典》。

精宁 推拿穴。位于手背部，
与三焦经中渚穴同位。用于治疗痰
喘、痞积、口眼歪斜。引自《小儿
推拿》。

精明 经穴别名，即膀胱经
睛明（B1）穴，详见该条。引见
《千金要方》、《针灸腧穴手册》、《腧
穴学概论》、《实用针灸学》、《实用
针灸辞典》、《针灸学辞典》。

精宫 所指有二：①经穴别
名。一指膀胱经志室（B52），二指
膀胱经肾俞（B23）穴，三指督脉
命门（GV4）穴，详见各该条。②
耳针穴。曾用名子宫穴，也叫精
宫，现改为内生殖器，详见该条。
引见《医学入门》、《医学原始》、
《针灸集成》、《医宗金鉴》、《经穴
汇解》、《针刺疗法》、《针灸经外奇
穴图谱》、《耳郭诊断治疗学》、《针
灸学辞典》、《耳穴挂图》、《中国针
灸学》、《中国针灸大辞典》、《实用针

灸辞典》、《针灸腧穴手册》、《腧穴学概论》、《实用针灸学》、《中华针灸学》。

精露　经穴别名。所指有二：①即任脉石门（CV5）穴，②指任脉关元（CV4）穴，详见各该条。引见《针灸甲乙经》、《实用针灸学》、《实用针灸辞典》、《针灸大辞典》、《中国针灸大辞典》、《针灸腧穴手册》、《腧穴学概论》。

精灵威灵　奇穴。精灵位于手背第四五掌骨骨间隙后缘、腕背横纹与掌骨小头连线之中点凹陷处，当三焦经中渚穴之直后方。用于治疗痰壅气促、气攻。针3～5分。威灵位于手背二三掌骨间隙后缘，腕背横纹与掌骨小头连线之中点凹陷处，当合谷穴的尺侧。用于治疗卒死、痰壅、气促、气攻、耳鸣、目眩、头痛、小儿急慢惊风、肾绞痛、手背红肿痛、腕关节炎。针3～5分。引见《针灸孔穴及其疗法便览》、《针灸经外奇穴治疗诀》、《针灸经外奇穴图谱》、《经穴汇解》、《针灸学辞典》、《针灸大辞典》、《中国针灸大辞典》。

精神情感区　头针穴。位于血管舒缩区和胸腔区之间，平行正中线左右旁开各2厘米，向前进针3厘米。用于治疗精神分裂症，对精神情感障碍有一定作用。按头针常规针法操作。引自《新医疗法选编》。

膏肓（B43）　膀胱经穴（膏肓俞）。位于第四胸椎棘突下，旁开3寸。用于治疗肺气虚弱引起的肺痨咳嗽、气喘、五劳七伤、虚赢瘦损、梦遗失精、咳逆上气、骨蒸盗汗、痰火发旺、脾胃虚弱、意散健忘、噎膈难咽。本穴有清肺养阴，补益气血，通宣理肺，补虚益损的作用。斜刺5～8分，不可深刺；灸7～15壮。

膏之原　经穴别名，即任脉鸠尾（CV15）穴，详见该条。引见《简明中医辞典》。

膏肓俞　经穴别名，即膀胱经膏肓（B43）穴，详见该条。引见《针灸腧穴手册》、《实用针灸辞典》。

漏阴　奇穴。位于足内踝下缘下5分，微后动脉侧，与照海穴近同。用于治疗妇人漏下赤白、四肢疲削。也是穴位诊断产后恶露的定性穴。针1分，灸30壮。引见《千金翼方》、《针灸孔穴及其疗法便览》、《类经图翼》、《经穴汇解》、《针灸经穴图考》、《针灸腧穴图谱》、《针灸集成》、《腧穴学概论》、《穴位诊断法》、《针灸学辞典》、《针灸大辞典》、《中国针灸大辞典》。

漏谷（SP7）　脾经穴。（太阴络、阴经）位于内踝尖上 6 寸，当脾经三阴交上 3 寸处，胫骨后缘。用于治疗脾失健运、下焦失调引起的腹胀肠鸣、小便不利、遗精、带下、偏坠，以及腿膝厥冷、足踝肿痛、尿路感染、下肢麻痹。此穴为足太阴之络穴，有健脾利湿，调理下焦的作用。直刺 1～1.5 寸，灸 3～5 壮。

瘈脉　三焦经穴。（体脉、资脉）位于乳突前下方，平耳垂下缘的凹陷中央（翳风）与耳尖处的发际（角孙）沿耳轮连线的中、下三分之一交界处。即在耳后完骨（乳突）中央部，当翳风和颅息穴之间是穴。用于治疗三焦毒火上壅引起的头痛、耳鸣、耳聋、小儿惊痫、呕吐。有清泻三焦、清热散风、熄风解毒的作用。斜刺 0.5～1 寸，或点刺出血，灸 3 壮。

瘖门　经穴别名，即督脉哑门（GV15）穴，详见该条。引见《针灸腧穴手册》、《中华针灸学》。

臂俞　经穴别名，即膀胱经中臂俞（B29）穴，详见该条。

臂内俞　经穴别名，即膀胱经中臂俞（B29），详见该条。引见《针灸要诀与按摩十法》。

熄喘　手针穴。位于食指与中指之间本节前陷中，并两指时之缝端，握拳取之。用于治疗支气管哮喘，有定喘作用。针刺向劳宫穴 2 寸许，引见《手针新疗法》。

褐斑点　耳针穴。位于耳部颈椎与枕之中点。用于黄褐斑。用环留籽贴压该穴。引见《中国针灸》1992 年第 6 期。

〔乛〕

隧穴　即指腧穴，"隧"指隧道，这里指经隧，泛指全身经穴。引见《十四经发挥》、《针灸学辞典》。

缩宫催衣方　针灸方。是由任脉中极（CV3）、胆经肩井（G21）、脾经三阴交（SP6）、大肠经合谷（LI4）、膀胱经昆仑（B60）、奇穴独阴计 6 穴组成的针灸方。用于治疗胞衣不下。随症加穴：虚寒胞衣不下，加关元、气海。方义：本方具有收缩子宫、催下胞衣的作

用。肩井主降、主坠，针之能下胞
衣；昆仑化气主降，且能行血；中
极穴位近子宫、补之可助胞中之
气；独阴配合谷、三阴交，为治胞
衣不下或催产之经验穴。如证属虚
寒，胞衣不下加气海、关元，灸之
能行气与缩胞。引见《中国针灸大
辞典》。

十五画

〔一〕

横门　奇穴。位于前臂屈侧远
端，腕横纹中点直上 5 分处，当心
包经大陵穴上 5 分处。用于治疗呕
吐、腹泻。针 5 分，灸 3～7 壮。引
见《新医疗法汇编》、《针灸经外奇
穴图谱》、《中国针灸大辞典》。

横文　经穴别名，即脾经大
横（SP15）穴，详见该条。引见
《千金要方》、《千金翼方》、《针灸学
辞典》。

横户　经穴别名，即任脉阴
交（CV7）穴，详见该条。引见
《针灸甲乙经》、《针灸腧穴手册》、
《腧穴学概论》、《实用针灸学》、《中
华针灸学》、《中国针灸大辞典》、
《实用针灸辞典》。

横产　奇穴别名，即小趾尖
穴，详见该条。引见《腧穴学概
论》、《针灸大辞典》、《中医大辞
典》。

横舌　经穴别名，即督脉哑
门（GV15）穴，详见该条。引见
《外台秘要》、《针灸腧穴手册》、《针
灸学辞典》、《腧穴学概论》、《针灸
大辞典》、《实用针灸学》、《实用针
灸辞典》。

横谷　经穴别名，即肾经横
骨（K11）穴，详见该条。引自《腧
穴学概论》。

横纹　奇穴。所指有二：①腹
横纹，位于腹部，脐两侧各 3.5 寸
处，当脾经大横穴内侧 5 分处。用
于治疗多汗、四肢不举少力。灸 50
壮。②腕横纹，位于腕掌部横纹中
点，当心包经大陵穴微前。用于治
疗疗肿。灸 7 壮。引见《千金要
方》、《针灸经外奇穴图谱》、《千金
翼方》、《经穴汇解》、《中医大辞
典》、《针灸大辞典》、《中国针灸大
辞典》。

横骨　所指有三：①肾经横
骨（K11）穴。下极、大横、曲骨
端、屈骨、横谷、髓空）位于脐下 5
寸，旁开 5 分。耻骨结节上缘内侧处。

用于治疗肾气虚衰引起的少腹满痛，小便不利、遗尿、遗精、阳萎、睾丸痛、目赤眦痛、尿道炎。本穴系足少阴肾经与冲脉之会穴，有调补肝肾、清热利湿、强肾益精的作用。直刺 1～1.5 寸，灸 3～5 壮。②奇穴。（尿胞、屈骨端）位于耻骨联合部近上缘中央处，当任脉曲骨穴下方。用于治疗失精、五脏虚竭、妇人遗尿、癫疝、尿闭、淋病、膀胱炎。针尖向内上方斜刺 3～4 分，灸 3～5 壮。③经穴别名，即督脉哑门（GV15）穴，详见该条。引见《千金要方》、《千金翼方》、《类经图翼》、《中国针灸学》、《针灸经外奇穴图谱》、《针灸孔穴及其疗法便览》、《针灸学辞典》、《腧穴学概论》、《针灸大辞典》、《中国针灸大辞典》。

横痃 奇穴。位于臀部，大转子至尾骨尖内侧二分之一段的中点外侧 1 横指处。或让患者用手按在臀部中央，中指置于尾骨尖端，拇指直对环跳穴，在拇、食两指之间歧缝处取之。用于治疗梅毒、横痃、一切痔疾。针尖向内下肛门部位刺入 5～7 分，灸 1～3 壮。引见《针灸腧穴图谱》、《腧穴学概论》、《针灸经外奇穴图谱》、《中国针灸大辞典》。

增一 鼻针穴。位于鼻部，两鼻翼内沿凹陷处。为腹部手术的针麻穴。针时将鼻向下压，针刺入表皮后自上向下斜刺至鼻孔上沿处，通电麻机，频率每分钟 100～300 次，诱导半小时。引见《针灸经外奇穴图谱》、《中国针灸大辞典》。

增二 鼻针穴。位于鼻翼、鼻孔上沿处。为腹部手术针麻穴。从增一穴进针，进入表皮后沿鼻翼内纹线延至鼻孔上沿处，通电麻机，诱导半小时。引见《针灸经外奇穴图谱》、《中国针灸大辞典》。

增音 奇穴。（旁廉泉、哑点）位于颌下部、甲状软骨切迹上凹陷与下颌角连线之中点。当胃经人迎穴上前方，即甲状软骨上缘两侧凹陷处。用于治疗声带疾患、失音失语、音哑、慢性咽喉炎、扁桃体炎。针向咽喉方向刺 1.5 寸，针感喉中发痒，刺时应避开颈动脉。引见《常用新医疗法手册》、《新针灸学讲义》、《实用针灸学》、《针刺疗法》、《针灸经外奇穴图谱》、《针灸学》（上海中医学院编）、《新针灸学》、《临床教材》（上册）、《中国针灸大辞典》。

增音上　奇穴。位于颈部甲状软骨上切迹与下颌角连线之中点上1厘米处。在增音穴上1厘米处。用于治疗瘫痪（张口困难）。针3～5分，下颌有麻胀感。引见《针灸经外奇穴图谱》、《中国针灸大辞典》。

增明1　奇穴。位于眶上缘下方眉弓中点，划1垂直线与眶上缘相交之点，向鼻侧平开2分处，当上明穴内侧旁开2分处。用于治疗角膜白斑、斑翳、云翳、近视、屈光不正。沿眶上缘向眶尖刺1～1.5寸，针感麻木或触电感。引见《常用新医疗法手册》、《针灸经外奇穴图谱》、《针灸学》（上海中医学院编）、《中国针灸大辞典》。

增明2　奇穴。位于眶上缘下方、眉弓中点画1垂直线，与眶上缘相交之点，向外侧平开2分处。亦即当上明穴外侧旁开2分处。用于治疗角膜白斑、云翳、近视。沿眶上缘向眶尖刺1～1.5寸，禁灸。引见《常用新医疗法手册》、《针灸经外奇穴图谱》、《针灸学》（上海中医学院编）。

璇玑（CV21）　任脉穴。位于前正中线，胸骨柄中央，当任脉天突穴下1寸，胸骨正中线，第一胸肋关节之间。用于治疗气滞上壅引起的胸痛、咳嗽、气喘、喉痹咽肿，以及食道炎、贲门痉挛等。有清热除壅、宣通肺气、宽胸理气的作用。平刺3～5分，灸3～5壮。

瞳宫　即耳针穴瞳宫，详见该条。引见《耳针》、《针灸经外奇穴图谱》。

醉点　耳针穴。位于耳甲艇部、肾与小肠连线的中上1/3交界处。用于诊治酒精中毒。按耳针常规针法操作。引见《耳针》、《针灸经外奇穴图谱》、《耳穴疗法》、《耳穴挂图》。

撅骨　经穴别名，即督脉长强（GV1）穴，详见该条。引见《针灸腧穴手册》。

鞋带　所指有二：①奇穴。位于足跗横纹中央凹陷处，即在胃经解溪穴下3分处。用于治疗小儿角弓反张、惊厥、足跗肿痛。灸3～7壮。②经穴别名，即胃经解溪（S41）穴，详见该条。引见《经穴汇解》、《针灸腧穴图谱》、《腧穴学概论》、《针灸经外奇穴图谱》、《针灸大辞典》、《实用针灸辞典》、《中国针灸大辞典》。

〔丨〕

踝 耳针穴。(踝关节)位于对耳轮上脚近末端,在跟、膝两穴之间。用于治疗踝关节痛及扭挫伤。按耳针常规针法操作。引见《耳穴挂图》、《耳针疗法》、《针灸经外奇穴图谱》、《针灸学辞典》、《针灸大辞典》、《中国针灸大辞典》。

踝下 奇穴。位于足内踝直下,足胫侧下缘,向足跗移行部(赤白肉际处),当肾经照海穴微下方。用于治疗满身卒肿、面浮、跗关节炎。针3分,灸3壮。引见《针灸孔穴及其疗法便览》、《针灸集成》、《腧穴学概论》、《针灸经外奇穴图谱》、《针灸大辞典》《中国针灸大辞典》。

踝点 手针穴。(五号穴、内踝痛点)位于手拇指掌指关节背侧桡侧缘赤白肉际处。用于治疗踝关节痛、胸痛、风湿。紧贴骨膜直刺3~5分。引见《常用新医疗法手册》、《实用针灸学》、《针灸经外奇穴图谱》、《中医大辞典》、《针灸大辞典》、《中国针灸大辞典》。

踝尖 奇穴内踝尖的异名。

引见《类经图翼》、《千金要方》、《备急灸法》、《针灸大成》、《医学纲目》、《针灸孔穴及其疗法便览》、《中国针灸学》、《针灸学辞典》、《针灸大辞典》、《中国针灸大辞典》。

踝三针 针灸方。是由膀胱经昆仑(B60)、肾经太溪(K3)、胃经解溪(S41)计3穴组成的针灸方。用于治疗截瘫、踝扭伤、踝关节痛、足下垂。引见《中医简易教材》、《针灸经外奇穴图谱》、《针灸学》(上海中医学院编)、《中国针灸大辞典》。

踝四穴 针灸方。是由胃经解溪(S41),奇穴内踝、外踝、跟腱下计4穴组成的针灸方。用于治疗痉挛性截瘫。直刺有针感为度。引自《针灸学》(上海中医学院编)。

踝边穴 奇穴。位于外踝下缘。用于治疗偏瘫、截瘫、小儿麻痹后遗症。按茶医针常规针法针之。引见《针刺疗法》。

踝关节 即耳针穴踝,详见该条。引见《针灸经外奇穴图谱》、《中国针灸大辞典》。

颥肩 经穴别名,即大肠经肩髃(L115)穴,详见该条。引见《实用针灸学》、《实用针灸辞典》。

颞骨　经穴别名，即大肠经肩髃（L115）穴，详见该条。引见《腧穴学概论》、《实用针灸学》、《实用针灸辞典》。

燕口　奇穴。位于口角之外方，皮肤与粘膜移行部，即口角两旁赤白肉际处。当胃经地仓穴稍内处。用于治疗面瘫、三叉神经痛、小儿惊厥、癫狂、二便不通、口裂诸肌痉挛。沿皮向地仓方向刺3～5分，灸3～7壮。引见《肘后备急方》、《千金要方》、《类经图翼》、《经穴汇解》、《针灸孔穴及其疗法便览》、《中国针灸学》、《腧穴学概论》、《针灸经外奇穴图谱》、《针灸学》（上海中医学院编）、《中医大辞典》、《针灸学辞典》、《中国针灸大辞典》。

蝦蟆　奇穴夺命之异名，详见该条。引见《针灸经外奇穴图谱》、《中国针灸大辞典》。

〔 J 〕

膝　①耳针穴。位于对耳轮上脚的中1/3处。用于膝关节肿痛的诊断与治疗。按耳针常规针法操作。②面针穴。位于耳垂与下颌角连线的中、下1/3交界处。按面针主治范围和针刺方法操作。引见《耳针》、《耳穴挂图》、《耳郭诊断治疗学》、《针灸经外奇穴图谱》、《针灸学》（上海中医学院编）、《中国针灸大辞典》。

膝下　奇穴。位于髌骨尖下缘髌韧带处。本穴与王乐亭所取之犊鼻穴同位。用于治疗转筋、胫骨痛、膝关节及其周围软组织疾病。灸3壮。引见《千金翼方》、《针灸腧穴索引》、《经穴汇解》、《针灸经外奇穴图谱》、《腧穴学概论》、《针灸学》、（上海中医学院编）《金针王乐亭》、《中医大辞典》、《针灸大辞典》、《针灸学辞典》、《中国针灸大辞典》。

膝上　所指有二：①奇穴。（膝上二穴）位于膝关节上部，髌骨两上角上外侧部，即在膝盖骨上部两旁凹陷处。当髌骨上缘股直肌腱两侧凹陷中各1穴。用于治疗膝关节炎。伸足取穴，斜刺针尖向外上方刺入5～8分，灸3～7壮。②奇穴健膝之异名，详见该条。引见《中华针灸学》、《针灸孔穴及其疗法便览》、《针灸经外奇穴治疗诀》、《针灸学辞典》、《针灸大辞典》、《中国针灸大辞典》。

膝外 奇穴。位于膝横纹外侧端，股二头肌腱前缘，当膀胱经委阳穴前方，相隔股二头肌腱。用于治疗疬疡、膝关节痛、下肢溃疡。灸随年壮，两侧穴位同时点火。直刺1～1.5寸。引见《千金翼方》、《经穴汇解》、《针灸经外奇穴图谱》、《针灸学》（上海中医学院编）、《中医大辞典》、《针灸学辞典》、《针灸大辞典》、《中国针灸大辞典》、《针灸腧穴索引》。

膝目 奇穴膝眼之异名，详见该条。引见《外台秘要》、《针灸学辞典》、《针灸大辞典》。

膝关（Liv7） 肝经穴。位于胫骨内侧髁下缘的凹陷后方1寸。用于治疗气血不调引起的寒湿流注；风湿化热引起的历节风痛；风热上壅引起的咽部疼痛。有祛风清热、通利关节、散寒除湿、调和气血的作用。直刺1～1.5寸，灸3～5壮。

膝顶 奇穴鹤顶之异名，详见该条。引见《外科大成》、《针灸大辞典》、《中国针灸大辞典》。

膝前 奇穴。位于膝部伸侧正中线，髌骨下缘下3分处。左右计2穴。用于治疗风湿性膝关节炎、膝部扭伤、膝关节痛、下肢麻痹或瘫痪，针4分，灸5壮。引见《针灸穴位小词典》、《针灸经外奇穴图谱》、《中国针灸大辞典》。

膝点 奇穴。位于颊部，耳垂下缘与下颌角连线的中、下三分之一交界处，当面针穴股点下5分处。为膝关节手术针麻穴，针1～2分，有针感后再接电麻机。引见《全国针刺麻醉资料汇编》、《针灸经外奇穴图谱》、《中国针灸大辞典》。

膝胫 鼻针穴。（鼻环）位于鼻翼正中外侧，胯股点下方。按鼻针常规针法操作，详见鼻环条。引见《针灸经外奇穴图谱》、《针灸学》（上海中医学院编）、《中国针灸大辞典》。

膝旁 奇穴。位于腘窝横纹之两端，即当屈膝时横纹之两头，其中外侧1穴与膀胱经委阳穴同位，左右共4穴。用于治疗腰痛不能俯仰、脚疲不能久立。直刺0.5～1寸，每穴灸3壮。引见《太平圣惠方》、《针灸经外奇穴治疗诀》、《针灸孔穴及其疗法便览》、《腧穴学概论》、《中医大辞典》、《针灸大辞典》、《中国针灸大辞典》、《针灸学辞典》。

膝眼 奇穴。(膝目、鬼眼)位于膝部髌骨下，当髌韧带两侧与股骨和胫骨内、外髁所构成的凹陷处。一般内侧名膝眼属奇穴；外侧名犊鼻，属胃经穴。用于治疗膝冷痛，腿脚重痛，膝关节及其周围软组织炎，中风下肢瘫痪。向膝中斜刺0.5～1寸。引见《千金要方》、《千金翼方》、《类经图翼》、《针灸聚英》、《针灸逢源》、《外台秘要》、《太平圣惠方》、《经穴汇解》、《针灸集成》、《针灸经穴图考》、《腧穴学概论》、《中医大辞典》、《针灸学辞典》、《针灸大辞典》、《中国针灸大辞典》、《外科大成》。

膝跟 奇穴。位于髌骨下缘，犊鼻穴两旁之内外窝中，左右共4穴。用于治疗腿膝肿痛，不能伸屈，行步难。斜刺向关节腔方向3～5分。引见《针灸孔穴及其疗法便览》、《针灸经穴图考》、《腧穴学概论》、《针灸经外奇穴图谱》、《针灸大辞典》、《中国针灸大辞典》。

膝膑 面针穴。(颊车)位于颊部，下颌角上方凹陷处，当膝点下5分处。为膝关节手术针麻穴。针1～2分，有针感后接电麻机。引

见《全国针刺麻醉资料汇编》、《实用针灸学》《针灸学》(上海中医学院编)、《中国针灸大辞典》。

膝三针 针灸方。是由脾经阴陵泉(SP9)、胆经阳陵泉(G34)、胃经犊鼻(S35)计3穴组成的针灸方。用于治疗膝扭伤、膝关节炎、截瘫。针法：阴陵泉透阳陵泉，奇穴内膝眼透外犊鼻，针2～3寸。引见《针灸经外奇穴图谱》、《针灸学》(上海中医学院编)、《中国针灸大辞典》。

膝关节 所指有二：①耳针穴。位于对耳轮上脚的中点处，即在髋关节与踝连线之中点。用于治疗膝关节痛。按耳针常规针法操作。②口针穴。位于下颌左侧第一二双尖牙之间、齿龈下方口腔前庭粘膜处。用于治疗小儿麻痹后遗症、关节痛。引见《耳针》、《耳针疗法》、《针灸经外奇穴图谱》、《河北中医》1985年第5期、《微针疗法》。

膝阳关 (G33) 胆经穴。(足阳关、阳关、关阳、关陵、阳陵、寒府)位于阳陵泉上3寸，犊鼻外陷者中。用于治疗风寒引起的膝肿痛、腘筋挛急、小腿麻木。本穴长

于驱下肢寒湿，是治疗膝关节痛的常用穴，有温经散寒、疏筋利节、驱风止痛的作用。直刺1～1.5寸。

膝上二穴 即奇穴膝上之异名，详见该条。引见《针灸学辞典》、《中国针灸大辞典》。

膝关节痛 1 奇穴。位于大腿远端腓侧，股骨外上髁前上方，当胃经梁丘穴的下方。用于治疗膝关节痛。针0.5～1寸。引见《新医疗法手册》、《针灸经外奇穴图谱》、《中国针灸大辞典》。

膝关节痛 2 奇穴。位于大腿远端胫侧、股骨内上髁前上方。用于治疗膝关节痛。针0.5～1寸。引自《针灸经外奇穴图谱》。

膝关节痛 3 奇穴。位于膝关节部，平髌骨中线。距髌骨两侧缘各1寸处，左右共4穴。用于治疗膝关节痛。针3～5分。引自《针灸经外奇穴图谱》。

膝关节痛 4 奇穴。位于膝关节部，髌骨尖两侧，左右共4穴。用于治疗膝关节痛。针2～3分。引自《针灸经外奇穴图谱》。

膝下外廉横骨 奇穴成骨之异名，详见该条。引见《针灸大辞典》、《中国针灸大辞典》。

膵俞 即奇穴胃管下俞，详见该条。引见《针灸经外奇穴图谱》、《针灸大辞典》、《中国针灸大辞典》。

镇咳 耳针穴。位于对耳屏部，在脑干和脑点两穴之间。用于治疗各种病因引起的咳嗽。有镇咳作用。按耳针常规针法操作。引自《耳针》。

镇蛔 奇穴。（鸠尾骨）位于胸骨剑突尖部，实与任脉鸠尾穴同位。用于治疗胆道蛔虫症，胃痛。刺3～5分，不可深刺，有心脏病者不宜针刺。引见《实用针灸学》、《针灸经外奇穴图谱》。

镇静 所指有三：①耳针穴。位于耳背、颈感与上肢两穴连线之中点、当三角窝后隆起上部。用于治疗哮喘、胃炎、癔病、失眠、神经性呕吐、皮肤瘙痒症，及各种原因引起的腹痛。有镇静止痛作用。按耳针常规针法操作。②奇穴安眠2之异名，详见该条。③复合穴。兑端透人中、立命（迎香下五分）透立命，为赤医针疗法的配穴。引见《耳针》、《耳针疗法》《针灸经外奇穴图谱》。

镇惊十点 针灸方。是由督

脉百会（GV20）、素髎（GV25）、水沟（GV26）、长强（GV1）、任脉膻中（CV17），肾经涌泉（K1），肝经大敦（Liv1），奇穴印堂、手足通心点（气端、十宣）计10穴组成的针灸方。用于小儿急症的急救，如小儿惊风、昏迷、厥逆、癫痫。针刺宜先上后下，十点不必全针。一般轻症仅刺水沟、膻中、通心点即可。引自《小儿飞针疗法》。

镇惊熄风方　针灸方。是由督脉风府（GV16）、大椎（GV14）、筋缩（GV8）、腰阳关（GV3）、胃经下关（S7）、颊车（S6）、大肠经合谷（LI4）、曲池（LI14）、膀胱经昆仑（B60）、申脉（B62）、肝经太冲（Liv3）计11穴组成的针灸方。用于治疗破伤风。随症加穴：牙关紧急，加人中、承浆；角弓反张，加身柱、后溪、风池；四肢抽搐加曲池、阳陵泉；呼吸急促，加尺泽、内关、膻中。方义：本病多侵犯阳经，尤以督脉、足太阳为最，其次是手足阳明。本方取大椎、筋缩、风府、腰阳关以疏通督脉；取昆仑、申脉以疏通太阳，而治项强，角弓反张；取下关、颊车、合谷、曲池以疏通阳明，而治牙关紧急；取肝经太冲

以治筋脉强急，配以合谷称为四关，为平熄抽搐的效方。引见《中国针灸大辞典》。

魄户（B42）　膀胱经穴。（魂户、饱户）位于第三中胸椎棘突下，旁开3寸。用于治疗肺气虚弱引起的肺痨、咳喘，以及经气郁滞引起的项强、肩背痛。有疏散风热、养阴清肺、宣通肺气、止咳平喘的作用。斜刺5～8分，不可深刺；灸3～7壮。

德与　奇穴。位于胸部正中线旁开2.2寸，第2肋骨缘。当第一肋骨上缘处，胸部正中线旁开3横指。用于治疗昏迷。针3寸。引见《奇穴治百病》。

靠山　奇穴。位于手大指下掌根处腕中、即腕横纹桡侧端稍前方，第一掌骨近掌根处。亦当肺经太渊穴稍下方。用于治疗疟疾、痰壅。灸7壮。引见《针灸腧穴图谱》、《经穴汇解》、《针灸经外奇穴图谱》、《腧穴学概论》、《针灸学辞典》、《针灸大辞典》、《中国针灸大辞典》。

鲁根　即奇穴鲁根，详见该条。引见《腧穴学概论》、《针灸大辞典》。

〔丶〕

譩譆（B45）　膀胱经穴。（五月去俞）位于第六胸椎棘突下，旁开3寸。用于治疗心气虚弱引起的咳嗽、气喘、胸痛引肩膊内侧痛、热病汗不出、目眩、肋间神经痛、心包炎、呃逆。也是穴位诊断心包炎的定性穴。有宣肺解表、和胃降逆、补益心气、疏通经络的作用。斜刺5～8分，不可深刺，灸3～7壮。

额　耳针穴。位于对耳屏外侧面的前下方。用于治疗感冒、头痛、头晕、失眠、多梦、各种鼻炎、鼻出血、鼻前庭溃疡、副鼻窦炎、酒醉、大脑发育不全、神经衰弱。有镇静止痛作用。按耳针常规针法操作。引见《耳针》、《耳郭诊断治疗学》、《耳穴挂图》、《针灸经外奇穴图谱》。

额上　奇穴。位于头顶正中线，入前发际2寸2分，当督脉囟会穴后2分处或前顶穴前1寸3分处。用于治疗小儿暴痫。灸3～7壮。引见《经穴汇解》、《针灸经外奇穴图谱》、《中国针灸大辞典》。

额中　奇穴。位于头额部正中线，眉间点（印堂）直上1目寸（以目内、外眦角间的长度为1目寸）。本穴与鼻针、面针咽喉和天河穴同位。用于治疗眩晕呕吐、心悸失眠、面神经痛、口眼歪斜、烂眼弦、额窦炎、鼻衄。斜刺0.5～1寸，灸3～7壮。引见《针灸经外奇穴治疗诀》、《针灸孔穴及其疗法便览》、《腧穴学概论》、《简明针灸学》、《针灸学》（上海中医学院编）、《针灸经外奇穴图谱》、《中国针灸大辞典》、《针灸大辞典》、《人民军医》1979年第4期。

额五针　头针穴。距离前额发际上2厘米处，左右大脑外侧裂表面标志之间，由前向后共刺5针，每针刺8～9分，5针之间距离相等成扇形排列。用于治疗小儿脑性瘫痪、颅脑外伤后遗症，配颞三针应用。额五针的第一针和第五针，又称双侧语言区（布洛卡Broca's区），对失语症有效。引见《实用头针大全》。

瘫8　奇穴陵后之异名，详见该条。引见《针灸经外奇穴图谱》、《中国针灸大辞典》。

瘫立　奇穴阴委二之异名，详见该条。引见《腧穴学概论》、《中国针灸大辞典》。

瘫复　奇穴阴委一之异名，详见该条。引见《针灸腧穴图谱》、《针灸大辞典》。

瘫康　奇穴阴委三之异名，详见该条。引见《针灸经外奇穴图谱》、《针灸大辞典》。

颔中　奇穴。位于头额部正中线，入前发际 1.5 寸处。当督脉上星与囟会穴之间。用于治疗小儿暴痫。灸 3～7 壮。引见《千金要方》、《中国针灸大辞典》。

十六画

〔一〕

颞　耳针穴（太阳）。位于对耳屏外侧面的中部。用于治疗偏头痛、耳聋、耳鸣、近视眼。有镇静止痛、明目助听、聪耳的作用。按耳针常规针法操作。引见《微针疗法》、《耳郭诊断治疗学》、《耳穴挂图》、《耳穴诊断学》、《耳穴疗法》。

颞中　奇穴。位于颞肌中央。用于治疗头痛、头晕。为点穴用穴，常用按压法。引自《点穴疗法》。

颞颊　奇穴。位于耳轮棘前发际的稍后方。当三焦经和髎穴微后方。用于治疗牙痛。针 5 分。引见《黑龙江医刊》1959 年第 7 号，《中国针灸大辞典》。

颞颥　所指有二：① 奇穴。（侧头）位于眉梢及外眼角中间，上下有络脉处。此穴即在目外眦与眉外端连线之中点。用于治疗时邪温病、头痛目眩、口眼歪斜、一切目疾。横刺向太阳方向，沿皮刺 1～3 分。② 经穴别名，即胆经脑空（G19）穴，详见该条。引见《千金要方》、《针灸孔穴及其疗法便览》、《针灸甲乙经》、《腧穴学概论》、《针灸经外奇穴图谱》、《针灸经穴图考》、《针灸腧穴手册》、《实用针灸学》、《中华针灸学》、《实用针灸辞典》、《针灸大辞典》、《中国针灸大辞典》。

颞 3 针　头针穴。第一针自顶骨结节下缘前方约 1 厘米处向后刺 3 厘米长。第二针自耳尖上 1.5 厘米处向后刺 3 厘米长。第三针自耳尖下 2 厘米再向后 2 厘米处，向后刺 3 厘米长。以上三针皆与水平线成 15°～20°角。用于小儿脑性瘫痪，颅脑外伤后遗症，神经性耳聋。引见《实用头针大全》。

颞三针　奇穴。位于偏瘫对侧颞部，即健侧耳尖直上入发际 2

寸处为第一针，以此为中点，在同一水平向前、向后各移 1 寸处，分别为第二针、第三针。用于中风后遗症。引见《中国针灸》1993 年第 1 期。

橛骨 经穴别名，即督脉长强（GV1）穴，详见该条。引见《针灸聚英》、《中国针灸大辞典》。

薛息 奇穴。（胸薛）位于胸部乳头直下，第五六肋间处，亦当胃经乳根穴微下方。用于治疗小儿暴痫、腹满、短气、转鸣。灸 3～5 壮。引见《千金要方》、《经外奇穴汇编》、《针灸经外奇穴图谱》、《腧穴学概论》、《针灸腧穴手册》、《实用针灸学》、《中华针灸学》、《实用针灸辞典》、《中国针灸大辞典》、《针灸大辞典》、《针灸学辞典》。

薛真人天星十二穴 优选穴。即指胃经足三里（S36）、内庭（S44）、大肠经曲池（LI11）、合谷（LI4）、膀胱经委中（B40）、承山（B57）、昆仑（B60），胆经环跳（G30）、阳陵泉（G34）、心经通里（H5）、肺经列缺（L7）计 12 穴。薛氏认为系扁鹊所传。按司子长为扁鹊所作传，不言其有锧书传世，盖薛氏之依也。十二穴取以治病捷

要是矣。引自《针灸聚英》。

〔丨〕

噫嘻 经穴别名，即膀胱经谚语（B45）穴，详见该条。引见《中国针灸大辞典》、《针灸学辞典》。

踹肠 经穴别名，即膀胱经承筋（B56）穴，详见该条。引见《千金要方》、《针灸学辞典》、《腧穴学概论》。

〔丿〕

鹤顶 所指有三：①奇穴（膝顶）。位于膝部、髌骨上缘正中凹陷处。一说位于膝盖骨正中央，另说膝盖骨正中再上 1 寸。用于治疗膝关节及周围软组织疾病、下肢瘫痪、鹤膝风。向上直刺 1～1.5 寸，灸 3～7 壮。②奇穴鹤顶（头）。位于头顶部正中线上，入前际 3.5 寸，与督脉前顶穴同位。用于治疗疔疮。沿皮刺 3～5 分，灸 3～5 壮。③经穴别名，即胃经梁丘（S34）穴，详见该条。引见《医学纲目》、《腧穴学》、《经穴医典》、《经穴汇解》、《针灸经穴图考》、《针灸经外奇穴治疗诀》、《针灸孔穴及其疗法便

览》、《针灸腧穴图考》、《针灸经外奇穴图谱》、《实用针灸学》、《针灸学》（上海中医学院编）、《针灸集成》、《外科大成》、《中医大辞典》、《考正穴法》、《针灸腧穴手册》、《针灸学辞典》、《针灸大辞典》、《中国针灸大辞典》、《实用针灸辞典》、《实用针灸学》。

鹤顶上　奇穴。位于大腿伸侧正中线，髌骨中线上5寸。用于治疗风湿、损伤性腰腿痛。针1～2寸，针感麻至膝。引见《常用新医疗法手册》、《针灸经外奇穴图谱》、《中国针灸大辞典》。

鹤膝风方　针灸方。是由奇穴鹤顶、内膝眼、外膝眼及王乐亭氏犊鼻穴组成的针灸方。用于治疗膝部疾患。有祛风活络、舒筋利节、行痹止痛的作用。引自《金针王乐亭》。

颞痛　奇穴。位于耳垂根后方凹陷与下颌角后方之间点，胸锁乳突肌前缘，当三焦经翳风穴与小肠经天容穴之间点。用于治疗牙痛。针0.8～1.2寸。引见《人民军医》1960年第8期。《针灸经外奇穴图谱》、《中国针灸大辞典》。

〔丶〕

激素　耳针穴。（激素点）位于屏间切迹底部，在内分泌与内鼻两穴之间，当支气管扩张穴前下方。用于慢性肝炎，有降低转氨酶作用。亦有消炎、抗休克、抗过敏、抗风湿的作用。按耳针常规针法操作。引见《耳针》、《中国针灸大辞典》、《耳穴贴压疗法》。

浊浴　奇穴。位于背部第十胸椎棘突下，旁开2.5寸，即在膀胱经胆俞穴外侧1寸处。用于治疗肝病、胆实热、食欲不振、口苦、癃病、多惊恐。针5分，灸3～7壮。引见《千金要方》、《中国针灸学》、《针灸孔穴及其疗法便览》、《针灸经外奇穴图谱》。

瘰疬　所指有二：①奇穴。位于掌后腕关节横纹中央，直上3.5寸，当心包经大陵穴上3.5寸处。用于治疗瘰疬。针5～7分，灸3～5壮。②奇穴。位于背部第六胸椎棘突正中线旁开5分处。用于治疗已溃或未溃瘰疬。隔姜片灸7～8壮。引见《针灸经外奇穴图谱》、《针灸孔穴及其疗法便览》、《腧穴学概论》、《针灸腧穴图谱》、《针灸大辞典》、《中国针灸大辞典》。

瘰疬灸 奇穴。位于小腿腓侧远端外踝尖正中直上 2.5 寸、3 寸、3.5 寸计 3 穴。用于治疗急、慢性已溃或未溃瘰疬。隔姜片灸，每穴灸 3 壮，3 穴同时点燃。引见《针灸经外奇穴图谱》、《中国针灸大辞典》。

〔丿〕

颗大 经穴别名，即胃经头维 (S8) 穴，详见该条。引自《针灸大辞典》、《针灸腧穴手册》、《腧穴学概论》、《实用针灸学》、《中国针灸大辞典》、《实用针灸辞典》、《灵枢·根结》。

十七画

〔一〕

藏血 经穴别名，即胆经头窍阴 (G11) 穴，左厥阴，右藏血。引见《穴位救伤秘方》。

藏俞 经穴别名，即督脉神道 (GV11) 穴，详见该条。引见《千金要方》、《中国针灸大辞典》。

〔丨〕

髀下 奇穴。位于大腿伸侧，

髂前上棘与髌底外侧端连线上，平臀下皱襞下 1 寸处。亦当胃经髀关穴下 1 寸。用于治疗外伤性截瘫。针 1~2 寸，针感麻至膝。引见《针灸经外奇穴图谱》、《中国针灸大辞典》。

髀厌 经穴别名，即胆经环跳 (G30) 穴，详见该条。引见《人镜经》、《针灸腧穴手册》、《实用针灸辞典》、《针灸学辞典》。

髀关 (S31) 胃经穴。位于髂前上棘与髌骨外缘的连线上，平臀沟处，或平会阴处。用于治疗寒湿之邪引起的腰痛、膝寒、下肢麻痹或瘫痪、腹股沟淋巴结炎。有祛风散寒、温经活络、除湿止痛的作用。直刺 1~2 寸，灸 3 壮。

髀枢 经穴别名，即胆经环跳 (G30) 穴，详见该条。引见《针灸腧穴手册》、《实用针灸辞典》。

髃前 奇穴。（前肩髃）位于肩部、肩胛骨喙突外上方凹陷中，亦当大肠经肩髃穴斜上方前约 1 寸陷中。用于治疗上臂神经痛，手不能高举。针 5~8 分，灸 3~7 壮。引见《针灸孔穴及其疗法便览》、《腧穴学概论》、《中国针灸大辞典》、《针灸大辞典》、《针灸经外奇穴图谱》。

髃骨　经穴别名，即大肠经肩髃（LI15）穴，详见该条。引见《针灸腧穴手册》、《腧穴学概论》。

瞳明　奇穴。位于面部、目外眦外方5分，再直下5分处，亦当胆经瞳子髎穴直下5分处。用于治疗屈光不正。斜刺1～1.5寸。引自《针灸学》（上海中医学院编）。

瞳子髎（G1）　胆经穴。（太阳、后曲、鱼尾、前关）位于面部、目外眦旁5分，眶骨外侧缘凹陷中。用于治疗外感风热、气血壅滞引起的目赤肿痛、目翳、目痒、青盲、头痛、角膜炎、屈光不正、视神经萎缩。有清热散风、散瘀消肿、活络明目、清头止痛的作用。此穴为手足少阴、手太阳三脉之会。向太阳方向平刺0.5～1寸，灸3壮。

螺纹　奇穴别名，即顶上回毛穴，详见该条。引见《针灸大辞典》、《针灸学辞典》、《经外奇穴汇编》。

蟀谷　经穴别名，即胆经率谷（G8）穴，详见该条。引见《外台秘要》、《针灸学辞典》、《针灸腧穴手册》、《腧穴学概论》、《实用针灸学》、《实用针灸辞典》。

〔丿〕

膻中（CV17）　任脉穴。（元儿、元见、元况、气海、气会、上气海、胸堂、亶中、心包募）位于胸部正中线，平第四肋间隙，女子可平第五胸肋关节之间，或在两乳头连线之中点取穴。用于治疗经气郁滞、壅于胸中引起的胸痛、咳嗽气喘、心悸、噎膈，或气虚引起的乳汁不足。膻中为足太阴、少阴、手太阳、少阳任脉之会，心包络之募穴，八会穴之一的气穴。有宽胸理肺气、调气降逆、利膈通乳，宁心化痰的作用。平刺3～5分，灸5壮。

臆前　经穴别名，即任脉鸠尾（CV15）穴，详见该条。引见《腧穴学概论》、《实用针灸学》、《实用针灸辞典》。

谿穴　经穴别名，即胃经承泣（S1）穴，详见该条。

瓣石头子　奇穴。（臂石头子）位于前臂掌侧，桡侧缘，腕横纹上量一夫，接近白肉际处是穴，当肺经太渊穴直上3寸处。用于治疗马黄黄疸。灸7壮。引见《千金要方》、《千金翼方》、《腧穴学概论》、《针灸经外奇穴图谱》、《经穴汇解》、《针灸腧穴图谱》、《中国针灸大辞典》、《针灸学辞典》、《针灸大辞典》。

〔丶〕

膺中 经穴别名，即肺经中府 (L1) 穴，详见该条。引见《针灸腧穴手册》。

膺中俞 经穴别名，即肺经中府 (L1) 穴，详见该条。引见《针灸甲乙经》、《腧穴学概论》、《实用针灸学》、《中华针灸学》、《针灸学辞典》、《实用针灸辞典》、《中国针灸大辞典》。

膺乳 奇穴。（乳点、膺乳点）位于眼内眦角微上方，即鼻梁骨外缘凹陷处，亦即心点与内眼角中点，当膀胱经睛明穴微上方。另说位于目内眦斜上 1.1 厘米，即攒竹穴下 1.3 厘米处。本穴为面针与鼻针同位穴。用于治疗初产妇产后无乳及乳癌根治术的针麻穴。引见《针灸经外奇穴图谱》、《针灸学》（上海中医学院编）、《中国针灸大辞典》。

膺乳点 奇穴别名，即面针穴膺乳，详见该条。引见《中国民间疗法》。

膺俞 经穴别名，即肺经中府 (L1) 穴，详见该条。引见《针灸大成》、《腧穴学概论》、《实用针灸学》、《中华针灸学》、《实用针灸辞典》、《中国针灸大辞典》。

膺窗 (S16) 胃经穴。位于胸部乳头直上第三肋间隙中，前正中线旁开 4 寸处，亦当任脉玉堂穴旁开 4 寸处。用于治疗胃气不降，壅滞化热引起的胸胁胀痛、咳嗽气喘、乳痈。有宽胸宣肺、理气解郁、清热化瘀、安神定志、活络通乳、消肿止痛的作用。也是治疗乳房肿痛的主穴。又是穴位诊断支气管扩张的定性穴。平刺 5～8 分，不可深刺；灸 3～5 壮。

膺中外俞 经穴别名，所指有二：①中府 (L1)，②云门 (L2) 穴，详见各该条。引见《针灸学辞典》。

癌根 1 足针穴。位于足跗部，在足针新划区 20 的内上方。用于治疗食道癌、胃癌、肝癌、淋巴转移癌、慢性粒性细胞白血病。针 3～5 分，灸 3～7 壮。引见《常用新医疗法手册》、《针灸经外奇穴图谱》。

癌根 2　足针穴。位于足跗部，在足针新划区 20 与 25 两区交界线的中点。用于治疗食道癌、直肠癌、宫颈癌、淋巴转移癌。针 3～5 分，灸 3～7 壮。引见《常用新医疗法》、《针灸经外奇穴图谱》。

癌根 3　足针穴。位于足跗部，在足针新划区 25 与 26 两区交界线中点稍下处，当大肠区的稍下方。用于治疗肝癌、鼻咽癌、乳腺癌。针 3～5 分，灸 3～7 壮。引见《常用新医疗法手册》、《针灸经外奇穴图谱》。

豁痰开窍方　针灸方。是由督脉水沟（GV26）、百会（GV20）、筋缩（GV8），任脉鸠尾（CV15），心经神门（H7），心包经间使（P5），胃经丰隆（S40），奇穴腰奇计 9 穴组成的针灸方。用于治疗痫证。发作之前，先有头痛、眩晕、胸闷、欠伸等症，旋即昏倒，不省人事，面色苍白、牙关紧闭、两目上视、手足抽搐、口吐涎沫，甚至二便失禁，顷渐苏醒，诸症消失，但疲乏无力、脉细而滑。随症加穴：头晕、胸闷，加风池、内关；牙关紧闭，加颊车、后溪、大椎、阳陵泉。方义：本病由于痰浊上逆、蒙

弊清窍，突然发作，故取丰隆调理脾胃，促其运化，豁其痰浊，以除生痰之源；取神门、间使以疏通心经心包络之经气，宁心益智；取水沟、百会通调督脉经气，以开窍醒脑；取筋缩以缓解抽搐；鸠尾、腰奇为痫症证的经验要穴；诸穴合用，以奏豁痰开窍，心宁安神之功。引见《中国针灸大辞典》。

〔フ〕

臀　耳针穴。位于对耳轮下脚的外三分之一处，即在对耳轮下脚的起始部。为治疗和诊断臀、骶部疾患、腰骶痛、坐骨神经痛、臀筋膜炎的参考穴。按耳针常规针法操作。引见《耳针》、《耳针疗法》、《耳郭诊断治疗学》、《针灸经外奇穴图谱》、《中国针灸大辞典》。

臀 1　耳针穴。位于耳壳外侧面，对耳轮下脚起始部，外四分之一稍偏外方。用于治疗坐骨神经痛、腰部扭伤、骶神经麻痹。针刺时从臀穴向坐骨穴透刺。引见《针灸经外奇穴图谱》、《耳针》。

臀中　奇穴。位于臀部，以股骨大转子和坐骨结节间连线为底边，向上作 1 等边三角形，其顶点

是穴。用于治疗坐骨神经痛、下肢瘫痪、荨麻疹、足冷、小儿麻痹。直刺2～3寸，灸3～7壮。引见《常用经穴解剖学定位》、《针灸经外奇穴图谱》、《中医大辞典》、《针灸学》（上海中医学院编）、《针灸学辞典》、《中国针灸大辞典》。

臀外 奇穴。位于臀部，患者伏卧，于棘中与髂凹为底边的等腰三角形之顶点，臀中肌的中点处是穴。用于治疗坐骨神经痛、腰痛、下肢瘫痪、腹痛、小便失禁。此为点穴用穴，常用点法、按压法。引见《点穴疗法》。

臀三针 针灸方。环跳穴、压痛点，由这两穴所构成的等边三角形的第三个顶点。用于梨状肌综合症等。引见《针灸临床杂志》1995年第2期。

臀下神经点 奇穴。位于坐骨神经点内上2寸。用于治疗臀肌瘫痪。此为神经干刺激疗法用穴。进针2.5～3寸，左右方向拨动针体，可出现臀肌跳动和触电感。引自《神经干刺激疗法》。

臀上神经点 奇穴。位于坐骨神经点上3寸。用于治疗下肢瘫痪（外展障碍）。此为神经干刺激疗

法用穴，进针2～2.5寸，左右拨动针体，可出现臀肌跳动和触电感。引自《神经干刺激疗法》。

臂 面针穴。（臂点）位于颧骨后上方、颧骨弓上缘处，当肩点之后方，即在肩点外、下关穴直上交叉处。为臂部手术针麻穴。按针麻常规针法操作。引见《全国针刺麻醉资料汇编》、《针灸经外奇穴图谱》、《中国民间疗法》、《中国针灸大辞典》。

臂上 奇穴别名，即三角肌穴，详见该条。引见《针灸学》（上海中医学院编）、《中国针灸大辞典》。

臂中 奇穴别名，即手逆注穴，详见该条。引见《针灸学》（上海中医学院编）、《针灸大辞典》。

臂内 奇穴。位于上臂内侧，取穴时上肢外展，于腋窝中央直下6寸，肱二头肌肌腹尺侧缘取穴。用于治疗上肢瘫痪、臂痛、麻木、头痛、牙痛、感冒、高血压病。此为点穴用穴，常用点穴、按压法。引自《点穴疗法》。

臂外 奇穴。位于上臂、肱骨下1/3与中1/3交接处之外侧。患者屈肘，于肱骨外上髁与肩峰连线

之中 1/3 与下 1/3 交界处取穴。用于治疗头痛、牙痛、高血压病、上肢瘫痪。此为点穴用穴，常点法、按压法、按拨法。引见《点穴疗法》。

臂宁 奇穴。位于上臂前内侧，腋前皱襞外开 1 横指，再向下 1 横指处，当心经极泉穴外 1 横指，再下 1 横指处。用于治疗肘臂神经痛、肘臂厥冷痉挛、上肢瘫痪。针 1.5～2 寸，手指有触电感。引见《针灸经外奇穴图谱》、《中国针灸大辞典》。

臂后 奇穴。位于上臂后面，患者肩臂下垂于腋后纹头外开 2 寸，三角肌后缘处。用于治疗肩痛、肩关节周围炎、上肢瘫痪。此为点穴用穴，常用按压法、按拨法。引见《点穴疗法》。

臂间 奇穴。（手掌后臂间穴）位于掌后横纹正中直上约 5 横指处，尺桡骨间，当心包经间使穴上 7 分处。用于治疗疔肿、前臂痛。直刺 0.5～1 寸，灸 3～5 壮。引见《千金要方》、《类经图翼》、《腧穴学概论》、《针灸孔穴及其疗法便览》、《针灸经外奇穴图谱》、《中医大辞典》、《针灸学辞典》、《针灸大辞典》、《中国针灸大辞典》。

臂奋 奇穴。位于肩部、三角肌后缘中点处。用于治疗风湿性麻木。针 2.5～3 寸。引见《针灸经外奇穴图谱》。

臂畅 奇穴。（外抬肩、立忠）位于肩部、腋后皱襞尽头直上 2 寸处，当肩贞穴上 1 寸处。用于治疗肩关节及软组织疾患、偏瘫、多发性神经炎。向外斜刺 3～4 寸。引见《红医针疗法》、《针灸经外奇穴图谱》、《中国针灸大辞典》。

臂点 所指有二：①手针穴。位于手背、食指第二节、与掌指关节中线之中点，再向前（中节）1/4 寸。用于治疗臂痛拘挛、活动不自如。直刺 1 分许。②面针穴、即臂。详见该条。引见《手针新疗法》。

臂脑 即臂臑穴，系字误，臑误成脑字。引见《太平圣惠方》、《针灸学辞典》。

臂臑（LI14） 大肠经穴。（头冲、背臑、颈冲、臂脑）位于上臂、在曲池和肩髃穴的连线上，当曲池穴上 7 寸处，（肱骨外侧，三角肌下端）。用于治疗气血壅滞于经络引起的肩臂痛、颈项拘急、瘰疬、瘿气、目疾、麦粒肿。本穴为手足太阳、手阳明阳维之会。有祛风活络、疏风散寒、明目止痛的作用。针向上斜刺透肩髃，针1～2寸，灸3～7壮。

臂五里 经穴别名，即大肠经手五里（LI13）穴，详见该条。引见《针灸学辞典》、《圣济总录》、《针灸大辞典》。

臂丛点 奇穴。位于锁骨中点上1寸。用于治疗上肢瘫痪、麻木、疼痛、震颤、臂丛神经痛。此为神经干刺激疗法用穴，针时取坐位，患者头转向对侧，按上述穴位刺入3～5分即可，不可深刺，针尖刚入皮下即可。引自《神经干刺激疗法》。

臂石头子 奇穴别名，即髀石头子，详见该条。引见《针灸经外奇穴图谱》、《针灸大辞典》。

臂丛1～5 集合穴。①臂丛1：位于腋窝部、腋前皱襞与腋动脉交叉处。②臂丛2：位于臂丛1穴外侧半寸处。③臂丛3：位于臂丛1穴内侧半寸处。④臂丛4：位于腋窝，腋动脉搏动处的两侧，各扎1针。⑤臂丛5：位于肩部、锁骨上缘中点处。臂丛5用于治疗小儿麻痹后遗症，针尖向外下斜刺5～6分，针感麻至手。臂丛4为前臂整形术的针

麻穴，针3～5分，针感麻至手。臂丛1～3用于治疗肩关节周围炎、腕关节痛、手指麻痛、上肢疼痛，针0.5～1寸。引见《针灸经外奇穴图谱》、《针刺麻醉》、《中国针灸大辞典》。

十八画

〔一〕

翳下 奇穴。位于颈部、胃经人迎穴上1寸、胸锁乳突肌之前缘动脉应手处。用于治疗头痛、脑积水、脑炎后遗症。此为点穴用穴，常用指尖或指腹按压法。引自《点穴疗法》。

翳上 奇穴。位于翳风穴上5分处，在耳垂后凹陷处上方与耳壳交接处取穴。用于治疗失明、脑炎后遗症、耳聋、外伤性截瘫。此为点穴用穴，常用大拇指向尖内上方用力按压。引见《点穴疗法》。

翳风（TE17） 三焦经穴。位于耳郭后下方、乳突前下方，平耳垂下缘的凹陷中，即当颞骨乳突前缘与下颌支后缘间的凹陷中。用于治疗风热毒邪郁阻引起的耳鸣、耳聋、口㖞、口吃、口噤、牙痛、三

叉神经痛、颊肿、瘰疬、乳娥、疰腮。此穴系三焦经与胆经之会穴，即手足少阳之会，有疏风清热、化瘀通络、开窍益聪、清头散风、聪耳明目的作用。张口取穴，直刺0.8～1寸，治面瘫应向前横刺；治腮腺炎向对侧眼球方向刺；治聋哑斜刺向内前下方，深达1.5～2寸，灸3～5壮。

翳明　奇穴。位于翳风穴后1寸，乳突最高点直下与耳垂平行的凹陷处，胸锁乳突肌终止部的前缘，耳后完骨之下与耳垂平齐处。用于治疗维生素 A 缺乏症、远视、近视、白内障、缘内障、屈光不正、视网膜炎、视神经萎缩、头痛、失眠、眩晕、精神病。斜刺1～1.5寸，针尖向耳后方向刺。引见《腧穴学概论》、《针灸经外奇穴图谱》、《实用针灸学》、《中医大辞典》、《针灸学》（上海中医学院编）、《针灸大辞典》、《中国针灸大辞典》。

翳明下　奇穴别名，即治聋新2号穴，详见该条。引见《针灸经外奇穴图谱》、《中国针灸大辞典》。

藏输　奇穴。位于背部第五胸椎棘突之高点、当督脉神道穴之上方。另说藏输即脏俞，即神道穴之别名。用于治疗卒病恶风，欲死不能语，肉痹不知人。灸14壮或百壮。引见《千金要方》、《针灸经外奇穴图谱》、《针灸学辞典》、《中医大辞典》、《针灸学辞典》、《中国针灸大辞典》、《针灸大辞典》。

〔丨〕

髂上　奇穴。位于腰部第四腰椎棘突，左右旁开4寸，当环跳穴上方，髂骨棘下方，用指压之有酸麻感或压痛。用于坐骨神经痛的诊断与治疗。针1～2寸，针感麻至足。引见《针灸发微》、《针灸经外奇穴图谱》、《中国针灸大辞典》。

髂凹　奇穴。位于髂前上棘后凹陷中。用于治疗腰痛、坐骨神经痛、下肢瘫痪。此为点穴用穴，常用点法、按压法、按拨法。引自《点穴疗法》。

髂后　奇穴。位于髂后上棘旁1寸处。即髂后上棘旁臀大肌交接处。用于治疗坐骨神经痛、下肢瘫痪、腰肌损伤。此穴为点穴用穴，常用点法、按压法、按拨法。引自《点穴疗法》。

髂前下　奇穴。位于人腿最

上部，髂前上棘下 1 寸处。用于治疗小儿麻痹后遗症。针 0.5～1 寸，针感麻至膝。引见《针灸经外奇穴图谱》、《中国针灸大辞典》。

髂前上　奇穴。位于腹部，在髂前上棘的前方、脐下 1.5 寸，当任脉气海穴旁开 6 寸处。用于治疗胃下垂。针斜向脐部沿皮下透刺可达 3～4 寸，两侧同时进针、针感下腹部内脏抽动。引见《针灸经外奇穴图谱》、《中国针灸大辞典》。

髂髌中　奇穴。位于下肢，在胃经伏兔穴上 3 寸，外开 1 寸处。用于治疗膝关节炎，下肢瘫痪、腰腿痛。直刺 2～3 寸。引自《针灸学》（上海中医学院编）。

髂后上棘　奇穴。位于骶部、髂后上棘之高点处，当膀胱经小肠俞与膀胱俞之间。用于治疗下肢瘫痪、抬腿困难。针 1～1.5 寸，针感麻至尾骨尖。引见《新医疗法汇编》、《针灸经外奇穴图谱》、《针灸学》（上海中医学院编）、《中国针灸大辞典》。

髑骬　经穴别名，即任脉鸠尾（CV15）穴，详见该条。引见《针灸甲乙经》、《针灸腧穴手册》、《实用针灸学》、《中华针灸学》、《中国

针灸大辞典》、《针灸学辞典》、《实用针灸辞典》。

髑骭　经穴别名，即任脉鸠尾（CV15）穴，详见该条。引见《实用针灸学》、《实用针灸辞典》。

髑髑　经穴别名，即任脉鸠尾（CV15）穴，详见该条。引见《腧穴学概论》、《实用针灸学》、《实用针灸辞典》。

〔丿〕

臑上　奇穴别名，即三角肌穴，详见该条。引见《常用新医疗法手册》、《新医疗法汇编》、《针刺麻醉》、《中国针灸大辞典》。

臑穴　经穴别名，即小肠经臑俞（SI10）穴，详见该条。引见《针灸大辞典》、《针灸腧穴手册》、《实用针灸辞典》。

臑会（TE13）　三焦经穴。（臑髎、臑窌、臑交）位于上臂内侧三角肌后缘，当肩髎穴下 3 寸，亦即消泺穴上 3 寸处。用于治疗痰气郁结引起的瘿气、瘰疬、肩臂串痛。此穴为手少阳三焦经与阳维脉之会穴，有理气软坚、疏经利节的作用。直刺 1～1.5 寸，灸 3～5 壮。

臑交　经穴别名，所指有二：

①三焦经臑会（TE13）穴，②小肠经臑俞（SI10）穴，详见各该条。引见《针灸大辞典》、《针灸聚英》、《针灸学辞典》、《针灸腧穴手册》、《中国针灸大辞典》、《腧穴学概论》、《实用针灸学》、《实用针灸辞典》。

臑俞　所指有二：①小肠经穴臑俞（SI10）（臑穴、臑交、臑输），位于腋后皱襞直上、肩胛岗下缘凹陷中。当肩贞穴直上稍外，肩髎穴之后。用于治疗风湿之邪客于经络，气血壅滞不畅引起的肩胛痠痛、肩肿、肘臂痠痛、瘰疬。此穴为手太阳、阳维、阳跷之会，有散风除湿，疏筋利节，化瘀通络的作用。直刺0.5～1寸，灸3壮。②经穴别名，即三焦经臑会（TE13）穴，详见该条。引见《实用针灸学》、《实用针灸辞典》。

臑窌　经穴别名，即三焦经臑会（TE13）穴，详见该条。引见《针灸甲乙经》、《针灸腧穴手册》、《腧穴学概论》、《实用针灸学》、《中华针灸学》、《中国针灸大辞典》、《实用针灸辞典》。

臑输　经穴别名，即小肠经臑俞（SI10）穴，详见该条。引见《针灸大辞典》。

镊铫　经穴别名，即胆经环跳（G30）穴，详见该条。引见《千金要方》、《千金翼方》、《针灸学辞典》。

〔丶〕

鹰下　奇穴。位于前臂伸侧正中线，肘横纹水平线下3寸，尺桡骨之间，当三焦经四渎穴上2寸。用于治疗耳聋、上肢瘫痪。针1～1.5寸，针感麻酸至腕。灸3～7壮。引见《常用新医疗法手册》、《中国针灸大辞典》。

鹰上　奇穴。位于上臂伸侧正中线，鹰嘴直上4寸处。当三焦经天井穴上3寸。用于治疗小儿麻痹后遗症。针1～2寸，针感麻至肘或手。引见《常用新医疗法手册》、《中国针灸大辞典》。

癫风　奇穴别名，即灸癫风穴，详见该条。引见《针灸经外奇穴图谱》、《中医大辞典》。

瘢疝　奇穴。位于阴阜、阴茎两旁，即横骨两旁夹茎之处。用于治疗瘢疝。灸3～5壮。引见《千金要方》、《中国针灸大辞典》、《类经图翼》、《针灸经外奇穴图谱》。

癔病点　奇穴别名，即地神穴，详见该条。引见《针灸经外奇穴图谱》、《针灸大辞典》。

十九画以上

〔一〕

颧骨　奇穴。位于面部颧骨之高点，当瞳子窌穴的直下方，在球后穴后方取穴。用于治疗山根疔、牙咬疔、地仓疔等。针1～2分。引见《针灸经外奇穴图谱》、《针灸杂志》（第一卷）、《针灸大辞典》、《中国针灸大辞典》。

颧髎（SI18）　小肠经穴。（权髎、椎髎、兑端、兑骨、拔牙二穴）位于目外眦直下、颧骨下缘凹陷中。用于治疗湿热阻滞经络、经气失调引起的口眼㖞斜、眼睑瞤动、牙痛、颊肿、目黄。此穴为手少阳手太阴之会，有清热散风，通调经络，祛湿止痛的作用。斜刺1～1.5寸，禁灸。

攒竹（B2）　膀胱经穴。（小竹、天门、员柱、员在、始光、夜光、明光、光明、元柱、元在、眉头、眉中、眉本）位于眉毛之内侧端凹陷中，即眶上切迹处。用于治疗风热之邪引起的目赤肿痛、目视不明、流泪，或兼见头痛、目眩、眉棱骨痛、眼睑瞤动。本穴有疏风清热、活络明目、宣泄太阳热的作用。治眼病向下斜刺透睛明穴，进针0.5～1寸；治头痛、面瘫可横刺透鱼腰穴，进针1～1.5寸；治眶上神经痛可横刺，向外下眶上孔进针5分。

囊底　奇穴（海底）。位于男性会阴部，阴囊下十字纹中。用于治疗小儿胎疝，小肠疝气，偏坠、睾丸炎、阴囊湿疹、胸痛、肾病、肾脏风疮。灸3～7壮。引见《备急千金要方》、《太平圣惠方》、《针灸大成》、《中国针灸学》、《经穴汇解》、《奇效良方》、《针灸逢源》、《针灸集成》、《针灸经外奇穴图谱》、《针灸学辞典》、《中国针灸大辞典》。

囊下缝　奇穴。（阴囊缝）位于男性阴囊尾侧正中线上是穴，取截石位时在囊底穴的上方，即阴囊下十字纹的末端或最高点，详见图解。用于治疗卒癫。灸3～14壮。引见《备急千金要方》、《针灸经外奇穴图谱》、《中国针灸大辞典》、《针灸学辞典》。

囊下横纹　即奇穴阴囊下

横纹，详见该条。引见《针灸学辞典》、《针灸大辞典》。

〔丨〕

髋　耳针穴。（髋关节）位于对耳轮上脚的下三分之一处，即在踝与膝穴之间的下三分之一处。一说位于骶椎与趾之间的正中处。另说在对耳轮上脚膝关节穴的外下方。用于治疗髋关节痛、坐骨神经痛。按耳针常规针法操作。引见《耳针》、《耳针疗法》、《耳郭诊断治疗学》、《针灸经外奇穴图谱》、《中国针灸大辞典》。

髋市　奇穴别名，即髋骨穴，详见该条。

髋臼　奇穴。位于大转子直上5分处。用于治疗小儿麻痹髋关节松弛。直刺1～2寸。引见《针灸学》（上海中医学院编）。

髋点　所指有二：①奇穴。位于股骨大转子后缘。用于治疗坐骨神经痛、髋关节疾患。此为点穴用穴，向上方点按15秒、10次。②手针穴。位于手背，小指掌指关节与腕横纹之中点，靠近小指掌指骨尺侧缘，在小指中线与小指外侧线之中间处。用于治疗髋部酸痛。直刺2分许。引见《手针新疗法》、《实用点穴疗法》。

髋骨　所指有二：①奇穴。（髋市、髓骨、髓膏、体骨）位于大腿伸侧，髌骨中线上3寸处。一说位于膝盖骨上缘外侧上2寸之梁丘旁，外开1寸陷中。另说在髋骨中线上3寸，股直肌外缘之点，两侧各旁开1.5寸，两腿共4穴。一说在胃经梁丘穴两旁各开1.5寸，左右4穴。用于治疗腿足风湿、痿软无力、寒湿走注、白虎历节风痛、鹤膝风、下肢瘫痪。也是穴位诊断腿痛的定性穴。直刺0.5～1寸，灸3～7壮。②经穴别名，即胆经环跳（G30）穴，详见该条。引见《针方六集》、《奇效良方》、《类经图翼》、《针灸集成》、《针灸大成》、《针灸逢源》、《经穴汇解》、《玉龙经》、《针灸经外奇穴图谱》、《腧穴学概论》、《针灸经外奇穴治疗诀》、《穴位诊断法》、《医经小学》、《针灸学辞典》、《实用针灸辞典》、《针灸大辞典》、《中国针灸大辞典》。

髋关节　耳针穴名，即髋，详见该条。引见《针灸经外奇穴图谱》、《中国针灸大辞典》。

髌下　奇穴。位于髌骨下缘

正中处。用于治疗下肢瘫痪、膝关节痛。点穴用穴，常用点法、按压法、按拨法。引见《点穴疗法》。

髌上 所指有二：①奇穴。位于髌骨外上缘。用于治疗下肢瘫痪，膝关节痛。②奇穴别名，即为农穴，详见该条。引见《点穴疗法》、《中国针灸大辞典》。

髌骨 经穴别名，即胆经环跳（G30）穴，详见该条。引见《腧穴学概论》、《实用针灸辞典》、《中华针灸学》。

巅上 经穴别名，即督脉百会（GV20）穴，详见该条。引见《针灸聚英》、《针灸腧穴手册》、《中华针灸学》、《实用针灸辞典》、《中国针灸大辞典》。

髓孔 经穴别名，所指有三：①胃经大迎（S5）穴，②胆经悬颅（G5）穴，③督脉腰俞（GV2）穴，详见各条。引见《针灸甲乙经》、《外台秘要》、《中国针灸大辞典》、《针灸腧穴手册》、《腧穴学概论》、《中华针灸学》、《实用针灸学》、《针灸大辞典》、《针灸学辞典》、《实用针灸辞典》。

髓中 经穴别名，所指有二：①肾经四满（K14）穴，②胆经悬颅（G5）穴。详见各该条。引见《针灸聚英》、《针灸大辞典》、《针灸学辞典》、《针灸腧穴手册》、《腧穴学概论》、《实用针灸学》、《实用针灸辞典》。

髓会 经穴分类名，即胆经悬钟（G39）穴，但髓会通常叫绝骨，因绝骨为悬钟的别名。引见《针灸素难要旨》、《难经》、《实用针灸学》、《针灸大辞典》、《针灸学辞典》。

髓府 经穴别名，所指有二：①肾经四满（K14）穴，②督脉腰俞（GV2）穴，详见各该条。引见《针灸甲乙经》、《中国针灸大辞典》、《针灸大辞典》、《针灸学辞典》、《针灸腧穴手册》、《腧穴学概论》、《实用针灸学》、《中华针灸学》、《实用针灸辞典》。

髓空 所指有二：①经穴别名。一指肾经横骨（K11）穴。二指督脉腰俞（GV2）穴，详见各该条。②奇穴别名，即唇里穴，详见该条。引见《中国针灸大辞典》、《腧穴学概论》、《针灸甲乙经》、《外台秘要》、《针灸学辞典》、《针灸大辞典》、《实用针灸学》、《中华针灸学》、《实用针灸辞典》。

髓骨　奇穴别名，即髋骨穴，详见该条。引见《中医按摩疗法》、《中国针灸大辞典》、《穴位压痛辨病诊断法》。

髓俞　经穴别名，即督脉腰俞（GV2）穴，详见该条。引见《针灸大全》、《腧穴学概论》、《实用针灸学》、《中华针灸学》、《实用针灸辞典》、《针灸大辞典》、《针灸学辞典》。

髓膏　奇穴别名，即髋骨穴，详见该条。引见《针灸经外奇穴图谱》、《针灸大辞典》。

膠膠　奇穴。位于膝关节内侧，平腘窝横纹、股骨内髁高点处。当脾经阴陵泉穴直上3寸处。用于治疗月经不调、崩中漏下、腿内廉风疮痒痛。针5～8分，灸3～5壮。引见《经外奇穴汇编》、《针灸经外奇穴图谱》、《针灸学辞典》、《中国针灸大辞典》、《针灸大辞典》。

耀中　奇穴。位于骶部正中线，第三四骶椎棘突之间点。用于治疗难产、子宫出血、泄痢、痔疮出血。针3分，灸3～7壮。引见《针灸孔穴及其疗法便览》、《中国针灸大辞典》、《腧穴学概论》、《针灸大辞典》。

蹶心　经穴别名，即肾经涌泉（K1）穴，详见该条。引见《针灸腧穴手册》、《实用针灸学》、《实用针灸辞典》。

〔丿〕

蠡沟（Liv5）　肝经穴。（交仪）位于内踝尖直上5寸，胫骨内侧面的中央，用手托起腓肠肌，在经骨后缘出现凹陷处。用于治疗湿热之邪影响肝胆失调引起的阴痒，赤白带下，月经不调，癃闭，小便失禁，以及足胫寒酸痿痹、性功能亢进、子宫内膜炎、睾丸炎。此为足厥阴经之络穴，别走少阳，有疏泄肝胆、理气解郁，利气通络，清利下焦，清热利湿的作用。平刺5～8分，灸3壮。

蹑穴　经穴别名，即胃经承泣（S1）穴，详见该条。引见《中国针灸大辞典》、《针灸甲乙经》、《实用针灸辞典》、《针灸腧穴手册》、《腧穴学概论》、《实用针灸学》、《中华针灸学》、《针灸大辞典》。

〔丶〕

癲痫　奇穴。（脊梁中央）位于背部正线，第九胸椎棘突之高点。另说，位于大椎穴与尾骨端连线之中点，相当于第十一胸椎棘突。取穴在第一胸椎棘突与尾骶骨尖端连线之中点处，当督脉筋缩穴之上方。用于治疗小儿癫痫、气管炎、哮喘、目生白翳、消渴、黄疸、脊背痛。灸7～15壮。引见《千金要方》、《太平圣惠方》、《腧穴学概论》、《针灸经外奇穴图谱》、《针灸学》（上海中医学院编）、《针灸大辞典》、《中国针灸大辞典》。

癫痫1 奇穴。位于背部正中线，第十二胸椎棘突与第一腰椎棘突之间点。当督脉脊中穴之下方。用于治疗癫痫。针2～5分，灸3～7壮。引见《针灸经外奇穴图谱》、《中国针灸大辞典》。

癫痫点 耳针穴。位于对耳屏内侧中下1/3之交界处的底部。用于癫痫。按耳针常规针法操作。引见《耳穴疗法》。

癫痫控制区 头针穴。位于侧头部，耳尖上2厘米处，向前后平移2厘米的直线为本区，当晕听区向上移1厘米的平行线为该区。用于治疗癫痫。按头针常规针法操作。引见《针灸经外奇穴图谱》、《中国针灸大辞典》。

蠲饮宁心方 针灸方。是由膀胱经心俞（B15），胃俞（B21），三焦俞（B22），心包经内关（P6）穴计4穴组成的针灸方。用于治疗惊悸、水饮内停，症见胸脘痞满、眩晕、吐涎、精神疲乏、苔白、脉弦滑。随症加减：胸脘痞满加膻中、建里；眩晕吐涎者加丰隆、风池。方义：本方具有蠲饮宁心作用。因心阳不振，饮邪上逆，故取胃俞、三焦俞以和胃降逆而蠲饮；取心俞、内关宽胸利膈而宁心。引见《中国针灸大辞典》。

附录 1　常规针法

一、头针操作常规

1. 头针刺激区的选择：凡属脑源性疾病引起的瘫痪、麻痹均取病变的对侧（如左侧偏瘫、取右侧运动区），其他疾患可选一侧或双侧。

2. 针的选择：一般用 1.5～2.5 寸，26～30 号毫针。

3. 体位的选择：一般病人可取坐位，但为防止晕针以卧位安全。

4. 操作方法：选好刺激区，进行常规消毒后，毫针沿头皮约 30°左右夹角快速进针，刺入皮下或肌层并推进，用拇食两指捻转针体，每分钟 240 次左右，一般要求双手操作，持续捻转4～5 分钟，留针 5～10 分钟，反复捻转 3 次即可起针。起针时用干棉球压迫针刺点片刻以防出血。

二、耳针操作常规

1. 寻找反应点：根据疾病不同，在穴区内寻找反应点。寻找方法可用目视法、探针按压法、染色法、耳穴探测仪、光源透照法、手指按摸法等。寻找痛点，宜用探测仪法探测，皮肤电阻降低，导电量明显增高处即是。

2. 耳穴区皮肤进行常规消毒。

3. 一般多选用 0.5～1 寸毫针进行针刺，进针时以左手固定耳郭，右手进针，进针深度可以穿透软骨，但不要透过对侧皮肤为度。

4. 留针时间，一般 20~30 分钟，慢性病及疼痛疾病可延长时间。

5. 每日或隔日针灸 1 次，连续 10 次为 1 疗程，休息几天后，根据病情需要，开始下 1 疗程。

三、面针和鼻针操作常规

1. 应用范围：目前除了用于治疗多种疾病外，还应用于针刺麻醉。

2. 选穴原则：面针和鼻针的穴位虽有不同，但其选穴原则基本一致。现以面针为主说明如下。

(1) 根据受病的脏器取相应的穴位。如心脏病取心点，胃病取胃点；面针麻醉时，也是如此，如阑尾炎手术取大肠点等。

(2) 依据敏感反应点取穴。用针炳或探测仪探查，有压痛处或指示灯发亮或声响就是敏感反应点。

(3) 依据中医的脏象学说取穴。如"肺主皮毛"，切皮止痛，可选用肺点；"心藏神"，镇静安神，可取心点穴。

3. 针刺操作法：采用 30~32 号 0.5~1.5 寸的毫针，根据穴位皮肤的厚薄针刺一定的深度，鼻部一般多用斜刺或横刺，面颊部可用直刺，针刺得气后可留针半小时，每 5~10 分钟捻转 1 次。针刺麻醉一般采用持续捻转法，并可加用电针，以逐步加强脉冲电 180~200 次/分的频率，诱导 15 分钟，即可手术。

四、手针和足针操作常规

1. 选穴原则：手针的选穴原则多用"缪刺法"，即不同的疾病选举其对侧手部的相应穴位，左病选右侧穴，右病选左侧穴。

由于经络有左右交叉的传注关系，所以治疗上采用交叉取穴的方法。足针的选穴原则，可选用主治功能相同的穴位 1~3 对，例如足针 1 号穴和 3 号穴都能主治神经衰弱，常可配用，又如神经衰弱一般均有头痛，所以常与 46 号或 48 号穴同时应用。

2. 针刺操作法：足针用 28~30 号的 1~2 寸毫针，穴位消毒后用直刺或斜刺进针，一般刺 3~5 分深，用中、强度刺激，得气后留针 3~5 分钟。手针刺腰腿点时，针与皮肤表面呈 15~30 度，针尖向掌侧面，从伸指肌腱和掌骨之间刺入，深 5~8 分，手针治疗腰部及各种关节软组织损伤时，应边捻针边活动身体，治疗痛症，在痛止后应继续运针 3~5 分钟，必要时可延长留针时间。对需要持续刺激的病例，也可加用电针。手针与足针的感应比较强，治疗前须向病人说明，以防止发生晕针、沿骨缘斜刺时，不要损伤骨膜，足针要特别注意消毒，保持足部清洁，防止感染。

五、眼针操作常规

1. 取穴方法：眼针总针刺点称为"八区十三穴"。①循经取穴。先察看眼睛各经区，在与病症相符的，有明显血管形色变化的对应区取穴。如急性腰扭伤，在左眼或右眼下焦区（8 区）、肾和膀胱区（2 区）取穴。②看眼取穴。不管什么病，只要眼球经区有明显血管变化，即针该区相应穴位，如神经性头痛、察见右眼上焦区（3 区）和左眼肝胆区（4 区），有明显血管变化，即针之。③三焦区取穴（或称病位取穴）。如头痛、上肢、胸腔疾患，取上焦；上腹部、腰背部及其内脏器官的疾病，取中焦；腰骶、小腹、生殖泌尿系和下肢疾病，取下焦。如肩周炎取左右眼上焦区针之有良效。

2. 眼针针刺操作法：针刺部位常规消毒后，选用 32 号 1 寸或 5 分的毫针，先以左手指压住眼球，并使眼眶针刺部位的皮肤绷紧，轻轻刺入。有针刺反应点的可直刺 1～2 分，按经区的可以沿皮横刺 2～4 分。直刺时达骨膜即可，横刺时沿皮刺入皮下，不要超越所刺的经区。一般轻轻刺入，如针后没有得气，可把针稍微提出，重新调整针的方向，按左右眼穴位定位方向，顺行进针为补，逆行进针为泻。通常在患侧进针，亦可有健侧缪刺。一般留针 15 分钟或半小时。起针时用干棉球压迫片刻，以防出血。

六、口针与舌针操作常规

1. 口针：常规消毒，选用 30 号 0.5～1.5 寸毫针，患者正坐，半张口，术者用纱布垫在患者上、下唇部，以手指将两唇上下拉开。针刺时，针尖与口腔粘膜呈 15～30 度斜刺或平刺刺入口针穴位，进针动作要轻缓，以防出血，得气后留针半小时左右。拔针时一手用纱布裹捏住唇部，另一手将针拔出，以防疼痛、出血。消毒要严密，防止口腔粘膜感染。

2. 舌针：舌针前，给予患者 3% 过氧化氢或 1/5000 高锰酸钾液漱口，以清洁口腔。针舌面穴位时患者自然伸舌于口外；针舌底穴位时，患者将舌卷起，舌尖抵住上门齿，将舌固定（舌尖向上反卷、用上下门齿夹住舌体），或由术者左手垫纱布将舌体拉出口外进行针刺。针刺时采用快速点刺进针、进针 1 寸左右，采用提插与捻转相结合的手法，留针 5 分钟。舌穴泻血法：选用 26 号 1.5 寸毫针在穴位上快速浅刺放血，须严格掌握，针不宜过粗，刺不宜过深，血不宜过多。要严格消毒，以防针刺部位感染。体衰急重病者禁忌，防止晕针。

附录 2　头针穴位图

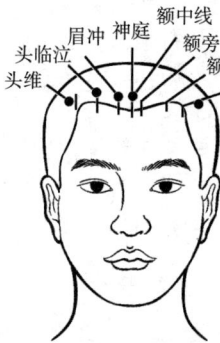

额部治疗线

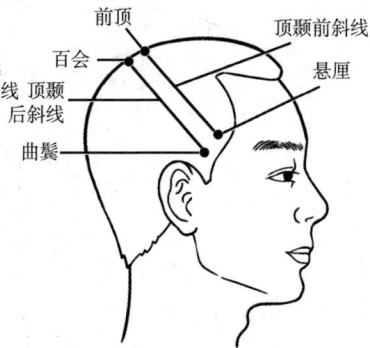

顶颞部治疗线（一）

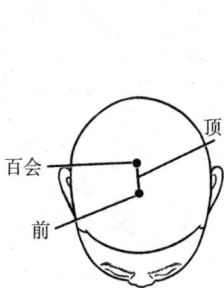

顶部治疗线

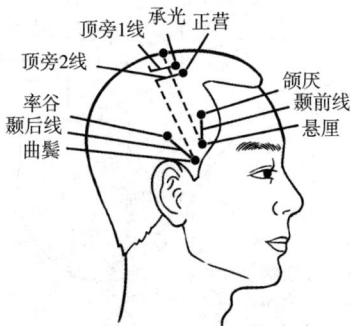

顶颞部治疗线（二）

附录 3   耳针国际标准穴位图

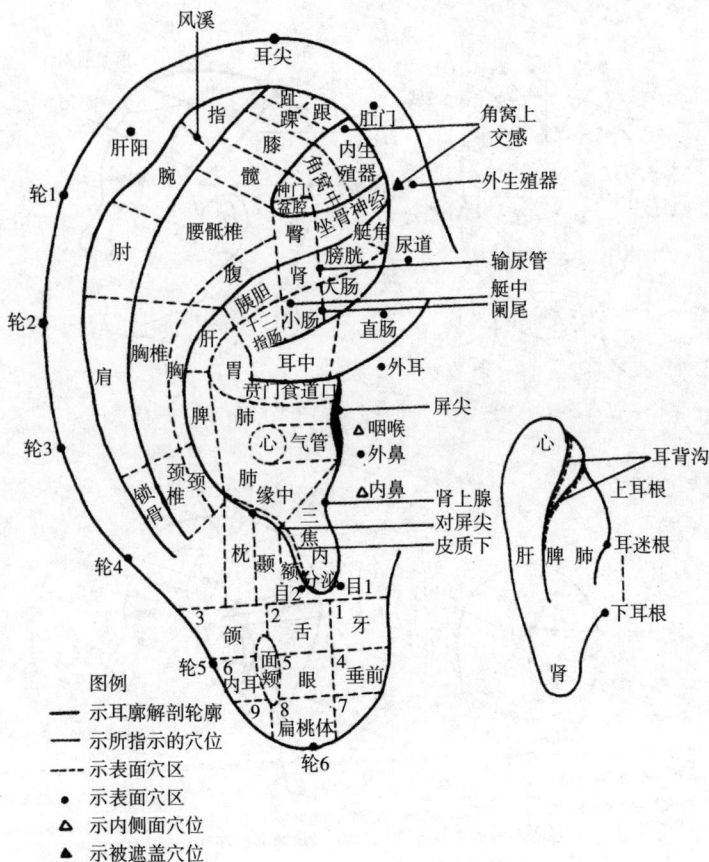

图附录 3-1 耳穴国际标准化方案区分布示意图

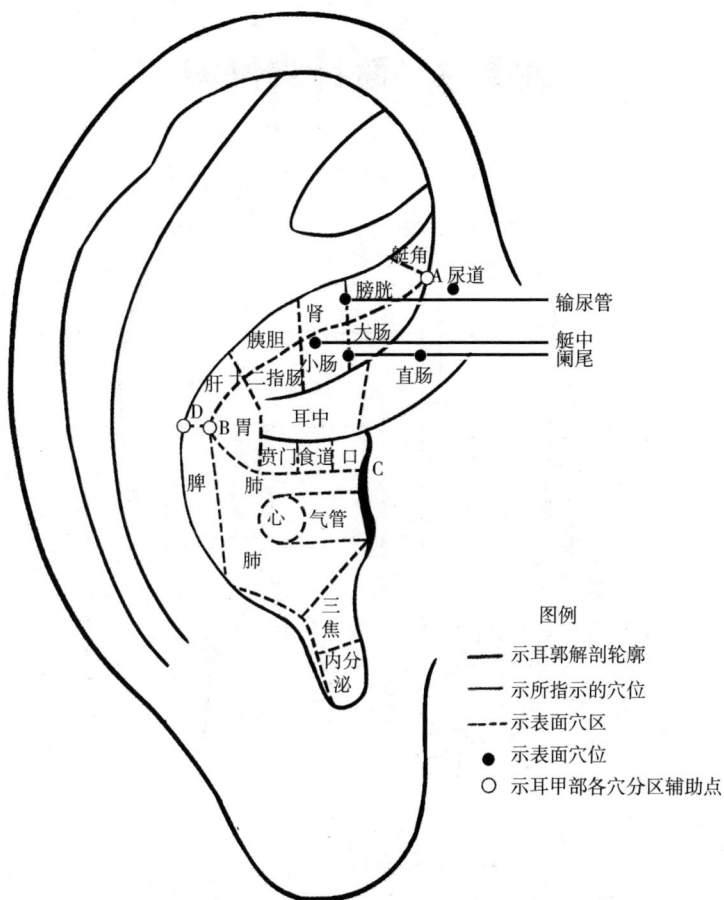

图附录 3-2　耳穴国际标准化方案耳甲部各穴分区示意图

附录 4　面针穴位图

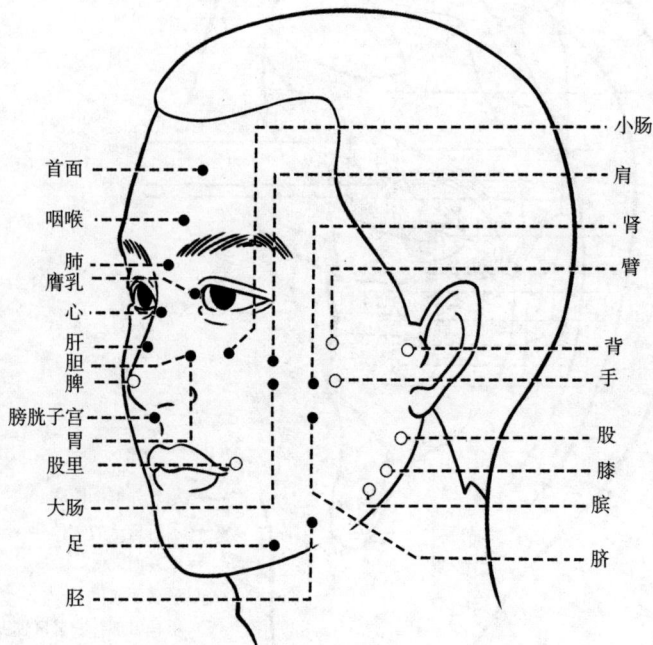

首面
咽喉
肺
膺乳
心
肝
胆
脾
膀胱子宫
胃
股里
大肠
足
胫

小肠
肩
肾
臂
背
手
股
膝
膑
脐

附录5　鼻针基础穴位图

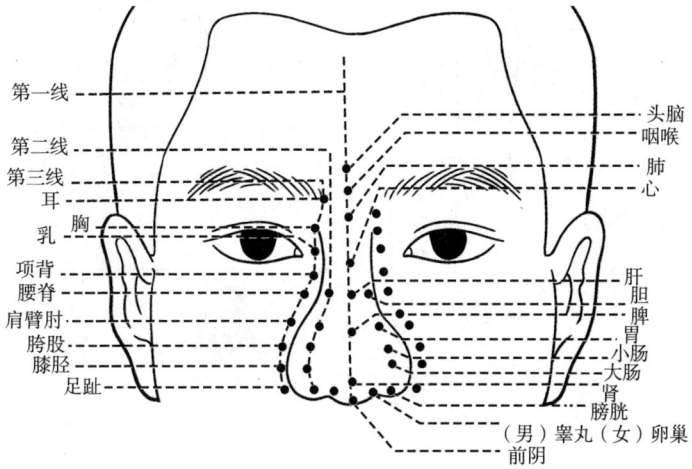

第一线

第二线

第三线

耳

乳　胸

项背

腰脊

肩臂肘

胯股

膝胫

足趾

头脑

咽喉

肺

心

肝

胆

脾

胃

小肠

大肠

肾

膀胱

（男）睾丸（女）卵巢

前阴

附录6　手针穴位图

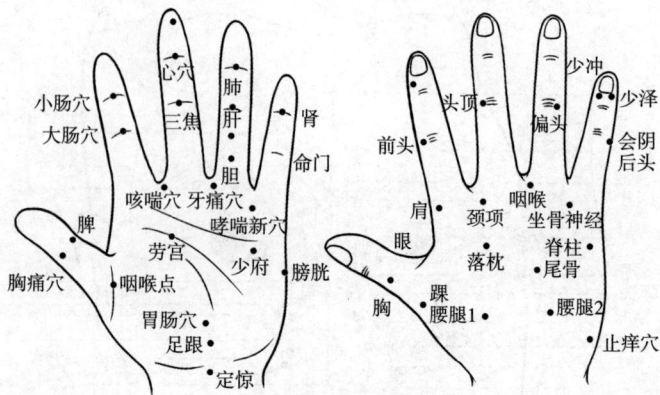

心穴
小肠穴　三焦　肺　肾
大肠穴　　　肝　命门
　　　　　　胆
咳喘穴　牙痛穴
脾　　哮喘新穴
胸痛穴　劳宫　少府　膀胱
　　　咽喉点
　　　胃肠穴
　　　足跟
　　　　定惊

头顶　　少冲
前头　　偏头　少泽
　　　　　　会阴
　　　　　　后头
肩
眼　颈项　咽喉
　　落枕　坐骨神经
胸　　　　脊柱
踝　　　　尾骨
腰腿1　　腰腿2
　　　　　止痒穴

附录7　足针穴位图

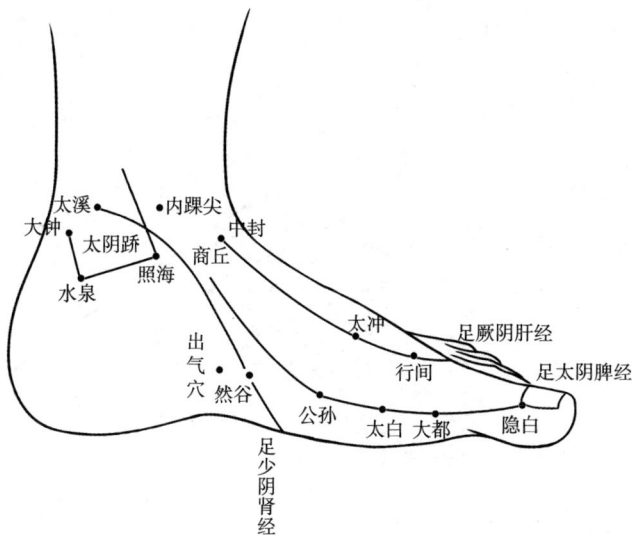

图附录 7-1　足针穴位图（一）

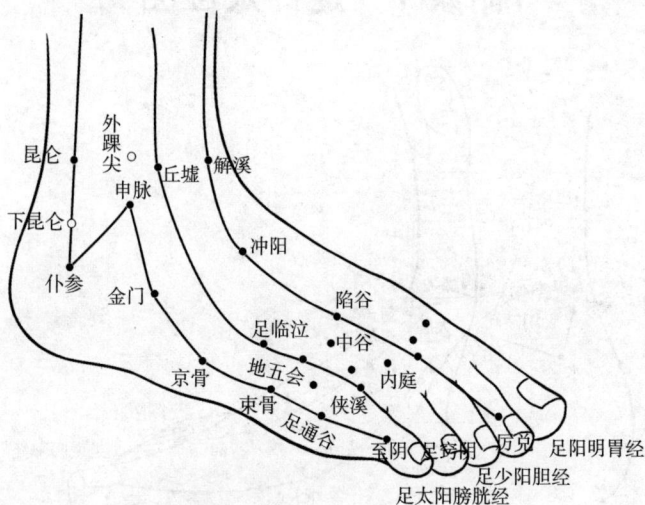

图附录 7-2　足针穴位图（二）

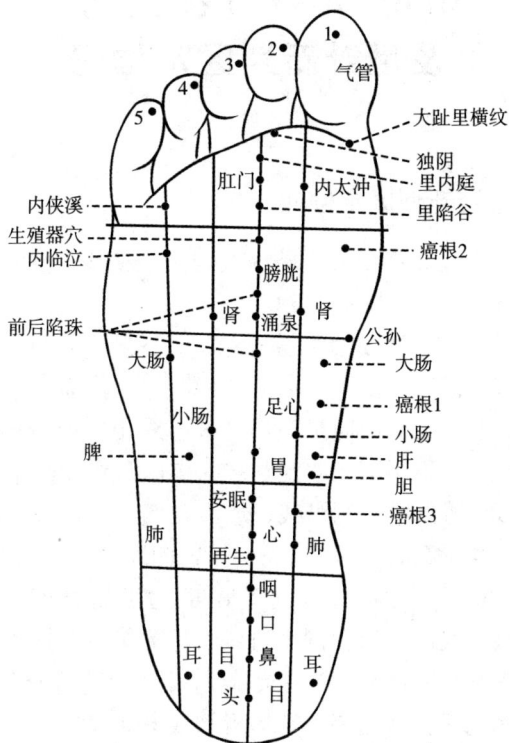

图附录 7-3　足针穴位图（三）

附 8　足针新划区定穴
及足针新划区定位图

一、足针新划区定位法

是将整个足跖部划为 4 条纵线与 9 条横线，由踇趾开始向足跟排列成 46 个区号。

（一）四条纵线的定法：先在第二、三趾跟之间点至足跟后缘中点连成一纵线，作为足跖部的中心线，称为正中纵线；再于第一、二趾跟之间点向足跟作与中心线相平行的 1 条线，称为第一侧纵线；再于第三四趾跟之间点向足跟作与中心线相平行的一条线，称为第一侧纵线；最后在四、五趾跟之间点作与第三条纵线相平行的一条线，称为第二侧纵线。

（二）九条横线的定法：先于第四、五趾跟之间点作一与足跖部中心线相交时呈直角的平行线，称为第一条横线；再于外踝与内踝连线足底之中点作一条横线，称为第七条横线。在第 1 条横线与第七条横线之间，平均再划成 5 条横线；再于第七条横线至足跟部再平均划成两条横线即成。即由足趾至足跟按次序排列成 1～9 条横线。

二、足针新划区定位图

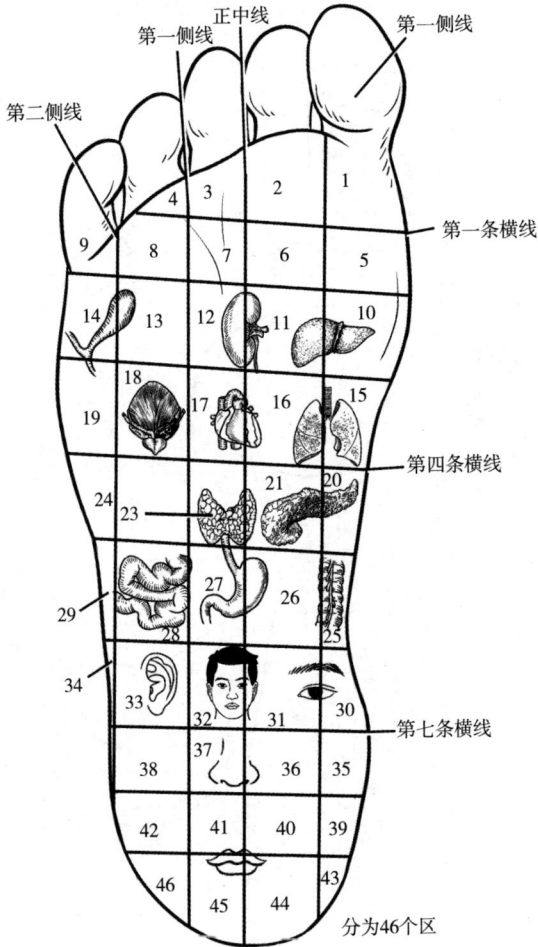

正中线
第一侧线
第一侧线
第二侧线
第一条横线
第四条横线
第七条横线
分为46个区

附录9　十四经穴位图

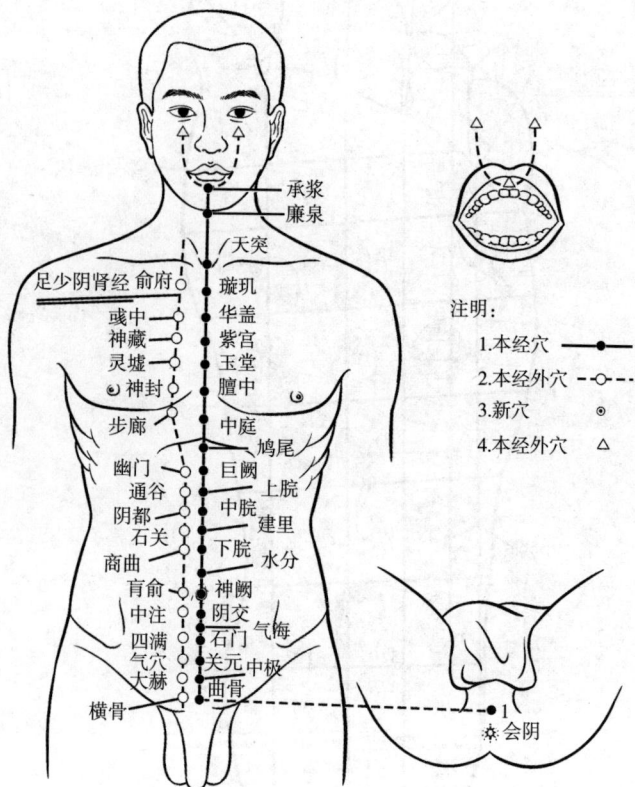

承浆
廉泉
天突
璇玑
华盖
紫宫
玉堂
膻中
中庭
鸠尾
巨阙
上脘
中脘
建里
下脘
水分
神阙
阴交
气海
石门
关元
中极
曲骨
会阴

足少阴肾经 俞府
彧中
神藏
灵墟
神封
步廊
幽门
通谷
阴都
石关
商曲
肓俞
中注
四满
气穴
大赫
横骨

注明:
1.本经穴　●──
2.本经外穴　○--
3.新穴　⊙
4.本经外穴　△

图附录 9-1　任脉 24 穴

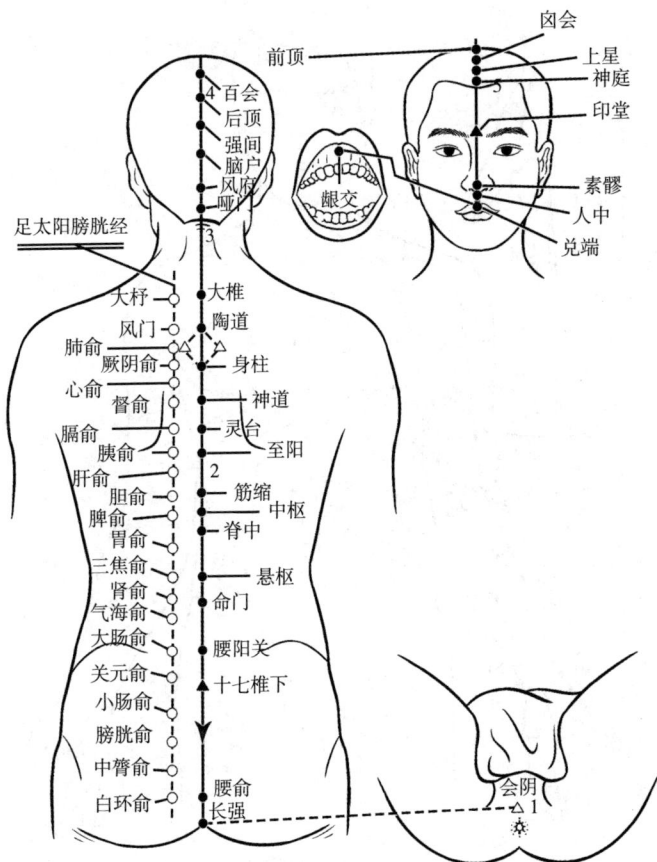

图附录 9-2　督脉 30 穴（包括十七椎、印堂）

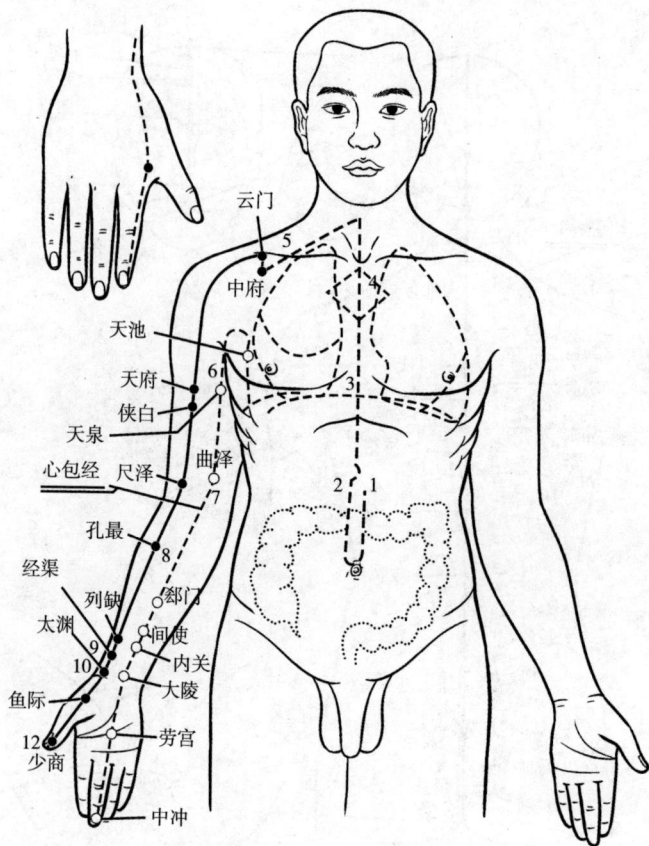

图附录 9-3　手太阴肺经 11 穴

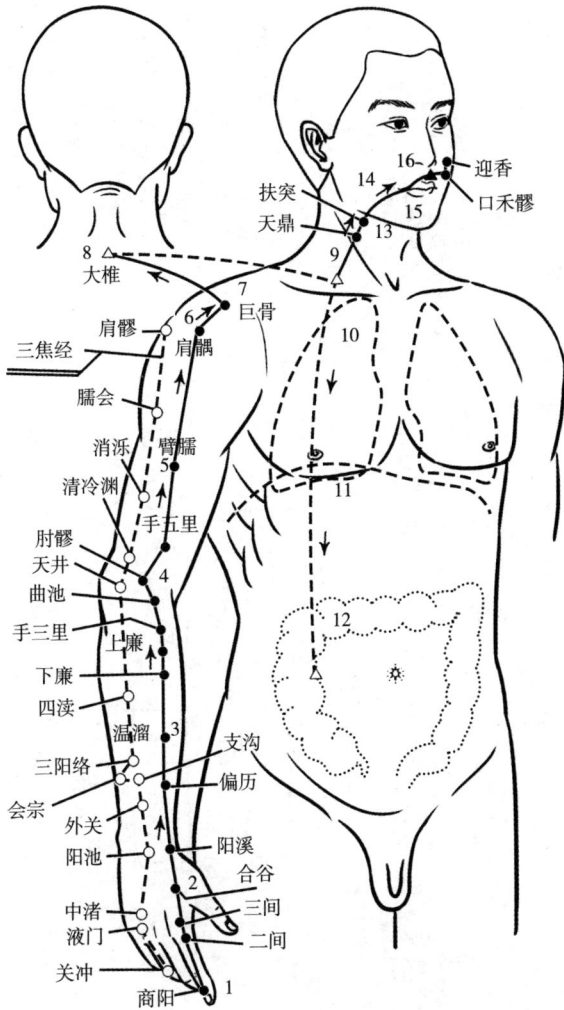

图附录 9-4　手阳明大肠经 20 穴

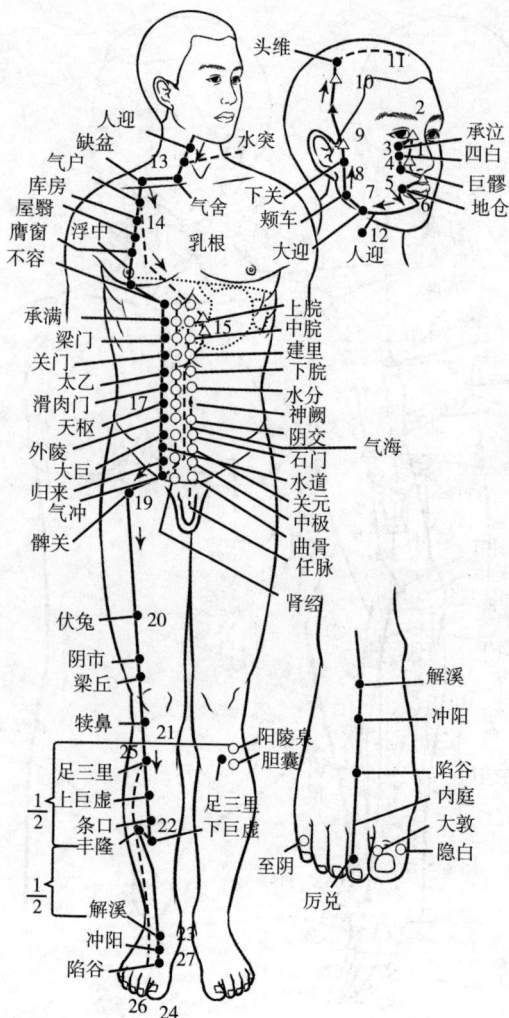

头维
人迎
缺盆
气户
库房
屋翳
膺窗
不容
承满
梁门
关门
太乙
滑肉门
天枢
外陵
大巨
归来
气冲
髀关
伏兔
阴市
梁丘
犊鼻
足三里
上巨虚
条口
丰隆
解溪
冲阳
陷谷

水突
下关
气舍
乳根
大迎
人迎
承泣
四白
巨髎
地仓

上脘
中脘
建里
下脘
水分
神阙
阴交
石门
水道
关元
中极
曲骨
任脉
肾经

气海

浮中
承泣

阳陵泉
胆囊
足三里
下巨虚
至阴
厉兑

解溪
冲阳
陷谷
内庭
大敦
隐白

图附录 9-5　足阳明胃经 45 穴

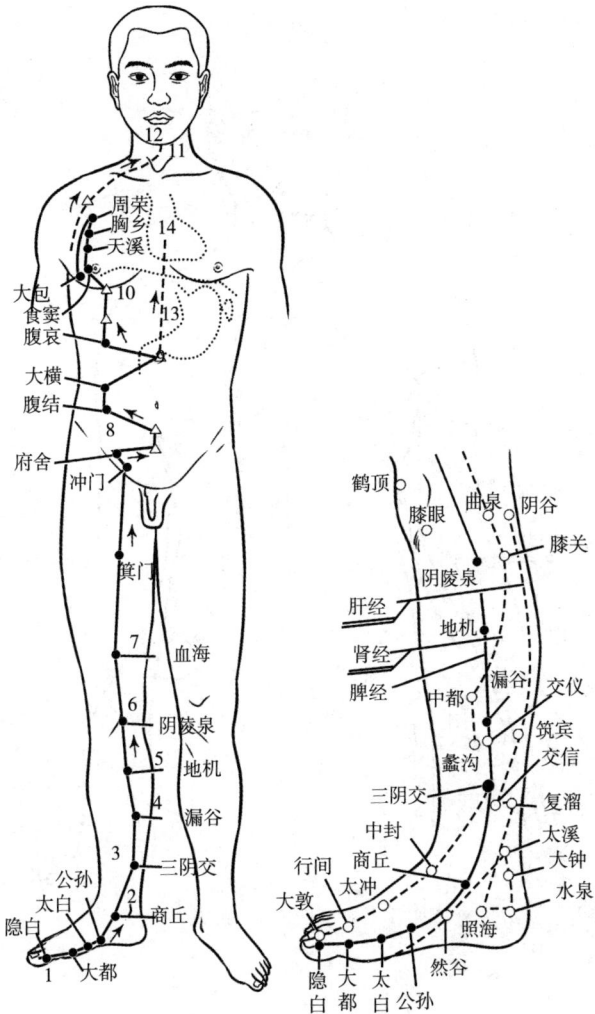

图附录 9-6 足太阴脾经 21 穴

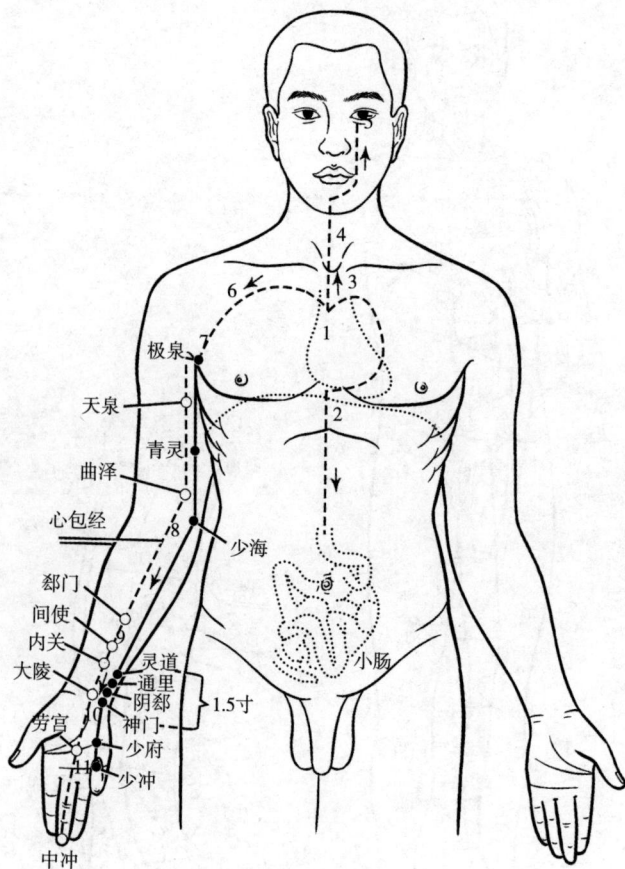

极泉

天泉

青灵

曲泽

心包经

少海

郄门

间使

内关

大陵

劳宫

灵道

通里

阴郄

神门

少府

少冲

中冲

1.5寸

小肠

图附录 9-7　手少阴心经共 9 穴

图附录 9-8　手太阳小肠经共 19 穴

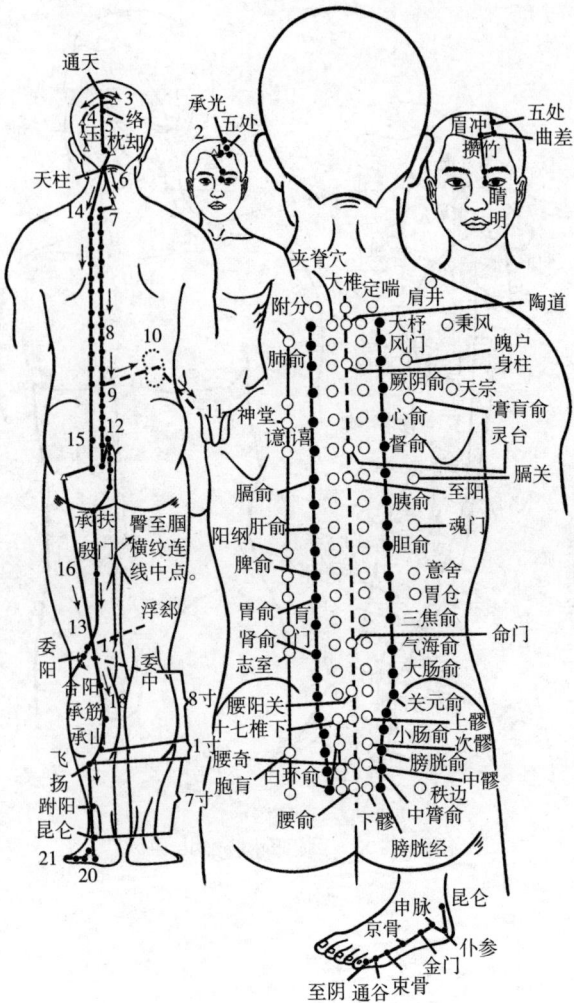

图附录 9-9   足太阳膀胱经 67 穴

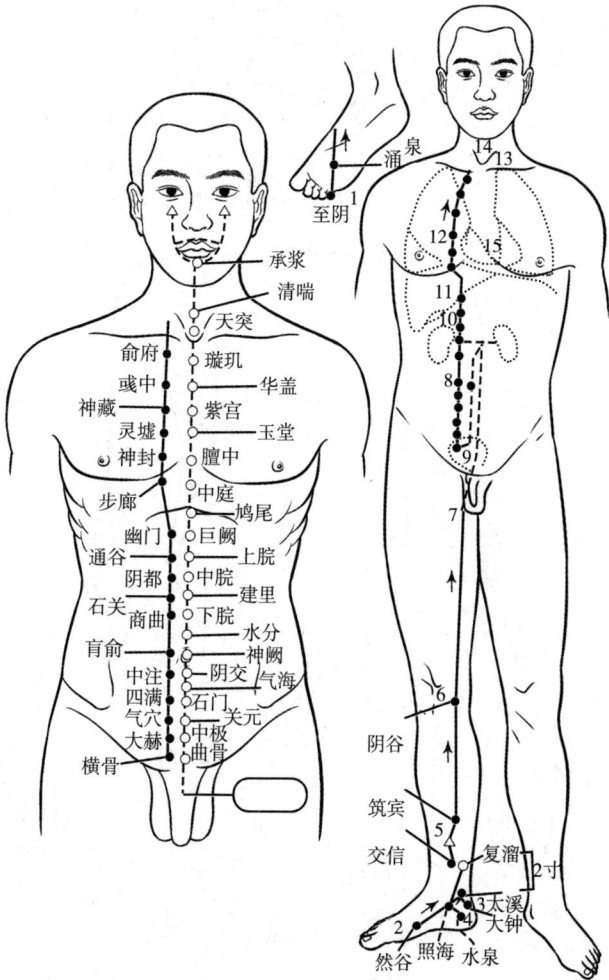

图附录 9-10　足少阴肾经 27 穴

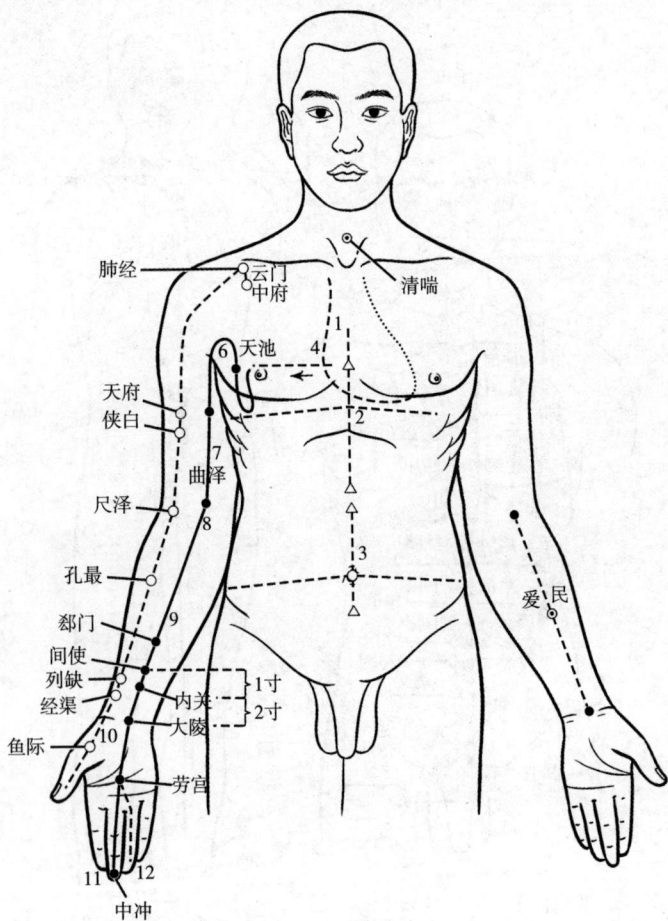

肺经
云门
中府
清喘
天池
6
天府
侠白
曲泽
尺泽
孔最
郄门
间使
列缺
经渠
鱼际
内关
大陵
劳宫
爱民
1寸
2寸
7
8
9
10
11
12
中冲
1
4
2
3

图附录 9-11　手厥阴心包经 9 穴

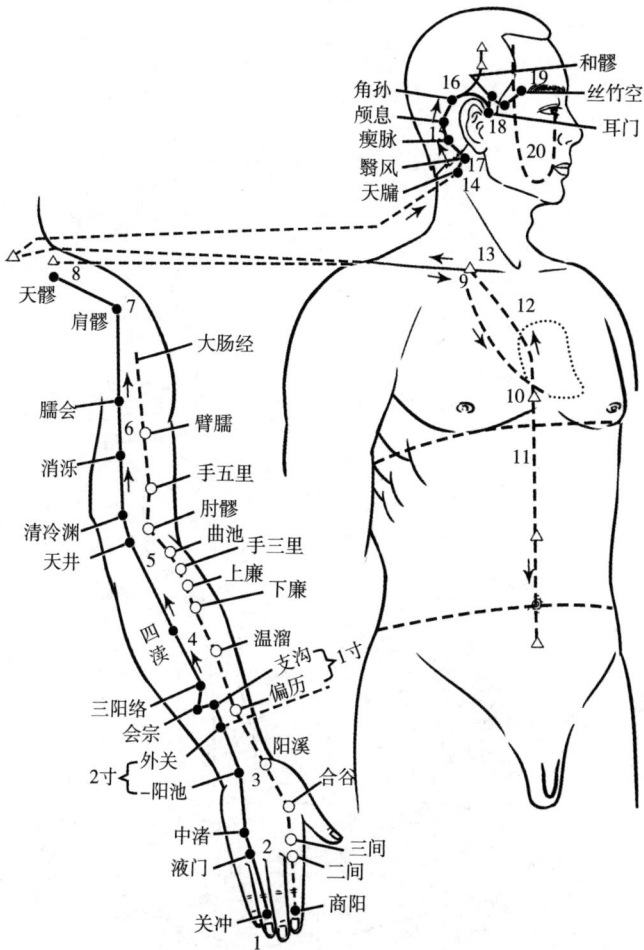

角孙
颅息
瘛脉
翳风
天牖

和髎
丝竹空
耳门

天髎
肩髎

大肠经

臑会
消泺
清冷渊
天井
四渎
三阳络
会宗
外关
阳池

臂臑
手五里
肘髎
曲池
手三里
上廉
下廉
温溜
支沟
偏历
阳溪
合谷

2寸

1寸

中渚
液门
关冲

三间
二间
商阳

图附录 9-12　手少阳三焦经 23 穴

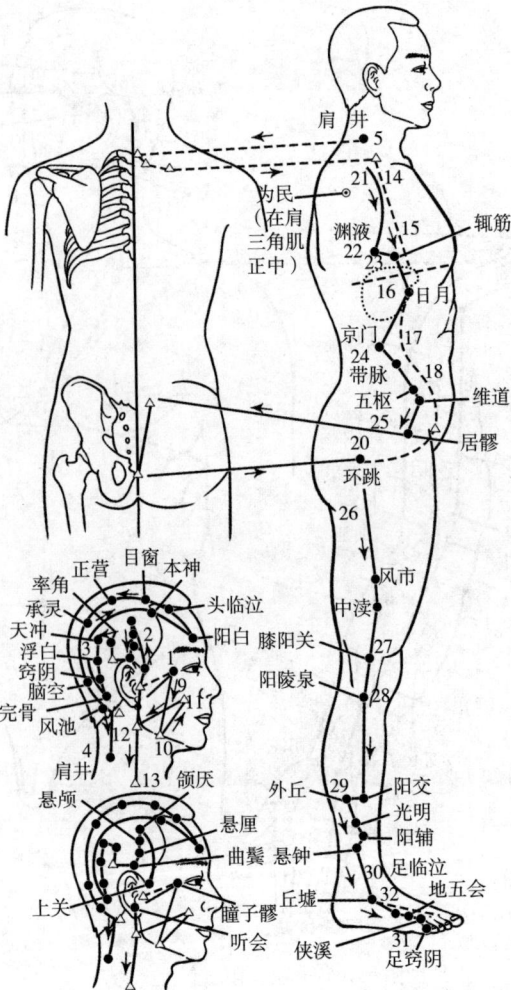

肩井 5
劳民（在肩三角肌正中）21 14
渊液 22 15 辄筋
23
16 日月
京门 24 17
带脉 18 维道
五枢 25
居髎
20
环跳 26
风市
中渎 27
膝阳关
阳陵泉 28
外丘 29 阳交
光明
阳辅
悬钟 足临泣
丘墟 30 地五会
32
侠溪 31
足窍阴

正营 目窗 本神
率角 头临泣
承灵 阳白
天冲
浮白 窍阴
脑空
完骨 风池
肩井
悬颅 颔厌
悬厘
曲鬓 悬钟
上关 瞳子髎
听会

图附录 9-13　足少阳胆经 44 穴

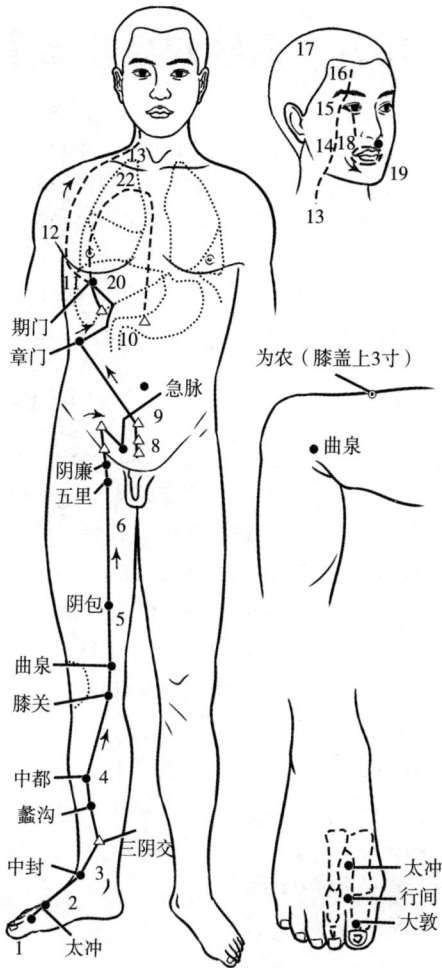

期门
章门
为农（膝盖上3寸）
急脉
曲泉
阴廉
五里
阴包
曲泉
膝关
中都
蠡沟
三阴交
中封
太冲
行间
大敦
太冲

图附录 9-14　足厥阴肝经共 14 穴

附录 10　十四经穴名笔画索引